보조공학사를 위한

보조기기서비스 개론

Introduction to Assistive Technology Service
for Assistive Technology Professionals

대한보조공학기술학회

대표저자 : 김은주

김미정 · 김세연 · 김정현 · 김지현 · 염희영 · 오은영 · 유두한
유인규 · 이진복 · 장경배 · 장완호 · 정민예 · 정윤화 공 저

계축문화사

집필진(가나다 순)

대표저자

김은주 전주대학교 작업치료학과

저자

김미정 중원대학교 작업치료학과
김세연 우석대학교 물리치료학과
김정현 서울대학교 재활의학교실
김지현 극동대학교 작업치료학과
염희영 백석대학교 작업치료학과
오은영 (전) 서울시 동남보조기기센터
유두한 건양대학교 작업치료학과
유인규 전주대학교 작업치료학과
이진복 한서대학교 의료복지공학과
장경배 고려사이버대학교 기계제어공학과
장완호 전주대학교 작업치료학과
정민예 연세대학교 작업치료학과
정윤화 전주대학교 작업치료학과

편집위원

김은주 대한보조공학기술학회 회장, 전주대학교 작업치료학과
최유임 대한보조공학기술학회 학술부회장, 원광대학교 작업치료학과
염희영 대한보조공학기술학회 행정부회장, 백석대학교 작업치료학과
유인규 대한보조공학기술학회 총무이사, 전주대학교 작업치료학과
김정현 대한보조공학기술학회 학술이사, 서울대학교 재활의학교실

머리말 PREFACE

『장애인 · 노인 등을 위한 보조기기 지원 및 활용촉진에 관한 법률』이 제정되고 '보조공학사' 국가시험이 시행된지 벌써 3년 차가 되었습니다. 대한보조공학기술학회에서는 '보조공학사를 위한 영역별 보조기기 활용'이라는 책을 2020년에 출간하였습니다. 각 장애와 작업영역에서 생기는 장애를 해결하기 위한 보조기기 활용에 관한 실무서로서 의미있는 출간이었다고 생각합니다. 이에 더해 보조기기를 적용하는데 있어 기초가 되는 보조기기서비스 개론에 관한 서적에 대한 필요성이 논의되어 올해에는 '보조공학사를 위한 보조기기서비스 개론'을 펴내게 되었습니다. 보조테크놀로지(Assistive technology)는 매우 복합적이고 다양한 분야의 지식을 포함하고 있는 분야입니다. 먼저는 사람의 기능을 알아야 하고, 그 사람이 수행하고 있는 작업, 즉 의미있는 활동을 파악하고 분석할 수 있어야 하며, 작업이 수행되는 환경에 대한 지식과 사용될 보조기기에 대한 지식이 뒷받침되어야 합니다. 미국의 보조테크놀로지 전문가 제도는 민간에 의해서 운영되고 있고 작업치료사, 물리치료사, 언어 병리학자/청각학자, 교육자 그룹과 재활공학자, 보조기기를 생산하고 유통하는 공급 및 제조업체 등과 같은 전문가 그룹들이 함께 활동하고 있으며 보조테크놀로지의 전문가 자격을 위해서 재활 관련 학문 분야의 학위와 보조테크놀로지 영역의 실무경력을 갖출 것을 요구하고 있습니다. 이에 반해 국내에서는 '보조공학사'라는 단일한 국가자격을 배출하게 되었으나 보조테크놀로지 분야의 특성상 다양한 영역의 전문가들이 취득하여야 할 자격증이라고 생각하고 있습니다. 작업치료사와 같이 장애와 장애를 가진 사람의 작업을 평가할 수 있는 사람 전문가와 보조기기에 대한 공학적 지식을 가진 전문가들이 중심이 되어 '보조공학사' 자격을 발전시켜 나간다면 장애인들의 완전한 사회 참여를 위한 발걸음에 힘이 되고 함께 살아가는 행복한 세상이 좀 더 가까운 미래에 이루어질 것이라는 기대감을 가져봅니다.

‘보조공학사를 위한 보조기기서비스 개론’은 보조기기서비스를 제공하는 사람들에게 필요한 다양한 지식들의 기초를 잘 다지고 균형잡힌 관점을 갖기를 바라는 마음으로 준비하였습니다. 또한 국내 환경에 맞는 보조기기서비스 관련 서적이 거의 전무한 관계로 대한민국에서 보조기기서비스를 시행하는 인력들과 보조공학사 자격을 얻고자 공부하는 다양한 배경의 사람들에게 조금이나마 길잡이가 되어줄 수 있는 개척자의 역할을 자처하며 이 책을 내게 되었습니다. 혹은 보조기기가 필요한 장애인 분들도 관심을 가지고 읽어주시지 않을까 하는 기대도 있습니다. 아마도 다양한 전문가들의 눈으로 보기에 부족하고 완전하지 않겠지만 앞으로 더 좋은 내용과 시대를 반영하는 시의적절한 내용으로 발전된 개정판이 나올 것을 기대하며 설레고 떨리는 첫 발을 내딛고자 합니다. 바쁜 가운데 고민하고 함께 저술에 참여해준 대한보조공학기술학회 이사님들과 공학 부분 저술에 함께 해 주신 이진복, 장경배 교수님에게 특별한 감사를 드립니다. 또한 임상에서 보조기기서비스 실무에 바쁜 와중에도 책 작업에 참여해준 오은영 선생님에게도 감사의 마음을 전합니다. 이 책을 완성하기 위해 긴 시간 관심과 노력을 쏟아주신 편집위원들께 감사드리고 오래전부터 이 책이 필요하고 출판되어야 함을 내다보시고 준비하게 하신 대한보조공학기술학회의 초대 회장 정민예 교수님께도 특별한 감사를 드립니다. 끝으로 이 책을 출간해주신 계축문화사 관계자분들에게 감사드리며 이 책을 통해 보조기기서비스에 대해 관심을 가지고 공부하고자 하는 독자들에게 감사의 마음을 전합니다.

2021년 5월
김은주(대한보조공학기술학회장)

차례 CONTENTS

제11장 재활공학 307

제12장 재활소프트웨어 363

부 록 385

1

보조테크놀로지의 이해

1. 보조테크놀로지(Assistive Technology)의 개요
2. 보조테크놀로지의 특성과 분류
3. 보조테크놀로지 적용의 체계(HAAT 모델)
4. 우리나라 보조기기 제도의 발전과 보조공학사 자격증

제1장
보조테크놀로지의 이해

1. 보조테크놀로지(Assistive Technology)의 개요

보조기기의 사용은 장애인이 스스로 삶을 영위하는 주체로써 사회에 참여하는데 꼭 필요한 도구이다. 보조기기는 기능을 향상시키는 도구로써, 부족한 기능을 보완할 수 있다면 보다 독립적인 일상생활이 가능하기 때문이다. 보조기기의 사용의 역사는 석기시대부터라고 볼 수 있다. 사냥을 하다가 발목이 골절되었을 때 나무막대를 이용하여 목발이나 부목을 만들어 고정시켜 자연치유과정에 사용하였을 것이다. 동물의 뿔을 사용하여 소리를 멀리 전달하는데도 사용하였다. 바퀴의 발명은 현재 휠체어의 가장 중요한 구성요소가 되었다. 보조기기는 당대의 기술력을 기반으로 발전하였다. 과거의 단순한 보조기기는 재료와 기술이 발전하면서 첨단기술로 대체되어 현재의 목발, 보청기, 휠체어로 발전되었고 컴퓨터와 스마트폰과 같은 첨단 기기까지 확장되고 있다. 시간에 따라 재료나 기술력이 대체되기는 하지만 나무로 된 목발과 같은 도구들은 거의 기능은 같고 재료가 철이나 알루미늄으로 대체된 것 같이 약간의 수정 및 변경에 그치기도 하였다.

장애가 있는 사람들은 일상생활활동(Activities of Daily Living; ADLs)을 독립적으로 수행하기 어렵고, 또는 도움을 받아도 수행에 어려움을 겪는다. ADL은 자조활동 즉, 화장실사용, 이동(보행), 식사, 목욕, 옷 입기 및 정리를 포함한 자기 관리 활동이다. 이러한 활동을 돕는 보조테크놀로지(Assistive Technology; AT)의 역할은 수행 능력을 제한하는 장애의 영향을 경감시킬 수 있다. 또한, 보조테크놀로지는 작업을 수행하는 데 필요한 기술을 향상시키거나 수행방법을 변경함으로써 이전에는 달성할 수 없었던 작업을 보다 독립적인 방향으로 바꿀 수 있다. 예를 들어, 휠체어는 걸을 수 없는 사람들에게 독립적인 이동성을 제공하고, 먹는 것을 돕는 기기들은 스스로 먹을 수 없는 사람들이 혼자 먹을 수 있도록 돕는다. 보조테크놀로지로 인해 장애인은 "사회 참여"가 가능해질 수 있고 적은 비용으로 작업수행의 측면에서 큰 효과를 볼 수 있다. 이로써 보다 긍정적이고 쉽게 생활할 수 있는 방식으로 살 수 있는 기회를 얻을 수 있다.

재활치료현장에서는 이미 과거부터 대부분 전기장치를 사용하지 않는 로우테크놀로지(low technology)인 미끄럼 보드(sliding board), 리쳐(reacher) 등을 제공하여 장애를 가진 사람들의 일상생활이나 이동을 도와왔다. 하지만 최근 15년 전까지 가능하지 않았던 기기나 도구들이 컴퓨터 및 스마트폰의 개발로 인해 개발되고 기존 제품이 대체되기도 한다. 가장 큰 발전은 칩으로 제조되는 마이크로프로세서 전자 회로로 인하여 컴퓨터 설계 및 구조의 복잡성을 감소시킬 수 있게 된 것이다. 마이크로프로세서는 컴퓨터 기술뿐만 아니라 전자레인지 및 가전제품에 사용되기도 하지만 이 칩으로 인해 음성합성, 로봇 보조 장치 및 컴퓨터 그래픽과 같은 보조테크놀로지 개발이 가능해졌다.

보조테크놀로지는 장애인의 일상생활에서 중요한 부분을 차지한다. 특히 작업치료사는 보조기기와 서비스를 이용하는 적응적 접근을 사용하여 클라이언트의 작업에서의 수행향상과 참여를 돕는다. 보조테크놀로지는 재활 및 사회적응을 위한 작업치료 서비스의 중요한 응용 분야이며 접근 방법의 하나이다.

1) 장애개념의 변화

1980년 이전 유엔(UN) 및 세계보건기구(WHO)의 장애개념은 장애인을 치료의 대상으로 보는 의료모델로 질병에 의한 분류(ICD : International classification of diseases)를 적용하여 의료적 분류에 따라 장애를 분류하였으며 장애에 대한 대처도 의료적 치료가 다수였다. 1980년 WHO는 국제장애분류(ICIDH : International classification of Impairment, Disabilities, and Handicaps)라는 장애에 관한 개념적 틀을 발표하였다. 이는 의료모델과 사회적 책임론의 태동으로 손상, 장애, 사회적 불리 등의 개념 구분을 통해 장애를 설명하였는데 사회적으로 불이익을 받는 상황을 강조하기 위함이었다. 즉 손상(impairment)이란 심리적, 신체적 또는 해부학적 구조나 기능의 상실, 비정상적인 상태를 말한다. 이로 인한 장애(disability)는 손상에 의해 기능에 문제가 생긴 상태로 일반적인 방식으로 활동을 수행할 수 없음을 말하며, 사회적 불리

(handicap)란 손상이나 장애를 가진 사람이 자신의 역할을 할 수 없음으로 해서 나타나는 결과라고 할 수 있다. 즉 척수손상으로 인해 하반신의 신경과 근육이 기능을 하지 못하는 것을 손상이라고 하며, 이로 인하여 걷는 활동을 하지 못하는 장애가 발생되고, 이러한 손상이나 장애로 인하여 취업에 어려움을 겪게 되는 것을 사회적 불리라 할 수 있다(표 1-1).

[표 1-1] ICIDH에 의한 손상, 장애, 사회적 불리의 정의와 개념

개념	의미	차원
건강상태	병리학적 변화로서의 증상	
손상(impairment)	다른 사람이 인식할 수 있는 임상적인 질병존재	신체적 차원
장애(disability)	활동상의 능력 제한이 발생 개인적인 차원에서 활동수행능력이 감소	개인적 차원
사회적 불리 (handicap)	개인의 활동상의 능력제한으로 참여제한이라는 사회적 반응 발생 개인은 다른 사람에 비해 불리한 상황에 처함	사회적 차원

출처 : WHO(1980), International classification of impairments, disabilities, and handicaps.

ICIDH는 사회적 불리에 영향을 주는 다른 요인들을 설명하지 못하여 1997년 ICIDH2에서는 사회모델(사회활동, 참여초점)을 포함하여 개별적 모델과 사회적 모델의 개념적 모델을 한 체계안에서 설명하고자 하였다. 한 개인이 접하게 되는 장애를 3차원(손상, 활동, 참여)으로 설명하면서 손상과 활동은 개별적 모델의 개념을, 상황요인과 참여는 사회적 모델로 제시하였다. 세가지 차원은 장애인뿐만 아니라 모든 개인에게 적용 가능한 것으로 장애란 보편적인 것으로서 모든 사람이 지닐 수 있는 문제라는 것을 보여주게 되었다.

이후 WHO는 2001년도에 국제기능 · 장애 · 건강분류(International Classification of Functioning, Disability and Health(ICF), 2001)를 발표하였다. 즉 개인의 기능은 신체 기능과 구조, 활동, 참여로 표현되며 이 세 가지 기능은 개인적 장애나 질병과 같은 개인적 원인과 장애인을 둘러싼 상황적 요인과 환경적 요인과의 상호작용에 의해 기능과 장애를 설명하고 있다. 즉 개인들의 기능 수준은 건강상태와 상황적 요인의 상호작용의 결과로 본 것이다(그림 1-1).

최근 장애에 대한 개념은 한 개인의 손상이나 기능 저하에 머무르지 않고 사회적 상호작용과 환경에 따라 개인이 원하는 활동 및 참여 가능 여부를 고려하여 판단한다. 따라서 본인이 원하는 움직임과 활동, 참여를 가능하게 또는 보다 원활하게 하는 요인 중 환경적 요인에 해당하는 보조테크놀로지와 편의증진이 매우 중요한 역할을 하게 되었다.

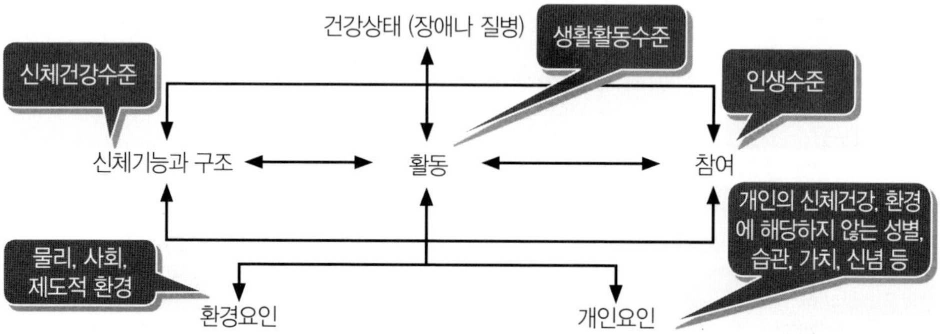

[그림 1-1] 국제기능 · 장애 · 건강분류(International Classification of Functioning, Disability and Health(ICF)

2) 용어의 정의

'재활공학', '재활기술', '재활테크놀로지', '보조공학', '보조기술', '보조도구', '보조장비' 등 많은 용어들이 우리를 혼돈스럽게 하고 있어 이에 대한 정리가 필요하다. assistive technology가 특정 목적의 '기기'를 중심으로 한 내용이어서 engineering, 즉 공학과 관련이 있는 것은 맞지만 그렇다고 공학 중심의 개념은 아니다. 그런데 한국어 대응 용어를 잘못 사용하며 오해를 강화하고 있어 주의가 요구된다. 법적 용어로까지 채택된 "보조공학사"가 불행하게도 그 예이다. 우리나라에서는 'technology' 대응 용어가 없어서, 유사하다고 넘겨짚기 쉬운 "공학"이라는 용어를 오용하는 경우가 적지 않다. 종종 의도를 가지고 일부러 오용하는 경우도 있다. 하지만 engineering과 technology의 차이를 제대로 안다면 그럴 수 없다.

상자 1-1 용어의 발전

인류가 자연과 사회에서 무엇의 정체나 원리 등을 이해하기 위한 원초적인 탐구를 할 때 이를 '과학'이라고 한다. 이에 비해 임의의 문제를 인식하여 해결하려고 하거나 새롭게 착안한 것을 구현하려고 하는 등의 특정 목적을 가진 연구 · 개발을 '공학'이라고 한다. 'technology'는 이 세 용어 중 가장 나중에 등장한 것으로서 '과학'과 '공학'에 의해 성취된 사물, 공정, 응용방법체계 등을 일컫는 것이다. 1937년에 미국의 사회학자인 Read Bain은 "technology는 모든 종류의 도구, 기계, 생활용구, 무기, 계기, 집, 옷, 통신과 교통수단 등과 이들을 만들거나 사용하는 솜씨를 망라한다."고 하였다. Merriam-Webster 사전은 "특정 영역에서 지식의 실용" 및 "지식의 실용에 의한 능력"이라는 정의를 제시한다. 이에 의하면 'technology'는 과학과 공학이 성취한 것을 '활용'하는 것과 관련이 있으며, 이는 용어 발생의 역사적 순서(과학 → 공학 → technology)를 통해서도 납득할 수 있다.

서구에서는 [상자 1-1]의 설명과 같은 섬세한 개념 분화에 기인하여 'engineering technology'라는 용어까지 사용하고 있고, 중화권에서는 이미 '공정'과 '과기'로 분화해서 나아가고 있음을 생각하면, 더 이상의 오용을 막을 필요가 있다. 특히 assistive technology는 rehabilitation engineering, rehabilitation technology 등을 함께 설명하려면 번역의 어려움은 이루 말할 수 없어 이 책에서는 'assistive technology'를 '보조테크놀로지'로 명명하여 'engineering'과 'technology'를 분별하고자 한다. '보조공학사'라는 용어가 이미 법제화된 것은 안타깝지만 이는 임의의 다섯 글자로 구성된 하나의 고유명사로서 인식하면 될 것이다. 이것을 억지로 분화시켜 "보조공학"을 용인하는 근거가 될 수 있을 것처럼 오해하지만 않으면 되는 것이다. 또한 국내에서 2015년 말 「장애인 · 노인 등을 위한 보조기기 지원 및 활용촉진에 관한 법률」이 제정되면서 법률 내에서 '보조기기'와 '보조기기서비스'를 공식적인 용어로 쓰고 있어서 이 책에서 'assistive technology device'는 '보조기기'로 'assistive technology service'는 '보조기기서비스'로 통일하여 사용하고자 한다.

(1) 재활테크놀로지(Rehabilitation Technology) : (Rehabilitation Act of 1973, P.L 93-112 ; 미국 재활법)

'재활테크놀로지'는 교육, 재활, 고용, 이동, 독립생활 및 레크리에이션을 포함하는 영역에서 장애가 있는 사람들의 요구를 충족시키고 해결하기 위한 테크놀로지, 공학, 방법론 또는 과학적 원칙의 체계적인 적용을 의미한다. 앞에서 서술한 바와 같이 국내에서는 '재활공학'으로 오역되기도 한다. 주로 재활의학에서 사용되는 기술을 의미하는 경우가 많으나 때로는 보조테크놀로지와 혼용되어 사용되기도 한다.

(2) 재활공학(Rehabilitation Engineering) : (Rehabilitation Act of 1973, P.L. 93-112)

'재활공학'이란 용어는 "이동, 커뮤니케이션, 청각, 시각, 인지, 그리고 고용, 독립생활, 교육 및 지역사회 통합과 관련된 활동에서 기능장애가 있는 개인이 직면한 문제를 돕기 위한 기술적 솔루션 즉 설계, 개발, 적응, 테스트, 평가, 적용 및 배포하기 위해 공학 과학을 체계적으로 적용하는 것"을 의미한다. 즉, 새로운 기기를 개발하는데 필요한 공학적 전문성을 필요로 한다.

(3) 보조테크놀로지(Assistive Technology) : (Assistive Technology Act of 2004, P.L. 108-364 ;미국 보조테크놀로지법)

'보조테크놀로지'는 이 법에서 "보조기기 또는 보조기기서비스에 활용되는 테크놀로지"로 정의된다. 보조테크놀로지의 공식적인 정의는 이것이 거의 유일하다. 보조테크놀로지는 보조기기와 보조기기서비스로 구성된다.

① 보조기기(Assistive Technology Device) : (Assistive Technology Act of 2004, P.L. 108-364)

'보조기기'라는 용어는 장애가 있는 개인의 기능적 능력을 향상, 유지 또는 향상시키는 데 사용되는 것으로 상업적으로 판매되어 구매할 수 있거나, 개조 · 변형하거나 주문 제작하여 사용되는 모든 품목, 장비 또는 제품 시스템을 말한다. 우리나라의 보조기기라는 용어는 「장애인 · 노인 등을 위한 보조기기 지원 및 활용촉진에 관한 법률」에 근거한 것으로 다른 다양한 이름으로 불리고 있다. 즉, 각 법에서 보조기기에 대한 명칭이 보장구, 복지용구, 보조공학기기 등으로 다양하다(표 1-2).

[표 1-2] 중앙행정기관별 보조기기를 나타내는 용어(2015년 기준)

중앙행정기관	법률명	용어
보건복지부	「장애인복지법」 제66조	장애인 보조기구
	「노인장기요양보험법」 제23조	복지용구
	「국민건강보험법」 제51조	보장구
	「의료급여법」 제13조	보장구
미래창조과학부	「국가정보화기본법」 제34조	정보통신제품
교육부	「장애인 등에 대한 특수교육법」 제31조	학습보조기기 및 보조공학기기
고용노동부	「산업재해보상보험법」 제40조	의지 그 밖의 보조기(재활보조기구)
	「장애인 고용촉진 및 직업재활법」 제21조	보조공학기기
국가보훈부	「국가유공자 등 예우 및 지원에 관한 법률」 제43조	보철구

② 보조기기서비스(Assistive Technology Service : Assistive Technology Act of 2004, P.L. 108-364)

'보조기기서비스'라는 용어는 보조기기의 선택, 획득 또는 사용을 위해 장애가 있는 개인을 직접 지원하는 모든 서비스를 의미한다.

- 보조테크놀로지에 대한 욕구와 대상자의 기술을 평가하는 것

- 보조기기를 획득하도록 돕는 것
- 보조테크놀로지 시스템을 선택, 디자인, 개선, 구조화하는 것
- 보조기기서비스를 다른 치료와 통합 조정하는 것
- 장애인 및 그와 더불어 일하는 사람 모두에게 보조기기를 효과적으로 사용할 수 있도록 훈련하는 것이 포함된다.

상자 1-2 용어 정리

- 재활테크놀로지 – Rehabilitation Technology
- 재활공학 – Rehabilitation Engineering
- 보조테크놀로지 – Assistive Technology
- 보조기기 – Assistive Technology Device
- 보조기기서비스 – Assistive Technology Service

3) 보조테크놀로지의 주요 사용자

보조테크놀로지의 사용자를 주요 4그룹으로 설명할 수 있다.

(1) 선천적 그리고/또는 발달적으로 특별한 도움이 필요한 질환

뇌성 마비(CP), 심한 감각(시각 또는 청각) 결손, 구강, 언어 또는 사지실행증, 인지 그리고/또는 행동장애, 기타 질환을 포함한다.

(2) 우발적인 외상, 수술과 같은 질병, 절단과 같은 질병으로 인한 장애

척수 및/또는 뇌 손상, 눈/귀/손 또는 뇌 손상, 후두 절제술, 혀 절제술, 기타 장애를 포함한다.

(3) 신경, 신경근육 및 기타질병

근 위축성 측삭 경화증(ALS), 다발성 경화증(MS), 근이영양증(MD), 파킨슨 병, 헌팅턴 무도병, 후천성면역결핍증(AIIDS), 폐렴, 기생충 감염 등의 진행성 신경/신경 근육 및 기타 질병을 포함한다.

(4) 길랭-바레 증후군과 같은 비교적 일시적인 상태

수술, 급성 외상 손상 및/또는 발/다리/팔/손/입/눈 또는 얼굴의 화상, 사고 또는 수

술로 인한 기관 절개술, 부분 후두 절제 및 후두 손상, 눈 및/또는 시신경 손상, 레이 증후군, 기타 상태를 포함한다.

4) 보조테크놀로지 관련 전문가

보조테크놀로지의 적용범위에서 쉽게 알 수 있듯이 이것은 전문가 및 기타 분야의 통찰력과 전문지식을 바탕으로 사용자, 가족 및 기타 혁신적인 발명가, 디자이너 등 모든 사람들의 창의성을 불러 일으키는 실천영역이다.

(1) 보조테크놀로지 사용자, 부모, 가족

보조기기 사용자인 그들은 살아가는데 생기는 문제를 보조기기를 통해 해결하고 보조기기의 획득 및 자금 지불 등 보조기기서비스의 핵심이 된다. 일상생활에 있어 활동을 유지하기 위해 보조기기를 사용하는 것은 장애인의 삶에서 중요하다. 보조기기 사용자들은 전문가에 의해 그들이 필요한 활동을 하는데 어려운 문제를 해결하고, 적응하고, 능력이 강화됨으로써 삶의 질을 개선시킬 수 있다.

(2) 작업치료사

작업치료사는 보조테크놀로지 평가와 적용에서 중심적인 역할을 한다. 사용자의 운동 및 인지, 지각, 감각 기능을 확인하고 보조기기를 선택한다. 또한 사용자의 착석 및 자세를 평가하고 다양한 자세에서 이루어지는 다양한 활동을 가능하도록 돕는다. 작업치료사는 사용자들의 활동을 분석하고 그들의 요구가 무엇인지를 파악하며 의미있는 활동을 찾아내는 독특한 역할을 담당한다. 평가와 활동분석을 통해 사용자들이 요구하는 활동에 잘 맞는 보조기기를 선정하고 적용하는 중재를 담당한다.

(3) 물리치료사

물리치료사의 전문지식은 주로 사용자의 신체 능력과 관계 있다. 즉 이동에 관련된 보조기기를 선택하고 훈련할 수 있다. 물리치료사는 다양한 관련 재활 전문가와 협력한다.

(4) 언어재활사(=언어병리학자)

언어재활사는 상징 어휘 시스템과 강화된 상호작용의 선택과 교육에서 주요한 역할을 수행한다.

(5) 의지 · 보조기기사

의지 · 보조기기사는 외상이나 질병으로 인해 손상된 팔다리, 손, 발과 다리 및 기타 신체 부위의 기능을 대체하기 위해 맞춤형 보철 장치를 평가, 설계, 제작 및 맞춤을 제공한다. 의지보조기기사는 이동성, 환경 제어 및 기타 보조기기를 작동시킬 수 있는 사지 기능을 개선하는데 있어 사용자에게 실질적인 도움을 제공한다.

(6) 보청기전문가(청능사, 청각사 등)

사용자 평가를 통하여 모든 유형의 보청기를 선택, 맞춤하며 적절하고 안전한 사용과 보청기 구입에 대한 정보를 제공한다. 청력관련 전문가들은 종종 청각 장애인을 위한 수화, 손동작 철자, 통신 장치의 사용 같은 비 음성 통신 방법에 대한 전문지식을 가진다.

(7) 간호사

일상생활에 보조테크놀로지를 적용하는데 도움이 되는 방법에 대한 중요한 모니터링을 제공할 수 있다.

(8) 안과의사 및 안경사

종종 사용자의 시각 기능을 평가하고 향상시키는 데 크게 도움이 된다. 시력은 많은 보조 기술(특히 AAC 및 강화된 이동성)을 사용하는데 필요하다.

(9) 재활의학과 의사

재활의학과 의사는 신체장애 환자에 대한 중재와 치료를 전문으로 하는 의사이다. 그들은 평가를 통해 보조기기를 처방하고, 다양한 보조기기를 추천할 수 있다. 그들은 다양한 재활전문가와 협조하여 보조기기서비스를 제공한다. 의사는 환자의 재활 잠재력을 평가하고, 보조기기의 획득 및 사용에 대한 환자의 적합성에 대한 결정을 할 수 있다. 작업치료사, 물리치료사 및 언어재활사 등 보조테크놀로지에 대한 전문지식이 있는 사람들에게 의뢰할 수 있다.

(10) 교사 및 특수교사

장애가 있는 학생이 배우고 놀고 사회성을 키우는데 보조기기의 사용은 필요하다. 교사들은 일반적으로 학생들의 독해력 달성을 위한 작업을 돕는데 주된 책임을 맡는 전문가이다.

(11) 보조기기제공 프로그램의 관리자(행정가)

관리자는 지속적으로 어린이와 성인에게 제공되는 보조기기서비스의 양적, 질적 서비스체계를 관리하고 다른 전문가를 감독하고 모니터링하며 자금 지원을 확보하고 공공 정책의 다른 영역에서 리더십을 발휘한다.

(12) 다양한 분야의 임상 연구자

다양한 분야의 임상연구로부터의 근거는 임상적용 및 기기개발의 기초를 제공한다. 임상 연구자들은 인간의 발달, 행동 및 장애와 관련하여 보조테크놀로지 분야에서 인간이 더 성공적으로 수행할 수 있는 방법을 제공할 수 있다.

(13) 컴퓨터, 전기/전자 공학자 & 인간공학사, 재활공학자

엔지니어(공학자)는 보조테크놀로지 사용자가 의존하는 민감한 장치 및 제어 인터페이스를 생성, 설계 및 완성하는 데 필수적이다. 모든 보조테크놀로지 구성 요소 영역에서 안전하고 효과적인 기술의 개발 및 개선에는 엔지니어의 연구 및 응용 작업이 매우 중요하다.

(14) 일반 치과 및 기타 전문 치과 의사

혀를 이용해 조종하는 것과 같은 특수 구강 제어 장치의 개발 및 장착, 활성화된 스위치, 불고-빨기 스위치, 마우스 스틱 및 기타 도움이 될 수 있는 컴퓨터 및 기타 기술을 제공한다. 입은 일부 보조기기 사용자에게는 중요한 제어 부위가 될 수 있으며 치과 전문가는 입으로 조종하는 기기들을 사용하는 사용자들의 구강건강을 유지할 수 있도록 돕는다.

(15) 제품 및 장치 연구원, 개발자, 디자이너, 제조업체 및 공급 업체

모든 영역에 평판이 좋은 보조기기를 제공기관 및 고객들에게 발굴하고, 제조 및 판매를 하는 인력들이다. 신뢰할 수 있고 반응이 빠른 제품을 개발하는 제조업체 및 판매자는 서비스 제공 체인에서 가장 중요한 연결 고리 중 하나 일 수 있다. 이들은 실제로 보조기기를 소비자에게 제공하고 구매 후 기술을 최대한 활용하게 할 수 있다는 점에서 보조테크놀로지 제공 체인의 마지막 연결고리이다. 그들은 위에 언급된 다른 모든 전문가의 권장 사항에 따라 적합한 방식으로 구성된 좋은 제품을 사용자에게 제공할 수 있으며, 보조기기의 지속적인 사용을 보장하기 위해 필요에 따라 수리 또는 수정을 할 수 있어야 한다.

(16) 사회복지사

가정, 학교 및 직장 환경에서 보조기기 사용자의 실제 사용 및 진행 상황을 공식적으로 또는 비공식적으로 모니터링할 수 있을 뿐만 아니라 보조기기를 가정이나 직장에서 사용할 수 있도록 가족 또는 고용주를 이해시킬 수 있다. 사회복지사는 모든 구성 요소 영역에 걸쳐 보조테크놀로지를 위한 자금원을 찾고 기부하는 데 있어 훌륭한 자원이 될 수 있으며, 잠재적 사용자와 가족을 보조테크놀로지 분야의 다양한 유형의 전문가와 연결시킬 수 있다.

이외에 지방 및 국가 차원의 공공 정책 공무원, 보험 회사직원, 다수의 법을 만들고 해석하고 집행하는 기타 사람들을 포함할 수 있다. 국내에는 다른 나라에는 없는 보조공학사 국가자격증 제도를 시행하고 있다. 이에 대해서는 이 장의 뒷부분에서 자세히 설명하고 있다.

2. 보조테크놀로지의 특성과 분류

1) 보조테크놀로지의 특성

보조테크놀로지를 적용하는 과정에서 유용하게 사용될 수 있는 특성을 이해하는 것은 중요하다. 보조테크놀로지의 특성을 다양한 관점에서 나누어 볼 수 있다.

(1) 보조테크놀로지 vs 재활적 또는 교육적테크놀로지(Assistive vs rehabilitative-or educational technologies)

보조(helping) 측면과 재활 및 교육현장(teaching)에서 사용되는 기술로 나눌 수 있다. 기능을 보조하기 위한 것이 보조테크놀로지(assistive technology)인데 보조기기를 재활을 위한 치료, 교육을 위한 기기로서도 이용이 가능하다. 즉 보조기기를 사용하는 환경이 무엇이냐에 따라 그 목적이 달라진다. 재활을 하는 측면에서나 교육을 하는 측면에서 보조기기의 활용은 개개인의 목적을 달성하는데 단지 일부분에 속한다. 이러한 의미에서 테크놀로지는 그 사람의 일상생활이나 기능적 활동보다는 치료적 중재나 재활을 위한 도구로서 사용되기 때문에 그 세팅에 따라 재활 또는 교육적 기술이라고 부른다.

(2) 로우에서 미들, 하이테크놀로지(low to middle, high technology)

'테크놀로지'라는 단어에도 불구하고 모든 보조기기들이 하이테크(첨단기술)를 의미하지는 않는다. 오히려 보조테크놀로지는 간단한 적응도구(adaptive tools)를 많이 포함하고 있다. 이것을 로우테크놀로지라고 하는데 이를 정확하게 구분할 수 있는 선을 설정하기는 어렵지만, 로우테크놀로지(low technology) 기기는 만들기가 간단하고 구하기 쉬워 구입비용이 비싸지 않고 전기나 소프트웨어기술이 사용되지 않는 것이라 할 수 있다. 즉 리쳐, 슬라이딩 보드, 유니버설커프 등을 예로 들 수 있다. 미들테크놀로지(middle technology)는 건전지 등으로 간단히 작동되는 기구로써 예를 들면 시각장애인을 위한 알람시계, 말하는 체중계 등이다. 반면 고급기술을 적용한 하이테크놀로지(high technology)는 만들기 어렵고 높은 공학기술이 필요하여 구입비용이 비싼 기구를 의미한다. 즉 전동 휠체어, 전자의사소통기기 등이다. 도움이 많이 필요할수록 하이테크놀로지가 필요하지만 중증도가 높은 장애인의 수는 경도나 중등도 장애를 가진 사람들보다 그 수가 적다.

(3) 하드테크놀로지 vs 소프트테크놀로지(hard vs soft technologies)

이러한 구분은 Odor(1984)가 한 것으로, 보통 하드테크놀로지는 구입하거나 수집이 가능하여 쉽게 이용할 수 있는 것을 말한다. 이에는 간단한 마우스 스틱에서부터 컴퓨터, 소프트웨어 등까지 해당된다. 즉 보조기기와 거의 같은 개념이다. 하드테크놀로지의 주요 특징은 그것이 유형(有形)의 것이어서 만지거나 접촉해서 쉽게 알 수 있는 것이라는 점이다. 반면에 소프트테크놀로지는 의사결정, 전략, 훈련, 개념형성 등과 같은 인간적인 영역을 말한다. 소프트테크놀로지는 일반적으로 ① 사람, ② 문서화된 자료, ③ 컴퓨터의 세 가지 중 한 가지 형태를 통해서 경험될 수 있다. 테크놀로지의 이러한 측면, 즉 소프트테크놀로지가 없이는 하드테크놀로지도 성공적일 수 없으며, 이는 습득하거나 확보하기도 훨씬 어렵다. 즉 보조기기서비스 개념은 기본적으로 소프트테크놀로지라고 말할 수 있다. 소프트테크놀로지는 유형의 사물보다는 인간의 지식에 훨씬 많이 의존하기 때문에 획득하기가 어렵다. 이러한 지식은 공식적인 훈련, 경험, 교재 등을 통해서 서서히 습득되는 것이다. 또한 효과적인 활용전략의 개발이 보조테크놀로지

시스템을 얼마나 성공적으로 활용할 수 있는지의 여부에 중요한 영향을 미친다. 처음에 이러한 전략을 얼마나 효과적으로 수립할 수 있는가는 보조테크놀로지를 담당하는 실무자의 지식, 경험, 창의성에 전적으로 달려있다. 그러한 경험이 축적될수록 보조테크놀로지 사용자가 그 기기를 성공적으로 활용할 수 있는 가능성을 촉진시킬 수 있는 전략을 고안해 낼 수 있다.

(4) 생활제품 대 도구(appliances vs tools)

생활제품(appliances)이란 "각 사람의 기술수준에 상관없이 사용할 수 있고 그로 인해 그 사람에게 유익을 제공할 수 있는 기구"를 말한다. 반면에 도구(tools)는 그것을 사용하기 위한 어느 정도의 기술이 필요하다. 냉장고와 같은 가정용 생활제품은 그것을 사용하는 데 어떤 특별한 기술이 필요하지 않지만, 망치나 톱과 같은 도구는 그것을 효과적으로 사용하기 위해 어느 정도의 기술을 배울 필요가 있다. 이와 동일한 기준이 보조테크놀로지에서도 적용된다. 생활제품에서 도구를 구분하는 결정적인 요인은 도구를 사용하여 얻은 결과의 질이 사용자의 기술수준에 따라 달라질 수 있다는 것이다. 예를 들어 안경이나 부목, 좌석시스템, 컴퓨터 키가드 등은 그 기능적 성과의 질이 그것을 사용하는 사람의 기술수준에 따라 달라지지 않기 때문에 모두 생활제품이다. 반면 전동 휠체어를 잘 조정하는 것은 그 사용자의 기술수준에 의해 좌우된다. 따라서 전동 휠체어는 도구로 분류된다. 경우에 따라서는 동일한 보조기기가 어떻게 사용될 수 있게 설치되느냐에 따라 도구가 되거나 생활제품이 될 수도 있다. 예를 들어, 전등이나 다른 생활제품을 조절하는 환경제어 시스템은 상당히 복잡한 일련의 전기회로로 구성되어 하이테크놀로지적인 요소를 지니고 있다. 그러나 이러한 시스템은 단순히 스위치를 켜거나 끄는 정도의 단순한 기술을 사용하여도 충분히 조작 가능하게 설치될 수 있다. 이러한 경우에 그것은 하나의 생활제품이라고 할 수 있다. 반대로 사용자가 그 시스템을 조작하기 위해 상당히 복잡한 기술과 방법을 습득해야 한다면, 그것은 하나의 도구라고 볼 수 있다. 그러나 어떤 생활제품이 쉽게 사용할 수 있게 만들어지지 못해 사용자가 그것을 사용하는 데 일정의 기술을 발휘해야 한다면 그것은 도구라고 볼 수 없다는 점을 유념해야 한다. 보조기기를 사용하기 위해서는 일정한 훈련이나 전략, 특별한 기술이 필요하다. 이러한 것이 바로 앞에서 언급한 소프트테크놀로지이며 이러한 경우는 인간의 능력과도 관련이 있다. 보조기기는 그것이 생활제품이든 도구적인 성격의 것이든 간에, 효율적으로 사용하기 위해서는 세심한 평가와 그것을 토대로 한 적절한 기기의 추천 그리고 시험장착 등의 과정이 필요하다. 하지만 도구의 경우에는 그 외에도 기술개발의 과정이 추가로 필요하다. 이와 같은 도구의 개념과 아울러 소프트테크놀로지의 개념을 도입하여, 기본적인 하드테크놀로지 도구나 생활제품을 구입하거나 획득하는 일 외에도 그것을 사용하는 기술을 개발하는 일의 중요성을 강조하고자 한다.

(5) 최소에서 최대테크놀로지(Minimal to maximal technology)

보조기기서비스는 다양한 수준의 욕구를 충족시키기 위해 모색되고 고안된다. 어떤 경우에 보조기기는 일정한 과제를 수행하는 능력을 보완하기나 증대시키기 위해 사용된다. 예를 들어, 뇌성마비 장애인은 말을 할 수는 있지만 혀 근육의 마비로 인해 알아듣기 쉽게 발음하기가 어렵다. 이러한 경우에 보완대체의사소통기기를 사용함으로써 다른 사람이 말의 내용을 좀 더 명확히 이해하고 좀 더 용이하게 의사소통을 하는 데 도움을 줄 수 있다. 또한 호흡기 계통의 문제를 가지고 있는 사람은 집 안에서는 어느 정도 걸어 다니고 활동할 수 있지만 체력이 떨어지기 때문에 쇼핑을 한다든지 장거리를 다닌다든지 바깥 활동을 혼자서 하기 위해서는 전동 휠체어의 사용이 필요하다. 이와 같이 장애인이 지니고 있는 일부 기능을 보완하거나 증대시키기 위해 사용되는 보조기기는 최소테크놀로지에 속한다. 반대로 최대테크놀로지는 단순히 장애인의 잔존기능을 보완하거나 증대시키는 수준이 아니라 그의 기능을 완전히 대체하기 위해 사용된다. 예를 들어, 어떤 장애인은 언어를 전혀 구사할 수 없기 때문에 그 기능을 완전히 대신해 줄 수 있는 의사소통 보조기기가 필요하다. 마찬가지로 어떤 신체장애인은 전혀 걸을 수가 없기 때문에 이동을 위한 수동이나 전동 휠체어에 전적으로 의존해야만 하는 경우가 있다. 전통적으로 최소테크놀로지와 같이 기능의 일부를 보완하거나 증대시키기 위한 기구는 보조기(補助器, orthoses 또는 orthotic devices)라고 불려 왔으며, 최대테크놀로지와 같이 신체부위를 구조적으로나 기능적으로 완전히 대신하거나 대체하기 위해 사용되는 기구는 의장구(義裝具, prosthetics 또는 prosthetic devices)라고 불려 왔다. 예를 들어, 언어기능을 대신하기 위해 사용되는 보완대체 의사소통 시스템은 간혹 언어 의장구(speech prostheses)라고 불리기도 한다.

(6) 일반적테크놀로지 대 구체적테크놀로지(general vs specific technologies)

일반적인 목적의 기술에는 ① 자세유지 시스템, ② 제어 교류장치, ③ 컴퓨터 등이 해당된다. 이러한 것은 광범위한 영역이나 분야에 활용되기 때문에 일반적 목적을 가진 것으로 분류된다. 신체자세는 업무나 일상생활 등 여러 가지 활동을 수행하는 방식에 아주 중요한 영향을 미친다. 바른 자세를 유지하는 데 도움이 되도록 개발된 보조기기는 광범위한 활동의 기능성을 증진시킬 수 있기 때문에 일반적인 목적의 테크놀로지라 할 수 있다. 제어 교류장치는 사용자가 어떤 보조기기를 조정하고 그것과 교류하는 수단이다. 그 예로는 전동 휠체어에 장착된 조이스틱, 컴퓨터 키보드, 복잡한 기계를 작동시키는 스위치 보드 등이 있다. 이러한 제어 교류장치는 상당히 광범위한 분야에서 응용되고 있기 때문에 일반적 기술이라고 할 수 있다.

구체적테크놀로지란 특정영역에서의 수행을 증진시키기 위해 개발된 기기를 말한다. 그 예로서는 의사소통기기, 수동 및 전동휠체어, 피더(음식공급기), 청력보조기, 이동보조기 등이 있다.

(7) 상용화에서 맞춤제작테크놀로지(commercial to custom technology)

상업적으로 시판되는 기구에서부터 한 사람을 위해 주문 제작되어야 하는 기기에 이르기까지를 잘 예시하고 있다. 상용시판된다는 말은 대량생산이 가능한 기기라는 것을 의미한다. 여기에는 일반 대중을 위해 개발된 상용화 기기(상업적으로 시판되는 표준기기)와 장애인을 위해 개발되었지만 대량생산이 가능한 보조기기(상업적으로 시판되는 특별기기) 모두가 포함된다. 예를 들면, 일반 대중을 위해 만들어진 표준적인 개인용 컴퓨터는 장애인을 위해서도 사용된다. 최근 대부분의 상용화 생산품들은, 가능한 한 모든 사람이 사용할 수 있도록 만들어진 생산품 및 환경은 그것을 개조하거나 변형시키거나 별도의 특별한 디자인을 할 필요가 없다는 보편적 디자인(universal design)의 원칙에 따라 만들어지는 경향이 증가되고 있다. 이러한 접근법에서는 특히 장애인이 좀 더 쉽게 사용할 수 있는 생산품(예, 큰 손잡이, 시각 · 촉각 · 청각 등 여러 가지 감각기능을 통해 정보를 습득할 수 있는 다양한 화면장치, 아이콘이나 그림 등 문자를 대신할 수 있는 매체 등)을 만들도록 장려된다. 장애인의 필요성을 충족하기 위해서는 생산품이 이미 만들어진 이후에 그것을 개조하거나 변형시키는 것보다 애초부터 그렇게 만드는 것이 훨씬 비용이 절감된다고 본다. 특히 미국의 경우 어떤 생산품(예, 통신기기의 생산)에는 이러한 보편적 디자인의 접근법을 따르도록 연방법에서 규정하고 있다. 어떤 나라에서는 보편적 디자인을 '모든 사람을 위한 디자인(design for all)' 이라고 부르기도 한다. 보편적 디자인에 관한 자세한 내용은 9장에서 다루고 있다. 보조테크놀로지에 대한 장애인의 욕구가 일반 대중을 위해 상용화된 기기에 의해 충족될 수 없을 때, 장애인을 위해 상용화되어 시판되는 특별한 기기의 사용이 시도된다. 그 예로는 휠체어, 보완대체 의사소통 시스템, 일상생활 보조기기 등이 있다. 어떤 경우에는 표준적인 기기와 특별한 목적으로 제작된 기기가 함께 사용될 수 있다. 예를 들어, 표준적이고 일반적인 목적으로 만들어진 컴퓨터가 보완대체 의사소통 기기로 사용되기 위해 특별한 목적으로 제작된 소프트웨어와 더불어 사용될 수 있다. 상용화되어 시판되는 기기가 어떤 장애인의 욕구를 충족시킬 수 없다면 그것을 개조하거나 변형시킬 수 있다. 그러한 개조나 변형은 간단할 수도 있지만 복잡할 수도 있다. 상용화되어 시판되지 않거나 개조나 변형이 불가능할 경우, 누군가 직접 손으로 장애인에게 필요한 보조기기를 만들어야 한다. 이것이 바로 맞춤 제작되는 기기이다. 이 경우 대량생산이 불가능하기 때문에 상용화되어 시판되는 기기보다 단가가 비싸진다. 예를 들어, 중증장애인을 위한 좌석이나 자세유지 시스템이 어느 정도 그 기능적 성과를 거두기 위해서는 일일이 그 외형을 짜서 맞춰야 한다. 상용화된 기기에 비해 개조 · 변형된 기기, 맞춤제작 되는 기기는 보통 지침서가 잘 제공되지 않는다. 또한 상용화기기의 제조업자나 공급자는 설치나 수리 등의 애프터서비스를 통해 기술적인 지원을 지속적으로 제공한다. 하지만 개조 · 변형되거나 맞춤제작된 기기는 특히 그것을 원래 만들거나 개조 · 변형시킨 사람을 더 이상 만나기 어려운 경우(예, 사용자가 다른 지역으로 이사하는 등)가 발생하면 기술적인 지원을 받기 어렵다.

장애인의 잔여기능에 대한 지식과 기능을 보완할 수 있는 기기를 매칭하는 일은 전문적인 일이다. 만일 근무력(muscle weakness)이 있는 사람이 적절하게 몸을 지지할 수 없는 부적절한 휠체어를 처방받았거나 보조벨트가 없이 이동하다가 사고를 입었다던지, 적절한 사용방법을 훈련받지 못해 안전사고가 발생하였다면 손상이나 손해에 대한 보상은 법정에서 문제의 잘잘못을 따지게 될 수 있다. 따라서 보조테크놀로지의 전문적 서비스는 점점 강조될 수밖에 없으며, 공급자들은 적절한 훈련을 받거나 자격이 있는 사람을 고용해야 할 것이다. 앞으로 임상실행가이드와 임상평가 기구들이 점점 발전되면서 높은 기술을 가진 임상의, 치료사, 보조공학사 등을 통한 공급의 중요성이 점점 요구될 것이다.

2) 보조기기의 분류체계

국제표준화기구는 1989년 국제규격시안(ISO/DIS)을 완성하여, 이를 기준으로 각국의 의견을 수집하여 1992년 장애인 보장구분류법(Technical Aids for Disabled Person: ISO 9999)을 제정하였다. ISO/DIS 9999의 목적은 정보교환을 촉진하기 위하여 통일되고 명확한 분류와 구분을 한 것으로서 구체적으로는 ① 통일되고 명확한 분류 및 구분을 함으로써 보조기기 정보의 검색과 선택을 쉽게 하기 위해, ② 기기 정보, 사용법, 처방을 위한 방침, 법적 기술, 공문서, 조사연구, 리스트, 카타로그 등에 사용되는 용어의 통일을 위해, ③ 보조기기의 개발, 재고관리 등을 위한 시스템구축 기반 제공을 위해, ④ 보조기기에 관한 통계의 기초, 컴퓨터 기반의(computer-based) 정보시스템 등으로 이용하기 위해 제정된 것이다.

ISO/DIS 9999는 원칙적으로 장애인 개인이 사용하는 기구를 대상으로 하며 의약품, 의료영역에만 이용되는 기기, 보조기기 조작훈련에 관한 것, 설치를 위한 설비, 경제적 원조 및 지급 시스템에 관한 것은 포함되어 있지 않다. ISO/DIS의 분류코드는 3의 배수인 2행의 숫자를 대 · 중 · 소 3단계로 각각 부여하고 있으며, 소분류의 항목은 6행의 숫자로 코드화되어 있다. 3의 배수를 부여한 것은 나중에 중간 코드가 필요해질 경우에 대비한 것이다. 국제표준화기구에서는 ISO/DIS 9999를 토대로 각 국이 이와 유사한 분류체계를 갖추도록 권장하고 있다.

우리나라의 경우에는 1999년에 개정된 「장애인복지법」에 보조공학기기의 품목고시를 하도록 함으로써 보조기기의 분류에 대한 법적 근거를 마련하였고, 그 후 2002년 9월 국제표준화기구의 국제표준(ISO) 9999 체계를 참고하여 보건복지부고시 2002-66호를 통해 분류체계를 확립하였으며, 최근 2020년 9월 보조기기 품목 분류체계를 국제표준(ISO) 9999:2016을 참조하여 다시 개정 고시하였다(표 1-3).

보조기기 품목고시의 의미는 전체 보조기기에 대한 용어 정의와 분류체계에 대한 것으로, 엄밀하게 말하면 우리나라의 경우에는 각종 급여제도에서 사용되고 있는 품목고시와는 전혀 별개의 개념으로 이해하여야 한다. 실제로 정부 각 부처 등에서 다양한 프로그램으로 장애인에 대한 보조기기 지급 사업을 시행하고 있으며, 이때 비용의 효율적 관리를 위하여 필요에 따라 해당 사업에 맞는 품목고시를 별도로 하기 때문이다. 그러나 선진국의 경우 사업에 상관없이 동일한 품목고시 적용이 가능하다. 우리나라도 각 법률간 용어, 정의, 분류법 등이 일치되지 않아 행정적 업무혼란이 야기되기도 하고 무엇보다도 국민의 불편함을 덜기 위해 국가표준규격에 따라 용어 및 분류 등이 통일되어야 할 것이다. 2016년 12월에 「장애인 · 노인 등을 위한 보조기기 지원 및 활용촉진에 관한 법률」이 제정되면서 '보조기기'라는 용어를 정의하였고 이 법률에 근거하여 2020년 12월 현재 「국민건강보험법」과 「의료급여법」에서의 용어가 보조기기를 사용하는 것으로 개정되었다. 그러나 중앙행정기관별로 보조기기에 대한 용어를 상이하게 사용하고 있다. 이는 이 장의 도입 부분 용어의 정의에서 언급하였다.

보조공학사는 각 법률을 통해 제공되는 보조기기서비스의 내용 즉 대상과 보조기기에 대해 잘 알아야 한다. 다른 용어로 표현되고 있는 보조기기에 대한 지원제도를 이해를 기초로 하여 필요한 대상자에게 해당하는 품목을 추천 · 선택하고 훈련할 수 있어야 할 것이다. 한 편, 각 법에서 다른 이름으로 보조기기를 정의하고 있지만 보조기기의 정의를 생각해볼 때 내용상으로는 보조기기를 의미하고 있지만 각 법률에서 얘기하는 것들이 모두 같은 품목이나 목적을 의미하는 것은 아니다.

[표 1-3] 국제표준화기구와 우리나라의 보조기기 대분류 비교

ISO 9999:2016		한국 (보건복지부고시 제 2020-207호)	
코드	분류명	코드	분류명
04	Assistive products for measuring, supporting, training or replacing body functions	04	측정, 지원, 훈련 또는 신체기능 대체용 보조기기
05	Assistive products for education and for training in skills	05	기술 교육 및 훈련용 보조기기
06	Assistive products attached to the body for supporting neuromusculosketal or movement related functions(orthoses) and replacing anatomical structures(prostheses)	06	신경근골격계 기능 또는 움직임 관련 기능을 지지하기 위하여(보조기) 그리고 해부학적 구조를 대체하기 위하여[의지(prostheses)] 신체에 부착되는 보조기기
09	Assistive products for self-care activities and participation in self-care	09	자기관리 활동 및 참여용 보조기기
12	Assistive products for activities and participation relating to personal mobility and transportation	12	개인 가동성 및 수송과 관련된 활동 및 참여용 보조기기
15	Assistive products for domestic activities and participation in domestic life	15	가정 활동 및 참여를 위한 보조기기
18	Furnishings, fixtures and other assistive products for supporting activities in indoor and outdoor human-made environments	18	인공적 실내외 활동 지지용 가구, 설비 및 기타 보조기기
22	Assistive products for communication and information management	22	의사소통 및 정보관리용 보조기기
24	Assistive products for controlling, carrying, moving and handling objects and devices	24	물건 및 장치의 제어, 운반, 이동 및 조작용 보조기기
27	Assistive products for controlling, adapting or measuring elements of physical environments	27	물리적 환경요소의 제어, 적응, 측정 보조기기
28	Assistive products for work activities and participation in employment	28	작업 활동 및 취업 참여용 보조기기
30	Assistive products for recreation and leisure	30	레크리에이션 및 레저용 보조기기

3) 보조기기의 활용 범위

1970년 이후 즉 마이크로 프로세서 및 개인용 컴퓨터의 중요한 발전 이후 보조기기의 실무 분야의 기술은 빠르게 발전하고 확장되고 있다. 보조테크놀로지는 수많은 저자들에 의해 묘사되고 정의되었다. 처치와 글렌 넨(Glennen) 및 다른 여러 권위자들로부터 다음 10 가지 필수 범주로 세분되었다.

(1) AAC(Augmentative and Alterative Communication, 보완대체의사소통)

말을 하는 것이 사람이 사용하는 기본적인 의사소통 방법이지만, 언어기능에 장애가 있는 많은 사람들은 일상적인 의미 교환을 하는데 충분하지 않기도 하다. 수화 및 손가락 철자법부터 그림, 기호 또는 단어가 포함된 의사소통판부터 휴대용 음성출력 의사소통 도구(Voice Output Communication Aids : VOCA)와 같은 도구 사용자가 컴퓨터로 합성된 음성을 통해 "말하기"까지 AAC는 보완 또는 대체사용을 포함할 수 있다.

(2) 컴퓨터 접근장치

학교, 고용 및 개인 생산성의 모든 측면에서 컴퓨터는 점점 더 많은 도움이 되고 있다. 키보드 및 / 또는 모니터 화면을 볼 수 없는 시각적인 어려움이 있거나 표준 컴퓨터 키보드의 키를 누르는 기능에 어려움이 있는 경우, 컴퓨터를 효과적으로 사용하지 못하게 된다. 적응 및 대체 입력 방법에는 수정된 직접 선택(마우스 스틱, 헤드 스틱, 스플린트 등), 스캔 방법(행 열, 선형, 원형 및 기타 체계적인 정보에서 순차적으로 스테핑 선택 커서를 제어하는 기타 방법, 하나 또는 두 개의 스위치를 통한 매트릭스) 및 인코딩(컴퓨터를 작동하기 위해 특수 스위치 입력)을 적용한다. 지난 20년 동안 많은 노력으로 접근성이 발전되었다. 앞으로도 더 창의적인 발전이 가능할 것이다.

(3) 듣기와 보기를 돕는 장치

청각과 시각을 향상시키는 기술은 아마도 가장 오래된 기술일 것이다. 수정 광학 렌즈 안경과 콘택트는 아마도 가장 널리 사용되는 보조테크놀로지일 것이다. 간단한 돋보기에서 복잡한 이중 초점 및 삼중 초점까지 오늘날 사용되는 렌즈는 많은 사람들에게 중요한 보조테크놀로지이다. 시각장애가 더 심한 사람에게 인쇄, 텍스트 및 종이나 인쇄를 크게 하는 것, 스크린확대기(광 또는 전자) 등은 시각적 독립성을 부여할 수 있다.

보청기 장치는 몇 세기 전에 사용하던 간단한 음향 깔때기부터 가장 현대적인 전자

장치로 발전했다. 전자 보청기는 귀 뒤에 또는 귀 안에 귀 캐널 안에 심어지는 보청기, 증폭 전화기, 청각 트레이너, FM 및 인덕턴스 트랜스, 전자 및 음향을 제공하는 미션 시스템 및 기타 장치가 있다.

(4) 환경제어

조명 켜기 / 끄기, 기기 작동, 난방 및 냉방 조절, 라디오, TV 및 VCR 제어 및 기타 여러 가지 주변 환경을 통제할 수 있는 능력이 당연한 것으로 여겨지는 장치, 스위치 및 컨트롤의 작동이지만 장애가 있는 경우 많은 제약이 따를 수 있다. 환경 통제에 대한 적응된 접근으로 환경제어장치(Environmental Control Unit : ECU)라고 하는 특수 장치를 통해 개인적인 환경조절이 가능하다.

(5) 놀이 및 레크리에이션 기기

놀이와 레크리에이션을 통해 재미와 학습이 이루어진다. 아동뿐 아니라 성인들도 움직이고, 조작하고, 만지고, 보고, 듣고, 맛보는 놀이 활동에 참여하는 경우 인지적, 언어적, 운동적, 감각적, 사회적 발달에 중대한 영향을 미친다. 따라서 이러한 조작에 어려움이 있다면 이러한 중요하고 즐거운 학습에 참여할 수 없다. 배터리로 작동되는 장난감 및 단일 스위치 또는 컨트롤에서 작동하도록 수정된 장난감, 컴퓨터 액세스를 통해 화면 학습이 가능한 소프트웨어 등은 놀이나 경험을 통해 학습에 참여하는 것을 도울 수 있다.

(6) 착석과 자세잡기

좌석과 자세잡기는 우리가 사용하는 보조기기와 활동의 기초가 된다. AAC, ECU 장치, 컴퓨터 또는 장난감사용 등 활동시간이 지남에 따라 어린이 또는 성인은 활동의 목적을 달성하기 위해서 자세의 안전성을 보장받아야 한다. 또한 활동을 성공적으로 수행하기 위해서 자세는 중요하다. 자세의 최적화는 바닥에 앉거나 의자 또는 휠체어 착석에서 책상 또는 테이블에서 장치 사용과 인간 상호작용을 고려해야 한다. 즉 화장실, 침대, 소파 등에서 앉고, 눕고, 서는 상태에서 이루지는 놀이, 학습, 작업 및 상호작용은 착석 및 자세잡기에 포함될 수 있다.

(7) 이동과 전동이동

이동은 개인의 삶의 질에 기본이 되는 요소이다. 자기관리, 직장이나 학교생활, 놀이나 레저활동 등을 하는데 절대적으로 필요한 기능이다. 이동을 돕는 것은 지팡이부터 보행기, 클러치 등과 같이 로우테크놀로지로도 이동기능을 향상시킬 수 있고 수동 및 전동휠체어까지 다양한 보조기기가 포함된다. 또 다른 형태로 운전과 관련된 보조기기도 이동을 돕는 기기들이다.

(8) 의지 및 보조기

신체 부위의 기능을 강화 및/또는 대체하기 위한 기술의 응용이 빠르게 발전하고 있다. 손 및 팔, 기계적으로 정교한 발목 및 발에 이르기까지 신체의 "교체 부품"이 점점 더 널리 보급되고 있다. 의지 및 보조기는 모든 연령대의 사람들을 위해 많은 신체 부위의 자연적인 기능에 대한 실행 가능한 효과적인 대안을 제공할 수 있다. 사지결여 아동과 성인은 종종 컴퓨터 접근과 같은 보조테크놀로지의 다른 영역과 함께 의수를 사용하여 작업을 수행할 수 있다. 기술의 발달과 보철물을 보조테크놀로지의 다른 영역과 통합하는데 있어 더 많은 개선이 이루어지고 있으며, 필요한 장치를 위한 이러한 장치의 자금 조달 및 획득이 개선되고 있다.

(9) 재활 로봇

많은 사람들이 특별한 훈련을 받은 도우미 개 또는 원숭이의 도움을 받기도 하고 또한 지능형 로봇장치의 도움을 받을 수 있기도 하다. 최근에는 로봇의 발전으로 컴퓨터가 제공할 수 있는 제한된 2차원에 비하여 3차원으로 움직일 수 있게 되었다. 이러한 로봇들은 케어 뿐 아니라 집안일, 레크리에이션 및 직업 응용 프로그램에서 이용될 수 있다. 앞으로 이 분야의 성장을 지켜보는 것은 흥미로울 것이다.

(10) 가정, 학교, 지역사회 및 직장에 기술 통합

일반 통신 기술(전화, 팩스, 컴퓨터, 신문 및 잡지), 개인 및 대중교통(토지, 항공 및 항만) 및 모든 유형의 레크리에이션 기술이 일반 대중에게 허용되는 것처럼 여기에 언급된 모든 구성 요소 영역에 보조테크놀로지를 적용하면 장애인들의 삶을 향상시킬 수 있다. 장애가 있는 사람들이 점점 더 광범위한 삶의 영역에 참여하고 있다. 일상생활에 통합된 기술인 자동문, 엘리베이터, 음성입력 등이 일반적인 사람들을 위한 기술이 되고 있다.

3. 보조테크놀로지 적용의 체계(HAAT 모델)

보조테크놀로지 적용을 위해 사용하는 관련 모델은 여러 가지가 있으나 인간의 능력과 수행을 잘 설명하기 위해 HAAT(Human Activity Assistive Technology) 모델이 많이 쓰이고 있다. 보조테크놀로지를 기초하는 개념으로는 WHO의 ICF 개념과 캐나다작업치료협회의 캐나다작업수행모델(Canadian Model of Occupational Performance ; CMOP)에서 인간과 작업(활동), 환경 간의 관계를 잘 설명하였다. 이 두 모델 모두 사람, 환경, 작업(활동)의 상호작용의 결과로서 인간이 일상의 작업수행을 성공적으로 할 수 있게 됨을 설명하고 있고 이들 요소들의 상호작용에 문제가 있을 경우 인간의 수행 즉, 일상의 활동과 참여에 문제가 생길 수 있다고 보았다. HAAT 모델은 이러한 인간의 수행과 관련한 이론에 더하여 보조테크놀로지의 역할과 고려사항을 포함한 설명을 제시하고 있다. 이 모델을 처음 발표한 Cook & Hussey(1995)의 경우 재활 엔지니어와 작업치료사로 함께 모델을 구성하였고 HAAT 모델이 작업치료 실무와 긴밀하게 연관되어 있음을 이들의 저서에서 밝히고 있다. 이 모델은 보조테크놀로지와 작업수행을 유기적으로 설명하고 임상에서 중재를 위한 모델로 정립되어 사용되고 발전해 오고 있다.

1) HAAT(Human Activity Assistive Technology) 모델

HAAT 모델은 인간, 활동, 보조테크놀로지, 배경의 네 가지 요소로 구성되어 있다(그림 1-2). 보조테크놀로지 시스템의 기능적 결과는 "누군가(인간)가 어디서든(배경) 어떤 일(활동)을 하는 것"이라고 할 수 있다. HAAT 모델은 인간 수행에 대한 평가보다는 전체 시스템의 결과로서의 수행을 가장 중요하게 생각한다.

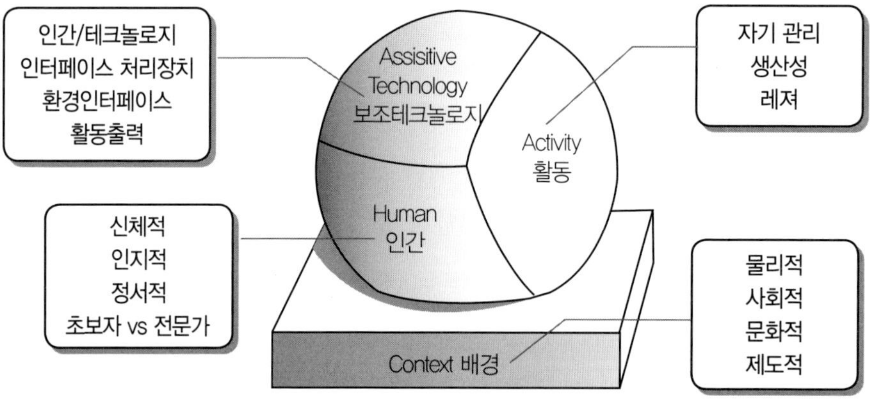

[그림 1-2] HAAT 모델

(1) 인간(Human)

인간 요소는 HAAT 모델 시스템 안에서 누가 이 시스템을 운영하는 가와 관련이 있다. 인간 요소는 신체적 · 인지적 · 정서적 요소를 포함하고 있고 초보자인지 전문가인지를 살펴보도록 하고 있다. 보조테크놀로지를 이용한 시스템이 잘 운영되기 위해서는 인간의 능력을 잘 이해하는 것이 중요하다. 능력은 신체적 요소인 근력, 협응력, 관절가동범위, 균형 및 기타 신체적인 특성들을 포함한다. 인지적 요소는 주의력, 판단력, 문제해결능력, 집중력과 각성도를 포함하는 반면 감정과 같은 정서적 요소가 있다. 이러한 인간의 능력과 테크놀로지가 잘 일치되어야 오용되거나 포기하지 않게 된다. 능력(ability)과 기술(skill)은 구분되는데 능력은 특정 활동을 하기 위한 인간의 특성을 의미하고 기술은 얼마나 능숙한가를 의미한다. 한 가지 도구를 익숙하게 사용하여 기술을 가지게 되었을 때 그 기술은 다른 기기를 익히기 위한 능력이 되기도 한다. 보조테크놀로지의 선택과 평가에 영향을 주는 또 다른 인간 요소는 그 사람이 어떤 기술을 사용하는데 초보자인가 전문가인가 이다. 이러한 인간 요소는 보조기기를 사용하는 것과, 효과적인 보조테크놀로지 시스템 운영을 위해 앞서 언급한 소프트 테크놀로지(전략, 지식, 훈련 등)를 적용하는 것과 관련이 있다.

(2) 활동(Activity)

활동은 보조테크놀로지 시스템의 목표가 되는 요소로 무엇을 할 것인가와 관련된 인간 수행의 기능적 결과이다. 작업치료의 작업은 이러한 활동을 기반으로 하고 있으며 미국작업치료협회(AOTA)와 캐나다작업치료사협회(CAOT)에서와 유사하게 대한작업치료사협회(KAOT)에서도 용어를 정의하고 있다.

상자 1-3 작업의 정의

> 작업치료에서 작업은 사람들이 개인, 가족 및 지역사회와 함께 시간을 보내고 삶의 의미와 목적을 가져오는 일상 활동을 말합니다.
> 작업은 사람들이 필요로 하고, 원하고, 할 것으로 예상되는 일들을 포함합니다.

HAAT 모델에서는 활동을 크게 일상생활활동(ADL), 직업 및 생산적인 활동, 놀이 및 레져의 세 영역으로 설명하고 있다. 일상생활활동에는 옷입기, 개인위생, 목욕, 식사, 이동 등이 포함되고, 직업 및 생산적인 활동은 직업생활, 교육 활동 등이 포함된다. 놀이 및 레져는 자기 표현, 즐거움, 휴식을 포함한다.

활동의 수행은 수행하는 사람의 역할 특성에 따라 다를 수 있다. 요리사가 직업인 여성이 직장에서 요리를 하는 것과 집에서 딸과 함께 간식을 만드는 것은 전혀 다른 활동을 하는 것이 된다. 직장에서 음식을 할 때에는 정해진 레시피대로 제한된 시간내에 음식을 만들어 내야 하지만 딸과 함께 간식을 만들 때에는 그러한 제약없이 개인이 원하는대로 자유로운 음식 만들기가 가능하다. 활동을 정확하게 이해하는 것은 보조테크놀로지를 적용함에 있어 선택을 위한 중요한 과정이 된다.

(3) 배경(Context)

장애를 설명하는 초기 개념은 개인이 가진 특성에 기인하는 것으로 설명되어져 왔다. 그러나 최근에는 장애인이 경험하는 어려움들은 개인이 가지고 있는 장애 뿐 아니라 그들을 둘러싸고 있는 환경, 즉 배경적 요인에 의해 발생한다는 인식이 증가되었고 여러 이론과 모델에서 중요하게 생각하고 있다. 배경은 물리적, 사회적, 문화적, 제도적 배경을 포함한다. 물리적 배경은 자연과 건축 환경 및 물리적 매개변수이며 사회적 배경은 보조테크놀로지를 사용하는 장애인과 직간접적으로 관계되는 사람들을 의미한다. 문화는 한 사회에서 가지고 있는 언어, 풍습, 종교 등과 같은 지식, 신념, 행위와 관련된 물질적, 정신적 과정의 산물이며 문화적 배경은 보조테크놀로지를 사용하는 과정에 영향을 준다. 제도적 배경은 공공 기금, 정책, 법률과 같은 요소로서 보조기기의 구입과 사용에 있어 중요한 역할을 한다.

물리적 배경은 자연 환경이나 인공적인 건축물과 같은 것들로 도로의 포장 상태, 출입문의 폭이나 바닥의 재질, 문턱의 높이 등이 해당된다. 또한 열, 소리, 빛과 같은 요인들을 포함한다. 액정 화면의 경우 빛과 온도에 크게 영향을 받게 되고, 음성 인식 기술은 주변 소음에 영향을 받는 한편 기기를 사용할 때 나는 소리가 조용한 환경에서 오히려 소음으로 작용할 수도 있다. 사회적 배경은 장애의 낙인이나 고립과 관련되어 중요한 이슈이다. 보조테크놀로지를 사용하는 것이 오히려 장애에 대한 낙인을 찍는 결과를 불러오거나 사회적 고립을 일으킬 수도 있다. 이러한 이유로 사회적 배경에 대한 세심한 고려가 중요하다. 주변의 다른 사람들은 중요한 사회적 배경 요소인데 보조테크놀로지를 사용할 때 누가 도움을 줄 것인가 혹은 누구와 사용하는가가 사용자의 수행 수준에 영향을 주는 요인이 된다. 보조기기 사용에 익숙한 주변 사람이 일관되고 익숙하게 보조테크놀로지 사용을 지원할 때 효율적이고 편안한 사용이 보장될 수 있다. 문화적 배경은 좀 더 복잡한 측면을 가지고 있다. 예를 들어, 각 문화에서 개인이 가지는 역할에 대한 인식과 중요도가 달라서 보조테크놀로지를 사용하더라도 활동을 수행하여 자신이 맡은 역할을 해야만 한다고 생각하거나, 보조테크놀로지를 이용한 수행은 역할을 충분히 하도록 하지 못한다고 생각하는 반면 쉽게 역할을 포기하고 의존적인 상태가 되는 것에 대해 거부감이 적은 문화도 있어 보조기기의 사용과 포기에 영향을 주게 된다. 제도적 배경은 보조테크놀로지에서 중요한 의미를 가지는데 실제적으로 보조기기를 가질 수 있게 하거나 사용하는데 있어 직접적인 요인이 된다. 우리나라에서 장애인과 관련한 정책과 보조기기 지원에 대한 고려는 오랜 역사를 가지고 있지는 않다. 그러나 휠체어와 전동이동기기에 대해 공적급여(국민의료보험 등)에서의 지원이 있고 난 후 장애인의 지역사회 이동이 활발해지고 사회참여가 증가한 것을 눈으로 확인할 수 있었다. 대개의 경우 보조테크놀로지의 적용을 위한 비용에 대한 문제는 누가 지원을 받을 자격이 있으며, 어떤 장비를 지원할지, 어느 범위까지 공적인 영역에서 감당할 것인지가 주요 관심사이다. 이는 이 책의 7장에서 좀 더 자세히 다루고 있다. 보조테크놀로지의 제도적 배경의 또 다른 측면은 보조기기의 디자인, 기능과 내구성, 안전 기준 등에 대한 표준의 법적 제도 확립이다.

(4) 보조테크놀로지(Assistive Technology)

보조테크놀로지는 장애에도 불구하고 인간의 활동을 가능하게 하는 기초를 제공한다는 의미에서 외부 가능인자(extrinsic enabler)라고 불린다. [그림 1-3]은 HAAT 모델에서 보조테크놀로지와 다른 요소들간에 작용하는 정보와 힘의 흐름을 보여준다. 보조테크놀로지와 인간과의 상호작용은 인간/테크놀로지 인터페이스(human/technology interface)에 의해 이루어진다. 이것은 인간과 보조테크놀로지의 경계상에 위치하여 정보나 힘이 사람에서 테크놀로지로 혹은 반대반향으로 흐르는 상호작용을 한다. 테크놀로지가 기능수행에 기여하기 위해서는 활동이 일어날 수 있도록 해야 하는데 이것이 활동 출력(activity output) 요소이다. 인간/테크놀로지 인터페이스에서 받은 정보나 힘은 활동 출력을 조절하기 위한 처리장치(processor)와 연결되어 있다. 특정 보조기기의 경우 외부 환경을 탐색하는 역할을 하는데(예: 감각보조기구) 환경 인터페이스(environmental interface)가 그러한 역할을 담당하고 있다. 환경 인터페이스를 통해 수집된 외부 환경 데이터 처리장치에서 해석하고 포맷하여 인간/테크놀로지 인터페이스를 통해 사람에게 전달된다.

모든 보조기기가 보조테크놀로지의 구성요소 모두를 가지고 있지는 않다. 한 가지 구성요소만 있을 수도 있지만, 대부분 두 가지 이상의 구성요소를 가지고 있다. 구체적인 구성요소에 대한 예는 [표 1-4]에 있다.

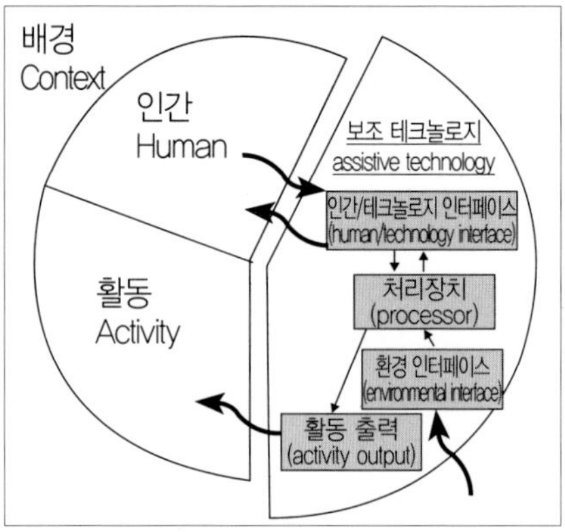

[그림 1-3] HAAT 모델의 보조테크놀로지 요소

[표 1-4] 보조테크놀로지의 구성요소의 예

구성요소	예
인간/테크놀로지 인터페이스	• 자세유지기기 – 기기와 사용자 간의 힘의 교류가 일어난다. • 제어장치 – 휠체어의 조이스틱, 키보드, 작동 스위치 등 • 정보 제공용 표시장치 – 컴퓨터 화면, 배터리 잔량 표시기 등
처리장치	• 컴퓨터 • 간단한 기계적인 요소 – 리쳐(reacher) 등
활동 출력	• 의사소통하기 – 음성합성장치, 화면, 인쇄물 등 • 한 곳에서 다른 곳으로 이동하기 – 휠체어, 운전보조장치 등 • 자기 관리, 생산적 활동, 레저를 위해 물건을 조작하기 – 수정된 수저, 빗, 구두 주걱 등과 환경제어장치 및 로봇시스템 등 • 인지적 활동을 수행하기 – 기억 보조기기, 단어 인식 컴퓨터 소프트 웨어 등
환경 인터페이스	• 시각정보 – 카메라 • 청각정보 – 마이크 • 촉각정보 – 외부 압력이나 힘을 감지하는 변환기(transducers)

2) 인간 활동 보조테크놀로지(HAAT) 모델의 적용

(1) 최적의 보조테크놀로지 시스템 구축을 위한 고려사항들

보조테크놀로지가 적절하게 사용되기 위해 필요한 과정과 요인들을 살펴보고자 한다.

어떠한 보조기기를 사용할 것인지, 어떤 배경 안에서 어떻게 사용될지를 고려할 때 보조테크놀로지 시스템이 잘 작동하기 위해서는 사용하는 사람의 욕구, 목표, 능력을 평가하는 과정을 통해 설계되어야 한다. 이러한 과정을 통해 보조테크놀로지 시스템에 있어야 하는 필수적인 특성들을 확인하고, 시스템에 대해 생각하고 계획하여 사용할 수 있도록 기기를 전달하고 훈련하며, 성과를 평가하는 사후 관리를 하게 된다.

보조테크놀로지 적용의 첫 번째 단계는 사용자에게 의미있는 활동을 구별해 내는 것이다. 이것은 사용자가 필요하거나 하고 싶어하는 활동이며 어떤 범주에 속하는 활동인지, 개인에게 얼마나 중요하고 현재 얼마나 수행하고 있는지를 파악할 필요가 있다. 작업치료에서 쓰이는 캐나다작업수행측정(Canadian Occupational Performance Measure; COPM)은 이러한 활동을 평가하는 유용한 도구이다. 또한 활동을 선정할 때는 그 사람의 시간 사용을 살펴 보는 것이 필요하다. 얼마나 자주 그 활동을 하며, 그 활동을 하는데 얼마나 긴 시간을 사용하는지, 시간을 들여 기꺼이 그 활동을 하고자 하는지를 아는 것이 중요하다. 활동이 선정되면 그 활동에 요구되는 것들을 알아내기 위한 활동분석이 필요하며 이러한 분석은 활동에 요구되는 인간의 능력을 아는 것과도 관련되어 있다. 활동과 인간은 연결되어 있으며 이것을 분리하는 것은 인위적인 것이지만 HAAT 모델에서의 인간 요소에서는 장애를 가진 사람의 신체적 · 인지적 능력과 정서 상태를 잘 평가하여 보조테크놀로지를 적용하고자 하였다. 인간 요소에서 평가하는 것은 객관적인 인간의 상태와 관련이 있지만 사실 사용자의 주관적인 입장은 보조테크놀로지를 사용하는데 있어 여러 사항이 있을 수 있다.

이제 보조테크놀로지의 적용을 위한 다음 단계 설계 과정의 초점은 인간에게 맞춰진다. 앞서 서술한 바와 같이 신체적 · 인지적 · 정서적 측면의 평가는 철저히 이루어져야 하고 그러한 평가에 관한 내용은 이 책의 3장에서 다루고 있다. 그 외에 사용자 중심에서 고려해야 할 여러 가지 것들 중 하나는 개인의 선택에 관련된 것이다. 전문가는 보조기기의 선택이나 보조테크놀로지의 적용을 위한 전문적인 지식을 제공하지만 그것을 선택하는 것은 사용자의 권리에 달려있다. 또한 전문가의 도움이 얼마나 필요한지는 사용자의 능력이 보조테크놀로지에 대해 초보인지 능숙한 사용자인지, 돌봄제공자가 보조테크놀로지 사용이 가지는 의미를 이해하는가와 같은 많은 것들에 따라 달라질 수 있다. 자신이 활동을 완수하거나, 다른 사람의 도움을 받거나, 기술을 사용하거나 하는 방법 사이에서의 선택은 어떤 이유로 설명할 수 있을까? 그것은 장애인 스스로가 무언가를 할 수 있는 능력이 있다고 인식하거나 반대로 그 일을 할 수 있는 능력이 없다고 생각할 때, 누군가는 그 일을 완수하거나 일부라도 수행해 내지만 반대의 경우는 할 수 있는 능력이 있음에도 불구하고 누군가의 도움을 받아야 된다고 생각할 가능성이 높다. 또 다른 사용자 중심에서의 관점은 활동에 사용하는 에너지의 양과 관련이 있다. 불완전마비 척수손상 장애인이 목발을 사용해 걸을 수 있음에도 불구하고 전동 휠체어를 사용하는 경우, 목발을 사용해 보행을 하면 에너지 소모가 너무 많아 다른 중요한(하고 싶은) 활동을 할 수 없기에 전동휠체어를 사용하여 에너지를 보존하고자 하는 것이다. 그 외에도 보조기기 외관의 미적인 측면과, 휴대성, 유지보수 용이성, 경제력은 장애인이 보조기기의 사용 및 선택에 영향을 주는 인자들이라고 할 수 있다.

보조테크놀로지 시스템 설계에 있어 배경이 영향을 주는 것에 대해서도 추가적인 고려가 있어야 한다. 우리나라처럼 계절의 변화가 커서 여름에는 너무 덥고 습하다가 겨울에는 너무 추운 이러한 환경은 보조기기 선택에 있어 고려할 점이 된다. 높은 온도와 낮은 온도 모두에서 잘 작동할 수 있어야 하고 내구성에 영향을 덜 받는 기기를 선택해야 할 것이다. 보조기기를 어디에서 사용할 것인가도 고려하여야 하는데 집 혹은 직장이나 학교 또는 집과 학교에서 모두 사용할 경우 기기를 휴대하는 것이 가능한지 여러 대의 기기가 필요하지는 않은지 등을 고려해야 한다. 또한 문화적 환경도 고려할 점인데 우리나라의 경우 보조기기를 사용하는 사람들이 외출하는 경우에 과도한 관심이나 시선을 보내는 경우가 있어 사용자의 부담감을 높이기도 하고 장애에 대한 낙인으로 생각하기도 하여 보조기기 사용에 부정적으로 작용하기도 한다. 실제로 보행에 장애가 있어 지팡이가 필요한 노인에게 도구를 사용할 것을 권하였으나 사람들의 시선을 의식하여 부끄럽다고 생각하고 넘어지는 한이 있더라도 지팡이는 사용하지 못하겠다고 하는 경우도 있었다.

(2) 보조테크놀로지의 선택

보조기기의 선택은 단순하고 상대적으로 얻기 쉬운 기기로부터 좀 더 복잡하고 얻기 어려운 기기로 옮겨가게 된다. 보조공학사는 최대한 단순한 장치를 추천하는 것이 좋다. 최근 여러 기능을 하고 있는 핸드폰을 생각해보자. 복잡하고 많은 기능이 추가된 스마트폰일수록 더 비싸지만 대부분 사람들은 그 기능을 다 사용하지는 않는다. 보조기기를 선택하는 것도 마찬가지이다. [그림 1-4]는 선택의 우선 순위에 대한 위계를 제안하고 있다.

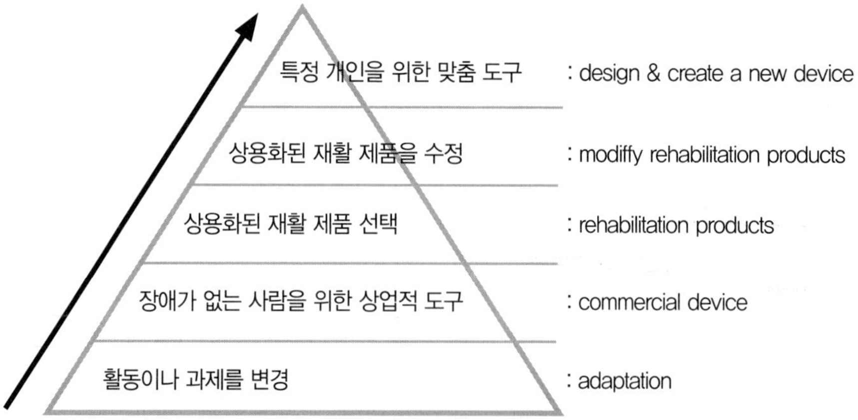

[그림 1-4] 보조테크놀로지 선택의 위계

(3) 기능의 분배

Bailey(1989)는 일반적인 인간요소 디자인에 사용되는 기능 분배에 대해 정의하였다. 이들 중 몇 가지는 보조테크놀로지 시스템을 디자인하는데 적용할 수 있다. 가장 간단한 접근법은 비교분배(comparison allocation)이다. 여기서는 각 과제가 인간 혹은 보조기기로 완전히 할당된다. 예를 들어 일반적인 전화기는 모든 기능을 사람이 수행해야 작동한다. 그러나 손을 쓸 수 없는 사람이 사용하기 위해서는 번호입력을 위해 음성인식 기능을 사용하고 손으로 들고 귀에 대지 않아도 되도록 스피커 폰 기능을 사용하여 전화기가 모든 기능을 담당하도록 할 수 있다. 주변 환경도 기능 분배에 영향을 미치는데 스피커폰은 혼자 있을 때는 아무 문제가 없지만 사무실이나 사적인 대화를 나누는 데는 문제가 된다. 이런 경우는 추가적으로 이어폰이나 헤드셋과 같은 기기가 필요할 수 있다.

두 번째는 나머지 분배(leftover allocation)로 인간에게 가능한 한 많은 기능이 부여되고 보조기기가 나머지 기능을 수행하도록 하는 접근법이다. 이 접근법은 필요할 때 도움이 제공되지만 가능한 한 사용자가 자신의 활동을 많이 조절할 수 있게 한다. 예를 들어 수동식 휠체어에 동력지원 바퀴가 장착되어 추진력을 증폭시켜줄 수 있다. 힘과 지구력에 제한이 있는 사람이 수동으로 밀다가 부족한 힘은 동력보조 바퀴가 그들의 능력을 더 크게 해줄 수 있다.

세 번째는 경제적 분배(economic allocation)이다. 이러한 접근법은 어떤 활동을 하거나 보조테크놀로지 시스템을 구성할 때 가장 고려해야 할 점으로 더 싸게 선택하고 훈련하고 지불하는 것이 기본적인 고려사항이다.

보조테크놀로지 시스템 디자인의 마지막 접근법은 탄력적 분배(flexible allocation)로 인간 요소와 테크놀로지의 범위가 고정적이지 않고 참여해야 하는 활동에 필요한 기술의 요소와 필요에 의해 다양하게 할 수 있다.

상자 1-4 기능의 분배 요약

- **비교분배(comparison allocation)** : 인간과 테크놀로지 어느 한쪽에서 기능
- **나머지 분배(leftover allocation)** : 인간이 최대로 수행하고 남은 부분을 테크놀로지가 수행
- **경제적 분배(economic allocation)** : 인간, 테크놀로지, 보조자(사람) 중 경제적인 관점에서 선택
- **탄력적 분배(flexible allocation)** : 기술과 필요에 따라 유동적으로 변화 가능

4. 우리나라 보조기기 제도의 발전과 보조공학사 자격증

1) 우리나라 보조기기 관련 법

UN은 1981년에 세계장애인의 해를 선포하며 장애인의 생존권, 교육권, 취업권 등의 권리를 비장애인과 똑같이 가지고 있는 인간임을 확인하였고, 장애인 복지이념을 제시하였다. 장애인 권리협약을 유엔을 중심으로 한 일련의 움직임을 통해 전 세계적으로 장애인의 권리 사상이 보급되었고, 장애인에 대한 차별금지, 장애인의 인간다운 생활과 사회참여를 보장하는 장애인복지의 제반 조치를 강구하게 되었다. 세계적인 흐름에 따라 우리나라도 「장애인복지법」이 제정되었고 최근 2015년 12월에 「장애인 · 노인 등을 위한 보조기기 지원 및 활용촉진에 관한 법률」(이하 「장애인보조기기법」)이 제정되었다. 이 법은 보조테크놀로지를 적용하는데 가장 직접적인 근거가 되는 법임에도 불구하고 제정되었을 당시 장애인 당사자들로부터 비판을 받은 부분은 보조기기서비스가 실질적으로 이루어 질 수 있도록 하는 지원과 예산에 대한 구체적인 부분이 부족하여 장애인들의 활동과 참여를 이끌어내는데 충분하지 못하다는 점이었다. 「장애인보조기기법」이 제정되기 전에도 「장애인복지법」, 「노인장기요양보험법」, 「국민건강보험법」, 「의료급여법」, 「국가정보화기본법」, 「장애인 등에 대한 특수교육법」, 「산업재해보상보험법」, 「장애인 고용촉진 및 직업재활법」, 「국가유공자 등 예우 및 지원에 관한 법률」 등과 같은 여러 법들에 의해 여러 이름으로 불리던 보조기기 지원 사업이 이루어져 왔다(표 1-2). 「장애인보조기기법」 전문은 부록에 제시하였다. 이 법은 크게 총칙, 보조기기지원에 관한 사항, 보조기기센터에 관한 사항, 보조기기 관련 전문 인력, 보조기기 연구개발 및 활성화에 대한 사항 그리고 마지막으로 보칙으로 구성되어 있다. 「장애인보조기기법」의 목적은 장애인 · 노인 등을 위한 보조기기의 지원과 활용촉진에 관한 사항을 규정함으로써 보조기기서비스를 효율적으로 제공하여 장애인 · 노인 등의 활동의 제약을 최소화하고, 삶의 질 향상에 이바지하는 것이다. 「장애인보조기기법」에서 말하는 '장애인 등'이란 「장애인복지법」 제2조에 따른 장애인, 「노인장기요양보험법」 제2조 1호에 따른 노인 등, 「국가유공자 등 예우 및 지원에 관한 법률」 제4조에 따른 국가유공자 등을 말한다. 또한 '보조기기'란 장애인 등의 신체적 · 정신적 기능을 향상, 보완하고 일상활동의 편의를 돕기 위하여 사용하는 각종 기계 · 기구 · 장비로서 보건복지부령으로 정하는 것을 말한다. 아울러 '보조기기서비스'란 장애인 등이 보조기기를 확보하고 효율적으로 활용할 수 있도록 제공하는 일련의 지원을 말한다. 자세한 내용은 7장에서 설명하였다.

2) 우리나라 보조기기 지원사업

(1) 정부 · 공공 부문

우리나라의 법률과 제도는 기술의 발달과 함께 장애와 재활, 보건, 복지 분야에서 여러 부처의 지원 사업으로 제도적 운영이 되고 있다. 보건복지부가 장애인과 노인에 대한 가장 많은 보조기기 지원 프로그램을 전개하고 있고 고용노동부, 국가보훈부, 과학기술정보통신부, 교육부, 산업통상자원부, 문화체육관광부, 국토교통부에서도 법적 근거에 따라 집행 기관을 통해 예산을 편성하여 보급 및 개발 지원이 되고 있다(7장과 표 1-2 참조).

(2) 지자체 부문

국가적인 보조기기 관련 법 제도와 함께 지방자치단체들은 각각의 조례나 사업으로 해당 지역의 사용자들에게 보조기기를 지원하고 있다. 광역단위 지자체 지원 기관들은 보조기기서비스의 전체적인 과정을 전문적으로 제공하며 지역단위 지자체 지원 기관들은 보조기기서비스 중 일부를 선택적으로 사업으로 시행하고 있다. [표 1-5]는 대표적인 지자체 시행 사업들이다.

[표 1-5] 지자체 부문 보조기기 보급 및 개발지원 사업

지자체	기관	사업
서울특별시	• 서울시보조공학서비스센터 (동남센터, 동북센터, 서남센터)	상담&평가, 임대, 구입비 지원, 맞춤제작 및 개조, 후원 연계, 견학&교육, 소독&세척
경기도	• 경기도재활공학서비스연구지원센터	상담&평가, 대여, 교육, 수리, 개조 · 제작, 연구개발, 컨설팅, 연계망 구축, 견학 · 인식개선, 공적 급여, 다시 쓰기
인천광역시	• 노틀담장애인복지관 자세유지기구센터	맞춤제작
지역단위	• 장애인복지관, 장애인자립생활센터, 대학 등	보조기기서비스의 일부 사업 진행

3) 보조공학사 자격 제도

「장애인보조기기법」에 의해 2019년부터 제1회 '보조공학사 국가자격시험'을 실시하고 있다. 대한보조공학기술학회, 한국보조공학사협회, 한국의지보조기협회에서 민간자격증 형태로 운영되어오던 '보조공학사'관련 자격증이 「장애인보조기기법」이 국회 본회의를 통과하면서 국가자격증으로 그 지위가 변화되었다. 「장애인보조기기법」에서는 '보조공학사'를 장애인 등에게 보조기기의 상담 · 사용법 교육 · 정보제공 또는 생산 · 수리 등의 서비스를 제공하기 위하여 자격요건을 갖춘 사람으로 정의하고 있다. 이 같은 내용이 담긴 「장애인보조기기법」 시행령에 따라 2018년 12월 30일부터 보조공학사 자격을 국가시험으로 시행하게 되었다. 이와 함께 이전에 민간자격증으로 발급되던 보조공학사 관련 자격증(보조공학사(민간), 재활보조기기실무사 등)을 소지한 사람은 3년 이내에 특례시험을 거쳐 국가자격으로서의 보조공학사 자격증을 취득할 수 있도록 하였다.

한편 「장애인보조기기법」 시행규칙에서는 중앙보조기기센터와 지역센터 운영에 필요한 전문인력을 제시하고 있는데 물리치료사와 작업치료사, 의지 · 보조기 기사, 언어재활사, 장애인재활상담사, 사회복지사와 민간단체가 발급한 보조공학사 관련 자격증 소지자 등을 둘 수 있게 하고 있다. 보조테크놀로지에 대한 지식과 실무경험을 가진 전문인력들이 보조공학사와 함께 보조기기센터에서 다양한 역할을 할 것으로 기대하고 있다.

법에서 정하고 있는 보조공학사 시험 응시 자격과 시험 합격 기준은 다음과 같다.

보조공학는 다음 각 목의 어느 하나에 해당하는 자가 응시할 수 있다. [표 1-6]에 따른 보조공학사 관련 과목을 총 10개 이상 이수하여야 하며, 이 경우 이수한 과목에는 기초 분야의 과목과 응용 · 실기 분야의 과목이 각각 3개 이상 포함어야 한다.

보조공학사 국가시험은 보조공학사 기초 과목과 보조공학사 응용 · 실기 과목으로 두 과목을 시험과목으로 하고 있으며 시험 과목의 세부 내용은 [표 1-7]에 제시되어 있다. 각 과목의 40% 이상, 두 과목 합산 60% 이상 득점하여야 합격할 수 있다.

[표 1-6] 보조공학사 관련 과목 (장애인보조기기법 시행령 제4조 제2항 관련 별표1)

<table>
<tr><th>구분</th><th colspan="2">과목명</th></tr>
<tr><td>기초분야</td><td>노년학
노인학
보건의료관계법규
보조공학
보조공학사 직업윤리
보조기기 관련 법령 및 서비스 전달체계
보행분석학
사회복지학
상담학
생리학
생체역학
심리학
인간공학</td><td>인체운동학
장애아동의 이해
장애예방 및 안전
장애의 이해
장애인복지
장애학
재활공학
재활의학
재활학
직업재활
특수교육학
해부생리학
해부학</td></tr>
</table>

응용 · 실기분야	기계공학 기계기구학 기계설비 디지털공학 마이크로프로세서 보조기기 개조 · 수리 · 유지보수 · 맞춤제작 보조기기 적용 · 훈련 · 교육 보조기기 재료학 보조기기 제품 개발 및 사용적합성 평가 보조기기 제품 디자인 · 설계 · 개발 보조기기 표준화 · 품질관리 보조공학 임상 및 사례관리 보조공학 임상실습 보조공학 요구 평가 방법론 센서공학 이동 보조기기 운전재활 · 자동차보조공학 일상생활동작학 일상생활활동학 일상생활 보조기기 의사소통 보조기기	의료용공학 의용공학 의지보조기학 자세유지 보조기기 주택환경개조 관리 및 조정(코디네이팅) 장애아동의 평가 장애인편의시설 장애진단 및 평가 전산설계(CAD/CAM) 전자공학 전기공학 정보접근 보조기기 정보통신공학 재활소프트웨어 재활제어 인터페이스 제어공학 척추보조기학 컴퓨터공학 특수교육공학 팔보조기학 프로그래밍

[표 1-7] 보조공학사 국가시험 과목 (장애인보조기기법 시행령 제5조 제3항 관련 별표2)

시험과목	내용
보조공학사 기초	보조공학사 직업윤리 보조기기 관련 법령 및 서비스 전달체계 생체역학 인간공학 인체운동학 장애학 재활공학 재활학 해부생리학
보조공학사 응용 · 실기	보조기기 개조 · 수리 · 유지보수 · 맞춤제작 보조기기 적용 · 훈련 · 교육 보조기기 제품 디자인 · 설계 · 개발 보조기기 표준화 · 품질관리 보조공학 임상 및 사례관리 이동 보조기기 일상생활 보조기기 의사소통 보조기기 자세유지 보조기기 장애인편의시설 장애진단 및 평가 정보접근 보조기기 재활소프트웨어 재활제어 인터페이스

2

보조기기서비스의 상담 및 평가

1. 보조기기서비스 상담 및 평가의 개요
2. 보조기기서비스 이용신청 및 접수상담
3. 영역별 평가원칙
4. 보조테크놀로지 사용자 평가
5. 보조기기 평가
6. 보조기기 적합성 평가
7. 보조기기 효율성 평가

제2장

보조기기서비스의 상담 및 평가

보조기기 적용을 위한 전문가의 상담 및 평가과정은 보조기기 사용자의 부적합성 문제를 최소화하는데 있어 매우 중요한 절차이다. 하지만, 전문성 부재로 인한 부적절한 보조기기의 지원은 제한된 공적기금을 낭비하게 하며, 사용자의 삶의 질에 치명적인 결과를 초래할 수 있다. 따라서, 적절한 상담 및 평가과정을 통한 사용자 맞춤형 지원은 보조공학사의 매우 중요한 역할이 된다. 본 장에서는 보조기기서비스 적용을 위한 상담 및 평가와 관련된 기초 이론 및 적용방법에 대해 구체적으로 설명하고자 한다.

1. 보조기기서비스 상담 및 평가의 개요

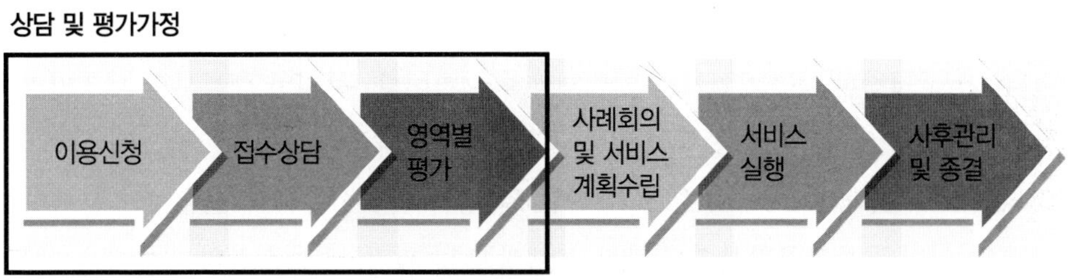

[그림 2-1] 보조기기서비스 과정

상담 및 평가 과정의 업무수행을 위한 배경지식은 원활한 서비스 실행을 위해 반드시 숙지되어야 할 부분이다. 만약, 기본적인 배경지식이 없는 상태에서 상담 및 평가가 이루어질 경우, 보조기기 사용에 대한 내담자의 강력한 저항을 불러일으킬 뿐만 아니라 내담자의 본질적인 문제점을 해석하지 못하게 되어 서비스 계획수립 단계 시 서비스 방향설정에 난항을 경험할 수 있다.

일반적으로 보조기기를 선택하기 위한 상담 및 평가과정은 이용신청과정, 접수상담과정, 영역별 평가 순으로 진행된다. 첫 번째 단계인 이용신청과정은 보조기기서비스를 이용하기 위한 첫 절차로, 전화 및 방문을 통해 신청이 가능하다. 보조공학사에 의해 서비스 가능 대상자임이 확인되면, 두 번째 단계인 접수상담과정을 진행하게 된다. 내관 또는 방문을 통해 사용자의 욕구, 문제, 상황을 파악하는 절차로 장애 및 사회관련 요소와 보조기기 사용 목적 및 욕구에 대한 상담을 진행한다. 세 번째 단계인 영역별 평가단계는 사용자의 기능평가 및 과제평가를 실시하는 단계로 사용자의 신체적 및 인지적 기능, 활동 욕구, 사용환경에 대해 보다 구체적인 평가가 진행된다. 네 번째 단계인 사례회의 및 서비스 계획수립 단계는 보조공학사를 포함하여 다영역 전문가들의 영역별 평가 결과에 근거하여 사례회의를 진행하며 사용자에게 적절한 보조기기를 선택, 추천하여 향후 서비스계획을 수립한다. 또한, 이 단계에서는 서비스를 실행하기 위한 재원확보 및 보조기기에 대한 정보를 수집하는 과정도 매우 중요하다(그림 2-1).

2. 보조기기서비스 이용신청 및 접수상담

1) 보조기기서비스 상담 전 고려사항 및 필요성

보조기기서비스 상담의 목적은 장애 및 기능적 문제점을 명확히 파악하여 활동을 지원할 수 있는 적절한 보조기기서비스를 제공하는 것이다. 하지만 대부분의 보조기기 사용자들의 공통적인 문제점 중 하나는 신청 시 기대보다 적은 필요성을 느낀다는 점이다. 이는 보조기기서비스 제공 이전의 상담 및 평가과정에서 보다 심층적인 분석이 필요할 뿐만 아니라 보조공학사의 정확한 정보제공 및 평가, 적응훈련의 필요성을 강조하고 있는 측면으로 해석될 수 있다. 보조공학사는 보조기기서비스의 원칙에 따라 사용자에게 필요한 보조기기가 최대로 지원될 수 있도록 해야 하며, 지원받은 보조기기의 비사용률은 최소화해야 한다.

(1) 상담 전 고려사항

우선 사용자의 도움요청 목적과 상황을 명확하게 정의하고 내담자의 기대와 생각을 명확하게 하여 기초상담과정에 적극적으로 참여할 수 있는 조건을 만들어야 한다. 성공적인 상담을 위해서는 효과적인 의사소통의 방법에 대해서 잘 알고 있어야 한다. 특히 공간적 요소와 사용자의 언어적 및 비언어적 반응에 대한 민감한 관찰이 필요하며, 기본적 상담기법에 대한 충분한 이해는 사용자의 욕구를 탐색하고 적극적인 행동을 이끌어내는데 도움이 될 것이다(그림 2-2).

예를 들어, 사용자가 상담과정에 대해 긍정적인 기대를 갖게 되면, 문제점에 대해 자유롭게 감정표현을 하게 되고, 이를 통해 자신을 탐색하는 과정을 경험하게 된다. 이처럼 사용자의 감정표현 촉진은 초기문제점을 분명히 정의할 수 있도록 돕고 목표설정 및 문제해결을 위한 매우 중요한 과정이라고 할 수 있다. 이러한 합리적인 사고과정을 통해 자기이해, 수용–통찰 과정으로 연결될 수 있지만, 이러한 사고의 전환만으로는 사용자의 문제점을 해결해주지 못한다. 이러한 사고의 전환이 적극적인 행동으로 연결될 수 있도록 보조공학사는 구체적인 행동절차 및 계획을 세울 수 있도록 안내할 필요가 있다. 마지막으로 상담종결 전 사용자 스스로 결정된 행동을 꾸준히 할 수 있을지 점검해야 하며 문제 발생 시 다시 상담이 가능한 추수상담의 가능성을 열어두는 것이 바람직할 것이다.

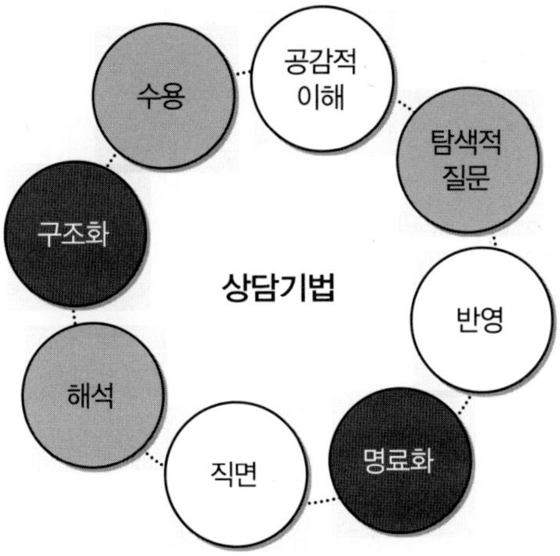

[그림 2–2] 상담기법

(2) 상담 시 보조공학사 개입의 필요성

보조기기서비스는 장애인 및 노인의 일상생활 및 지역사회 참여증진을 위한 필수요소이며, 사용자를 위한 지원이다. 보조기기서비스는 문제해결을 위한 아이디어에서 시작되며, 성공적으로 제작 및 개조되면 다양한 형태로 사용자에게 적용될 수 있는 도구가 된다. 보조기기는 장애를 경험하지 않은 사용자들에게도 유용하게 사용될 수 있지만 신체적 및 인지적 문제점을 경험하는 사용자들에게는 특히 유용한 도구가 될 수 있다. 보조기기는 보조공학사와의 상담을 통해서 제공되는 경우가 가장 많지만 몇 가지 보조기기들은 사용자가 직접 구매할 수 있는 경우도 늘어나고 있는 추세이다. 하지만 장애를 경험하는 경우 윤리적, 재정적, 전문성 측면에서 보조공학사의 도움은 반드시 필요한 부분이다.

첫째, 윤리적 측면으로 모든 인간에게는 동등한 기회가 제공되어야 하며, 특히 장애인 및 노인의 경우 보조기기사용은 평등한 기회를 보장하기 위한 전제조건이 되어야 할 것이다. 둘째, 재정적 측면으로 도움이 필요한 모든 사람들에게 보조기기 적용의 동등한 기회를 제공해야 할 것이다. 서비스 제공을 위한 체계가 없다면 대부분의 보조기기들은 사용자의 재정적 수준을 넘어설 것이다. 사용자가 감당할 수 없는 재정적 장벽을 제거하는 것은 중요한 보조공학사의 역할이 될 것이다. 셋째, 전문성 측면으로 장애를 경험하고 있는 사용자의 경우 개인 맞춤형 보조기기를 제공받아야 하는데, 이를 위해서는 사용자의 신체적, 인지적 특성과 사용자가 처한 환경을 이해하는 전문가의 역량이 매우 중요할 것이다.

2) 보조기기서비스 이용신청

초기 이용신청 시 상담의 목적은 사용자의 요구와 제공되는 서비스의 내용이 얼마나 일치하는지 확인하는 것이다. 사용자 혹은 위탁받은 의뢰인 모두 보조기기서비스 또는 기기지원을 원할 경우 해당 전문가에게 의뢰할 수 있다. 신청 이후, 해당센터에서는 보조기기서비스 신청자격여부 및 사용자에게 적용되는 기기, 정책, 절차를 확인하게 된다. 모든 기관이 일괄적인 형태로 서비스를 제공하는 것은 아니기 때문에, 기관의 정책 특성에 따라 다양한 서비스를 추천받게 된다. 상담 시 얻을 수 있는 정보는 사용자, 가족, 재활 혹은 교육 분야의 전문가 등을 통해서 다양하게 수집될 수 있다. 이러한 정보를 토대로 하여 보조기기 요구와 관련된 초기 정보 데이터베이스가 수집된다. 이 정보는 개인적 자료(예, 연령, 거주지 등), 의학적 진단 및 건강정보, 교육 또는 직업배경이 포함될 것이다. 의뢰의 적절성은 의학적 관점 및 자금출처 측면을 모두 고려해야 한다. 만약 심각한 장애로 인해 보다 다양한 측면으로 고려가 필요한 대상자일 경우 수집된 정보를 충분히 이해할 수 있는 전문지식이 없다면, 보조공학사가 제공하는 서비스와 대상자의 조건이 일치하지 않을 수 있다. 이러한 이유로 사용자 관련 모든 정보를 수집 및 해석할 수 있는 보조공학사의 역량은 매우 중요하다고 할 수 있다.

3) 보조기기서비스 접수상담

보조기기서비스 접수상담의 목적은 적절한 재활계획을 수립하고 사용자에게 적절한 정보를 제공하며, 사용자의 잠재능력 및 장점을 파악할 수 있는 활용 가능한 기본 자료를 확보하여 장애에 대한 정확한 진단과 재활에 가장 적절한 서비스를 제공하는 것을 목적으로 시행된다(그림 2-3). 접수상담의 경우 보조기기와 관련된 정보를 취합하는 과정으로 해당 서비스를 제공받는 목적을 확인한 후 해당 보조기기서비스 제공 필요성을 판단하게 된다. 접수상담 시 확인되는 정보는 사용자의 기본정보 및 보조공학사의 의견을 중심으로 내용이 작성되며, 접수상담 이후 영역별 평가과정을 통해 사용자는 보다 구체적인 정보를 보조공학사와 공유하여 요구수준을 확인하고 기능수준을 정의하게 된다. 상담평가 시에는 사용자의 장애관련정보, 경제적 상황, 일상생활 및 사회참여수준, 운동기술, 이동성 및 자세유지, 의사소통 기술 등의 내용을 사용자의 응답에 기초하여 종합의견을 도출하게 된다.

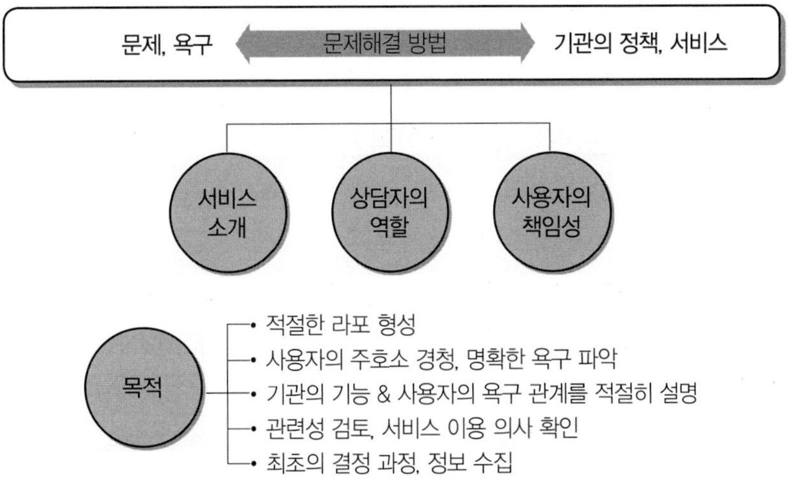

[그림 2-3] 보조기기서비스 접수상담 목적

상담은 사용자와 보조공학사 간의 관계형성을 통해 사용자의 문제를 해결할 수 있는 발전적 방향을 찾고 이를 통해 사용자의 문제해결과 성장에 기여하는 과정으로 설명할 수 있다. 상담관계를 상호협력적인 관계이며 보조공학사와 사용자의 관계형성(rapport)은 상담결과에 큰 영향을 줄 수 있다. 보조기기서비스 제공에 있어 상담은 서비스의 방향 뿐만 아니라 전반적인 상담의 질을 좌우할 수 있는 매우 중요한 과정으로 사용자의 잠재력을 발견하고 기타 긍정적 혹은 부정적 영향을 줄 수 있는 요소를 고려하여 사용자의 보조기기의 능숙한 사용과 지속을 위한 동기를 강화해야 한다.

보조기기 서비스 상담관계 형성과 상담 진행을 위한 원칙으로는 첫째, 개인의 고유성, 다양성을 고려해야 할 것이다. 사용자 각각이 지닌 고유성과 상대적 가치를 이해하고 존중하는 태도나 관점을 상담 시 매우 중요한 사항이 될 것이다. 둘째, 전문성에 기반하며, 불완전성과 오류를 인정할 수 있는 태도를 갖춰야 한다. 사용자의 요구에 맞는 적절한 서비스 제공을 위해 전문성에 기초해야 하지만, 인간으로서의 불완전성을 인정하고 사용자의 이익을 위해 오류를 인정할 수 있는 유연한 자세가 필요할 것이다. 셋째, 긍정적인 측면을 발견할 경우 해당 부분을 인정할 수 있도록 최선을 다해야 할 것이다. 클라이언트의 긍정적인 측면 발견 시, 최대한 장점을 인정하고 사용자의 장점을 최대로 활용하여 기기사용의 활용성과 지속성 측면에 긍정적인 영향을 줘야 할 것이다. 마지막으로 사용자의 권리를 인정해야 할 것이다. 서비스의 의뢰, 기기의 선택, 사용의 모든 권한은 사용자에게 있으며, 보조공학사는 사용자가 요구하는 수준에 맞는 서비스를 제공하여 대상자의 일상생활수준을 높이고, 보다 완전하고 적극적인 사회참여를 이끌어야 할 것이다.

4) 보조기기서비스 이용신청 및 접수상담기록지

보조기기서비스 이용을 원하는 대상자는 전화 및 방문을 통한 서비스 신청이 가능하다. 보조공학사와의 간단한 상담 후 서비스대상자 여부를 판단하게 되며, 적합할 경우 구체적 상담을 위해 접수상담과정을 진행하게 된다. 접수상담과정은 내관 또는 방문을 통해 이루어지며 사용자의 욕구, 문제상황을 파악하여 보조기기 사용목적 및 욕구를 더욱 분명히 한다. 아래의 기록지들은 각 상담절차에서 이용되는 상담기록지의 예시이다.

보조기기서비스 이용신청 상담기록지

보조공학사	

1. 일반정보 　　　　　　상담일 : 　　년 　　월 　　일

상담번호				연 락 처	
성 명		관 계			
장애유형					
주 소				생년월일	(만 　세)
E-mail				성 별	□남 　□여
경제상태	□국민기초생활수급권자 □차상위 계층 □기타(　　)				
상담방법	□전화 □내관 □방문 □홈페이지				

2. 상담내용

이용자 욕구	
활동의 어려움	
상담결과	

보조기기서비스 접수상담 기록지

접수번호	
상담일	

보조공학사	

1. 일반정보

상담코드		이용신청상담일	
주 소			
상담경위		최종학력	
가족관계			
주보조인			
활동공간			
환경수정 가능성	□ 가정환경수정이 가능합니다. ( ) □ 가정환경수정이 불가합니다. ( )		
보조여부	□ 스스로 수행 □ 보조필요 (시간: 시간/주)		
경제상황	□ 없음 □ 100만원 이하 □ 200만원 이하 □ 200만원 초과 (수급여부: □ 국민기초생활수급권자 □ 차상위계층 □ 기타( )		
활용중인 보조기구			
주요욕구	□ 이동 ( ) □ 착석 · 자세유지 ( ) □ 일상생활 ( ) □ 컴퓨터접근 ( ) □ 학습 · 사무 ( ) □ 여가생활 ( ) □ 시각장애인용 ( ) □ 청각장애인용 ( ) □ 기 타 ( )		

2. 장애 관련 정보

진단명		발생 시기	
장애관련 과거력			
현재 이용 중인 서비스			

현 보유 보조기기	명 칭	사용 빈도
		회/주
		회/주
		회/주

3. 심리 · 사회적 정보

보조기기 관련 인식	개인	
	부모	
	기타	
사회 및 대인관계		
서비스 목표		

4. 상담 결과

관찰내용 및 소견	
조치사항	

3. 영역별 평가원칙

1) HAAT 모델에 기초한 영역별 평가의 이해

HAAT 모델은 보조기기서비스 제공에 있어 고려되는 대표적인 이론의 틀이다. HAAT 모델은 인간, 활동, 보조테크놀로지, 배경의 4가지 기본 요소를 고려하여 보조기기를 적용하고, 기능성을 최대한 확보하여 사용자의 욕구를 충족시켜야 한다는 점을 강조한다. 즉 자신이 참여하고자 하는 활동 및 배경을 탐색하고 수행을 가능하게 하는 보조기기를 적절하게 선택하여 배경에 참여할 수 있도록 하는 것을 주요 목적으로 한다(그림 2-4).

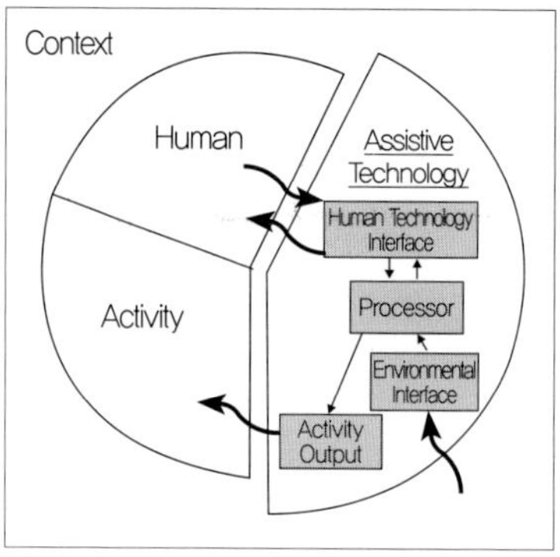

[그림 2-4] HAAT 모델의 보조테크놀로지 요소

(1) 인간(Human)

인간은 보조기기 사용자로서 개인의 특성을 충분히 고려해야 한다. 본 이론에서 인간 영역평가를 위한 구성요소는 인지적, 신체적, 감정적 요소를 포함한다. 인지능력은 문제해결, 주의력 및 집중력이 포함되며 이것은 정서적 능력에 영향을 준다. 신체능력은 균형, 관절가동범위, 힘 및 조절능력을 포함한다. 이와 같은, 보조기기 사용에 영향을 미칠 수 있는 인간의 기본적인 능력을 이해하는 것은 매우 중요하다.

특히, 본 이론에서는 인간의 능력으로 작업역량(occupational competence)의 개념을 중요하게 설명한다. 작업역량은 수용능력, 효능, 유도성, 자기효능감, 그리고 역량, 총 5가지 개념으로 설명될 수 있는데, 첫째 수용능력(capacity)은 활동에 적용 가능한 잠재적 기술, 능력 또는 지식을 의미하며, 이것은 외상이나 질병, 뿐만 아니라 발달과 노화에 따라 달라질 수 있다. 둘째, 효능(effectance)은 개인이 주어진 작업능력에 도달하거나 능력을 사용하는 정도를 의미하며, 활동에 대한 동기수준이 높아질 때 효능은 역량과 비슷해진다. 셋째, 유도성(affordances)은 의도된 목적대로 작업 수행을 유도할 수 있는 배경요소로, 적절한 배경은 작업수행의 목적과 방법의 개념을 명확하게 한다. 넷째, 자기효능감(self-efficacy)은 특정 상황에서 성공할 수 있다는 개인의 신념으로 성공적인 작업수행에 대한 한계를 극복하고 높은 성취를 이루는데 중요한 요소가 된다. 마지막으로 역량(competence)은 작업수행결과에 대한 자기 인식으로 이러한 요소들은 성공적인 역할수행에 기여하기 때문에 초기평가 시 사용자 특성에 대한 충분한 고려가 필요하다.

또한, 인간의 작업역량을 능력과 기술로 구분하여 설명하였다. 능력은 인간의 기본 특성이고 기술은 새로운 작업에 대한 숙련도를 의미한다. 일반적으로 인간의 능력을 평가하는 것은 가능하지만 개발할 수 있는 기술수준을 예측하기는 어렵다. 능력은 기술을 이용하여 새로운 작업에 적용하는 것으로 설명할 수 있다. 예를 들어, 컴퓨터인터페이스로 조이스틱을 사용하는 기술을 훈련한 다음 이 운동기술을 전동휠체어 사용 시 적용할 수 있다. 첫 번째 작업에서 획득된 기술은 두 번째 작업수행 시 적용할 수 있는 능력이 된다. 즉 초기평가 시 정확한 능력평가는 향후 기술개발을 위한 중요한 기초자료가 될 수 있을 것이다.

(2) 활동(Activity)

활동은 개인이 수행을 원하는 과제, 욕구로 설명되며, HAAT 모델에서 주요하게 고려하는 활동영역은 일상생활활동, 생산성 및 여가활동이다. 일상생활활동은 옷입기, 식사, 개인위생, 이동성 및 의사소통활동을 포함하며, 생산적 활동은 교육활동, 직업활동 및 주택관리를 포함한다. 마지막으로 여가활동은 TV시청, 휴식, 독서, 춤 등과 같은 즐거움을 줄 수 있는 활동을 포함한다. 활동은 인간의 욕구에서 시작되는 개념이며 보조기기서비스 목표와 관련성이 높은 구성요소이다.

인간은 일생동안 다양한 역할을 갖고 살아가며, 생애주기별로 역할은 변한다. 또한, 역할은 자녀, 부모에서부터 직원, 친구까지 다양하다. 예를 들면, 자녀에게 책을 읽어주는 부모의 경우 직장에서 책을 읽을 때와는 다른 역할로 책을 읽는다. 활동은 작은형태의 작업들로 세분화 할 수 있으며 인간은 기술과 능력을 활용하여 작업을 완료한다. 활동을 평가하는 것은 성공적 작업수행을 위해 필요한 기술 및 능력을 정의하는데 매우 중요한 과정이다.

(3) 보조테크놀로지(Assistive technology)

보조테크놀로지는 장애로 인해 방해받는 기능을 보완하기 위해 제공되기 때문에 외적 가능인자(extrinsic enabler)로 설명된다. 보조테크놀로지는 인간/테크놀로지 인터페이스, 처리장치, 활동출력, 환경인터페이스의 총 4가지 구성요소로 설명할 수 있다. 인간/테크놀로지 인터페이스(HTI; human technology interface)는 인간과 보조테크놀로지 간에 힘의 작용이나 정보제공을 발생시키는 장치로 조이스틱과 스위치, 디스플레이가 그 예가 될 수 있다. 처리장치(processor)는 제어인터페이스로 입력된 데이터에 대한 명령을 처리하는 과정으로, 인간/테크놀로지 인터페이스와 처리장치의 결과로 활동출력(activity output)을 이끌어낸다. 마지막 환경인터페이스(environmental interface)는 입력된 외부환경자극에 변화를 주는 장치로 환경의 특성에 따라 증폭, 변환이 가능하며 확대독서기 및 보청기의 내장 마이크가 그 예가 될 수 있다. 이러한 보조테크놀로지 시스템의 선택 및 사용은 반드시 사용자의 필요, 능력, 목표가 충분히 고려되어야 할 것이다.

(4) 배경(Context)

배경은 물리적(physical), 사회적(social), 문화적(cultural), 제도적(institutional) 배경을 포함하며, 배경적 촉진 및 방해요소는 보조기기의 선택, 평가, 사용에 매우 중요한 요소가 된다. 물리적 배경은 온도, 소리, 빛과 같은 물리적 조건을 고려하는 것으로 설명되며 고온 또는 저온에서 재질이 변하는 좌석쿠션이나 시끄러운 장소에서 음성인식 장치를 사용할 때 반영되는 요소로 설명될 수 있다. 사회적 배경은 보조기기 사용 시 나타날 수 있는 상호작용과 관련되며 예를 들어 친숙한 동료와 낯선 사람의 경우는 보조기기 이용 시 다른 사회적 배경조건으로 볼 수 있다. 문화적 배경은 자신의 경험, 역할, 사람과의 관계 등을 지각하는 경향 또는 믿음으로 정의할 수 있으며 가정에서의 역할, 가치관은 활동 수행 시 중요하게 반영되는 배경적 요소가 될 수 있을 것이다. 제도적 배경은 보조기기가 사용되는 장소의 특성과 관련되며 예를 들어, 개인가정, 직장 및 학교는 각 제도적 배경(규칙, 법률)에 따라 보조기기의 선택 및 적용이 달라져야 할 것이다.

2) HAAT 모델에 기초한 영역별 평가원칙

첫째, 보조기기 적용을 위한 영역별 평가의 기본적인 목적을 이해해야 한다. 영역별 평가의 목적은 사용자의 강점과 함께, 기능적 활동을 최대화 할 수 있는 적절한 보조기기를 선택하기 위한 사용자 정보를 정확히 획득하는 것이다. 보조기기서비스의 기본목적은 손상을 치료하거나 재활하는 것을 목적으로 하기 보다는 보상적인 방법을 통해 사용자의 기능적 수준의 향상을 경험할 수 있도록 돕는 것이며 이를 통한 역할 및 사회적 참여의 수준을 높인다는 점을 기억해야 한다.

둘째, 평가는 지속적인 형태로 이루어져야 한다. 대부분의 장애가 평생 지속될 뿐만 아니라 사용자의 욕구, 능력과 기술, 배경이 지속적으로 변화하는 것을 고려할 때 영역별 평가는 일회성이 아닌 생애주기별로 지속되어야 한다. 사용자의 욕구와 변화를 예측하고 그에 맞는 서비스 목표와 계획을 수립해야 하며 계획수립 시에는 사용자가 모든 서비스의 과정의 의사결정과정에 동등하게 참여할 수 있는 기회를 주어야 할 것이다.

셋째, 보조기기 사용자 중심의 접근방법을 기초로 협력해야 한다. 영역별 평가 이후 서비스 선택 시 보조공학사의 의견과 사용자의 의견은 불일치를 경험할 수 있다. 평가 후 서비스 선택은 스스로 결정해야 할 것이며 보조공학사는 보조기기를 추천 및 관련 정보를 제공하는 역할을 수행해야 한다. 그리고 평가 시 중요하게 고려되어야 할 점으로, 보조기기 서비스 제공 시 사용자 주변의 '중요한 사람'을 정의해야 하며, 보조기기 이용 시 협력적인 관계가 이루어지도록 도와야 한다.

마지막으로 보조공학사는 영역별 평가 관련 정보수집 및 해석에 대한 충분한 이해와 지식이 필요할 것이다. HAAT 구성요소 평가는 양적 측정과 질적 측정으로 구분할 수 있다. 양적 측정은 사용자의 일반적 능력을 측정하기 위한 목적으로 적용하며 결과를 수량화 할 수 있는 객관적인 측정도구(예: 관절운동범위, 근긴장도, 일상생활활동수준 등)를 이용한다. 질적 측정은 관찰과 인터뷰를 통해 진행되며 사용자의 실제적인 수행수준을 측정하기 위한 목적으로 이용된다. 보조공학사는 양적 및 질적 측정을 기초로 사용자의 수행수준 및 지원가능한 자원을 확인하여 임상적 추론을 해야 할 것이다.

[표 2-1] 영역별 평가원칙

- HAAT 모델의 모든 구성요소를 충분히 고려해야 한다.
- 평가과정은 신중하게 지속적으로 이루어져야 한다.
- 평가는 사용자 중심의 접근방식으로 진행되어야 한다.
- 사용자에 대한 데이터를 수집 및 해석할 수 있는 능력이 필요하다.
- 모든 과정은 윤리적인 방법으로 진행되어야 한다.
- 평가내용을 충실히 기록해야 한다.

4. 보조테크놀로지 사용자 평가

보조기기를 적용하기 위해 사용자의 능력과 기술 및 한계를 파악하는 것은 매우 중요하다. 보조기기 사용자의 능력을 평가하기 위해 정보처리 모델을 사용한다. 정보처리 모델은 인간과 기계의 상호작용을 설명하고, 감각입력(sensory input), 중앙처리(sensory processing), 실행기(effector) 등 내부 요인을 평가한다.

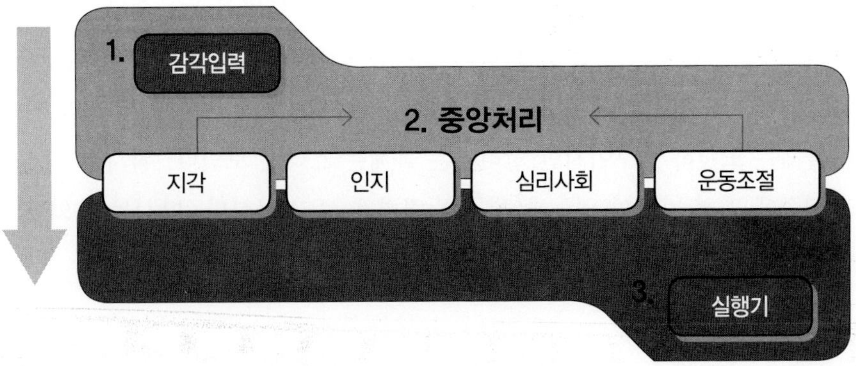

[그림 2-5] 정보처리 모델

1) 감각기

감각기는 시각, 청각, 촉각 등을 통해 외부자극이 입력되는 것으로 감각기능을 평가할 때는 감각기능의 민감성, 범위 및 손상 정도를 평가하는 것이 중요하다. 즉, 받아들일 수 있는 감각의 역치수준 및 범위를 평가하는 것이다. 보조기기 적용을 위한 사용자의 감각평가로는 시각, 청각, 피부감각, 자세유지 감각과 관련된 평가들을 시행한다.

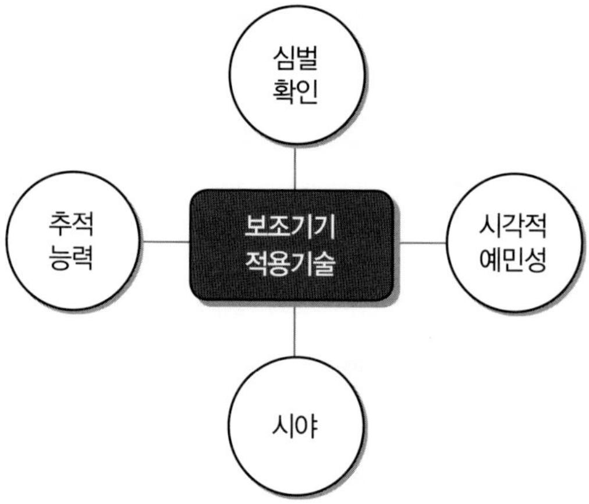

[그림 2-6] 보조기기 적용을 위한 시각 요소

(1) 시각

시력은 물체의 형상을 인식하는 눈의 능력으로 시력에 영향을 미치는 요인을 고려해야 한다. 시력에 영향을 미치는 요인으로 더 이상 작은 물체의 형상을 인식하지 못하는 한계를 뜻하는 최소시각(minimum visible angle), 배경과 물체간의 대비, 물체의 색깔 등을 들 수 있다. 최소시각은 시력과 반비례하며 최소시각이 작을수록 높은 시력 수준을 보인다. 배경과 물체간의 대비는 배경과 물체간의 대비가 높을수록 시력이 증진된다. 물체의 색깔은 물체의 색깔 중 파랑과 노랑을 사용하면 시력이 증진된다.

시력의 결함은 근시, 원시, 난시로 구분된다. 근시는 물체의 상이 망막의 앞에 맺혀 가까운 물체는 또렷하게 보이지만 멀리있는 물체는 흐리게 보인다. 원시는 물체의 상이 망막의 뒤쪽에 맺혀 가까이 있는 물체를 뚜렷하게 보지 못한다. 난시는 눈의 굴절이상으로 상이 흐릿하게 보이는 것을 말한다(그림 2-7).

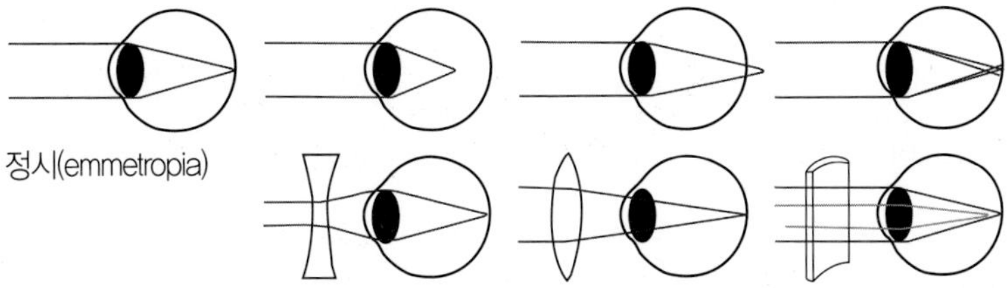

[그림 2-7] 정상, 근시, 원시의 빛의 굴절

시야(visual field)는 눈으로 볼 수 있는 범위 즉, 시력을 통해 볼 수 있는 범위를 뜻한다. 시야 결손에 의한 스캐닝의 좁은 범위로 보지 못하는 부분에 의해 이동성에 제한이 생기며 물체를 볼 때 놓치거나 잘못 인식하는 경우가 발생한다. 글을 읽을 때도 특정글자를 읽지 못하여 잘못 해석하는 경우도 발생한다. 따라서 시각경로 손상에 따른 시야 결함 유형을 확인하는 것이 중요하다. 이를 위해 안과의사의 정확한 검진과 진단이 필요하다.

시각추적(visual tracking)은 움직이는 물체를 따라가며 보는 능력이며, 시각스캐닝(visual scanning)은 장면 내 물체의 형상과 위치 확인 능력을 의미한다. 시각조절(visual accommodation)은 시각의 초점을 조절할 수 있는 능력으로, 예를 들어 모니터에서 키보드로 눈의 초점을 이동하는 것을 의미한다. 시각조절의 어려움이 있는 경우 보조기기를 적절히 배치하여 시각조절 양을 감소시킬 수 있다.

(2) 청각

귀는 외부세계의 많은 종류의 소리 자극에 반응하고 식별할 수 있는 능력을 지니고 있다. 청각자극은 공기를 통해서 전해지는 음파이며, 공기의 압축과 팽창이란 작은 진동들이다. 음파의 속도는 공기밀도에 좌우되며, 빛보다 속도가 느리다. 음 파장에 영향을 미치는 3가지 변인은 초당 파장의 빈도, 진폭, 복합성 변인을 들 수 있다.

초당 파장의 빈도는 음 고저의 청감각을 결정하며, 음의 빈도가 낮으면 음의 고저가 낮고, 빈도가 높으면 음이 높아 울린다. 진폭은 인간이 듣는 크기를 결정하며, 속삭임의 소리는 진폭이 약하지만, 소리는 매우 강하다. 복합성은 단일파장으로 움직이는 순수한 음의 파장은 드물고, 대부분의 파장들은 여러 가지 빈도로 이루어져 있다.

청각기인 귀는 음의 파장을 외이로 들어가서 청각 통로를 지나 고막을 진동시키며, 가운데귀 3개의 이소골은 진동을 타원창을 통해 달팽이관에 전달하며, 청각신경은 달팽이관 내의 청각수용기에서 오는 정보를 뇌에 전달한다. 가운데귀에서 경구로 가는 유스타키오관은 가운데귀 내의 공기 압력을 중이 밖의 압력과 같게 한다. 유스타키오관이 잠시 막히는 경우는 감기에 걸린다든지, 비행기가 이륙할 때에 고막의 압력에서 이상을 느낀다. 세 개의 반고리관은 듣는데 관계가 없으나, 인간을 바로 서게 하는 평형감각에 관한 수용기를 지니고 있다(그림 2-8).

청각평가에서는 귀로 들을 수 있는 최소의 주파수의 크기인 청각역을 확인해야 한다. 보통 40dB 이상 들을 수 없는 경우를 청각장애라고 한다. 특히 청각장애인의 경우 보청기 또는 의사소통 보조기기 제작 및 선택 시 청각 능력을 확인하기 위해 이비인후과 전문의의 진료가 필요하다.

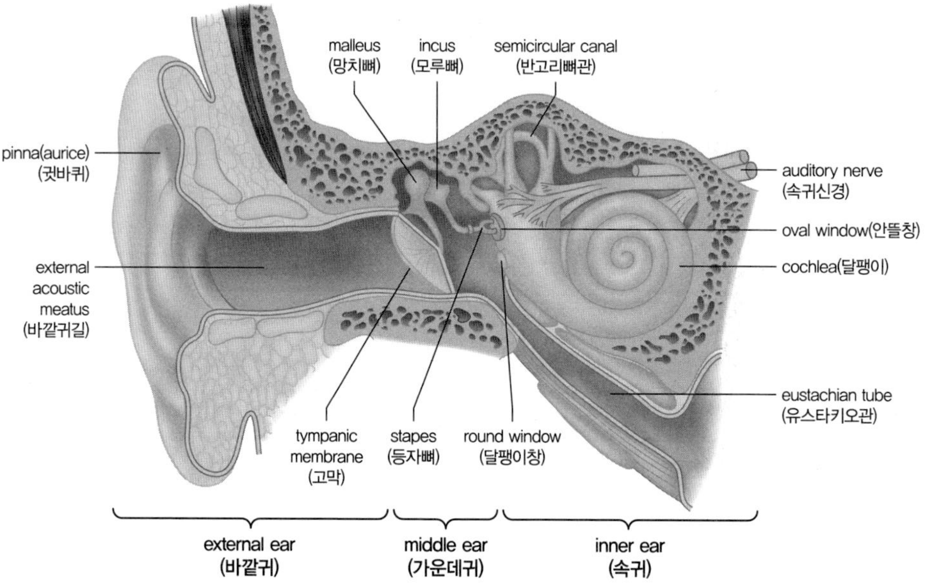

[그림 2-8] 귀의 해부학적 구조

(3) 피부감각

피부감각에는 압각, 냉각, 온각, 촉각 등의 감각이 있으며, 위험으로부터 우리 몸을 보호하는 역할을 한다. 장애로 인해 피부감각의 상실이 있는 경우 이를 예방하기 위한 보조기기를 적용해야 한다. 척수장애인의 경우 피부감각의 소실로 인해 착석쿠션을 구입할 때 재질과 밀도를 고려해 구입하는 것이 필요하다.

(4) 자세유지 감각

자세유지 감각은 공간에서 자세를 적절히 유지할 수 있는 능력으로 시각, 전정감각, 고유수용성감각, 운동감각의 통합을 통해 이뤄진다. 자세를 유지하기 위해서는 중력에 대항해 하중을 이겨내고 외부 힘을 수용할 수 있는 능력이 필요하며, 자세유지에 필요한 보조기기 디자인 및 선택시 자세유지 감각을 평가해야 한다.

2) 중앙처리

중앙처리는 감각기를 통해 들어온 자극을 처리하는 능력으로 지각, 인지능력, 심리사회, 운동조절 등으로 구성된다. 지각능력은 감각자극을 해석하고 환경에 대한 의미를 부여하며, 과거의 지각경험과의 상호작용을 통해 이루어진다. 또한 주의집중력, 기억력, 언어사용 능력, 의사결정능력 및 문제해결능력 등의 인지기능은 보조테크놀로지 적용에 영향을 미치는 중요한 요인으로 사용자에게 평가가 필요하다. 심리사회적 능력은 사용자의 정체성, 자기보호 능력, 동기부여 등을 의미하며, 마지막으로 운동조절은 감각, 지각, 인지과정을 통해 특정한 운동패턴을 통해 움직임을 조절하는 능력이다.

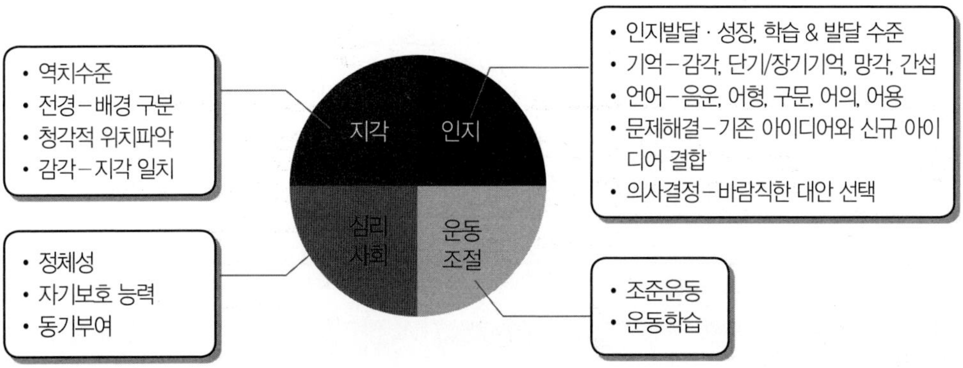

[그림 2–9] 중앙처리 기능

(1) 지각

지각은 경험에 기초하여 감각적인 사건을 해석하는 능력으로 사용자의 지각능력을 평가하여 효과적인 보조기기를 제공할 수 있다. 예를 들어, 청지각은 불편하거나 혐오스럽게 들리는 소리를 확인하며, 시각적인 전경–배경 구별 능력은 의사소통 보조기기 사용 시 특정 버튼을 구분하기 위해 필요하며, 청각적인 전경–배경 구별은 전동휠체어 사용 시 차량의 움직임 소리를 구분하기 위해 필요하다.

(2) 인지

인지기능은 보조기기를 사용하고 조작하는데 영향을 미친다. 따라서 사용자의 인지

기능 및 인지발달 수준을 파악하고 이에 따라 보조기기를 제작하고 선택해야 한다. Piaget의 인지발달 단계를 적용하여 연령변화에 따른 문제해결방법을 제시해야 한다. 피아제는 인간의 성장발달을 통하여 나타나는 인지구조의 변화를 개념화하여 감각운동기, 전조작기, 구체적 조작기, 형식적 조작기로 4단계로 설명하고 있다.

감각운동기는 0~2세 기간으로 영아는 감각과 운동을 통해 자신의 주변세계를 탐색하고 이해하려고 한다. 전조작기는 2~7세 기간으로 피아제는 7세까지는 아동이 사고를 조작하는 인지과정이 아직 발달하지 못하였으므로 전조작기라 하였다. 조작이란 융통성이 있고 논리적으로 사고하는 과정을 말하며, 전조작기는 아동의 사고가 기본적으로 비체계적이고 비논리적이다. 전조작기 시기에 아동은 자아중심적인 사고와 생명이 없는 대상에게 생명과 감정을 부여하는 물활론적 사고를 하며, 분류능력이 불완전하며 보존개념을 이해하기 시작한다. 구체적 조작기는 7~11세에 해당하는 시기로 어렴풋이 알았던 보존개념이 확실해지며, 공통점과 차이점 등과 같은 분류가 가능하며, 수를 조작하는 조합적 기술이 발달한다. 타인중심적 사고를 하며 자율적 도덕성을 획득하며 구체적 사건에 한해 논리적 사고가 가능해진다. 형식적 조작기는 11세경의 사춘기에서 성인기가 시작되기 전의 주로 청소년기를 형식적 조작기라고 한다. 이 시기의 가장 중요한 특징은 추상적이고, 가설적이며, 논리적이며 수학적 사고를 한다는 것이다. 이러한 형식적 조작능력은 갑자기 이루어지는 것이 아니고 구체적 사고능력에서 진전되는 것이다.

[표 2-1] 피아제의 인지발달 단계

연령	구분	특징
0~2세	감각운동기	• 반사적 움직임 • 촉각과 운동감각을 통해 사고
2~7세	전조작기	• 자기중심적 사고 • 상징놀이 • 물활론적 사고 • 불완전한 분류 능력
7~12세	구체적 조작기	• 보존개념 형성 • 분류기술 획득 • 수를 조작하는 조합적 기술 발달 • 타인중심적 사고
12~15세	형식적 조작기	• 추상적 사고 • 논리-수학적 사고 • 가설적 사고

언어능력은 인지기능의 중요한 개념 중 하나이다. 사용자의 언어발달에 따라 보조기기를 적용해야 하므로 언어발달의 기본적인 개념에 대한 이해가 필요하다. 예를 들어 구두 표현이 어려운 16~22개월 수준의 언어발달 아동의 경우 언어를 대체할 수 있는 의사소통 보조기기를 사용하는 것을 고려해야 한다.

[표 2-2] 언어발달

개월	언어사용
6~12개월	옹알이
8~10개월	몸짓을 통한 의사소통
10~15개월	의도 표현을 위한 발성
16~22개월	이야기 기능을 가진 발성(하고 싶어, 여기 있어)
24개월~	상징적 발성

문제해결과 의사결정 능력은 문제에 대한 해결책 선택에 요구되는 과정이다. 예를 들어 전동휠체어를 사용하는 장애인이 전동휠체어에 오류가 생겼을 때 문제를 해결하고 의사를 결정하는 과정은 다음과 같다. 첫째, 문제를 인식하는 것이다. 갑작스럽게 전동휠체어가 정지되었을 때 시각적 깜박임이 표시되고 전동휠체어에 문제가 생겼다는 것을 인식해야 한다. 둘째, 배터리 방전 때문인지 아니면 다른 문제인지 문제를 확인해야 한다. 셋째, 문제해결에 대한 전략을 선택해야 하는데 배터리를 충전할 것인지 아니면 다른 방법을 선택할 것인지 결정해야 한다. 이때 문제해결 차트를 제시하여 의사결정을 할 수 있도록 도울 수 있다. 넷째, 전략의 실패를 대비해 대안을 마련해야 하며 제조업체 연락처를 알아내고 업체에 연락을 할 수 있어야 한다. 다섯째, 대안이 부적절한 경우 추가적인 대안을 평가하고 실행에 옮겨야 한다.

기억력은 보조기기 사용시 평가해야 할 중요한 인지기능 중 하나이다. 기억력에는 경험한 정보를 일시적(20~30초)으로 저장하는 단기기억과 오랫동안 지속할 가치가 있는 정보를 저장하는 장기기억이 있다. 예를 들어, 전동휠체어 사용자는 전동휠체어의 배터리 충전방법을 기억하는 단기기억과 전동휠체어 사용방법을 기억하는 장기기억이 필요하다. 새로운 기억이 과거의 기억을 간섭하는 또는 반대로 간섭하는 간섭유무 또한 파악해야 한다. 순향적 간섭은 과거의 기억이 새로운 보조기기 조작을 방해하는 것으로 예를 들어, 과거 휠체어 조작방법의 기억이 새로운 전동휠체어 조작방법을 학습하는데 어려움을 줄 수 있다. 반향적 간섭은 새로운 기억이 과거의 보조기기 조작을 방해하는 것으로 새로운 태블릿 PC 사용방법으로 인해 과거에 사용하던 데스크탑 컴퓨터를 사용할 때 방해를 받을 수 있다.

(3) 심리사회

보조기기를 활용하는데 지각능력과 인지기능 이외에 심리사회적 요인도 중요한 영향을 미친다. 심리사회적 요인에는 자기개념 또는 정체성, 자기보호, 활동에 대한 동기 세 가지로 구분된다. 자기개념 또는 정체성은 '삶에 방향과 의미를 제시하는 목표, 가치, 신념에 대한 자기자신의 정의'라고 정의하였으며, 자기개념이 잘 발달된 사람은 보조기기 사용과 관련해 명확하게 정의된 목표와 기대를 가지고 있으며, 그것을 사용하는데 좀 더 성공적일 수 있다. 따라서 정체성은 장애 수용 여부 및 정도와 관련되어 있다. 장애를 가진 사람은 장애를 수용하기 전까지 여러 정서적 단계를 거친다. 장애를 입게 되면 충격, 부정, 분노, 우울, 인정, 적응 등으로 정서적 변화를 겪게 된다. 그러한 단계가 경험되는 순서와 각 단계를 거치는 기간은 개인의 성격이나 장애를 입은 시기에 따라 다르다. 예를 들어 척수장애를 입은 사람은 자신의 장애를 수용하기까지 여러 정서적 단계를 거치게 된다. 그런데 분노단계에 빠져있는 장애인이라면 보조기기 사용을 거부하거나 아무 소용이 없는 무용지물로 만들어 포기할 수 있다. 반면, 장애를 수용하고 있다면 보조기기 사용에 대한 명확한 목표와 기대를 가지고 새로운 기회가 열린 것으로 볼 가능성이 높다.

두 번째로 중요한 심리사회적 요인은 자기보호이다. 자기보호는 '위험에서 자기를 보호하기 위해 행동을 조절하고 정신건강을 유지하는 것'이라고 정의된다. 인간은 외부의 위험으로부터 자신을 보호하고 안정성을 유지하기 위해 본능적으로 방어기제와 적응전략과 같은 자기보호 기제를 사용한다. 보조기기를 사용하는데 있어 자기보호 기능은 중요한 영향을 미친다. 예를 들어, 장애를 겪기 전 사용하지 않았던 새로운 보조기기를 사용하는 것은 불안감을 야기시킬 수 있다. 따라서 자신을 보호하고 불안감을 줄이기 위해 새로운 보조기기 사용을 거부하거나 포기할 가능성이 있다.

동기는 '수행을 증가시키려는 심리적 영향력'으로 활동에 대한 동기를 결정하는 요인으로, 목표 활동의 유형, 현실성, 신념과 가치관, 사회적 기대감 등이 있다. 내적 또는 외적 동기에 의해 행동은 유발될 수 있다.

(4) 운동조절

운동조절은 자세와 움직임의 조절로 움직임의 필수적인 기전을 조절하는 중앙처리 기능을 말한다. 동작을 수행하기 위해서는 표적물의 위치를 파악하고, 표적물에 접근하기 위해 운동계획을 세우고 표적물을 조작하는 활동을 해야 한다. 감각, 지각, 인지과정을 통해 이러한 과정은 감각적인 요소와 운동적인 요소를 모두 포함한다. 예를 들어 앉아 있는 자세에서 앞에 있는 마우스 위에 손을 놓기 위해서는 마우스는 표적물이고 그것을 잡고 움직이기 위해 운동조절이 필요하다. 표적물에 대한 운동 활동을 조준운동(aimed movement)이라고 부른다.

운동학습은 운동기술을 습득 또는 수정하는 것으로 연습이나 경험의 결과 습득된 행동을 일컫는다. 운동은 반복되는 연습을 통해 운동의 속도와 정확성이 향상된다. 표적물의 조준운동은 속도와 정확성, 반응시간으로 측정된다. 운동의 속도와 정확성은 초보자의 경우 역상관관계를 보인다. 하지만 반복적인 운동학습을 통해 속도와 정확성은 향상될 수 있으며, 자세유지를 통해 향상될 수 있다. 반응시간은 표적물에 도달 후 원하는 동작이 나올 때까지 걸리는 시간으로 예를 들어, 스위치를 누르기 위해 손을 뗄 때까지 걸리는 시간을 의미한다. 이 때 반응시간을 향상시키기 위해 제어교류장치 개조한 보조기기를 활용할 수 있다.

3) 실행기(effector)

실행기는 운동출력을 위한 해부학적 부위의 표현을 의미하며 실제 보조기기를 제어하고 조절하는 역할을 한다. 실행기(사용가능 신체부위)는 보조기기를 제어하는데 사용되는 신체부위로 제어기능을 하는 실행기에는 손가락, 손, 팔, 머리, 눈, 입, 다리, 발 등이 해당된다. 실행기 운동 특성은 정밀도, 범위, 힘의 정도, 다용도성으로 분류할 수 있으며, 실행기에 따른 특성을 이해함으로써 제어장치를 사용하는데 요구되는 기술과 관련지을 수 있다. 정밀도는 미세한 조절을 할 수 있는 정도를 의미하는 것으로, 실행기가 제어할 수 있는 두 물체간의 최소한의 간격을 의미한다. 범위는 운동이 일어나는 범위를 의미하는 것으로 수동 휠체어를 조작하는 것은 큰 범위의 운동을 요하는 것이지만 전동휠체어의 조이스틱을 움직이는 것은 작은 범위의 운동을 요하는 것이 있다. 힘의 정도는 힘의 강도 또는 근력으로 보조기기를 제공할 때 그것을 제어할 수 있는 실행기의 강도를 충분히 고려해야 한다. 예를 들어 상지는 미세한 조절을 요하는 과제에 적합하지만 하지는 힘과 강도를 요하는 과제에 적합하다. 다양한 사용은 실행기가 사용되는 용도의 수를 의미한다. 어떤 실행기는 다양한 과제를 수행할 때 사용되거나 여러 방법으로 사용될 수 있다. 예를 들어, 손은 핸들을 조작하고 마우스를 조작할 때 발보다 훨씬 다양하게 사용할 수 있다.

[표 2-3] 실행기 특성

실행기 (사용가능한 신체부위)	정밀도	움직임 범위	힘의 정도	다양한 사용
손가락	높음	작음	낮음	매우 높음
손	중간 정도	중간 정도	중간 정도	중간 정도
팔	낮음	큼	높음	낮음
머리	중간 정도	중간 정도	중간 정도	높음
다리	낮음	중간 정도	높음	낮음
발	중간 정도	작음	높음	낮음

기능적으로 손을 사용하기 위한 다양한 잡기 형태가 있다. 손의 잡기 형태는 하고자 하는 활동과 사물의 특징에 의하여 결정되어 진다. 잡기 패턴에는 후크 쥐기(hook grasp), 측면 잡기(lateral prehension), 세손가락 집기(three-jaw chuck pinch), 손끝 잡기(tip prehension), 공 쥐기(spherical grasp), 원통 쥐기(cylindrical grasp)로 구성되어 있다. 이러한 다양한 쥐기 형태는 손이 실행기로써 다용도가 높이 활용될 수 있음을 의미한다.

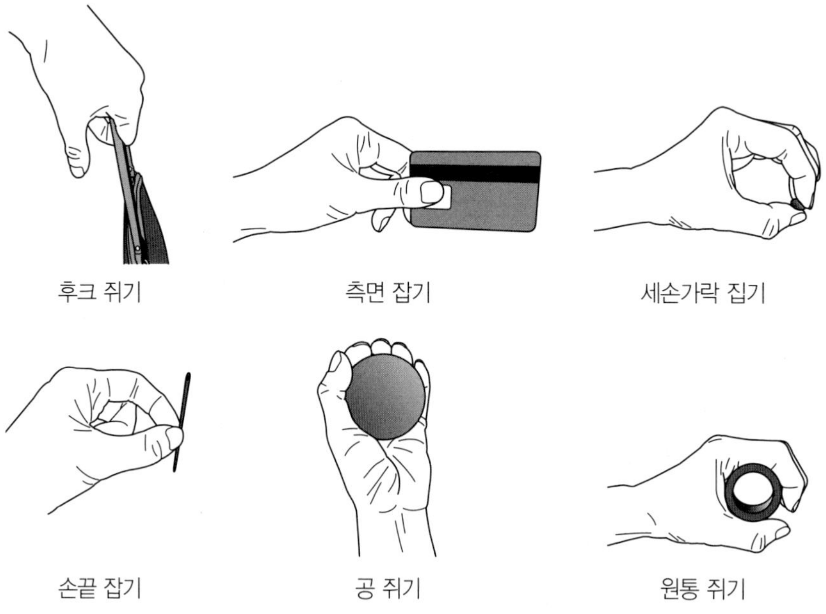

[그림 2-10] 기능적 손 사용을 위한 쥐기 형태

실행기로 사용되는 신체부위는 사용가능한 신체부위에 따라 움직임의 형태가 다르기 때문에 움직임의 특성을 이해함으로써 제어장치를 조작할 수 있다. 머리는 주로 기울이거나 수직 또는 수평회전을 통해 제어교류장치를 조작하며, 눈은 안구의 움직임과 깜박임, 입은 입술의 움직임과 호흡을 이용하여 제어장치를 조작한다.

5. 보조기기 평가

인간/테크놀로지 인터페이스는 단지 기구에 입력하는 하드웨어의 한 부분이 아닌 그 이상의 의미를 지닌다. 기구를 작동시키는 것을 돕는 인간/테크놀로지 인터페이스에는 실제로 제어인터페이스, 선택세트, 선택방법이라는 세 가지 구성요소가 있다.

첫째, 제어인터페이스는 인간이 보조기기를 작동시키거나 제어하기 위해 사용하는 하드웨어이다. 이산입력(discrete input)은 키보드와 스위치(디지털)가 있으며, 연속적인 입력(continuous input)은 마우스와 조이스틱(비례식)이 있다. 보조기기는 상호간에 작용하는 힘, 크기, 무게, 재질, 힘의 정도 등 물리적 특성을 평가해야 한다.

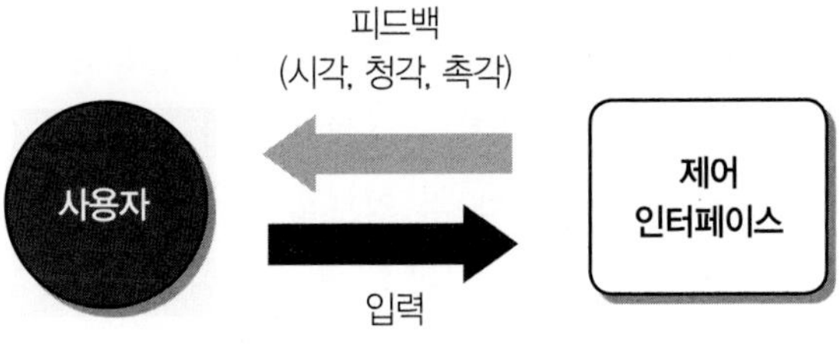

[그림 2-11] 제어 인터페이스

1) 보조기기의 물리적 구조 : 장착 가능성, 휴대가능성, 외장성

보조기기는 사용할 수 있는 범위 내에 장착 가능성의 유무를 파악해야 하며, 보조기기를 한 장소에서 다른 장소로 이동할 때 휴대가능한지 고려해야 한다. 이때 보조기기의 크기, 무게, 전원 유무를 고려해야 하는데 차량 내 휠체어를 휴대할 수 있는지, 배터리에 의해 작동하는 의사소통 보조기기의 경우 충전이 가능한지를 고려해야 한다. 보조기기의 색깔, 모양, 디자인과 같은 외장성은 장애를 받아들이기 어려운 성인 및 아동에게 보조기기를 적용할 때 고려해야 한다. 사용자의 선호경향을 고려하는 것은 전반적인 만족도뿐만 아니라 보조기기를 사용하려는 동기에 영향을 미칠 수 있기 때문이다. 따라서 사용자의 욕구를 파악하고 충분히 상의한 후 선택해야 한다.

2) 활동출력 : 크기, 정확성, 유연성

제어인터페이스의 키보드 버튼 소리의 볼륨, 전동휠체어가 발휘하는 힘, 디스플레이의 밝기와 같은 활동출력 크기를 고려해야 한다. 제어인터페이스의 입력된 신호의 최소 크기와 범위를 고려할 때 사용자의 신체적 특성에 따라 작은 소리에도 반응하는 음성인식 전등을 제공할 수 있다. 목표활동에 대한 용도와의 적합성을 평가해야 한다. 예를 들어 리처를 사용해 단추를 잡거나 실내에서 전동휠체어를 사용할 때는 정확성이 낮을 수 있다. 따라서 정확성을 높이기 위해서는 목표활동에 적합한 보조기기를 선택해야 한다. 또한 다양한 활동에서 사용할 수 있는 보조기기의 유연성을 평가해야 한다.

3) 처리기 : 명령어

보조기기를 작동시키기 위해 명령어를 처리할 때 명령어 입력 횟수, 입력 종류와 방법 등을 고려해야 한다. 첫째, 보조기기 작동을 위해 요구되는 입력횟수를 평가해야 한다. 예를 들어 전동휠체어를 조작하기 위해 앞, 뒤, 왼쪽, 오른쪽 등 명령어를 입력할 때 명령어의 횟수가 사용자에게 적절한지 고려해야 한다.

둘째, 선택 세트는 무엇인가를 선택할 수 있도록 만든 아이템이다. 선택 세트에서는 키보드 글자와 같은 시각적 세트, 점자와 같은 촉각적 세트, 음성 선택 장치 같은 청각적 세트 등이 있다. 키보드는 많은 아이템을 넣을 수 있지만 AAC, 전동 휠체어 등은 제한된 아이템만 넣을 수 있다. 위와 같은 선택 세트는 사용자가 다양한 시스템을 경험한 후 가장 선호하는 것을 선택하는 것이 좋다.

[그림 2-12] 선택세트(문자 vs 상징)

셋째, 제어교류장치 선택 방법은 직접선택과 간접선택이 있다. 직접선택은 사용자가 목소리, 손가락, 손, 눈, 입술 등을 사용해 자신의 선택을 표현하는 것을 의미한다. 선택에 따라 즉각적이고 직접적인 결과가 나타나기 때문에 인지적인 면에서는 보다 직관적이고 사용하기 쉬운 방법이다. 신체를 활용한 직접선택은 정밀한 움직임이 요구되지만 정확하고 빠르게 반응할 수 있다. 간접선택은 매개체를 사용하여 선택하는 방법이다. 가장 일반적인 간접선택 방법은 스캐닝으로, 선택세트가 표시장치 위에 보이고 커서나 불빛이 순차적으로 스캔되며 조이스틱 등을 통해 선택하고 싶은 특정항목을 입력한다. 스캐닝은 직접선택 방식보다 더 많은 단계가 요구되며 시각추적 능력, 고도의 집중력, 순서화에 대한 높은 인지능력이 필요하지만 장점은 선택을 하는데 아주 적은 수준의 운동조절 능력만 필요하다는 것이다.

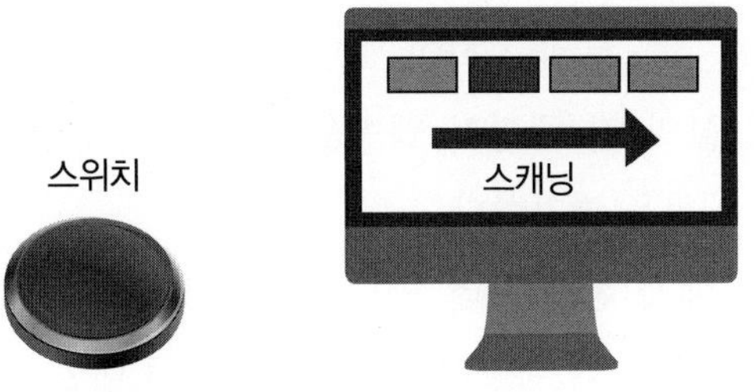

[그림 2-13] 간접선택

6. 보조기기 적합성 평가

사용자의 기술과 욕구에 부합될 가능성이 있는 보조기기를 하나 이상 파악하여 사용자에게 가장 적합한 보조기기를 평가하도록 하는 것이 바람직하다. 보조기기의 적합성을 평가하는 방법에는 실제 기구를 사용하는 방법과 모의 장치를 사용하는 방법이 있다. 이상적인 방법이 사용자가 고려 중인 보조기기를 직접 사용해 봄으로써 적합성을 평가하는 것이 가장 바람직하다. 의료기회사에서 사용자가 직접 시험해보도록 빌려주는 경우 가능하지만 그렇지 않은 경우 현실적으로 어려움이 있다. 그래서 시험용 소프트웨어나 비슷한 특성을 지닌 보조기기를 사용해 봄으로써 기본적인 특성을 이해할 수 있다.

보조기기의 적합성을 평가하기 위해 국내에서 번안하여 소개된 도구는 다음과 같다.

1) 한국어판 보조기기 사용 적합성 평가도구(Assistive Technology Device Predisposition Assessment : ATD PA)

보조기기 사용자의 기능 역량, 삶의 질, 만족도, 심리사회적 요소 및 보조기기에 대한 기대와 같은 정보를 재활전문가에게 제공한다. 사용자가 보조공학사와의 면담 이전에 미리 평가지를 작성하여 준비함으로써 보조기기에 대한 심층면담의 기초자료로 활용할 수 있다. 한국어판 보조기기 사용 적합성 평가도구는 개인양식과 기기양식으로 구분된다.

개인 양식은 세영역, 54문항으로 구성되어 있으며 A 영역(9개 항목)은 사용자의 기능 역량을 5점 리커드 척도로 평가하여, B영역(12개 항목)은 WHO가 발표한 ICF의 활동 참여의 맥락에서 삶의 질/주관적 웰빙을 평가한다. C영역(33개 항목)은 사용자의 개성 및 심리사회적 특성을 평가한다.

기기 양식은 사용자에게 현재 고려하고 있는 보조기기에 대한 그들의 성향과 보조기기 사용 이후 기기와 사용자의 대응이 적절하였는지에 대한 질문이 각각 12문항으로 구성되어 있다. 보조기기 사용 적합성 평가도구의 개인 양식과 기기 양식 모두 WHO의 ICF와 상호보완을 이루며 보조테크놀로지 사용에 영향을 받는 ICF 영역을 평가하는데 적합한 평가도구로 간주할 수 있다.

7. 보조기기 효율성 평가

보조기기의 효율성 평가는 사용자가 원하는 목적을 가능한 편리하게 수행했는지에 대한 대답이다. 서비스 제공자는 보다 효과적이고 효과적인 보조기기를 제공할 수 있는 방법에 대한 정보를 찾는다. 보조기기의 효율성을 평가하기 위해서는 수행에 대한 기준과 측정치를 개발할 필요가 있다. 보조기기와 서비스 모두 효율성을 평가하는데 여러 가지 방법이 있다. 기능적 수행 측정치는 보조기기를 통해 개인이 지니고 있는 손상이 얼마나 완화되었는지 또는 보조기기를 사용함으로써 그 전에 할 수 없던 과제를 성취할 수 있는지와 관련되어 있다. 사용자 만족도 측정치는 제공된 보조기기가 얼마나 나의 욕구를 충족시키는가와 관련있다. 마지막으로 보조기기가 나의 삶의 질에 어떤 변화가 있었는지와 관련된 삶의 질 측정치가 있다.

1) 기능적 수행 측정도구

재활과정 동안 기능적 성과를 측정하기 위해 여러 도구가 개발되었다. 그 예로 기능적 독립수준 측정(Functional Independence Measure: FIM), 수정된 바델 지수(Modified Barthel Index: MBI), 작업치료 기능 평가 모음(Occupational Therapy Functional Assessment Compilation Tool: OT FACT) 등이 있다.

(1) 기능적 독립수준 측정(Functional Independence Measure: FIM)

자기관리, 대변 및 소변 관리, 이동, 의사소통, 인지 등의 범주에 해당하는 18항목에서 보이는 개인의 수행수준을 측정한다. 점수는 7점 척도로 이루어져 있으며, 어떤 도움이나 보조기기를 필요로 하지 않으면 7점, 완전 의존인 경우 1점을 받게 된다. 보조기기를 사용하지 않으면 어떤 범주에서든 최고 점수를 받기 때문에, FIM은 직접적으로 보조기기 성과측정을 하는데 적용될 수 없다.

(2) 수정된 바델 지수(Modified Barthel Index: MBI)

만성질환자의 일상생활 자립도를 알아보기 위해 개발되었으며, 완전독립, 약간의 도움, 중등도의 도움, 많은 도움, 완전 의존의 5단계로 평가한다. 완전의존은 0점, 완전독립은 100점이며, 평가영역은 식사하기, 옷입고 벗기, 몸치장하기, 목욕하기, 휠체어로 이동하기, 화장실 이동과 사용, 걷기, 계단 오르고 내리기, 대변 조절하기, 소변 조절하기 등 10항목으로 되어 있다.

(3) 작업치료 기능 평가 모음(Occupational Therapy Functional Assessment Compilation Tool: OT FACT)

전반적 수행수준을 평가하기 위해 수단을 제공하는 방법이 가지고 있는 여러 제한점을 극복하기 위해 고안되었다. OT FACT는 기능적 능력을 서술하는데 초점을 두는 환경적 요인을 고려해 보조기기가 미치는 효율성을 그래프 형태로 보여주는 데이터의 요약서가 제시된다. OT FACT의 장점은 3점 척도를 사용해 결함이 없을 때는 2점, 부분 결함이 있을 때는 1점, 완전한 결함이 있을 때는 0점을 부여한다.

2) 사용자 만족도 측정도구

보조기기의 효율성을 평가할 때 보조기기와 서비스가 사용자의 욕구를 얼마나 충족시켰는지를 고려해야 한다. 사용자 만족을 측정하는 도구로 캐나다작업수행측정과 퀘벡 보조기기 사용자 만족도, 보조공학 폐기 등이 있다.

(1) 캐나다작업수행측정(Canadian Occupational Performance Measure: COPM)

COPM은 자기관리, 생산적인 활동, 여가에 대한 기능적 수행과 우선선위 및 만족도를 모두 채점에 포함시키고 있다. 각각의 문제에 관해 수행정도와 만족도를 평가하며 중재 과정 중 작업수행에 대한 사용자의 인식변화를 측정할 수 있다. 중요도, 작업수행도, 작업 만족도를 1점부터 10점까지의 점수로 스스로 매기도록 하는 방식으로 중재 전후 비교가능하다.

(2) 한국판 퀘벡 보조기기 사용자 만족도 2.0(Quebec User Evaluation of Satisfaction with Assistive Technology: QUEST)

QUEST(Demers, Weiss-Lambrou, & Ska, 1996)는 1996년 개발되어 안나연과 공진용(2009)에 의해 한국어로 번역되었다. 총 12개 항목으로 보조기기의 만족도를 평가하는 8개 항목과 이와 관련된 보조기기서비스 만족도를 평가하는 4개 항목으로 구성되어 있다. 보조기기에 대한 8개의 세부 항목으로는 규격, 무게, 설치의 용이성, 안전성, 내구성, 사용의 용이성, 안락함, 효과성이고 보조기기서비스에 대한 4개의 세부항목으로는 서비스 전달, 수리와 유지관리서비스, 전문가서비스, 사후 서비스로 구성된다. 각 항목의 점수는 5점 척도를 사용하고 개인의 만족도 평가에서 매우 불만족한 경우 1점, 매우 만족한 경우 5점을 나타낸다. 마지막으로 12개 만족도 항목을 갖는 체크리스트에서 사용자가 가장 중요하게 생각하는 3개의 만족도 항목을 선택하게 한다.

(3) 보조기기 사용 포기(Technology abandonment)

보조기기에 대해 만족스럽지 않다는 가장 명확한 것 중 하나는 보조기기에 대한 욕구는 있지만 사용자가 그 기기를 사용하지 않는 것이다. 이런 경우 보조기기 사용 포기라고 부른다. 보조기기 사용을 포기하는 이유로 서비스 제공자가 사용자의 의견을 고려하지 않거나 너무 쉽게 기기를 획득하는 경우, 보조기기를 사용하지만 수행수준이 낮은 경우, 사용자의 욕구와 우선순위에 변화가 생기는 경우이다. 따라서 보조기기를 사용하는 사람의 욕구와 기술을 사정하는 과정에서 뿐만 아니라 의사결정 과정에서 중요한 참여자가 되어야 한다.

3) 삶의 질 측정도구

보조기기가 사용자의 삶에 질에 긍정적인 영향을 미쳤는지 보조기기 제공자는 알고 싶어한다. 왜냐하면 보조테크놀로지 실무자와 공급자, 제조업자는 모두 자신의 서비스가 사용자의 삶의 질을 향상시킨다고 주장한다. 이러한 개념을 측정하기 위해 여러 측정도구가 개발되었다. 보조기기와 관련해 삶의 질을 측정할 수 있는 도구로 건강관련 삶의 질, 한국판 보조기기의 사회심리적 영향척도, 인간-테크놀로지 대응 모델 등이 있다.

(1) 건강관련 삶의 질(Health-related quality of life: HRQL)

건강관련 삶의 질은 개인의 전반적인 삶의 질에 미치는 보건 서비스의 영향을 말하는 것으로, 치료를 받은 사람에게 지각되는 질환과 그에 대한 치료의 기능적 효과를 뜻한다. HRQL을 측정하기 위해 개발된 많은 도구가 있지만 대부분 의료서비스 세팅에서 사용하는 도구로 보조기기서비스에는 적합하지 않다. 하지만 HRQL의 바탕에 깔린 일반적인 개념은 보조테크놀로지의 성과측정과 상당한 관련성을 가지고 있기 때문에 그것을 토대로 좀더 민감한 도구를 개발할 필요성이 있다.

(2) 한국판 보조기기의 사회심리적 영향척도(Psychosocial Impact of Assistive Devices Scale: PIADS)

PIADS는 보조테크놀로지의 성과를 평가하는데 있어 특히 삶의 질과 관련된 측정을 목적으로 개발되었으며, 국내에서는 채수영(2008)에 의해 한국어로 번역되어 사용되었다. PIADS는 재활이나 보조테크놀로지가 사용자의 삶의 질에 미치는 영향을 측정하기 위해 만들어진 26개 항목으로 이루어져 있으며, 자기평정척도로 역량, 적응성, 자존감의 3가지 하위척도들로 구성된다. 역량척도는 수행능력과 생산성에 대한 보조테크놀로지의 지각된 영향을 측정한다. 역량 척도는 자기욕구 실현능력, 생산성, 유용성, 수행능력 및 독립성을 묻는 12개 항목으로 구성된다. 적응성은 위험이나 새로운 도전을 기꺼이 받아들이려는 자세나 태도로 공동체 활동에 대한 참여, 진취적 태도, 새로운 것에 도전하고 싶은 열망, 기회활용 능력을 묻는 6항목으로 구성되었다. 자존감은 감정적 건강과 행복을 나타내는 것으로 자신감과 감정적 웰빙에 대한 보조테크놀로지의 지각된 영향을 측정한다. 자존감 척도는 자존감, 안전감, 자신에 대한 영향력, 환경에 대한 통제감, 자신감과 같은 8개 항목으로 구성되었다. 점수체계는 −3점(가장 부정적인 영향), 0점(지각된 영향이 없음), +3점(가장 긍정적인 영향)의 범위로 나뉘어져 있다.

(3) 인간-테크놀로지 대응 모델(Matching Person and Technology Model: MPT)

MPT 모델은 QUEST, PIADS와 많은 공통적인 요소를 갖고 있다. QUEST의 개발자는 MPT 모델을 만족도 작업을 위한 이론적 기초로 사용하였다. MPT는 삶의 질에 전반적인 영향을 미치는 환경, 개인, 보조테크놀로지 차원을 평가한다. 환경 차원은 보조테크놀로지가 적용되는 환경과 사회심리적 세팅의 특성을 평가하며, 개인 차원은 사용자의 성격, 기질, 선호도, 장애경험, 신체 및 인지기능에 초점을 맞춘다. 마지막으로 보조테크놀로지 차원은 디자인, 서비스 전달, 비용효과 등 보조테크놀로지 자체의 주요 특성을 다룬다. 보조기기 사용은 한 요소의 변화가 다른 요소에 영향을 미치는 상호작용으로 인간-테크놀로지 대응 모델은 여러 영역을 측정하는 다차원적인 모델로 개발되었다.

3

장애 진단 및 평가

1. 장애 진단과 평가의 원리
2. 지체장애별 진단 및 평가
3. 뇌병변장애 진단 및 평가
4. 감각장애 진단 및 평가
5. 정신적 장애 진단 및 평가
6. 내부기관의 장애의 평가
7. 장애의 심리사회적 특성 평가

제3장

장애 진단 및 평가

보조공학사는 사용자에게 가장 적합한 보조기기를 제공하기 위해 보조기기를 사용하는 사람, 보조기기를 사용하여 수행할 활동, 활동이 수행되는 환경 등을 분석하여야 한다. 보조기기 사용자는 대체로 장애를 가진 사람임으로 각 장애 진단 및 특성에 대해 이해할 필요가 있다. 이를 위하여 보조공학사는 장애 특성에 따른 적절한 평가도구를 선택하고 올바른 방법으로 적용하여야 하며, 평가 결과를 바탕으로 사용자에게 적절한 보조기기를 추천한다.

이 장에서는 특정 장애장애(지체장애, 뇌병변장애, 감각장애, 정신적 장애, 내부기관의 장애)의 정의 및 진단기준을 살펴보고, 진단과 관련된 평가도구를 소개한다.

1. 장애 진단과 평가의 원리

우리나라에서는 기본적으로 「장애인복지법」을 바탕으로 장애인을 정의하고 있다. 이 법에 의하면 장애인은 신체적 · 정신적 장애로 오랫동안 일상생활이나 사회생활에서 상당한 제약을 받는 자를 말한다. 장애와 관련된 우리나라의 현행법은 2007년 현재 약 15가지로 각 법에서 장애를 장애, 장해, 폐질, 후유장애, 의상자 등 다양하게 표현하고 있으며, 각 법의 목적에 따라 대상자의 범위를 규정하고 있다. 장애인에 관련된 여러 법에서 장애의 분류를 다루고 있으나 아래는 「장애인복지법」을 기준으로 장애를 분류하고 설명한다(표 3-1).

[표 3-1] 「장애인복지법」의 장애인 분류

대분류	중분류	소분류	세분류
신체적 장애	외부 신체기능의 장애	지체장애	절단장애, 관절장애, 지체기능장애, 척추장애, 변형 등의 장애
		뇌병변장애	뇌의 손상으로 인한 복합적인 장애
		시각장애	시력장애, 시야결손장애, 겹보임(복시)
		청각장애	청력장애, 평형기능장애
		언어장애	언어장애, 음성장애, 구어장애
		안면장애	안면부의 추상, 함몰, 비후 등 변형으로 인한 장애
	내부기관의 장애	신장장애	투석치료 중이거나 신장을 이식 받은 경우
		심장장애	일상생활이 현저히 제한되는 심장기능 이상
		간장애	일상생활이 현저히 제한되는 만성 · 중증의 간기능 이상
		호흡기장애	일상생활이 현저히 제한되는 만성 · 중증의 호흡기기능 이상
		장루 · 요루장애	일상생활이 현저히 제한되는 장루 · 요루
		뇌전증장애	일상생활이 현저히 제한되는 만성 · 중증의 뇌전증
정신적 장애	발달장애	지적장애	지능지수가 70 이하인 경우
		자폐성장애	소아청소년 자폐 등 자폐성장애
	정신장애	정신장애	조현병, 조현정동장애, 양극성정동장애, 재발성우울장애, 뇌의 신경학적 손상으로 인한 기질성 정신장애, 강박장애, 투렛장애(Tourette's disorder), 기면증

출처 : 장애등급판정기준, 보건복지부 고시 제2023-42호

「장애인복지법」은 각 장애 유형을 1-6등급으로 등급화하여 분류하였으나, 2019년 7월을 기점으로 장애등급제도를 폐지하고 '장애등급'을 '장애정도'로 변경하였다. 기존의 1-6등급은 '장애의 정도가 심하지 않은 장애인'과 '장애의 정도가 심한 장애인'으로 대체되었다. 위 15가지 장애 유형 중 지체장애의 신체변형 등의 장애인은 '장애의 정도가 심하지 않은 장애인' 그리고 발달장애의 지적장애인과 자폐성장애인은 '장애의 정도가 심한 장애인'에 해당한다. 이를 제외한 나머지 유형은 '장애의 정도가 심하지 않은 장애인'과 '장애의 정도가 심한 장애인'으로 분류된다

보조공학서비스의 평가과정은 크게 세 가지로 나뉜다. 첫 번째 과정인 선별검사는 사

용자의 능력 및 제한점을 평가하여 사용자가 지닌 주요 장애영역이 무엇인지 확인하는 것이 주목적이다. 두 번째 과정인 기능평가는 사용자의 현재 신체기능 수준을 평가한다. 이 평가의 결과를 바탕으로 적합한 보조기기를 선택 및 적용한다. 마지막 과정인 서비스성과 평가는 보조기기 적용 이후 보조기기의 효과를 평가하는 것이다.

본 장에서는 의료적이고 법적인 관점에서의 진단기준 보다는 보조공학서비스를 제공하는데 있어 유용하고 필요한 진단과 세 가지 평가과정에서 사용될 수 있는 평가도구를 소개하고자 한다.

2. 지체장애별 진단 및 평가

1) 지체장애 정의 및 특성

「장애인복지법」에서의 지체장애는 신체적 장애 중 하나로 신체의 일부를 잃었거나 관절장애를 가진 경우, 지체기능장애를 가진 경우, 척추장애를 가진 경우, 신체의 변형 등이 있는 사람을 의미한다. 구체적으로 팔 · 다리의 절단, 관절운동범위에 제한이 있는 장애와 척수손상, 척추 만곡, 다리 길이 단축, 왜소증과 같은 변형이 포함된다. 지체장애인의 신체의 특정 부분 기능 저하 및 소실은 신체적, 인지적, 그리고 사회/정서적 기능에 영향을 미치고, 이는 나아가 여러 가지 활동에 참여를 제한한다.

(1) 신체적 특성

지체장애는 신체의 형태나 기능상의 문제를 가지고 있으므로 운동능력의 제한이 가장 큰 특징이라고 할 수 있다. 절단이나 척수장애와 같은 장애가 있을 경우, 움직임을 위한 에너지 소비가 크고 피로감이 문제가 될 수 있다. 하지의 장애가 있을 경우, 보행과 이동에 장애를 가지게 되는 경우가 많다. 상지의 장애가 있는 경우, 일상생활활동에 지장을 받고 정도에 따라 다른 사람의 도움이 필요한 의존적인 상태가 되는 경우도 있다.

(2) 인지적 특성

지체장애의 경우 뇌손상과 관계가 없으므로 장애와 관련한 직접적인 인지적 문제는 가지지 않는다.

(3) 사회/정서적 특성

중도장애의 경우 장애 적응과 관련한 심리적 문제를 가질 수 있고 장애수용과 관련하여 보조기기의 적용에 영향을 줄 수 있다. 아동기의 지체장애의 경우 신체상 형성에 영향을 받을 수 있다.

2) 지체장애별 진단

절단장애는 팔, 다리를 상실한 상태를 말하며 절단부위에 따라 상지절단장애와 하지절단장애로 나뉜다. 이는 절단부위를 단순 X-선 촬영을 통해 확인하고, 절단분위가 명확할 때는 이학적 검사를 통해 결정할 수 있다. 관절장애는 관절의 움직임 범위가 감소한 부분강직부터 전혀 움직이지 못하고 한 위치에서 완전히 고정된 완전강직까지 관절에 강직이 있는 경우 또는 동요관절, 인공관절치환술 등 관절이 불안정한 경우를 말한다. 관절의 강직정도는 각도계(goniometer)를 사용하여 관절가동범위(range of motion; ROM)를 측정하고 이를 정상운동범위와 비교하여 어느 정도 움직임이 감소되었는지에 따라 구분한다. 관절장애도 절단장애와 마찬가지로 상지관절장애와 하지관절장애로 구분한다. 마비에 의한 팔 · 다리 · 척수병변(질환)으로 인한 장애를 포함한 지체기능장애는 척수, 말초신경계 손상 또는 근육병 등으로 운동기능에 장애가 있는 경우를 말한다. 마비로 인해 근력이 어느 정도 남아있는지 평가하기 위해 맨손근력검사(manual muscle test; MMT)를 사용한다. 근력이 어느 정도 남아있지만 기능적이지 못할 때 기능장애라고 할 수 있다. 척추장애는 장애부위에 따라 목뼈와 등 · 허리뼈로 나뉘는데 추체간의 정상 운동범위를 기준으로 움직임 정도가 얼마나 감소되었는지를 확인한다. 관절장애, 지체기능장애, 그리고 척추장애는 영상의학검사나 근전도 검사 등을 추가적으로 실시하여 ROM 및 MMT와 같은 이학적 검사와 소견이 일치하는지 확인하여 진단을 내릴 수 있다. 마지막으로 신체변형장애는 척추, 사지 등이 변형된 상태를 말하며 척추옆굽음증/척추뒤굽음증이나 왜소증 등이 포함된다.

지체기능장애에 속하는 척수장애는 아래에서 더 자세히 설명하겠다.

3) 척수 손상 진단

척수장애는 척수손상으로 인해 운동 및 감각신경의 마비와 배변/배뇨 기능장애, 심혈관계, 호흡기계, 위장기능, 성기능장애 등을 동반할 수 있는 장애이다. 척추는 경추, 흉추, 요추, 천추, 미추로 이루어져 있고 척추 안에 위치한 척수의 손상부위가 높을수록 다양하고 광범위한 장애가 발생한다. 척추의 골격계 손상 부위와 상관없이 척수의 기능적인 최하위 분절을 기준으로 장애의 수준을 결정한다. 즉, 신체의 양측을 통해 감각과 운동 기능이 정상인 최하위 부위를 신경학적 손상 부위로 정의한다.

(1) 척수손상의 분류 검사

감각 손상 부위(sensory level)는 침통각(pin-prick, 바늘로 찌르는 듯한 느낌)과 가벼운 촉각(light touch)을 평가하여 정상인 최하위 분절을 말한다. 또한 운동 손상 부위(motor level)는 척수절의 지정된 중심 근육(key muscle)의 근력을 평가하여 최소한 3도 이상의 근력이 있는 최하위 분절을 의미한다. 예를 들어, 제5경수마비라고 한다면 제5경수 신경근까지는 정상이며 이하는 마비되었음을 의미한다. [표 3-2]는 특정 척수 손상 수준과 관련된 주요 근육들을 제시한다.

[표 3-2] 척수손상 수준 및 영향을 받는 주요 근육

척수	척수수준	관련 근육
경수	5번 (C5)	팔꿈치를 구부리는 근육
	6번 (C6)	손목을 손등방향으로 구부리는 근육
	7번 (C7)	팔꿈치를 펴거나 손목을 손바닥 방향으로 구부리거나 손가락을 펴는 근육
	8번 (C8)	손가락을 구부리는 근육
흉수	1번 (T1)	손가락을 옆으로 펴거나 붙이는 근육
요수	2번 (L2)	고관절을 구부리는 근육
	3번 (L3)	무릎을 펴는 근육
	4번 (L4)	발목을 머리 쪽으로 구부리는 근육
	5번 (L5)	엄지발가락을 머리 쪽으로 구부리는 근육
천수	1번 (T1)	발목을 발바닥 쪽으로 구부리는 근육

출처 : Maynard, F. M., Bracken, M. B., Creasey, G., Ditunno Jr, J. F., Donovan, W. H., Ducker, T. B., ... & Young, W. (1997). International standards for neurological and functional classification of spinal cord injury. Spinal cord, 35(5), 266-274.

(2) 완전손상과 불완전 손상

손상 부위 하부의 운동과 감각의 완전 소실이나 부분 소실의 여부와 상관없이 최하위 천수절(제4-5 천수)의 감각과 운동성의 보존 여부에 따라 판단한다. 척수손상이 완전손상인지 불완전손상인지는 미국척수손상협회(American Spinal Injury Association;

ASIA)에서 제시한 AIS(ASIA Impairment Scale)를 참고하여 결정할 수 있다(표 3-3).

[표 3-3] AIS 손상척도

손상척도	상태
A	완전손상 : 제4~5천수 부위의 운동 및 감각이 소실
B	불완전손상 : 신경 손상 이하 감각 기능은 남아 있으나 운동 기능은 없음
C	불완전손상 : 신경 손상 이하 운동기능이 남아 있으며, 근력 F 미만
D	불완전손상 : 신경 손상 이하 운동기능이 남아 있으며, 근력 F 이상
E	정상 : 운동과 감각 기능이 정상

출처 : Maynard, F. M., Bracken, M. B., Creasey, G., Ditunno Jr, J. F., Donovan, W. H., Ducker, T. B., ... & Young, W. (1997). International standards for neurological and functional classification of spinal cord injury. Spinal cord, 35(5), 266-274.

(3) 완전 손상 수준별 활동 가능 수준

척수손상의 경우 완전손상은 손상 부위에 따라 가능한 활동이 대부분 예상 가능하나, 불완전 손상의 경우는 다양한 임상 양상이 나타날 수 있고 경우에 따라 보행이 가능한 경우도 있다. [표 3-4]는 완전척수손상의 손상수준에 따른 예상 기능수준을 보여준다.

[표 3-4] 척수손상 수준에 따른 예상 기능수준

척수	손상 수준	예상 기능
경수	1-3번 (C1-3)	• 호흡을 위해 인공호흡기에 의존함 • 분비물 처치가 필요하여 흡입 기구가 필요함 • 머리 조절, 입 막대, 들숨 및 날숨, 턱 조절을 통해 전동휠체어를 조작함(욕창방지 방석 포함)
	3-4번 (C3-4)	• 초기에는 인공호흡기가 필요하나 서서히 스스로 호흡이 가능함 • 일상과제(침대에서 돌아눕기, 이동 및 자기관리)에서 간병인의 전적인 도움이 필요함. 보조 도구를 이용하여 독립적인 식사가 가능함 • 머리 조절, 입 막대, 들숨 및 날숨, 턱 조절을 통해 전동휠체어를 조작함(욕창방지 방석 포함)
	5번 (C5)	• 특수화된 장비(예 : 다목적 커프, 국자 모양 접시, 접시가드, 긴 빨대, 욕조 의자 등)를 사용하여 독립적인 밥 먹기, 몸단장 등이 가능함 • 대소변 관리를 위해 간병인의 전적인 도움이 필요함. 유치 카테터 또는 보호자에 의한 간헐적 카테터 삽입을 수행함 • 일부에서 수동휠체어 사용이 가능하나 전동휠체어가 대부분 필요함
	6번 (C6)	• 특수화된 장비(예 : 다목적 커프, 국자 모양 접시, 접시가드, 긴 빨대, 욕조 의자 등)를 사용하여 독립적인 밥 먹기, 몸단장, 상의 입기 등이 가능함 • 약간의 도움 또는 특수 장비를 사용하여 침대에서 돌아눕고 휠체어로 이동이 가능함 • 초경량 수동휠체어 사용이 가능하나 대부분 고르지 않은 지면을 이동 시 전동휠체어를 사용함

	7–8번 (C7–8)	• 먹기, 몸단장, 상의 입기의 모든 동작을 도구를 이용하여 독립적으로 수행함. 하의 입기는 도구를 사용하거나 약간의 도움이 필요함 • 수동휠체어를 독립적으로 사용가능함. 휠체어를 차에 싣고 내릴 수 있다면 운전도 가능함
하반신마비		• 병변이 낮을수록 몸통의 안정성이 증가함 • 흉추 손상 시, 모든 침상 이동 및 이동 동작을 독립적으로 수행 가능함 • 요추 손상 시, 특수 제작된 다리 보조기와 걷기 보조도구를 사용하여 가정 내 보행 가능함. 지역사회 이동 시, 휠체어를 사용함 • 천추 손상 시, 보조기 또는 보조도구를 사용하지 않거나 최소한으로 사용하여 보행 가능함

출처 : Bashar, J. & Adler, C. (2017). Spinal Cord Injury. In H. M. Pendleton & W. Schultz-Krohn(Eds), Pedretti's occupational therapy: practice skills for physical dysfunction 8th ed.(pp. 917–925). Philadelphia, PA: Elsevier

위와 같이 척수손상의 분류검사 및 AIS 손상척도를 참고하여 척수의 신경학적 결손 부위 및 그 정도를 확인할 수 있다. 또한 좀 더 정확한 척수의 병변을 확인하기 위해 전산화단층영상촬영(Computed Tomography; CT), 자기공명영상촬영(Magnetic Resonance Imaging; MRI), 단일광자전산화단층촬영(Single Photon Emission Computed Tomography; SPECT), 양전자단층촬영(Positron Emission Tomography; PET) 등을 사용할 수 있다. 신경학적인 결손을 보이는 부위와 위와 같은 검사 소견이 서로 일치함을 통해 척수손상 진단을 내릴 수 있다.

4) 지체장애 평가

절단장애, 관절장애, 지체기능장애(척수손상 포함), 척추장애, 신체변형장애를 정확하게 진단하기 위해서는 장애진단서, 단순 X–선 촬영 등의 영상의학검사, 근전도 검사뿐만 아니라 이학적 검사인 관절평가와 근골격계평가가 필요하다. 대표적인 관절평가인 관절가동범위(ROM)와 근골격계평가인 맨손근력검사(MMT)가 있다.

(1) 관절가동범위(range of motion; ROM)

기능적 활동의 필수요건이며, 상지의 제한이 있는 경우에는 간단한 일상생활활동에도 지장이 있을 수 있다. 하지의 제한이 있을 경우 보행 형태의 문제를 초래하고 에너지 요구량이 증가될 수 있다. 관절가동범위는 수동 및 능동 관절가동범위로 나뉜다. 수동 관절가동범위(Passive ROM; PROM)는 외부의 힘에 의해 제한되지 않은 가동범위 내에서 이루어지는 신체분절의 움직임이다. 이와는 반대로 능동 관절가동범위(Active ROM; AROM)는 근육의 능동적 수축에 의해 제한되지 않은 가동범위 내에서 이루어지는 신체분절의 움직임이다. 관절가동범위 운동 시 통증이 있는지도 잘 살펴야 한다.

① **측정도구 및 측정방법** : 관절가동범위는 주로 각도계(goniometer)로 측정가능하다(그림 3-1). 각도계는 이동막대(moving arm)와 고정막대(stational arm)로 이루어져 있고, 고정막대는 각도계의 몸체(반원 또는 원모양)와 붙어 있다. 각도계의 회전축을 인체의 관절 중심에 맞추고 고정막대는 몸쪽(proximal)의 고정된 뼈에 위치시키고, 이동막대는 먼쪽(distal)의 움직이는 뼈 위에 일치하게 놓는다(그림 3-2). 이후 피검자 관절의 움직임에 따라 이동막대를 회전시켜 회전한 만큼 각도의 눈금을 따라 읽는다. 손가락이나 손목관절처럼 작은 관절을 측정할 때는 검사자가 피검자 옆이나 맞은편에 앉아서 측정한다. 반면에 상하지의 큰 관절을 측정할 때는 측정하고자 하는 지절 옆에 서서 측정한다. 각 관절마다 해부학적 구조와 주위 연조직과의 관계로 정상 각도가 달라질 수 있으므로 관절의 중심을 정확히 알아야 하고 보상적 움직임이 일어나지 않는지 확인하여야 정확한 측정이 가능하다. 검사 결과를 기록표에 기입하며 각 관절의 정상범위와 비교하여 결과를 해석할 수 있다.

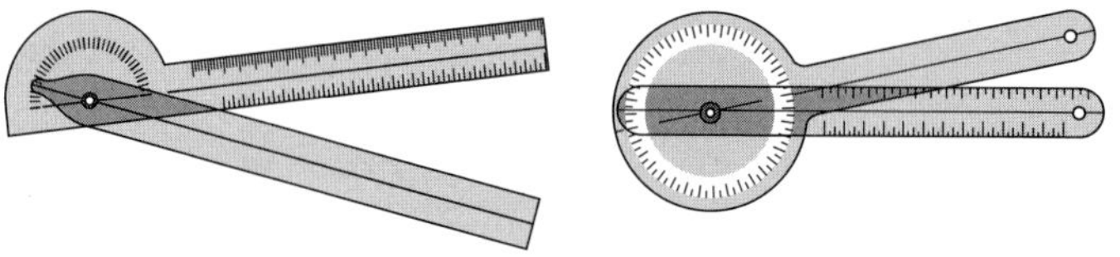

[그림 3-1] 각도계

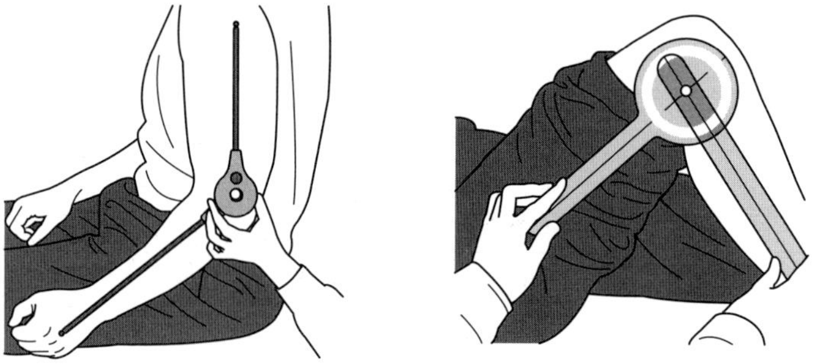

[그림 3-2] 각도계의 이동막대 및 고정막대의 위치

② **정상 관절가동범위** : 각 관절 움직임에 대한 정상인의 평균 관절가동범위는 다음과 같다(표 3-5).

[표 3-5] 정상 관절가동범위 평균(180도 체계)

관절	움직임	정상 관절가동범위 평균
척추(목뼈)	굽힘(flexion)	0°– 45°
	폄(extension)	0°– 45°
	가쪽굽힘(lateral flexion)	0°– 45°
	돌림(rotation)	0°– 60°
척추 (등뼈 및 허리뼈)	굽힘(flexion)	0°– 80°
	폄(extension)	0°– 30°
	가쪽굽힘(lateral flexion)	0°– 40°
	돌림(rotation)	0°– 45°
어깨	굽힘(flexion)	0°– 170°
	폄(extension)	0°– 60°
	벌림(abduction)	0°– 170°
	수평 벌림(horizontal abduction)	0°– 40°
	수평 모음(horizontal adduction)	0°– 130°
	안쪽돌림(internal rotation)	0°– 70°
	바깥돌림(external rotation)	0°– 90°
팔꿈치 및 아래팔	굽힘(flexion)	0°– 135°~150°
	뒤침(supination)	0°– 80°~90°
	엎침(pronation)	0°– 80°~90°
손목	굽힘(flexion)	0°– 80°
	폄(extension)	0°– 70°
	자뼈 치우침(ulnar deviation)	0°– 30°
	노뼈 치우침(radial deviation)	0°– 20°
엄지	손허리손가락관절 굽힘(metacarpophalangeal joint flexion)	0°– 50°
	손가락뼈사이 굽힘(interphalangeal flexion)	0°– 80°~90°
	노뼈 벌림(radial abduction)	0°– 50°
손가락	손허리손가락관절 굽힘(metacarpophalangeal joint flexion)	0°– 90°
	손허리손가락관절 젖힘(과신전) (metacarpophalangeal joint hyperextension)	0°– 15°~45°
	몸쪽 손가락뼈사이 굽힘(proximal interphalangeal flexion)	0°– 110°
	먼쪽 손가락뼈사이 굽힘(distal interphalangeal flexion)	0°– 80°
	벌림(abduction)	0°– 25°
엉덩이	굽힘(flexion)	0°– 120°
	폄(extension)	0°– 30°
	벌림(abduction)	0°– 40°
	모음(adduction)	0°– 35°
	안쪽돌림(internal rotation)	0°– 45°
	바깥돌림(external rotation)	0°– 45°

무릎	굽힘(flexion)	0°– 135°
발목과 발	발바닥쪽굽힘(plantar flexion)	0°– 50°
	등쪽굽힘(dosal flexion)	0°– 15°
	안쪽번짐(내반)(inversion)	0°– 35°
	가쪽번짐(외반)(eversion)	0°– 20°

출처 : Ganter, B. K., Erickson, R. P., Butters, M. A., Takata, J. H., Noll, S. F. (2005). Clinical evaluation. In J. A. DeLisa(Ed), Physical medicine and rehabilitation: Principles and practice, 4th ed(pp. 1–60). Philadelphia, PA: Lippincott Williams & Wilkins.

③ **수동적 관절가동범위 측정방법(180도 체계)** : 관절가동범위 측정방법은 크게 180도 체계와 360도 체계로 나뉜다. 180도 체계에서는 0–180도 눈금이 표시된 반원모양의 각도계를 사용하고, 360도 체계에서는 0–360도의 눈금이 표시된 원모양의 각도계를 사용한다. 주로 180도 체계의 관절측정법을 사용한다. 모든 관절 움직임의 시작자세는 해부학적 자세로 0도이며, 검사자는 시작자세에서의 각도를 기록한다. 검사자는 피검자의 측정하는 관절의 위, 아랫부분을 잡고 최대 ROM에 도달하도록 움직임이 가능한 범위까지 관절을 부드럽게 움직인다. 이후 최종자세에 도달하면 각도계를 다시 대고 측정하여 기록한다.

아래의 [표 3–7]과 [표 3–8]은 상지 및 하지를 이루는 각 관절에 대한 180도 체계의 수동적 관절가동범위 측정법을 자세히 설명한다.

(2) 맨손근력검사(Manual Muscle Test; MMT)

특정 근육이나 근육군의 최대 수축 정도를 평가하는 검사이다. 이는 근력의 양을 확인하고, 근력이 증가하거나 감소하는 정도를 기록할 수 있다. 근력을 측정하는데 고려되는 기준은 근수축의 징후, 근수축 시 관절이 움직이는 정도, 수축 동안 저항하는 외부압력의 양이다.

① **측정도구 및 측정방법** : 근육 수축의 강도(근력)를 맨손을 이용해 저항의 정도에 따라 측정한다. 저항을 이기고 움직일 수 있는 정도에 따라 근력의 등급을 측정한다. 저항은 중력에 대한 저항과 치료사의 맨손에 대한 저항이 있으며, 저항과 관절가동범위에 따라 등급이 정해진다.

② **근력 등급 체계** : 근력의 등급을 정하는 기준은 [표 3–6]에서 제시한다.

[표 3-6] 근력의 등급

등급		저항	능동관절가동범위(움직임)
정상(5)	Normal(N)	최대맨손+중력	최대 저항을 이기면서 전체 관절가동범위를 움직임
우(4)	Good(G)	중간맨손+중력	중간 저항을 이기면서 전체 관절가동범위를 움직임
양(3)	Fair(F)	중력	중력을 이기면서 전체 관절가동범위를 움직임
가(2)	Poor(P)	중력감소	중력이 감소된 자세에서 전체 관절운동범위를 움직임
불가(1)	Trace(T)	중력감소	관찰/촉지되는 근수축은 있으나 움직임은 없음
영(0)	Zero(Z)	중력감소	근수축 및 움직임이 없음

출처 : Kaskutas, V. (2017). Evaluation of Muscle Strength. In H. M. Pendleton & W. Schultz-Krohn(Eds). Pedretti's occupational therapy: practice skills for physical dysfunction 8th ed.(pp. 917-925). Philadelphia, PA: Elsevier

③ **근력과 기능과의 관계 :** 근력 평가에서 3등급(양, Fair, F)의 근력이 중요한데, 이는 중력을 이기고 움직일 수 있는가의 여부와 외부의 도움이 필요한 지의 여부를 결정한다. 또한 구축이 생길 수 있는 가능성과도 관련이 있다. 예를 들어, 3등급의 근력이 있으면 팔을 움직일 수 있지만(중력 저항을 이김) 물건을 들거나 휠체어 밀기 등을 하지 못한다(외부 저항 불가능). 2등급(가, Poor, P)의 근력은 지지하지 않으면(중력 저항 불가능) 혼자서 움직일 수 없다.

[표 3-7] 상지 수동적 관절가동범위 측정법

움직임 (정상범위)	각도계 위치	각도계의 움직임
어깨		
굽힘 (0–170도)	• 중심 축 : 위팔의 가쪽 측면에 있는 봉우리돌기의 먼쪽인 위팔뼈의 머리 중심 • 고정막대 : 상체와 평행이 되게 함 • 이동막대 : 위팔뼈와 평행이 되게 함	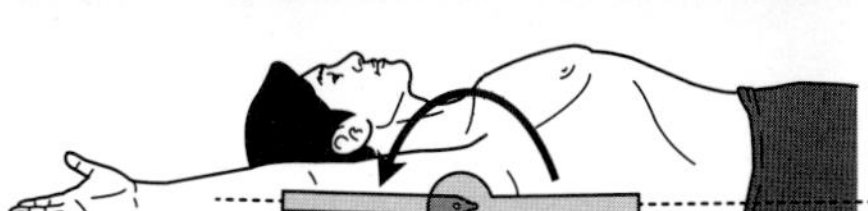
폄 (0–60도)	• 중심 축 : 위팔의 가쪽 측면에 있는 봉우리돌기의 먼쪽인 위팔뼈의 머리 중심 • 고정막대 : 상체와 평행이 되게 함 • 이동막대 : 위팔뼈와 평행이 되게 함	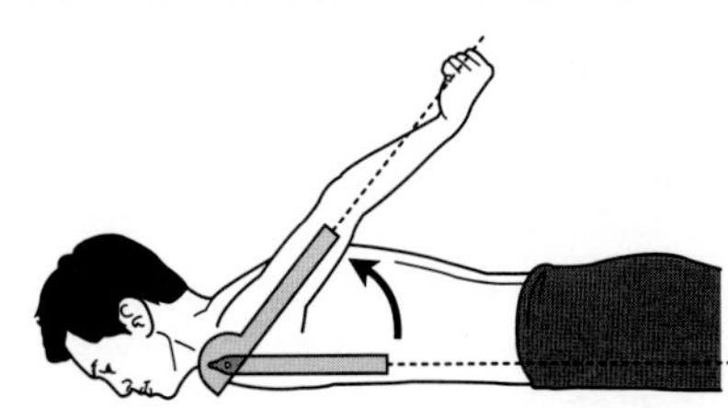

벌림 (0–170도)	• 중심축 : 어깨관절의 앞면 • 고정막대 : 상체와 평행이 되게 함 • 이동막대 : 위팔뼈와 평행이 되게 함	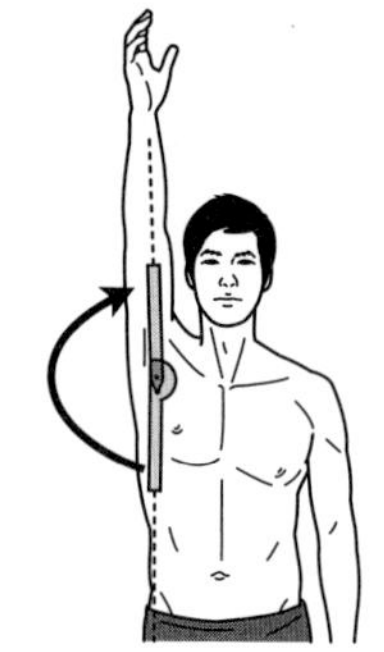
안쪽돌림 (0–60도)	• 중심축 : 팔꿈치머리 돌기 • 고정막대 : 위팔과 평행이 되게 함 • 이동막대 : 아래팔과 평행이 되게 함	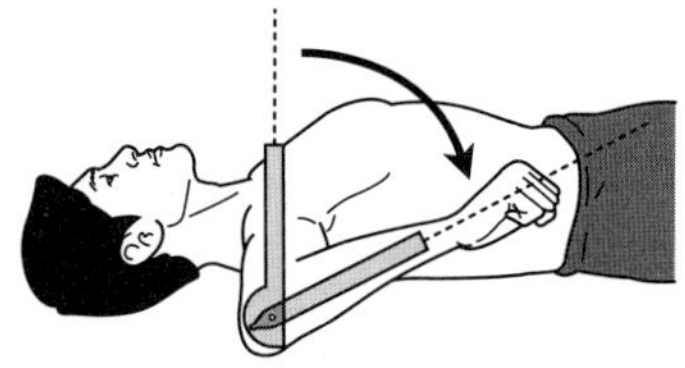
바깥돌림 (0–80도)	• 중심축 : 팔꿈치머리 돌기 • 고정막대 : 위팔과 평행이 되게 함 • 이동막대 : 아래팔과 평행이 되게 함	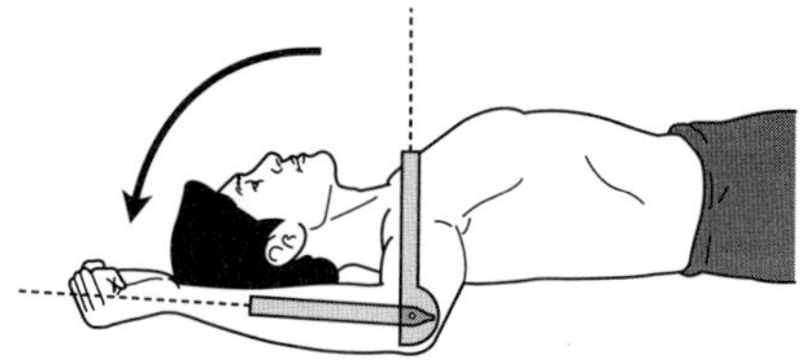
수평벌림 (0–40도)	• 중심축 : 봉우리돌기 위쪽 • 고정막대 : 어깨 위에서 목뼈 쪽으로 향하게 함 • 이동막대 : 위팔의 위쪽면과 수평이 되게 함	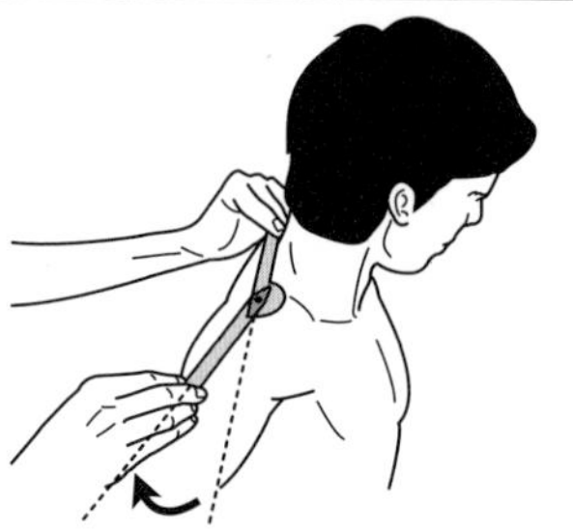
수평모음 (0–130도)	• 중심축 : 봉우리돌기 위쪽 • 고정막대 : 어깨 위에서 목뼈 쪽으로 향하게 함 • 이동막대 : 위팔의 위쪽면과 수평이 되게 함	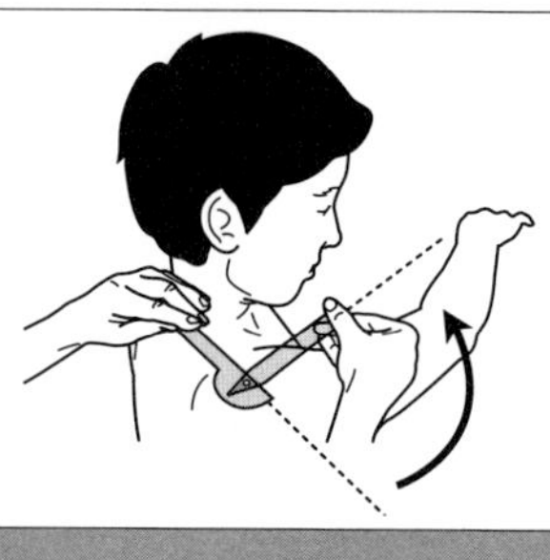
팔꿈치		
폄~굽힘 (0–135도 ~150도)	• 중심축 : 팔꿈치 주름의 끝에 위치한 위팔뼈의 가쪽 위관절융기 • 고정막대 : 위팔뼈와 평행이 되게 함 • 이동막대 : 노뼈와 평행이 되게 함	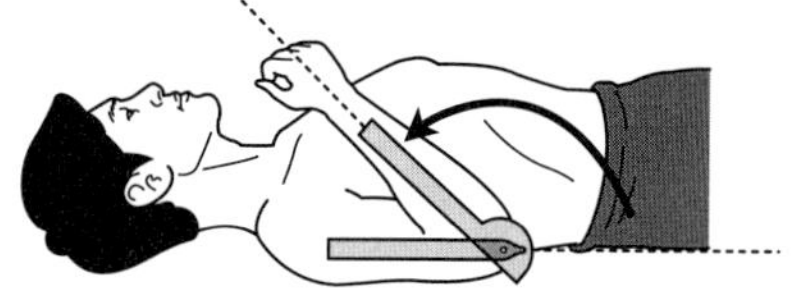

<table>
<tr><td>아래팔 뒤침
(0–80도
또는 90도)</td><td>• 중심축 : 아래팔의 세로축
• 고정막대 : 바닥과 수직이 되게 위치함
• 이동막대 : 엄지 쪽과 평행하게 위치</td><td>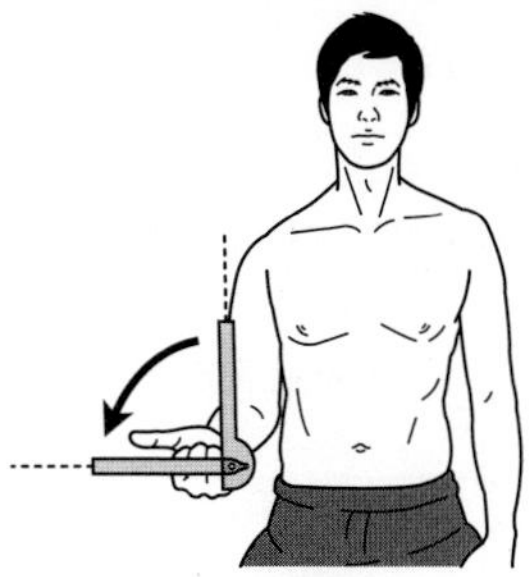</td></tr>
<tr><td>아래팔 엎침
(0–80도
또는 90도)</td><td>• 중심축 : 아래팔의 세로축
• 고정막대 : 바닥과 수직이 되게 위치함
• 이동막대 : 엄지 쪽과 평행하게 위치</td><td>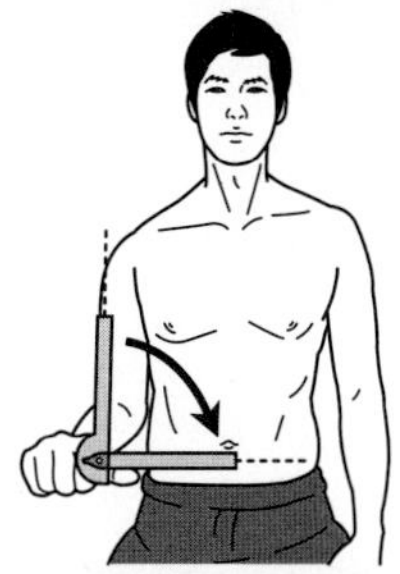</td></tr>
<tr><td colspan="3">손목</td></tr>
<tr><td>굽힘
(0–80도)</td><td>• 중심축 : 손목의 가쪽인 해부학적 코담배갑이 위치한 노뼈 붓돌기 말단부
• 고정막대 : 노뼈와 평행이 되게 함
• 이동막대 : 둘째손가락과 평행이 되게 함</td><td>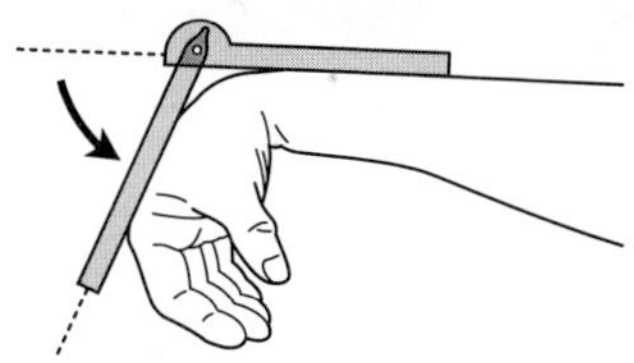</td></tr>
<tr><td>폄
(0–79도)</td><td>• 중심축 : 손목의 안쪽인 해부학적 코담배갑이 위치한 노뼈 붓돌기 말단부
• 고정막대 : 노뼈와 평행이 되게 함
• 이동막대 : 둘째손가락과 평행이 되게 함</td><td>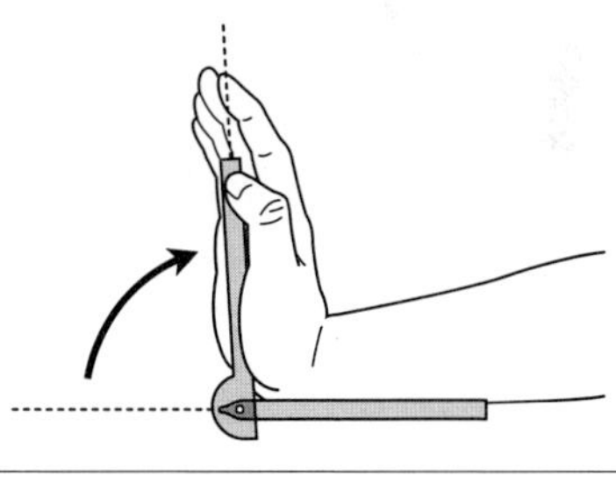</td></tr>
<tr><td>자뼈 치우침
(0–30도)</td><td>• 중심축 : 손등에서 세 번째 손허리뼈 바닥이 위치한 자리
• 고정막대 : 등쪽면 아래팔의 중심선 위에 위치함
• 이동막대 : 세 번째 손허리뼈와 평행이 되게 함</td><td>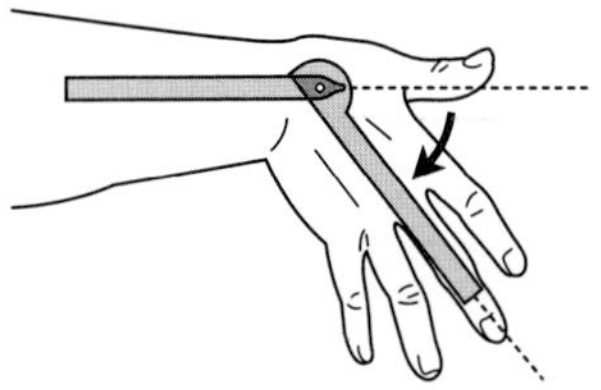</td></tr>
<tr><td>노뼈 치우침
(0–20도)</td><td>• 중심축 : 손등에서 세 번째 손허리뼈 바닥이 위치한 자리
• 고정막대 : 등쪽면 아래팔의 중심선 위에 위치함
• 이동막대 : 세 번째 손허리뼈와 평행이 되게 함</td><td>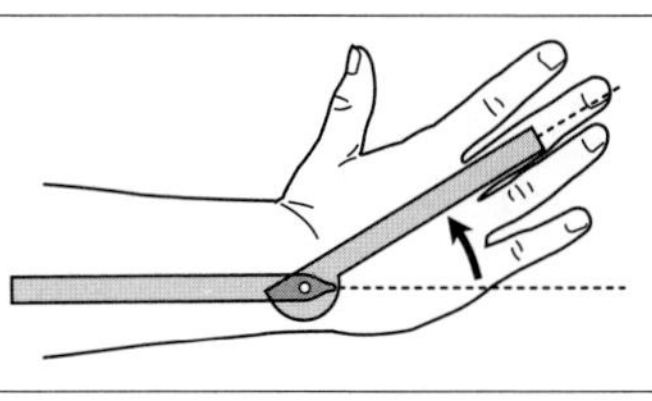</td></tr>
</table>

손가락		
손허리 손가락 관절 굽힘 (0–90도)	• 중심축 : 손허리손가락관절 등쪽면의 중심 • 고정막대 : 손허리손가락관절 중 가장 높은 곳에 위치함 • 이동막대 : 몸쪽 손가락뼈의 가장 위에 위치함	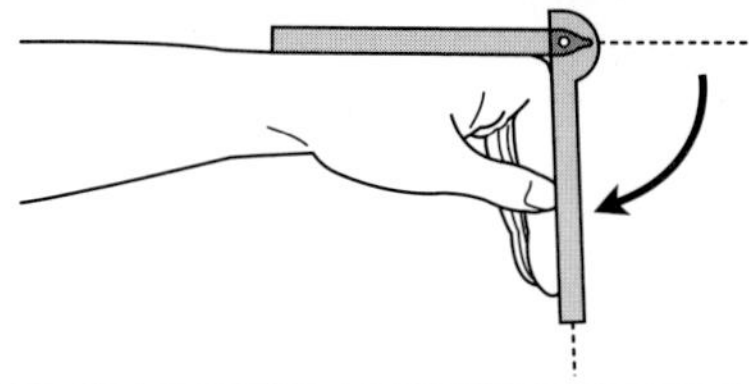
손허리 손가락관절 폄(과신전) (0–45도)	• 중심축 : 두 번째 손가락의 손허리손가락관절의 가쪽 • 고정막대 : 손허리뼈와 평행이 되게 함 • 이동막대 : 몸쪽 손가락뼈와 평행이 되게 함	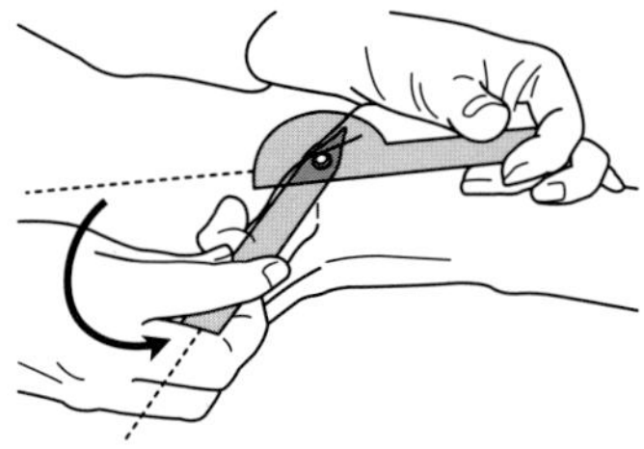
손허리 손가락관절 벌림 (0–25도)	• 중심축 : 측정하고자 하는 손허리손가락관절 • 고정막대 : 손허리손가락뼈의 방향으로 위치함 • 이동막대 : 몸쪽 손가락뼈 방향으로 위치함	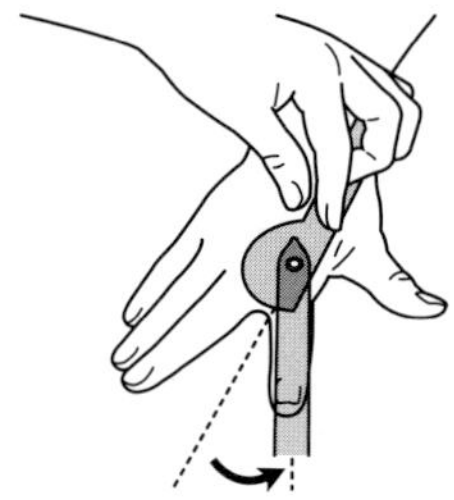
몸쪽 손가락뼈 굽힘 (0–110도)	• 중심축 : 측정하고자 하는 몸쪽 손가락뼈 관절의 등쪽 중심 • 고정막대 : 몸쪽 손가락뼈 사이관절 방향으로 위치함 • 이동막대 : 중간 손가락뼈 방향으로 위치함	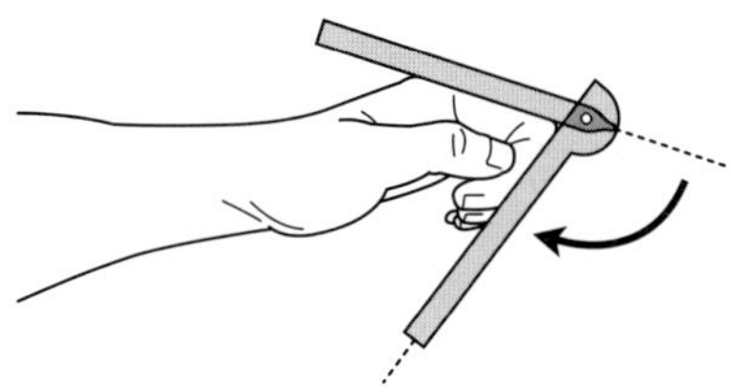
먼쪽 손가락뼈 굽힘 (0–80도)	• 중심축 : 측정하고자 하는 먼쪽 손가락뼈 관절의 등쪽 중심 • 고정막대 : 중간 손가락뼈 방향으로 위치함 • 이동막대 : 먼쪽 손가락뼈 방향으로 위치함	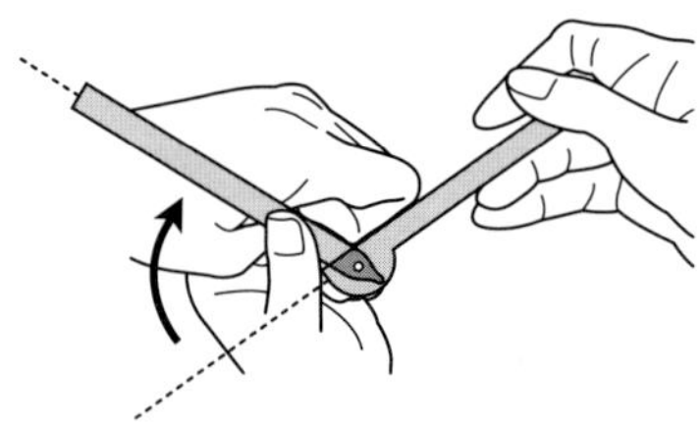
엄지손가락		
손허리 손가락 관절굽힘 (0–50도)	• 중심축 : 손허리손가락관절의 등쪽 • 고정막대 : 엄지의 손허리뼈 방향으로 위치함 • 이동막대 : 몸쪽 손가락뼈 위에 위치함	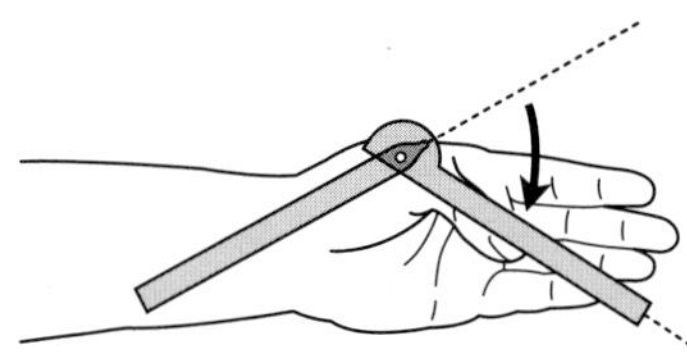

손가락뼈 사이관절 굽힘 (0–90도)	• 중심축 : 손가락뼈 사이관절의 등쪽 • 고정막대 : 몸쪽 손가락뼈에 평행하게 위치함 • 이동막대 : 먼쪽 손가락뼈에 평행하게 위치함	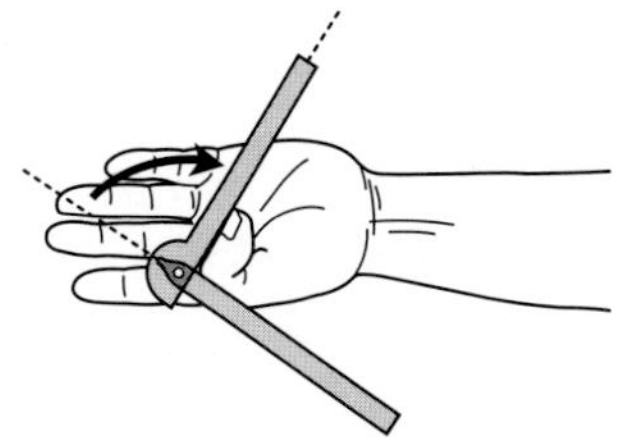
노뼈쪽 벌림 (0–50도)	• 중심축 : 엄지손허리뼈 바닥의 손목손허리관절 위 • 고정막대 : 노뼈와 평행이 되게 함 • 이동막대 : 엄지손허리뼈와 평행이 되게 함	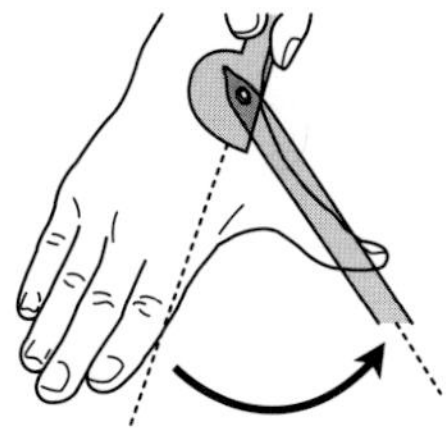
손바닥 벌림 (0–50도)	• 중심축 : 엄지와 검지의 손허리뼈가 만나는 지점 • 고정막대 : 노뼈를 따라 위치함 • 이동막대 : 엄지와 검지의 손허리뼈와 평행이 되게 함	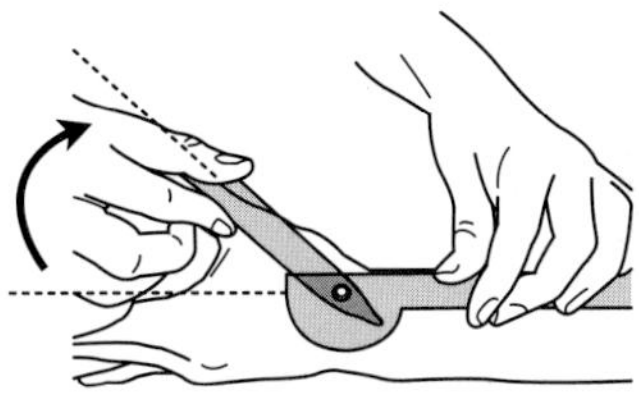

[표 3–8] 하지 수동적 관절가동범위 측정법

움직임(정상범위)	각도계 위치	각도계의 움직임
	엉덩관절	
굽힘 (0–120도)	• 중심축 : 측면에서 보이는 넙다리뼈의 큰 돌기 부분의 위쪽 • 고정막대 : 골반 측면의 중간에 위치함 • 이동막대 : 넙다리뼈의 측면과 평행이 되게 함	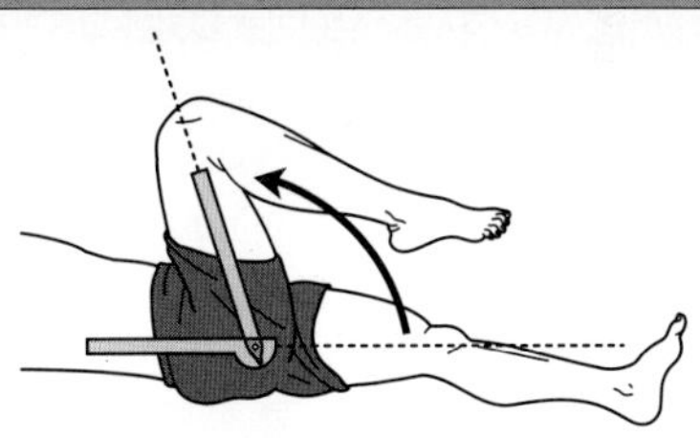
폄(과신전) (0–30도)	• 중심축 : 측면에서 보이는 넙다리뼈의 큰 돌기 부분의 위쪽 • 고정막대 : 골반 측면의 중간에 위치함 • 이동막대 : 넙다리뼈의 측면과 평행이 되게 함	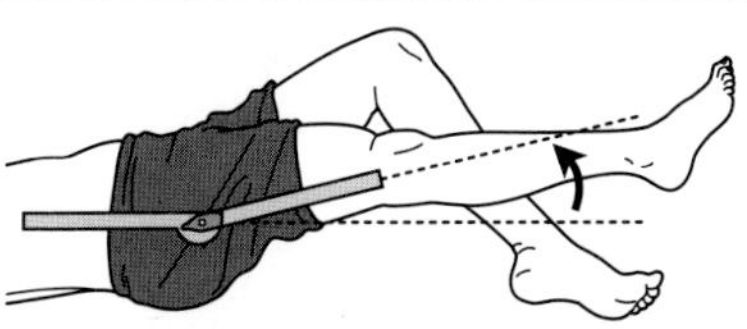
벌림 (0–40도)	• 중심축 : 위앞엉덩뼈가시(anterior superior iliac spine; ASIS) • 고정막대 : 양쪽의 위앞엉덩뼈가시를 연결한 부분과 일치하게 위치함 • 이동막대 : 넙다리뼈의 긴축에 평행이 되게 함	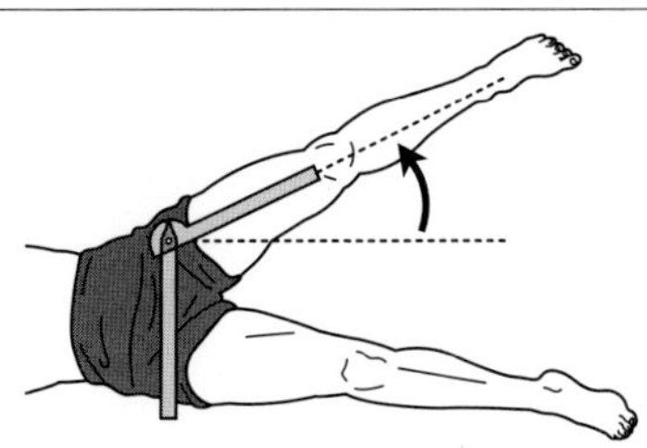

<table>
<tr><td>모음
(0–35도)</td><td>• 중심축 : 위앞엉덩뼈가시(anterior superior iliac spine; ASIS)
• 고정막대 : 양쪽의 위앞엉덩뼈가시를 연결한 부분과 일치하게 위치함
• 이동막대 : 넙다리뼈의 긴축에 평행이 되게 함</td><td>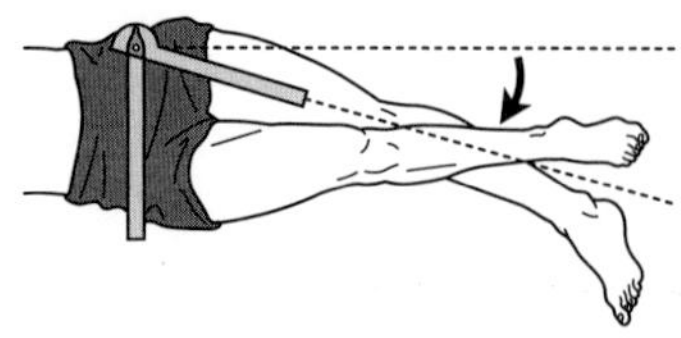</td></tr>
<tr><td>안쪽돌림
(0–45도)</td><td>• 중심축 : 무릎뼈 가운데 지점
• 고정막대 : 테이블과 평행하게 위치함
• 이동막대 : 앞쪽에서 보이는 정강이뼈의 긴축과 평행이 되게 함</td><td>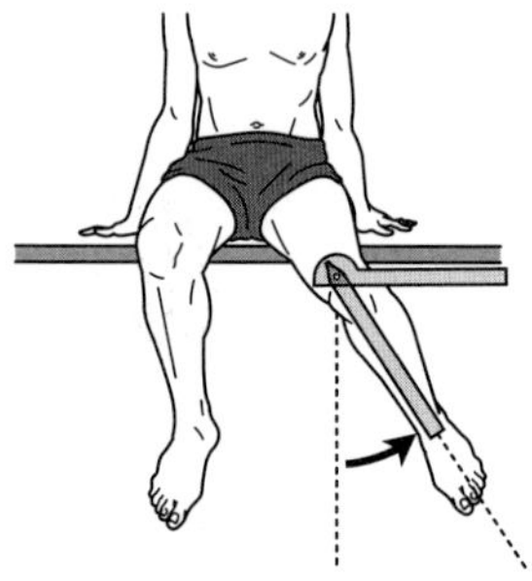</td></tr>
<tr><td>바깥돌림
(0–45도)</td><td>• 중심축 : 무릎뼈 가운데 지점
• 고정막대 : 테이블과 평행하게 위치함
• 이동막대 : 앞쪽에서 보이는 정강이뼈의 긴축과 평행이 되게 함</td><td>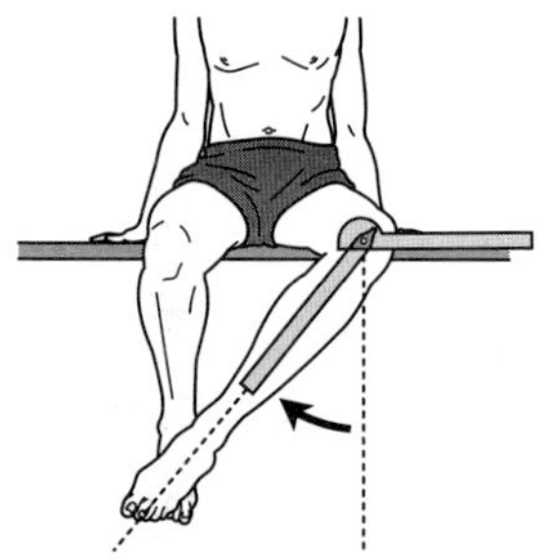</td></tr>
<tr><td colspan="3">무릎</td></tr>
<tr><td>폄~굽힘
(0–135도)</td><td>• 중심축 : 넙다리뼈 융기와 무릎관절면의 가쪽측면
• 고정막대 : 넓적다리의 가쪽면에 놓고 넙다리뼈의 가쪽 긴축과 평행이 되게 함
• 이동막대 : 종아리뼈의 가쪽 긴축과 평행이 되게 함</td><td>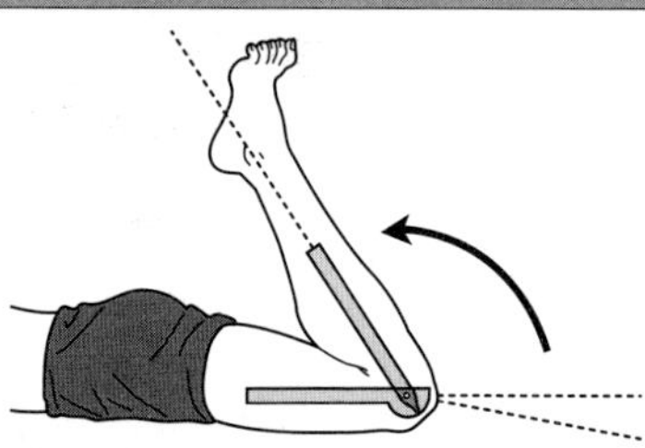</td></tr>
<tr><td colspan="3">발목</td></tr>
<tr><td>등쪽굽힘
(0–15도)</td><td>• 중심축 : 가쪽 복사뼈의 아래
• 고정막대 : 정강뼈의 긴축과 평행이 되게 함
• 이동막대 : 다섯번째 발허리뼈와 평행이 되게 함</td><td>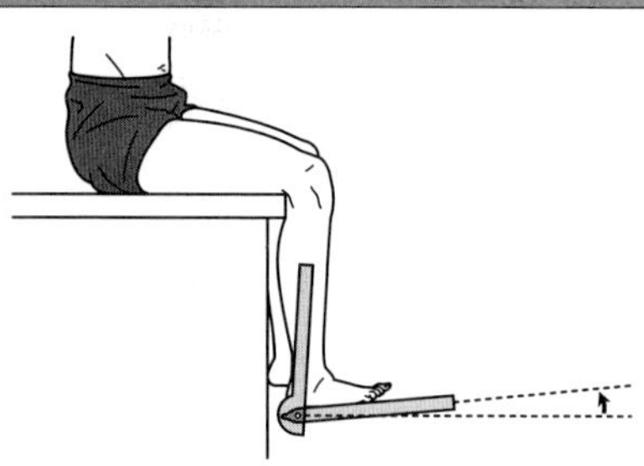</td></tr>
</table>

발바닥 굽힘 (0-50도)	• 중심축 : 가쪽 복사뼈의 아래 • 고정막대 : 정강뼈의 긴축과 평행이 되게 함 • 이동막대 : 다섯번째 발허리뼈와 평행이 되게 함	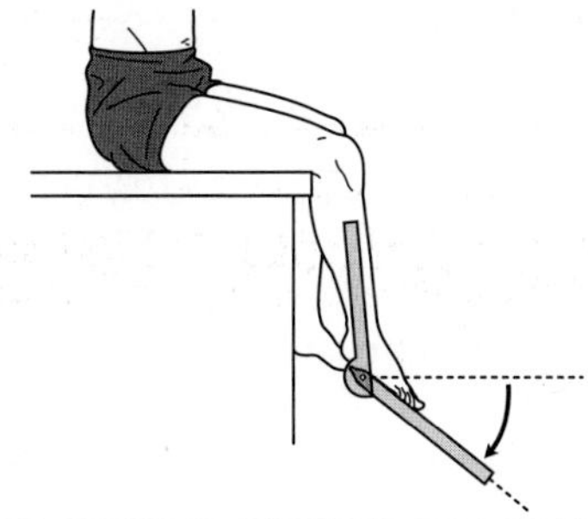
안쪽번짐 (0-35도)	• 중심축 : 발뒤꿈치에 가까운 바깥쪽 가장자리 • 고정막대 : 종아리뼈의 긴축과 평행이 되게 함 • 이동막대 : 발뒤꿈치 바닥면과 평행이 되게 함	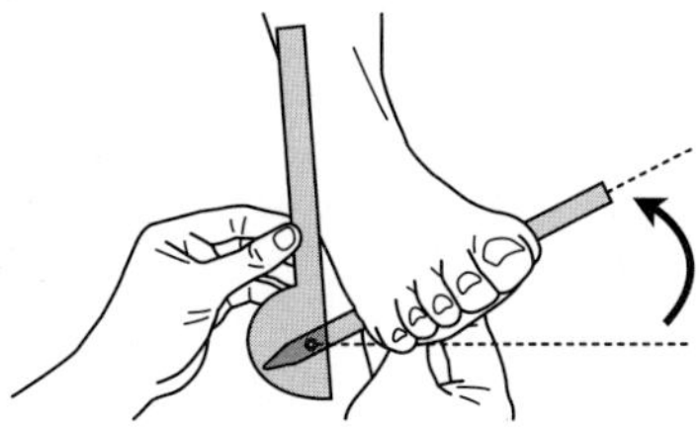
가쪽번짐 (0-20도)	• 중심축 : 발의 안쪽면인 발허리 발가락관절의 몸쪽 • 고정막대 : 종아리뼈의 안쪽 긴축에 평행이 되게 함 • 이동막대 : 발바닥과 평행이 되게 함	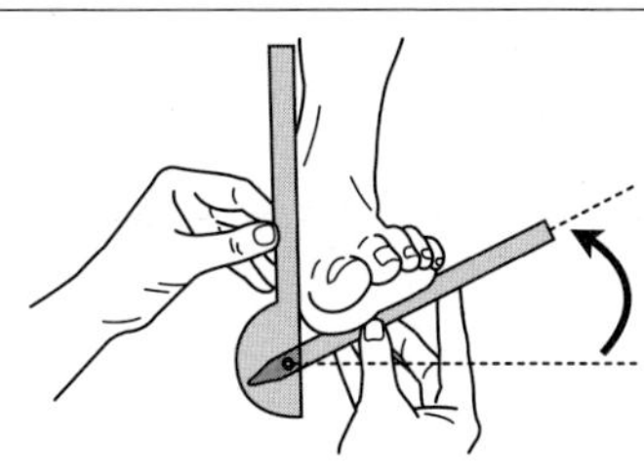

3. 뇌병변장애 진단 및 평가

1) 뇌병변장애의 정의

뇌병변장애는 뇌성마비, 외상성 뇌손상, 뇌졸중 등 뇌의 기질적 병변으로 인하여 발생한 신체적 장애로, 보행이나 일상생활의 동작 등에 상당한 제약을 받는 사람을 의미한다. 뇌성마비는 미성숙한 뇌의 손상으로 인하여 운동기능장애와 다양한 증상이 나타나는 신경장애로, 이러한 뇌손상은 영구적이지만 계속 진행되지는 않는다. 뇌손상으로 인한 운동장애는 뇌의 손상된 부위와 정도에 따라 다양하게 나타날 수 있다. 외상성 뇌손상은 외부의 물리적 충격에 의해 후천적으로 뇌가 손상된 것을 의미하며, 주로 교통사고, 산업재해, 폭력, 스포츠 손상, 총상 등 각종 사고에 의해 발생할 수 있다. 마지막으로, 뇌졸중은 크게 뇌혈관이 막혀서 발생하는 뇌경색과 뇌혈관의 파열로 인해 출혈이 발생하는 뇌출혈로 나뉜다. 병변의 위치와 크기에 따라 다양한 증상이 생길 수 있고 심한 정도도 달라질 수 있다. 다른 명칭으로는 중풍, 뇌혈관 사고(Cerebral Vascular Accident; CVA), Stroke이 있다.

2) 뇌병변장애의 특성

(1) 신체적 특성

중추신경계 손상으로 인한 운동장애를 가지며 움직임의 문제이다. 주된 증상인 마비의 정도 및 범위, 불수의적 운동의 유무에 따라 팔다리의 기능과 이동 능력, 일상생활 활동에 영향을 받는다. 뇌졸중의 경우에는 대부분 편마비 증상이 나타나며 뇌성마비의 경우에는 위치에 따라 단마비, 편마비, 양측마비, 하지마비, 삼지마비, 사지마비와 같이 다양하게 나타날 수 있다. 뇌성마비는 심한 정도, 마비의 위치, 신경운동형에 따라 다양하게 분류된다. 뇌의 기질적 병변에 의한 것이므로 시각, 청각 또는 언어상의 기능장애를 동반하기도 한다.

(2) 인지적 특성

언어장애가 있는 경우 지적능력과 관련지어 생각하는 경우도 있으나 뇌병변장애에서 언어장애가 있다고 하여 인지적인 문제를 가지는 것은 아니다. 오히려 뇌병변의 위치와 손상 정도에 따라 다양한 인지적 손상이 나타날 수 있어 인지적 손상이 나타나지 않거나 손상이 심각한 경우도 있을 수 있다.

(3) 사회/정서적 특성

뇌병변장애인은 부분적으로 감정을 통제하는 능력을 상실하게 되는데, 이는 자신이 느끼는 감정과 밖으로 표출되는 정서 사이의 인과관계로 항상 해석되지 않는다. 우울감은 인식된 상실에 대한 슬픔에 원인이 있는 것이 아닌 뇌손상에 의해 발생(기질적 정서불안)하는 것이다. 주된 문제는 지나친 울음으로, 이러한 정서적 행동들(갑작스러운 울음, 웃음, 분노, 신세한탄)은 환자의 이름을 부르거나 일상의 질문을 던져 주의를 전환시킴으로써 쉽게 사라질 수 있다.

3) 뇌병변장애 진단 및 평가

(1) 뇌졸중 진단 및 평가

보조공학서비스의 적용영역에서 뇌졸중의 진단과 관련된 평가는 뇌졸중으로 나타나는 신경학적인 문제점들을 파악하고 기능상의 문제로 나타나는 활동 수행에 관한 요인들을 평가하는 것이 중요하다. 뇌졸중의 의학적인 진단에서는 손상된 뇌의 위치와 심한 정도 등을 파악하기 위해 전산화단층영상촬영(CT), 자기공명영상촬영(MRI) 등을 통해 판정하며 의료기록에 남게 된다. 이 정보를 아는 것은 뇌졸중을 가진 사람의 증상을 정확하게 이해하는데 큰 도움이 된다. 보조공학사는 뇌졸중을 가진 사람에게서 나타나는 실제적인 기능상의 문제를 파악하고 평가할 수 있어야 한다.

① **운동기능 평가** : 푸글-메이어검사(Fugl-Meyer Test)는 수의적 움직임, 감각, 균형, 관절가동범위, 통증의 5개 영역에서 운동 기능을 평가한다. 총점 100점으로 상지 66점, 하지 34점으로 구성되어 있다.

② **손기능 평가**

㉠ **젭슨테일러 손기능검사(Jebson-Taylor Hand Function Test)** : 7가지 손으로 하는 기능적 과제(장기말 쌓기, 카드 뒤집기, 글씨쓰기, 먹기 흉내, 작은 물건 집기, 가벼운 물건 옮기기, 무거운 물건 옮기기)로 구성되어, 과제 수행 시 시간을 측정한다.

㉡ **그르부 페그보드 검사(Grooved pegboard test)** : 작은 막대(페그)를 여러 방향으로 배열된 열쇠모양 구멍이 있는 판에 꽂는 검사로, 25개의 막대를 구멍에 끼워 넣을 때까지 걸린 시간을 측정한다.

㉢ **박스 앤 블록 검사(Box and block test)** : 중앙에 칸막이를 두고 1분 동안 한쪽 박스에서 다른 쪽 박스로 나무 블록을 옮기고 다시 원위치로 오게 한 뒤 옮긴 블록의 개수를 세어 손 기능을 측정한다.

㉣ **미네소타 민첩성 검사(Minnesota Manual Dexterity Test)** : 손의 민첩성을 평가하기 위해 5가지 하위검사(위치에 놓기, 돌리기, 옮기기, 한손으로 돌리고 놓기, 양손으로 돌리고 놓기)로 이루어져 다양한 거리에서 60개의 플라스틱 디스크를 아래쪽에 놓은 검사판에 옮기는 검사이다.

③ **자세조절 평가** : 체간조절검사는 몸통의 자세 조절을 평가하는 검사로, 4가지 동작의 수행(누워서 환측으로 구르기, 건측으로 구르기, 앉은 자세에서 균형, 누운 자세에서 앉기)을 관찰하여 0점(수행하지 못함), 12점(비근육 사용으로 수행함), 25점(수행함)으로 점수를 부여한다.

④ **균형 평가**

㉠ **기능적 뻗기 검사** : 피검자가 선 자세에서 발을 떼지 않고 팔을 앞으로 최대한 뻗어 그 거리를 측정하는 검사이다.

㉡ **버그 균형 척도**(Berg Balance Scale; BBS) : 14가지 동작의 수행을 평가하는 검사로 4점 척도로 이루어져 총점은 56점이며 44점 미만일 시 낙상 위험이 높은 것으로 간주한다.

⑤ **협응 평가** : 협응은 정확하고 조절된 움직임을 만들어내는 능력으로 이를 평가하기 위하여 손가락-코 검사와 손가락-손가락 검사를 사용할 수 있다.

㉠ **손가락-코 검사** : 피검자가 한 쪽 어깨 관절을 90°벌림과 팔꿈치 관절을 폄한 자세에서 검지를 천천히 자신의 코에 닿도록 할 때 오른손과 왼손의 움직임에 차이가 있는지, 부드럽고 유연하게 움직이는지, 그리고 머리와 체간의 연합된 움직임이 있는지 등을 관찰한다.

㉡ **손가락-손가락 검사** : 양쪽 어깨 관절을 90°벌림, 발꿈치 관절을 폄한 자세에서 양쪽 검지를 중앙에서 맞대도록 하는 검사이다.

⑥ **근긴장도 평가** : 수정된 애시워스 척도(Modified Ashworth Scale; MAS)를 이용하여 관절을 수동적으로 움직일 때 느껴지는 저항을 평가한다. 검사자가 피검자의 측정할 부위를 수동적으로 움직일 때 근긴장도가 얼만큼 느껴지는지를 0점(근긴장도 또는 저항의 증가가 없음)~4점(굴곡 또는 신전에서 강직을 보임)의 점수로 부여한다.

⑦ **지각 및 인지평가** : 뇌손상으로 인해 발생하는 지각 및 인지기능의 손상은 다양한 도구를 사용하여 평가할 수 있다.

㉠ **비운동시지각능력검사**(Motor-Free Visual Perception Test-4; MVPT-4) : 시지각 기능을 평가하는 대표적인 도구로 만 4세-80세를 대상으로 시각구별,

공간관계, 시각기억, 전경-배경 구별, 시각폐쇄 영역을 평가한다. 시각구별은 다른 사물들 사이에서 원하는 특징을 구별해내는 능력이고, 공간관계는 자신과 다른 사물들과 관련된 특정 사물의 위치를 지각하는 능력이다. 시각기억은 짧은 시간 이후 이전에 발생한 자극을 인지하는 능력, 전경-배경 구별은 물체와 배경 또는 주변 물체를 구별할 수 있는 능력, 그리고 시각폐쇄는 부분이 제시되었을 때 전체를 인식하는 능력을 말한다.

ⓛ **한국판간이정신상태검사**(Mini Mental State Examination-Korean Version; MMSE-K) : 인지기능을 평가하는 도구로 평가 대상자에 따라 MMSE-K, Korean Mini-Mental State Examination (K-MMSE), Mini-Mental State Examination-Dementia Screening(MMSE-DS)로 나뉜다. 우리나라에서 가장 보편적으로 사용되는 MMSE-K는 글을 모르는 사람을 포함한 뇌손상 환자 또는 치매의심 노인을 대상으로 한다. 이는 시간 및 장소 지남력, 기억등록 및 회상, 주의집중 및 계산, 언어, 이해 및 판단을 평가한다. 30점 만점으로 24점 이상은 정상, 20-23점은 치매 의심, 그리고 19점 이하는 확정적 치매를 의미한다. K-MMSE는 미국에서 개발된 MMSE 도구의 내용을 그대로 사용하였기 때문에 무학 노인을 대상으로는 사용할 수 없다. MMSE-K와 K-MMSE의 문제를 보완하여 개발된 MMSE-DS는 치매가 의심되는 환자를 선별하는 도구로 사용된다.

ⓒ **신경행동학적 인지상태검사**(Neurobehavioral Cognitive Status Examination; NCSE): 정신상태를 선별하는 검사로 의식수준, 지남력, 주의력 등 3가지 전반적 요인을 평가하고, 5가지 주요 인지영역인 언어, 구성능력, 기억력, 수리력, 추리력을 평가한다.

ⓔ **로웬스타인 작업치료 인지검사**(Loewenstein Occupational Therapy Cognitive Assessment Ⅱ; LOTCA-2) : 뇌졸중, 외상성 뇌손상 등 뇌손상 환자들을 대상으로 한 인지 평가도구로, 총 6가지 영역인 지남력, 지각, 공간지각, 시각운동 조직력, 그리고 사고력을 평가한다.

⑧ **감각평가** : 뇌졸중은 손상된 뇌 부위의 반대쪽 편측감각이 상실된다. 몸감각계통은 표면 피부에서 오는 감각이나 심부의 근골격계로부터 오는 감각입력을 다룬다. 표면감각으로는 통각, 온각, 촉각이 있고, 심부감각으로는 고유감각이 포함된다. 여기서는 온각, 촉각, 고유감각, 그리고 입체감각 등을 평가하는 방법을 설명한다.

㉠ **온도감각** : 차가움과 따뜻함을 감지한다. 피검자에게 튜브 등에 차갑거나 따뜻한 액체를 무작위로 넣어 손으로 만지게 하여 '차가움' 또는 '뜨거움'을 표현함으로써 평가할 수 있다.

㉡ **촉각검사** : 모노필라멘트를 사용하여 두 점을 인식하는 거리를 측정하는 두점식별검사를 통해 평가하며, 이는 피부에 있는 촉각 수용기의 밀도를 확인하여 감각손실 이후 회복되는 정도를 확인한다. 두점식별검사는 정적 및 동적 두점식별검사로 나뉘는데, 정적 두점식별검사는 피검자의 손끝에 두 감각도구 간격(두 점의 간격이 5mm에서부터 시작)을 조절하며 10회 자극을 준 것 중 7회를 맞히면 알맞은 반응을 하는 것으로 여긴다. 동적 두점식별검사는 두 점을 무작위로 선택하여 손가락의 몸 쪽에서 먼 쪽으로 이동하면서 손가락의 긴축에 평행하게 자극을 제공한다. 피검자가 정확히 지각하는 최소 거리가 나올 때까지 진행하며, 10회의 감각 중 7회를 반응하면 알맞은 반응이다.

㉢ **고유감각(근육, 힘줄, 관절에 수용기가 있음)** : 검사자가 피검자의 팔꿈치, 손목 또는 손가락을 구부리고 펼 때 자신의 신체가 어떻게 움직여지는지 ('위' 또는 '아래') 표현함으로써 확인할 수 있다.

㉣ **입체감각** : 고유감각과 촉각 정보를 통합하여 보이지 않는 물체가 무엇인지 구별하게 한다. Moberg 집기검사를 수정한 Dellon검사는 검사자가 12가지 표준화된 물건(윙너트, 큰 견과류, 육각너트, 작은 사각너트, 나사, 열쇠, 동전, 주사위, 나사받이, 안전핀, 클립, 못)을 시야를 가린 피검자의 자뼈 쪽 세 손가락에 한 번에 한 물건씩 놓으면 피검자는 그 물건이 무엇인지 30초 내에 맞춤으로써 검사할 수 있다.

⑨ **시각무시 평가** : 편측부주의는 뇌손상 후 나타나는 시각적 주의력 상실을 의미한다. 편측부주의의 가장 심각한 형태를 시각무시라고 하는데, 예를 들어 대뇌의 오른쪽 반구에 손상이 있으면 신체의 중앙에서 왼쪽에 있는 시각자극을 인식하는데 어려움을 겪는 양상으로 나타난다. 이를 평가하기 위하여 Cancellation test를 이용할 수 있다. Cancellation test는 기호, 숫자, 또는 문자로 이루어진 종이를 피검자에게 제공하고 연필을 사용하여 특정 기호, 숫자, 또는 문자를 찾아 체크하라고 요청한 뒤 시각탐색의 변화가 있는지를 평가하는 도구이다.

(2) 외상성 뇌손상 진단 및 평가

외상성 뇌손상 환자의 상태를 면밀히 관찰하고 예후를 예측하기 위해 신경학적 검사와 함께 뇌파 및 유발전위검사, 전산화단층영상촬영(CT), 자기공명영상촬영(MRI) 등 특수 진단영상학적 검사를 사용하고, 이를 통해 진단할 수 있다. 보조공학서비스 적용 영역에서 뇌손상으로 나타나는 신경학적인 문제점을 파악하고, 신체적, 인지적, 정서적 기능상의 문제로 나타나는 활동의 수행에 관한 요인들을 평가하는 것이 중요하다. 외상성 뇌손상도 뇌졸중과 마찬가지로 자세조절, 감각인식, 몸 전체 움직임의 통합, 인지능력(주의력, 집중력, 기억력, 집행기능 및 추상력 등), 시지각 등의 문제를 지닌다. 여기서는 외상성 뇌손상 환자에게 주로 적용하는 의식수준 및 인지기능을 평가하는 도구들을 설명한다.

① **의식수준 평가** : 외상성 뇌손상 환자는 혼수상태(최대의 외부 자극에도 자신 및 환경에 대한 인식이 없음)에서 의식상태(자기인식 및 환경에 대한 인식이 깨어 있는 상태)까지 의식 단계의 변화를 경험한다. 뇌손상 이후 의식수준의 변화는 나이, 이전의 건강상태, 뇌 손상의 정도, 치료, 그리고 주변 환경에 따라 다양하다. 글래스고혼수척도(Glasgow Coma Scale; GCS)는 뇌손상의 심각성을 정량화하고 결과를 예측하기 위해 의료전문가들이 사용하는 보편적 도구이다. 3가지 영역인 눈뜨기, 운동반응, 언어반응을 각각 4점, 6점, 5점 척도로 평가하고 점수가 높을수록 의식수준이 높은 것으로 판단한다. [표 3-9]는 글래스고혼수척도를 자세히 설명한다.

[표 3-9] 글래스고혼수척도(Glasgow Coma Scale)

평가 영역	검사자극	개인적인 반응	점수
눈 뜨기	자발적	자발적으로 눈을 뜬다	4
	말로 지시	큰 소리로 말할 때 눈을 뜬다	3
	통증	꼬집을 때 눈을 뜬다	2
	통증	전혀 눈을 뜨지 못한다	1
운동반응	명령	간단한 명령을 따른다	6
	통증	꼬집었을 때, 검사자의 손을 잡아당긴다	5
	통증	꼬집었을 때, 검사자의 몸 일부를 잡아당긴다	4
	통증	통증에 대해 적절치 않게 몸을 구부린다	3
	통증	꼬집었을 때, 폄 자세에서 강직된다	2
	통증	꼬집었을 때 운동반응이 나타나지 않는다	1

언어반응	언어	대화를 적당히 계속하고 검사자에게 자기가 누구이고 어디에 있으며 지금이 언제인지 말한다	5
	언어	말이 혼돈되고 지남력이 상실된다	4
	언어	검사자와 이야기하는 것을 이해할 수 있지만 감각이 없다	3
	언어	검사자가 이해하지 못하는 소리를 한다	2
	언어	아무런 소리를 내지 않는다	1

출처 : Bond, M. R. (1983). Effects on the family system. In M. Rosenthal , E. R. Griffith , & M. R. bond (Eds.), Rehabilitation of the head injured adult (pp. 209-217). Philadelphia: F. A. Davis.

② **인지기능 평가** : 외상성 뇌손상 이후 나타나는 외상후기억상실(post-trauma amnesia; PTA)은 사고가 난 순간부터 일상의 기억을 회복하는 시기까지를 말한다. 이 기간이 길어질수록 인지능력 및 운동능력이 오랫동안 저하되고 일상으로 복귀하는 것이 어려워진다. 외상후기억상실 기간이 5분 미만일 때 손상이 매우 경하고, 5-60분 일 때 경도, 1-24시간 일 때 중등도, 1-7일일 때 심각, 1-4주일 때 매우 심각, 4주 이상이면 손상정도가 극도로 심각한 것을 의미한다. 이처럼 외상후기억상실 회복기간은 기능회복을 예측하는 데에 도움을 준다. 란쵸로스아미고(Rancho Los Amigos)척도는 각성 및 인지기능 수준을 1단계(무반응)~8단계(의도적이고 목적있는 반응)로 측정하는 도구로 외상성 뇌손상 환자들을 대상으로 많이 사용된다. 1-3단계는 각각 무반응, 일반적 반응, 국소적 반응을 나타내고, 4단계는 불안정한 혼란 상태로 몇 주 동안 나타날 수 있다. 5단계는 혼란 상태로 부적절한 반응을 보이지만, 6단계는 혼란 상태에서도 적절한 반응을 보인다. 7-8단계 수준이 되면 비로소 주변 환경에 적절하게 적응하며 일과를 자율적으로 수행하고 마지막 단계에서는 새로운 학습이 가능해진다.

(3) 뇌성마비 진단 및 평가

뇌성마비는 미성숙한 뇌의 병변 또는 결함 때문에 운동이나 자세의 결함을 보이는 장애이다. 뇌성마비의 분류는 근긴장도(경직형, 운동이상증형, 실조형, 혼합형), 장애정도(경증, 중증도, 중증), 그리고 사지의 마비부위(단마비, 편마비, 하지마비, 삼지마비, 사지마비)에 따라 나뉠 수 있다. 예를 들어, 중증도 경직형 편마비는 능동 또는 수동적으로 움직일 때 신체의 한쪽 편에 근긴장도가 증가하며 약간의 도움으로 일상생활을 수행할 수 있고 때때로 보조기 착용이 필요한 기능을 가진다.

뇌성마비를 진단하기 위하여 임신 및 출산 등에 관련된 내용과 영아기 발달과정의 지연에 대한 내용을 면밀히 확인하고, 자세 이상, 자발적 움직임 관찰, 근긴장도 이상, 원시반사의 유무, 자세반사의 이상 등 이학적 검사가 필수적이다. 보조적 진단방법으로는 뇌 초음파검사, 전산화단층영상촬영(CT), 자기공명영상촬영(MRI), 뇌파검사(Electro-encephalography; EEG) 등이 있다. 또한 기능적 평가인 대운동기능분류시스템(Gross Motor Function Classification System; GMFCS)과 손기능분류시스템(Manual Ability Classification System; MACS)을 사용하여 뇌성마비로 인해 발생하는 신경학적 문제점이 대운동 및 소운동 기능에 미치는 영향을 평가하여 그 결과를 보조기기 제공 시 고려할 수 있다. 대운동기능분류시스템(GMFCS)은 5가지 단계로 1단계(제한 없이 걷기)에서 5단계(수동휠체어로 이동, 보호자에게 의존)로 올라갈수록 대운동기능이 낮아짐을 의미한다. 손기능분류시스템(MACS) 또한 5단계로 이루어져 있으며, 1단계는 물건을 쉽고 성공적으로 다루며 대부분 두 손으로 물건을 조작하는 최대 기능을 이야기하며, 5단계는 물건을 다루지 못하고 전체적으로 도움이 필요한 가장 낮은 기능을 의미한다.

4. 감각장애 진단 및 평가

1) 시각장애

(1) 시각장애의 정의

시각장애는 외부신체기능 장애로, 시각기능의 현저한 저하 또는 소실로 일상생활 및 사회생활에 제약받는 것을 말한다. 시각장애의 원인이 되는 선천성 및 후천성 질환으로는 백내장, 녹내장, 신생아 농루안, 시신경 위축, 고혈압성/당뇨성 망막증, 미숙아 망막증 등이 있다. 일반적으로 시각장애인은 시력 또는 시야결손, 겹보임(복시)을 가지고 있으며 「장애인복지법」에서는 시각장애인을 다음과 같이 정의하고 있다(표 3-10).

[표 3-10] 시각장애 법적 정의

- 나쁜 눈의 시력(공인된 시력표에 따라 측정된 교정시력을 말한다. 이하 같다)이 0.02 이하인 사람
- 좋은 눈의 시력이 0.2 이하인 사람
- 두 눈의 시야가 각각 주시점에서 10도 이하로 남은 사람
- 두 눈의 시야 2분의 1 이상을 잃은 사람
- 두 눈의 중심 시야에서 20도 이내에 겹보임(복시)이 있는 사람

출처 : 장애인복지법 시행령 별표 1

(2) 시각장애의 특성

시각장애인의 시각기능의 저하 및 소실은 신체적, 인지적, 그리고 사회/정서적 기능에 영향을 미치고, 이는 나아가 여러 가지 활동에서의 참여를 제한한다.

① **신체적 특성** : 시력, 시야결손, 그리고 겹보임(복시)에 의하여 움직임에 필요한 시각정보를 받아들이고 이를 적절히 처리하는 데에 어려움이 있다. 주변 환경의 사물 및 사람을 탐색할 수 있는 기회가 적어 움직임에 대한 동기가 낮다. 이로 인하여 신체 움직임과 관련된 근력 및 근긴장도가 낮고 자세유지 및 이동에 필요한 균형감각의 부족으로 움직임이 제한되거나 과해 보인다. 또한, 미세운동 기술을 습득하는 것이 어려운데, 시각장애인은 물체의 형태와 모양을 인식하고자 손으로 만지며 물체의 개념을 촉각적으로 발전시키는 경향이 있다.

② **인지적 특성** : 인지과정은 시각을 포함한 다양한 감각을 받아들여 정보들을 해석하고 이를 기억에 저장해 두었다가 필요에 따라 정보를 인출하여 추리하고 문제를 해결해 환경에 적응해 나가는 것이다. 시각장애인은 시각을 제외한 다른 감각을 통하여 주변 환경을 인식하여야 함으로 인지기능(예를 들어, 지능, 주의력, 집중력, 문제해결력)이 비장애인과 차이가 있을 수 있다. 주로 청각을 통해 사물과의 거리와 방향을 인식하지만 사물의 크기, 형태, 공간의 개념은 촉각을 통해 인지함으로 유추의 방법을 사용한다. 이로 인하여 비장애인과 비교했을 때, 사물과 상호작용하는 방법이 다르고 장애아동의 경우 특정 개념(예를 들어, 사물의 영속성, 인과관계, 목적과 수단의 관계)을 습득하는 시기가 늦어질 수 있다.

③ **사회/정서적 특성** : 시각적 정보는 언어적 및 비언어적 의사소통(얼굴표정, 제스쳐)을 사용한 사회적 상호작용에 중요하다. 상대방의 눈을 맞추고, 눈을 움직이며, 얼굴표정을 따라 하고, 주변 환경을 인식하는 것 등의 제한은 시각장애인의 사회적 상호작용에 대한 경험과 지식 획득에 부정적인 영향을 미친다. 이는 상대방과의 상호 관계의 맥락을 파악하고 반응하는 데 시각적 정보를 사용하지 못함으로 사회적 상호작용 시 필요한 전략을 적용하지 못하고 이를 시작하고 지속하는데 어려움을 겪는다.

(3) 시각장애 진단 및 평가

2019년 7월을 기준으로 「장애인복지법」의 장애등급제도가 폐지되면서 1급–6급으로 구분되었던 시각장애인이 ‘장애정도가 심한 장애인’과 ‘장애정도가 심하지 않은 장애인’으로 나뉘었다. 다음의 [표 3-11]은 「장애인복지법」에서 제시된 시각장애 정도의 판정기준이다.

[표 3-11] 시각장애 정도 판정기준

장애정도	장애상태
장애의 정도가 심한 장애인	1. 좋은 눈의 시력(공인된 시력표로 측정한 것을 말하며, 굴절이상이 있는 사람은 최대 교정시력을 기준으로 한다. 이하 같다)이 0.06 이하인 사람 2. 두 눈의 시야가 각각 모든 방향에서 5도 이하로 남은 사람
장애의 정도가 심하지 않은 장애인	1. 좋은 눈의 시력이 0.2 이하인 사람 2. 두 눈의 시야가 각각 모든 방향에서 10도 이하로 남은 사람 3. 두 눈의 시야가 각각 정상시야의 50퍼센트 이상 감소한 사람 4. 나쁜 눈의 시력이 0.02 이하인 사람 5. 두 눈의 중심 시야에서 20도 이내에 겹보임[복시(複視)]이 있는 사람

출처 : 장애인복지법 시행규칙 별표 1

시각장애는 시력과 시야 그리고 겹보임(복시)의 유무를 평가하여 결정하지만 보조기기의 적용을 위해서는 시각 기능과 관련한 다른 평가들이 필요할 수 있다. 시각장애인의 시력은 공인된 시력표를 사용하여 검사한다. 우리나라에서는 1994년도에 국제표준에 맞게 개정된 진용한시력표를 주로 사용한다. 시력표에 규정된 거리에서 문자나 형태를 알아봄으로써 최소 가독시력을 측정한다. 원거리 시력검사는 5-6m 떨어진 거리에서 실시하고, 근거리 시력검사는 30cm 거리에서 실시한다.

시각장애인의 시야는 동적시야검사가 원칙이나 경우에 따라 정적시야검사를 통해 측정할 수 있다. 동적시야검사는 주변시야 검사 시 주로 사용하며, 시야전체를 파악할 수 있다. 정적시야검사는 중심시야 측정 시 사용하며, 좀 더 정밀한 시야검사이다. 이러한 시야검사는 공인된 시야검사계인 골드만시야계(Goldmann's perimeter) 또는 험프리 시야계(Humphrey's perimeter) 등으로 시행할 수 있다.

하나의 물체가 둘로 보이거나 겹쳐서 보이는 현상을 겹보임(복시)이라고 하는데, 이는 교정(안경, 콘텍트렌즈 등의 사용을 통한) 후 동적 복시시야검사를 통해 장애정도를 판정할 수 있다.

이외에도 시각 기능을 알아볼 수 있는 시각 추적, 시각 스캐닝, 원근 조절 등을 평가할 수 있다. 임상관찰을 통하여 피검자의 눈이 움직이는 물체를 따라 볼 수 있는지, 어떤 장면 내에서 특정 물체를 찾기 위해 눈을 움직이는지, 보고 있는 물체가 가까워질수록 또는 멀어질수록 눈의 초점을 변화시킬 수 있는지 등을 검사한다.

2) 청각장애

(1) 청각장애의 정의

청각장애는 귀(바깥귀, 가운데귀, 속귀)에서부터 뇌(대뇌피질 등)에 이르는 귀와 관련된 기관의 이상으로 인해 소리를 듣지 못하거나 소리의 의미를 이해하지 못하는 경우를 말한다. 이는 유전적 및 환경적 요인에 의하여 발생한다. 유전적 요인으로는 선천성 외이도 폐쇄증, 모자혈액 불일치, 이경화증 등이 있으며, 환경적 요인으로는 임신기간 동안 가질 수 있는 질병이나 감염과 관련된다(예를 들어, 모체의 풍진, 감염, 당뇨병, 조산, 뇌막염 등). 일반적으로 청각장애인은 농(deaf)과 난청(hard of hearing)으로 분류할 수 있으며 「장애인복지법」에서는 청각장애인을 다음과 같이 정의하고 있다(표 3-12).

[표 3-12] 청각장애 법적 정의

- 두 귀의 청력 손실이 각각 60dB 이상인 사람
- 한 귀의 청력 손실이 80dB 이상, 다른 귀의 청력 손실이 40dB 이상인 사람
- 두 귀에 들리는 보통 말소리의 명료도가 50% 이하인 사람
- 평형 기능에 상당한 장애가 있는 사람

출처 : 장애인복지법 시행령 별표 1

(2) 청각장애의 특성(청력장애 중심)

청각장애인의 청각기능의 저하 및 소실은 언어적, 사회 · 정서적, 그리고 인지적 기능에 영향을 미치고, 이는 나아가 여러 가지 활동에 참여를 제한한다.

① **언어적 특성** : 청각정보의 피드백이 부족한 청각장애인은 느린 발화속도, 과도한 음성 강도, 숨쉬기와 말하기의 부적절한 조화, 단조로운 억양, 제한된 음질(목이 쉰 듯한 소리, 쥐어짜는 소리, 과도한 비음 등) 등을 나타낸다. 청각장애인은 신경학적 손상이나 근육의 운동성에 근본적인 장애가 있지 않음에도 불구하고 조음기관(혀, 입술, 턱, 치아, 물렁입천장, 단단입천장)의 움직임이 제한되어 말의 빠르기가 적절하지 못해 말의 명료도 및 구어를 사용한 의사소통 능력이 저하되어 나타난다.

② **인지적 특성** : 청각장애인의 언어발달 저하에 따른 의사소통 능력의 제한은 인지발달에도 부정적인 영향을 미친다. 비장애인과 비교하여 시각과 청각의 두 방법을 모두 사용하여 정보를 처리하는 것이 아니라 시각에만 의존하여 정보를 인식한다. 일

반적인 교육 또는 직업 활동에 참여 시, 학습경험이 적절하지 않을 수 있고 한 가지 방법으로만 교육이 이루어질 경우, 불필요한 인지부하가 발생할 수 있다. 작업기억 용량을 초과하여 인지에 과부하가 일어나고 이로 인하여 학습자가 경험과 비교하여 현재 들어오는 정보에 의미를 부여하는 것에 부정적으로 작용하여 학업성취도가 감소할 수 있다. 또한, 잔존청력이 있는 청각장애인의 경우에도 현재 들어오는 음성정보를 정확히 인식하지 못하여 잘못된 정보로 판단할 수 있다.

③ **사회 · 정서적 특성** : 청각장애인은 일반적으로 사용하는 언어로 의사소통하는 것이 어렵다. 발달 초기 부모와의 적절한 사회적 상호작용의 경험의 결여로 인해 사회적 기술 발달의 한계를 가지고 이는 성장 후 타인과의 의사소통에서도 문제가 발생한다. 이로 인해 사회적 미성숙, 충동성, 부적절한 행동, 자기중심적 관점 등의 문제로 사회생활에 많은 어려움을 겪는다. 청각장애를 가진 학생은 불충분한 음성언어 및 타인과의 다른 의사소통 수단(예를 들어, 수화)의 사용으로 또래와 성공적으로 상호작용하는 것이 어렵다. 또한, 수업시간에 말하기 및 듣기의 제한으로 인해 수업참여가 어렵다.

(3) 청각장애 진단 및 평가(청력장애 중심)

청각장애는 크게 청력장애와 평형기능장애로 나뉜다. 여기서 평형기능은 공간 내에서 자세 및 방향을 유지하는 능력을 말한다. 다음은 「장애인복지법」에 제시된 청력장애 및 평형기능장애 정도의 판정기준이다(표 3-13, 3-14).

청력손실을 평가하기 위해서 사용할 수 있는 가장 일반적인 검사가 순음청력검사이다. 피검자는 헤드셋을 낀 상태에서 음의 범위, 빈도, 강도에 따른 순음을 듣고, 들리면 손을 들어 소리에 반응한다. 이를 통해 주파수별 청력민감도인 청력역치를 측정한다.

[표 3-13] 청력장애 정도 판정기준

장애정도	장애상태
장애의 정도가 심한 장애인	두 귀의 청력을 각각 80dB 이상 잃은 사람(귀에 입을 대고 큰소리로 말을 해도 듣지 못하는 사람)
장애의 정도가 심하지 않은 장애인	1. 두 귀에 들리는 보통 말소리의 최대의 명료도가 50퍼센트 이하인 사람 2. 두 귀의 청력을 각각 60dB 이상 잃은 사람(40센티미터 이상의 거리에서 발성된 말소리를 듣지 못하는 사람) 3. 한 귀의 청력을 80dB 이상 잃고, 다른 귀의 청력을 40dB 이상 잃은 사람

출처 : 장애인복지법 시행규칙 별표 1

[표 3-14] 평형기능장애 정도 판정기준

장애정도	장애상태
장애의 정도가 심한 장애인	양측 평형기능의 소실로 두 눈을 뜨고 직선으로 10미터 이상을 지속적으로 걸을 수 없는 사람
장애의 정도가 심하지 않은 장애인	평형기능의 감소로 두 눈을 뜨고 10미터 거리를 직선으로 걸을 때 중앙에서 60센티미터 이상 벗어나고, 복합적인 신체운동이 어려운 사람

출처 : 장애인복지법 시행규칙 별표 1

또한 순음청력검사를 통해 측정된 청력역치의 신뢰도를 확보하기 위해 청성뇌간반응검사를 시행할 수 있다. 피검자에게 소리 자극을 들려주면 두피에 위치한 전극을 통해 청각계로부터의 전기반응이 기록된다. 이 검사는 특히 의사소통이 어려운 피검자가 순음청력검사를 시행할 수 없을 때 적용될 수 있다.

청력손실은 듣는 능력뿐만 아니라 말에 대한 이해력 또한 제한함으로 이를 측정하는 어음명료도검사가 필요하다. 피검자가 편안하게 듣는 소리 레벨에서 한국표준어음검사 목록을 들려주고 따라 말하기 또는 쓰기 등으로 변별능력을 측정한다.

5. 정신적 장애 진단 및 평가

1) 지적장애

(1) 지적장애의 정의 및 진단기준

미국정신의학회(American Psychiatric Association; APA)에서는 지적장애를 두 가지 영역, 즉 지적기능(학습, 문제해결력, 추리, 판단력 등) 및 적응기능(의사소통과 독립적 생활과 같은 일상생활활동 등) 영역에 영향을 미치는 일반적 정신능력에 문제가 발생한 상태라고 정의한다. 지적장애의 원인은 크게 유전적 원인과 출생 이후 환경적 원인으로 나뉜다. 유전적 원인으로는 염색체 및 유전자 이상(취약 X 증후군, 다운증후군, 터너 증후군, 프래더-윌리 증후군 등), 선천성 대사 장애(페닐케톤뇨증, 갈락토스혈증 등)가 있고, 환경적 원인으로는 출산 시 감염 및 뇌 손상, 소아기 질병, 장기간의 아동학대 등이 있다. 미국정신의학회에서 제시한 정신장애 진단 및 통계 편람 5판(Diagnostic and Statistical Manual of Mental Disorder 5; DSM-5)에서는 지적장애를 아래와 같이 진단하고 분류한다(표 3-15).

[표 3-15] DSM-5의 지적장애 진단기준

진단기준
지적장애는 발달시기에 나타나며, 개념적, 사회적, 실행적 영역에서 지적 및 적응 기능 모두에 결함이 있는 상태를 말한다. 아래의 3가지 진단기준을 충족하여야 한다. A. 추론, 문제해결, 계획, 추상적 사고, 판단, 학업 습득, 경험을 통한 학습과 같은 지적 기능에서의 결함이 임상 평가와 표준화된 개인 지능 검사 이 두 가지를 통해 확인되어야 한다. B. 적응 기능에서의 결함으로 개인의 독립성, 사회적 책임성과 관련해 발달적 기준과 사회 · 문화적 기준에 도달하지 못한다. 지속적인 도움 없이는 적응적 결함으로 인해 다양한 환경(가정, 학교, 직장, 지역사회)에서 다음과 같은 일상생활활동(의사소통, 사회활동 참여, 독립적인 생활)들 중 한 가지 이상 기능상의 제한이 초래된다. C. 지적 결함과 적응 기능에서의 결함이 발달 시기 동안 발병한다.

출처 : American Psychiatric Association. (2013). 정신질환의 진단 및 통계편람 제5판 [Diagnostic and Statistical Manual of Mental Disorder, 5th edition].(권준수 외 공역). 서울: 학지사.

지적장애인은 지적 기능 수준 및 적응행동(개념적, 사회적, 실행적 행동) 수준에 따라 경도(mild), 중등도(moderate), 중도(severe), 그리고 최중증(profound)의 유형으로 분류된다. 경도 지적장애는 지능지수 50-55부터 약 70까지, 중등도 지적장애는 지능지수 35-40부터 50-55까지, 중도 지적장애는 20-25부터 35-40까지, 그리고 최중증 지적장애는 20 또는 25 이하를 말한다. 각 분류에 따른 특성은 아래 [표 3-16]에서 설명한다.

우리나라에서는 지적장애를 의료기관의 정신건강의학과 또는 재활의학과 전문의로부터 진단을 받을 수 있다. 아래는 「장애인복지법」에 제시된 지적장애 정도의 판정기준이다(표 3-17).

[표 3-17] 지적장애 정도 판정기준

장애정도	장애상태
장애의 정도가 심한 장애인	지능지수가 70 이하인 사람으로서 교육을 통한 사회적 · 직업적 재활이 가능한 사람

출처 : 장애인복지법 시행규칙 별표 1

(2) 지적장애의 특성

지적장애는 지적 수준 및 적응행동 두 영역에서 결함이 뚜렷하게 나타난다. 적응행동의 세 가지 영역인 개념적 적응행동(수용언어, 표현언어, 읽기, 쓰기, 돈 개념 등), 사회적 적응행동(인간관계, 책임감, 속기 쉬움, 규칙 따르기, 법 지키기 등), 그리고 실행적 적응행동(일상생활활동, 복합적 일상생활활동, 직업기술, 안전한 환경 유지하기 등)에 따라 네 가지 분류의 특성을 제시한다(표 3-16).

[표 3-16] DSM-5의 지적장애 분류에 따른 특성

분류	개념적 영역	사회적 영역	실행적 영역
경도 (mild)	• 연령에서 기대되는 학문적 기술을 배우는데 있어서 학령기 아동과 성인은 하나 또는 그 이상 영역의 지지가 필요함 • 성인은 추상적인 사고, 실행 기능, 그리고 학업 기술에서 기능적으로 사용되는 단기기억(읽기, 금전관리)에 어려움 있음 • 문제해결을 위해 또래보다 좀 더 구체적인 접근이 필요함	• 전형적인 발달을 보이지만 사회적 상호작용은 미숙함 • 또래가 표현하는 사회적 신호를 이해하는 것이 어려움 • 감정을 조절하거나 연령에 적절한 행동을 하는 것이 어려움. • 사회적 상황에서 위험한 것을 이해하는데 제한이 있음 • 연령보다 미숙한 사회적 판단, 다른 사람들에게 조종당하기 쉬움	• 자기관리에 있어서 연령에 맞는 기능을 보이지만, 복잡한 일상생활 과제에서 약간의 지지가 필요함 • 레크레이션 기술은 또래와 비슷하지만 레크레이션에서 요구되는 다양한 것들을 구조화하고 적절히 수행하는 것과 관련된 판단은 어려움 • 법적 결정이나 건강관리 시, 전반적인 도움이 필요하고, 직업을 능숙하게 수행하기 위한 기술을 배워야 함 • 가족들의 일반적인 도움이 필요
중등도 (moderate)	• 또래들보다 전반적인 발달이 현저히 지연됨 • 전학령기는 언어, 전학문적 기술들이 천천히 발달함 • 학령기는 읽기, 쓰기, 수학, 시간과 돈을 이해하는 것의 진행이 또래들과 비교하여 현저히 제한됨 • 성인은 학문적 기술이 일반적으로 초등학교 수준이며 일과 일상생활을 위해 학문적 기술을 사용하는 것에 지지가 필요 • 일상생활을 위한 전반적인 지지가 필요	• 연령과 비교 시, 사회적 및 의사소통적 행동이 현저하게 다른 것을 볼 수 있음 • 일반적으로 표현 언어는 사회적 상호작용을 위한 첫 번째 도구지만 또래들보다 복잡하게 표현하는 것은 어려움 • 가족이나 친구들과 관계를 맺기 위한 시도와 성공적인 친구관계, 성인기에서는 애정관계를 맺는 것이 어려움. 그러나 사회적 힌트를 정확하게 해석하거나 받아들이기 어려울 정도는 아님 • 사회적 판단과 의사결정을 하는 능력은 제한되며, 생활에서 결정을 위한 도움이 꼭 필요함	• 성인은 먹기, 옷 입기, 씻기, 위생을 포함한 개별적 관리는 할 수 있지만 전 생애에 걸쳐 이들 영역을 독립적으로 수행하기 위한 가르침과 시간이 필요함 • 성인기에는 모든 가사 일에 참여하는 것도 가능하지만 필요한 것은 가르쳐야 함 • 독립적으로 직업을 구하기 위해서는 개념적 사고와 의사소통 기술의 제한이 있어 주로 감독자 또는 다른 사람들과 협력해야 하는 직업을 고려함 • 레크레이션 기술은 다양하게 발달할 수 있음. 일반적으로 오랜 기간 동안 배울 수 있는 기회와 지원이 추가적으로 필요함 • 부적응 행동은 일부 소수에게 나타나며 사회적인 문제가 원인임
중도 (severe)	• 개념적 기술들의 성취에 제한이 있음 • 문자 언어, 수와 양, 시간과 돈을 포함한 개념의 이해가 전반적으로 어려움을 가짐 • 생애에 걸쳐 문제해결을 위한 지속적인 보호자의 도움이 필요함	• 음성언어 시 단어와 문법의 제한을 보임. 말할 때, 한 단어 또는 구를 사용할 가능성이 있으며, 의미 확장을 통해 보충할 수 있음 • 의사소통과 말하는 것은 현재 일어나고 있는 시점에 초점이 맞추어짐 • 언어는 설명보다 사회적 의사소통을 위해 사용됨 • 가족구성원과 친숙한 사람들은 즐거움과 도움의 근원이 될 수 있음	• 일상생활(먹기, 옷 입기, 목욕하기, 배설)을 위한 모든 활동에서의 도움이 필요함. 매 시간동안 감독이 요구됨 • 자신과 다른 사람이 수행하는 것과 관련된 책임있는 결정이 어려움. 성인이 되면 가사 일, 레크레이션, 일 참여에서 항상 지지와 도움이 필요함 • 모든 영역에서 기술을 습득할 때 오랜 기간 가르침이 필요하며 항상 지지가 필요함 • 자해를 포함한 부적응적 행동이 나타남

최중증 (profound)	• 개념적 기술들은 전반적으로 상징적 처리보다 신체적인 부분들을 포함함 • 자기관리, 일, 레크레이션을 위한 목표 지향적 방식에서 도구들이 사용됨 • 특별한 시공간적 기술(신체적 특성에 근거한 분류 또는 매칭)이 필요함 • 운동과 감각손상이 동시에 발생할 때 도구들의 기능적 사용을 방해할 수 있음	• 말하기와 제스쳐를 사용한 상징적인 의사소통의 이해가 매우 제한됨 • 간단한 지시나 제스쳐는 이해할 수 있음 • 비언어적, 비상징적 의사소통을 통해 그들의 요구나 감정을 표현함 • 가족들이나 보살펴주는 사람, 사람들에게 제스쳐나 감정적 힌트를 통해 사회적 의사소통을 함 • 감각과 신체적 손상이 함께 일어나는 것은 많은 사회적 활동을 방해함	• 일상생활을 위한 모든 영역에서 다른 사람의 도움이 필요함 • 심한 신체적 손상이 없다면 가정에서 약간의 일상생활 기술을 할 수 있음(예를 들어, 테이블에 접시 옮기기) • 여가 활동은 음악듣기, 영화보기, 산책하기, 물을 이용한 활동에 참여하기 등을 포함하며 모두 다른 사람의 지지가 필요함 • 신체적, 가정, 여가, 직업 활동에 참여 시 감각적 장애가 함께 있을 경우 방해됨 • 부적응적 행동이 소수에게 나타남

출처 : American Psychiatric Association. (2013). 정신질환의 진단 및 통계편람 제5판 [Diagnostic and Statistical Manual of Mental Disorder, 5th edition].(권준수 외 공역). 서울: 학지사.

한 가지 영역에서의 발달지연은 다른 영역에서의 기능 제한으로 나타난다. 지적장애를 일으키는 원인에 따라 다양한 신체적, 운동발달적, 정형외과적, 시각 및 청각적 등의 복합적 건강상 어려움이 발생한다. 심한 지적장애를 가진 사람은 비장애인과 비교하여 신체적 발달이 지연되면서 운동기능(근력, 지구력, 신체협응, 균형, 달리기속도 및 민첩성 등)에도 문제가 나타난다.

(3) 지적장애 기능 평가

지적장애 진단을 위한 평가는 크게 두 가지 영역으로 구분된다. 첫 번째가 정신능력을 검사하는 지적기능검사이다. 우리나라에서는 지적기능을 검사하기 위해 주로 한국웩슬러 지능검사를 사용한다. 연령에 따라 유아용(3세~7세 3개월), 아동용(6세~16세 11개월), 성인용(16세~69세 11개월)로 나뉜다. 언어이해, 지각추리, 작업기억, 처리속도의 네 가지 영역에서 각 지표가 제공되며, 이를 모두 합한 것이 전반적인 지적 능력을 나타내는 전체 IQ 점수이다.

두 번째로 자신의 일을 처리하는 것과 사회생활에 적응하는 능력인 적응행동검사이다. 우리나라에서는 주로 사회성숙도검사를 통하여 적응행동 수준을 파악한다. 사회성숙도검사는 피검자가 비장애인일 경우 0~30세까지 적용가능하고, 장애인일 경우 연령 제한 없이 사용 가능하다. 총 6개의 영역인 자조, 이동, 작업, 의사소통, 자기관리, 사회화 영역을 평가하고, 이를 통해 피검자의 사회성숙연령(사회성 연령) 및 사회지수(사회성을 의미)를 알 수 있다.

지적기능 및 적응행동검사 뿐만이 아니라 지적장애인은 그 원인에 따라 다양한 신체기능 상의 문제를 나타냄으로 운동능력을 평가할 필요가 있다. 운동기능을 평가할 수 있는 도구로는 2005년에 2판으로 개정된 Bruininks-Oseretsky Test of Motor Proficiency 2(BOT-2)가 있다. 이 도구는 4-21세 아동 및 청소년의 대운동 및 소운동 기술을 평가한다. 이 평가를 통해 소운동 조절, 손 협응, 신체협응, 근력 및 민첩성이 비장애인과 비교 시 어느 정도의 기술 수준인지를 파악할 수 있다.

2) 자폐성장애

(1) 자폐성장애의 정의 및 진단기준

자폐성장애는 사회적 상호작용의 제한 및 반복적인 행동/관심이 특징으로, 이러한 증상이 평생 동안 지속되는 상태를 말한다. 우리나라 「장애인복지법」에는 '소아기 자폐증, 비전형적 자폐증에 따른 언어 · 신체표현 · 자기조절 · 사회적응 기능 및 능력의 장애로 일상생활이나 사회생활에 상당한 제약을 받아 다른 사람의 도움이 필요한 사람'으로 정의한다. 자폐성장애는 선천적, 유전적, 정신사회적, 생물학적, 그리고 특정 의학적 원인 등 다양한 요인에 의해 발생한다. 선천적 원인으로는 뇌막염, 뇌염, 풍진, 간질 등 신경학적 장애가 있고, 유전적 원인으로는 약체 X 증후군, 페닐케톤뇨증과 같은 염색체 이상이 있다. 또한, 부모의 성격 및 가족/환경의 변화에 의해 아동이 정신사회적 스트레스를 받아 증상이 악화되는 경우도 있고, 지적장애, 뇌성마비, 수막염, 청각장애 등 다양한 의학적 상태에 의해 발생할 수도 있다.

우리나라 「장애인복지법」에서는 자폐성장애 진단 시 제10차 국제질병사인분류(International Classification of Diseases, 10th Version; ICD-10)의 진단지침을 참고한다. 아래는 ICD-10의 진단기준(표 3-18)과 「장애인복지법」에서 제시된 자폐성장애 정도의 판정기준(표 3-19)이다.

[표 3-18] ICD-10의 자폐성장애 진단기준

진단기준
다음 16개 항목 중 적어도 8개를 충족하여야 한다.
A. 사회적 상호교류의 질적인 장애가 다음 5가지 중 3가지를 만족하여야 한다.
1. 사회적 상호작용을 조절하기 위한 눈 마주치기, 얼굴 표정, 몸자세를 사용하는데 현저한 장애
2. 친구 관계 발달의 실패
3. 긴장되거나 고민될 때 위안과 호의를 다른 사람에게서 구하거나, 혹은 다른 사람이 긴장되거나 고민될 때 위안과 호의를 보이는 것이 드묾

4. 타인의 행복에 대해 대신 기뻐하거나 자신의 즐거움을 타인과 자발적으로 나누는 것과 같은 즐거움 공유의 결여
5. 사회적-감정적 상호 교류의 결여

B. 질적인 의사소통 장애가 있어야 한다.

1. 언어 발달이 있더라도 사회적 사용 결여
2. 소꿉놀이나 사회적 모방놀이의 장애
3. 상호 대화를 통한 상호성과 동시성 부족
4. 언어 표현의 유연성 부족과 사고 과정에서 창조성과 상상력의 상대적 결여
5. 상대방의 언어적, 비언어적 표현에 대한 감정적 반응 결여
6. 의사소통조절을 반영하는 억양의 변화나 강조의 사용 장애
7. 언어적 의사소통의 뜻 전달을 강조하거나 도와주는 제스쳐 결여

C. 제한적이고 반복적이며 상동증적인 행동, 관심, 활동이 적어도 다음 6항목 중 2항목 이상 이여야 한다.

1. 상동증적이고 제한적인 양상의 흥미에 지나치게 집착
2. 특이한 대상에 대한 특별한 애착
3. 특이하고 비효율적인 일이나 의식에 명백히 강박적으로 집착
4. 상동적이고 반복적인 동작성 매너리즘
5. 장난감의 부분이나 비기능적 요소에 몰두
6. 환경의 사소하고 비기능적인 부분의 변화에 지나친 고통

D. 진단이 내려지기 위해서 발달의 이상이 생후 첫 3년 이내에 있어야 한다.

출처 : World Health Organizarion. (1992). ICD-10 Classification of Mental and Behavioural Disorder, Clinical Descriptions and Diagnostic Guidlines. World Health Organizarion.

[표 3-19] 자폐성장애 정도 판정기준

장애정도	장애상태
장애의 정도가 심한 장애인	1. ICD-10의 진단기준에 의한 전반성발달장애(자폐증)로 정상발달의 단계가 나타나지 아니하고 지능지수가 70 이하이며, 기능 및 능력장애로 인하여 GAS척도 점수가 20 이하인 사람 2. ICD-10의 진단기준에 의한 전반성발달장애(자폐증)로 정상발달의 단계가 나타나지 아니하고 지능지수가 70 이하이며, 기능 및 능력장애로 인하여 GAS척도 점수가 21~40인 사람 3. 1호 내지 2호와 동일한 특징을 가지고 있으나 지능지수가 71 이상이며, 기능 및 능력장애로 인하여 GAS척도 점수가 41~50인 사람

GAS=Global Assessment Scale(전반적 발달평가척도)

출처 : 장애등급판정기준, 보건복지부 고시 제2023-42호

(2) 자폐성장애의 특성

자폐스펙트럼장애의 일반적인 특성으로는 다른 사람과 눈 맞춤이 힘들고 주변 사람들에게 무관심하여 정서를 이해하지 못하는 사회적 상호작용의 결핍과 타인과의 의사소통을 위해 필요한 언어적 및 비언어적 수단이 결여된 것이다. 또한, 손, 머리, 몸통 등 신체의 일부를 무의미하게 반복적으로 움직이는 상동행동과 주변 사물에 대한 제한

적인 관심을 보인다. 이러한 증상으로 인하여 다양한 환경에서 수행되는 활동에 참여하는 것이 힘들다. 여러 가지 감각(예를 들어, 촉각, 고유감각, 전정감각 등)을 적절하게 처리하는 것이 어려워 옷 입기, 목욕하기, 식사하기, 소변보기 등 일상생활에 문제가 발생한다. 일상생활뿐만 아니라 사물에 대한 부적절한 집착과 비정상적인 사용으로 혼자놀이 및 감각운동놀이를 주로 하며 학습 및 직업 활동 참여에도 제한이 있다.

(3) 자폐성장애 기능 평가

자폐성장애의 진단을 위해서는 종합적 검사가 필요하다. 지능검사, 운동기능평가, 언어평가, 신경심리검사, 사회성숙도검사, 작업기능평가 등이 필요하다. 이러한 평가들을 통해 지적장애, 주의력결핍과잉행동장애, 언어장애, 불안장애 등을 배제하고 자폐성장애 진단을 내릴 수 있다.

자폐성장애 진단기준에는 전반적 발달평가척도(Global Assessment Scale; GAS)에서 도출되는 점수가 포함되는데, GAS는 사회생활, 직업생활, 그리고 정신적 기능을 평가한다. 이 도구는 검사를 하는 것이 아니라 사회성숙도, 한국판 아동기 자폐증 평정척도(Korean-Childhood Autism Rating Scale; K-CARS) 등을 기준으로 GAS 점수로 환산하여 적용한다. 제공되는 점수 범위는 0~100점까지로 점수가 높을수록 전반적 발달기능이 높은 것을 의미한다.

K-CARS는 3세 이상의 아동을 대상으로 사람과의 관계, 모방, 정서반응, 신체사용, 물체사용, 변화에 대한 적응, 시각반응, 청각반응, 미각 · 후각 · 촉각 반응 및 사용, 두려움 또는 신경과민, 언어적 및 비언어적 의사소통, 활동수준, 지적 반응의 수준과 항상성, 일반적 인상으로 총 15가지 영역을 평가한다. 총 60개의 항목으로 총점의 범위는 15점~60점이고, 점수가 높을수록 자폐증적 행동을 많이 보이는 것을 의미한다. 30점 이상이면 자폐로 간주하며, 30~36.5점은 경증 및 중간정도의 자폐, 그리고 37~60점은 중증 자폐증을 의미한다.

3) 정신장애

(1) 정신장애 정의 및 진단기준

우리나라 「장애인복지법」에서는 정신적 장애를 발달장애(발달기에 나타나는 지적장애 및 자폐성장애)와 정신장애로 나누어 설명하고 있다. 이 법에서는 정신장애를 '지속적인 양극성 정동장애, 조현병, 조현정동장애, 재발성 우울장애에 따른 감정조절 · 행동 · 사고 기능 및 능력의 장애로 인하여 일상생활이나 사회생활에 상당한 제약을 받아 다른 사람의 도움이 필요한 사람'으로 정의한다.

정신장애를 유발하는 원인으로는 크게 기질적, 심리적, 그리고 사회문화적 원인이 있다. 기질적 원인은 정신과적 증상을 일으키는 뇌에 영향을 미치는 모든 질병을 뜻한다. 예를 들어, 지나친 음주는 인격장애와 정신질환을 발생시키고, 일산화탄소 중독, 경련 등은 뇌 활동에 중요한 산소공급을 방해하여 행동장애를 일으킨다. 정신적 원인은 개인의 본능적 충동(예를 들어, 성욕과 공격성)과 이와 관련된 감정들이다. 내적인 본능적 충동은 사회적 상호작용 시 여러 형태의 심리적 감정반응(예를 들어, 사랑과 미움, 기쁨과 슬픔, 불안, 우울, 갈등)을 만들어 낸다. 이 중 부정적 감정은 일상생활 적응에 문제를 일으키고, 심하면 병적 행동과 정신장애의 원인이 된다. 마지막으로 사회문화적 원인으로는 가족위기(가족의 질병, 사망, 이혼, 별거), 잘못된 양육방식(과잉보호, 폭행, 학대, 무관심), 직장 내 스트레스, 사회적 고립 등이 있다. 정신장애는 한 가지 원인에 의해 발생하는 것보다는 다양한 원인이 합쳐지거나 누적되었을 때 발병한다.

우리나라 「장애인복지법」에서는 제10차 국제질병사인분류(ICD-10)의 진단지침에 따라 조현병, 조현정동장애, 양극성 정동장애, 재발성 우울장애, 뇌의 신경학적 손상으로 인한 기질성 정신장애, 강박장애, 투렛장애(Tourette's disorder), 기면증으로 진단된 경우에 정신장애 판정을 할 수 있다. 정신질환으로 인한 능력장애를 확인함으로써 장애의 정도를 판단할 수 있다. 아래의 '능력장애 측정 기준'을 이용하여 정신질환이 일상생활 또는 사회생활에 지장을 주는 정도와 필요한 도움의 정도를 파악할 수 있다(표 3-20). [표 3-21]은 「장애인복지법」에서 제시된 정신장애 정도의 판정기준이다.

[표 3-20] 능력장애 측정 기준

1. 적절한 음식섭취 영양의 균형을 생각하고, 스스로 준비해서 먹는 음식섭취의 판단 등에 관한 능력 장애유무를 판단한다.
2. 대소변관리, 세면, 목욕, 청소 등의 청결 유지 세면, 세족, 배설 후의 위생, 목욕 등 신체위생의 유지, 청소 등의 청결의 유지에 관한 판단 등에 관한 능력 장애의 유무를 판단한다. 이들에 대해, 의지의 발동성이라는 관점으로부터, 자발적으로 적절하게 행하는 것이 가능한지 여부와 도움이 필요한지 여부를 판단한다.
3. 적절한 대화기술 및 협조적인 대인관계 타인의 말을 알아듣고, 자신의 의사를 상대에게 전하는 의사소통의 능력, 타인과 적절하게 사귀는 능력에 주목한다.
4. 규칙적인 통원 · 약물 복용 자발적 · 규칙적으로 통원 및 복약을 하고, 병상이나 부작용 등에 관하여 주치의에게 잘 이야기하는 것이 가능한가, 도움이 필요한가 여부를 판단한다.

5. 소지품 및 금전관리나 적절한 구매행위 금전을 독립적으로 적절하게 관리하고, 자발적으로 적절하게 물건을 사는 것이 가능한가, 도움이 필요한가 여부를 판단한다(금전의 인지, 물건 사기의 의욕, 물건 사기에 동반되는 대인관계 처리 능력에 주목한다).
6. 대중교통이나 일반공공시설의 이용 각종의 신청 등 사회적 수속을 행하거나, 은행이나 보건소 등의 공공시설을 적절하게 이용하는 것이 가능한지 여부를 판단한다.

[표 3-21] 정신장애 정도 판정기준

장애정도	장애상태
장애의 정도가 심한 장애인	1. 조현병으로서 망상, 환청, 사고장애, 기괴한 행동 등의 양성증상 또는 사회적 위축과 같은 음성증상이 심하고 현저한 인격변화가 있으며, 기능 및 능력장애로 인하여 능력장애 판정기준의 6항목 중 3항목 이상에서 전적인 도움이 필요한 사람 2. 양극성 정동장애(조울병)로 기분, 의욕, 행동 및 사고장애 증상이 심한 증상기가 지속되거나 자주 반복되며, 기능 및 능력장애로 인하여 능력장애 판정기준의 6항목 중 3항목 이상에서 전적인 도움이 필요한 사람 3. 재발성 우울장애로 정신병적 증상이 동반되고 기분, 의욕, 행동 등에 대한 우울증상이 심한 증상기가 지속되거나 자주 반복되며, 기능 및 능력장애로 인하여 능력장애 판정기준의 6항목중 3항목 이상에서 전적인 도움이 필요한 사람 4. 조현정동장애로 1호 내지 3호에 준하는 증상이 있는 사람 5. 조현병으로 망상, 환청, 사고장애, 기괴한 행동 등의 양성증상 및 사회적 위축 등의 음성증상이 있고 중등도의 인격변화가 있으며, 기능 및 능력장애로 인하여 능력장애 판정기준의 6항목 중 3항목 이상에서 많은 도움이 필요한 사람 6. 양극성 정동장애(조울병)로 기분, 의욕, 행동 및 사고장애 증상이 있는 증상기가 지속되거나 자주 반복되며, 기능 및 능력장애로 인하여 능력장애 판정기준의 6항목 중 3항목 이상에서 많은 도움이 필요한 사람 7. 재발성 우울장애로 망상 등 정신병적 증상이 동반되고 기분, 의욕, 행동 등에 대한 우울증상이 있는 증상기가 지속되거나 자주 반복되며, 기능 및 능력장애로 인하여 능력장애 판정기준의 6항목 중 3항목 이상에서 많은 도움이 필요한 사람 8. 조현정동장애로 5호 내지 7호에 준하는 증상이 있는 사람 9. 조현병으로 망상, 환청, 사고장애, 기괴한 행동 등의 양성증상이 있으나 인격변화나 퇴행은 심하지 아니한 경우로서, 기능 및 능력장애로 인하여 능력장애 판정기준의 6항목 중 3항목 이상에서 간헐적 도움이 필요한 사람 10. 양극성 정동장애(조울병)로 기분, 의욕, 행동 및 사고장애 등의 증상기가 지속되거나 자주 반복되는 경우로서, 기능 및 능력장애로 인하여 능력장애 판정기준의 6항목 중 3항목 이상에서 간헐적으로 도움이 필요한 사람 11. 재발성 우울장애로 기분, 의욕, 행동 등에 대한 우울증상이 있는 증상기가 지속되거나 자주 반복되는 경우로서, 기능 및 능력장애로 인하여 능력장애 판정기준의 6항목 중 3항목 이상에서 간헐적인 도움이 필요한 사람 12. 조현정동장애로 9호 내지 11호에 준하는 증상이 있는 사람

장애의 정도가 심하지 않은 장애	1. 조현병으로 망상, 환청, 사고장애, 기괴한 행동 등의 양성증상 또는 사회적 위축 등의 음성 증상이 지속되어 기능 및 능력장애로 인하여 능력장애 측정기준 6항목 중 3항목 이상에서 경미한 도움이 필요한 사람 2. 양극성 정동장애(조울증)에 따른 기분 · 의욕 · 행동 및 사고의 장애 등의 증상기가 심하지는 않으나 지속되거나 자주 반복되어 기능 및 능력장애로 인하여 능력장애 측정기준 6항목 중 3항목 이상에서 경미한 도움이 필요한 사람 3. 재발성 우울장애로 기분 · 의욕 · 행동 등에 대한 우울 증상기가 심하지는 않으나 지속되거나 자주 반복되는 경우로서 기능 및 능력장애로 인하여 능력장애 측정기준 6항목 중 3항목 이상에서 경미한 도움이 필요한 사람 4. 조현정동장애로 1호 내지 3호에 준하는 증상이 있는 사람 5. 지속적인 치료에도 호전되지 않는 강박장애, 투렛장애(Tourette's disorder) 및 기면증에 따른 기분 · 의욕 · 행동 및 사고장애의 증상이 심하여, 일상생활이나 사회생활에 상당한 제한이 있는 경우로서 기능 및 능력장애로 인하여 능력장애 측정기준 6항목 중 3항목 이상에서 수시로 도움이 필요한 사람

출처 : 장애등급판정기준, 보건복지부 고시 제2023-42호

(2) 정신장애 특성

정신장애 유형에 따라 나타나는 증상과 그 정도가 다양하다. 대표적인 증상으로는 의식의 장애, 행동의 장애, 지각의 장애, 사고의 장애, 언어장애, 감정장애, 지남력 장애, 기억장애, 지능장애, 병식 및 판단 장애, 인격장애가 있다.

① **행동의 장애** : 행동의 장애에는 특정 표정과 태도, 행동증가/감퇴, 반복행동, 강박행동, 공격성, 자살 등의 증상을 보인다. 우울증이 있는 사람은 주로 무표정과 함께 힘없고 우울한 태도를 보이며, 말과 움직임이 적다. 또한 조현병이 있는 사람은 무의미한 웃음과 찌푸린 얼굴 표정을 보이며, 방어적 또는 거부적 태도를 나타낸다. 자살은 우울증과 조현병 환자에게서 많이 관찰된다.

② **지각의 장애** : 지각은 주변 환경에서 들어오는 감각자극이 의식화되는 정신과정이다. 대표적인 지각장애로는 환각이 있다. 환각은 실제로 없는 외부자극이 실제로 있는 것처럼 지각하는 현상을 말한다. 환각의 유형으로는 존재하지 않은 사물이 보이는 환시, 실제로 없는 소리가 의미 있는 말소리로 들리는 환청, 어떤 물체가 피부에 닿는 것처럼 느끼는 환촉, 실제로 없는 냄새를 부정적으로 느끼는 환취 등이 있다.

③ **사고의 장애** : 사고는 현실에서의 문제로부터 시작되어 현실적인 결론에 도달해가는 과정을 말한다. 사고의 장애는 사고형태의 장애, 사고과정의 장애, 그리고 사고

내용의 장애로 나뉜다. 사고형태는 정상적 사고(합리적 사고), 비정상적 사고(현실을 무시한 비논리적 사고), 구체적 사고(의미의 뉘앙스를 이해하지 못하는 일차원적 사고), 추상적 사고(의미의 뉘앙스를 이해하는 다차원적 사고)가 있다. 사고과정은 사고의 속도와 방식을 뜻한다. 대표적인 사고과정의 장애는 한 관념이 지속적으로 반복 표현되어 다른 질문에도 같은 대답을 하는 보속증과 사고의 진행이 와해되어 단어들이 논리적으로 연결되지 않고 흩어진 상태인 지리멸렬이 있다. 마지막으로 사고내용의 장애에는 망상, 강박사고, 공포증, 건강염려증 등이 포함된다. 망상은 잘못된 생각이나 믿음을 뜻한다. 망상의 유형으로는 자신의 지위 · 재산 · 능력 등을 과장하고 그것을 사실로 믿는 과대망상, 누군가 자신을 해치려 한다고 믿는 피해망상, 주변에서 일어나는 일이 모두 자신과 관련이 있다고 믿는 관계망상 등이 있다. 강박사고는 자신이 원치 않음에도 불구하고 계속해서 같은 생각이 떠오르는 것을 의미한다.

④ **감정 장애** : 감정은 자신에 의해 표현되고 타인에 의해 관찰되는 감정 경험인 '정동' 및 자신에 의해 주관적으로 경험되고 보고되는 지속적인 감정인 '기분'과 관련된다. 기분장애는 고양된 기분(보통 이상의 즐거운 기분), 우울(비관, 자기비하, 무력감, 무겁고 처지는 기분, 절망감, 고립감 등), 그리고 감정표현불능증(자신의 감정이나 기분을 인식하고 말로 표현하는 것이 어려움) 등의 증상이 있다. 불안은 자신이 적절하게 대처하지 못할 것만 같은 재난이 곧 발생한다는 두려움과 걱정 등의 느낌이 지속되는 것을 의미한다. 또한 정동장애는 상황에 어울리지 않게 웃거나 우는 부적절 정동과 감정적으로 둔하며 무관심한 상태인 불충분 정동이 있다.

(3) 정신장애 기능 평가

정신장애를 진단하기 위해서는 다양한 수준에서의 평가가 필요하다. 면담, 병력조사(현재 주된 문제점, 과거 병력, 가족력, 개인력), 정신상태 검사, 신경학적 검사, 심리검사 등을 통해서 피검자의 정보를 획득한다.

① 정신상태 검사는 정신장애 증상과 관련된 전반적 태도 및 행동, 사고의 과정 및 내용, 지각, 감정반응, 지적 능력, 의식, 병식 등에 대해 피검자에게 질문하고 행동을 관찰하여 관련 정보를 얻을 수 있다.

② 신경학적 검사는 뇌파검사(EEG), 전산화단층영상촬영(CT), 자기공명영상촬영(MRI), 단일광자전산화단층촬영(SPECT), 양전자단층촬영(PET) 등이 있고 이를 통하여 정신장애를 발생시키는 원인을 파악할 수 있다.

③ 정신장애 진단을 보조하기 위한 목적으로써 심리검사를 사용할 수 있고, 이는 지능, 인성, 지각, 기억력, 증상 및 행동평가 등 다양하다. 현재 세계적으로 가장 널리 사용되고 있는 인성검사로는 미네소타 다면성 인성검사(Minnesota Multiphasic Personality Inventory; MMPI)가 있다. MMPI는 자기보고식 검사로 총 550문항으로 구성되어 있으며, 각 문항의 질문에 대해 예 또는 아니오로 대답할 수 있다. 이 도구는 4가지의 타당성 척도와 10가지의 임상척도로 평가한다. 4가지의 타당성 척도는 무응답, L척도(Lie), F척도(Frequency), K척도(Defensiveness)로 구성되어 있고, 10가지 임상척도는 건강염려증, 우울증, 히스테리, 반사회성, 남성성-여성성, 편집증, 강박증, 조현병, 조증, 내향성 척도로 이루어져 있다. 자기보고식 검사인 MMPI와는 다르게 투사적 방법인 로르샤검사(Rorchach test)와 주제통각검사(Thematic Apperception Test; TAT)도 많이 사용된다. 로르샤검사는 무의미한 잉크얼룩의 카드 10장을 순서대로 피검자에게 보여주고 이것이 무엇으로 보이는지 등을 질문하여 각 카드에 대한 반응 내용 및 방식, 반응의 수 등을 분석하여 피검자의 인격 성향을 추론한다. 또한 TAT는 여러 가지 인물 또는 상황이 그려진 20장의 그림을 보여주고 피검자가 그림의 인물이 어떤 상황에 처했는지 등을 이야기함으로써 자신을 그 인물과 동일시하여 느끼는 갈등, 공포 등을 투사하도록 하는 검사이다. 증상에 대한 질문에 답하는 체크리스트 형식의 증상 및 행동 평가는 짧은 시간 안에 피검자의 증상에 대한 정보를 얻을 수 있다. Beck의 우울척도(Beck Depression Inventory; BDI)는 우울증상에 기초하여 디자인된 평가도구로 정서, 인지, 동기, 신체의 4가지 영역에 포함된 총 21가지 항목에 피검자가 스스로 답하여 우울정도를 평가한다. 4점 척도로 구성되며, 최대 63점까지 받을 수 있다. 점수가 높을수록 우울의 정도가 심한 것을 의미하며 0-9점은 우울하지 않은 상태, 10-15점은 가벼운 우울 상태, 16-23점은 중한 우울 상태, 24-63점은 심한 우울 상태를 나타낸다.

④ 전반적 기능평가(Global Assessment of Functioning; GAF) 척도는 심리적, 사회적, 직업적 기능을 고려하여 정신의 건강한 상태 ~ 장애 상태의 연속선상에서 진

단과는 상관없이 현재의 기능 상태만을 평가한다(표 3-22). 제공되는 점수 범위는 0-100점으로 점수가 높을수록 전반적 기능이 높은 것을 의미한다.

[표 3-22] 전반적 기능평가 척도(GAF Scale)

점수	평가 척도
100-91	전반적인 활동에서 최우수 기능, 생활의 문제를 잘 통제하고 있고 개인의 많은 긍정적인 특질로 인하여 타인의 모범이 되고 있음. 증상은 없음
90-81	증상이 없거나 약간의 증상이 있음. 모든 영역에서 잘 기능하고 다양한 활동을 하고 있고 흥미를 느끼고 있음. 사회적인 효율성이 있고 대체로 생활에 만족함. 일상의 문제나 관심사 이상의 심각한 문제는 없음
80-71	만약 증상이 있다면, 일시적이거나 심리사회적 스트레스에 대한 예상 가능한 반응임. 사회적, 직업적, 학교 기능에서 약간의 손상 정도 그 이상은 아님
70-61	가벼운 몇몇 증상 또는 사회적, 직업적, 학교 기능에서 약간의 어려움이 있음. 그러나 일반적인 기능은 꽤 잘되는 편이며, 의미 있는 대인관계에서 약간의 문제가 있음
60-51	중간 정도의 증상 또는 사회적, 직업적, 학교 기능에서 중간 정도의 어려움이 있음
50-41	심각한 증상 또는 사회적, 직업적, 학교 기능에서 심각한 손상이 있음
40-31	현실 검증력과 의사소통에서의 장애 또는 일이나 학교, 가족관계, 판단, 사고, 정서 등 여러 방면에서 주요 손상이 있음
30-21	망상과 환각에 심각하게 영향을 받는 행동 또는 의사소통과 판단에 있어 심각한 손상, 자리멸렬, 전반적으로 부적절하게 행동하기, 자살에 몰입이 되어 있거나 또는 거의 전 영역에서 기능할 수 없음
20-11	자신이나 타인을 해칠 약간의 위험, 최소한의 개인위생을 유지하는 것에 실패 또는 의사소통의 광범위한 손상이 있음
10-1	자신이나 타인을 심각하게 해칠 지속적인 위험, 최소한의 개인위생을 유지함에 있어 지속적인 무능 또는 죽음에 대한 명확한 기대가 없는 심각한 자살 행동이 있음
0	부적절한 정보

GFA=Global Assessment of Functioning

출처 : Endicott, J., Spitzer, R. L., Fleiss, J. L., & Cohen, J. (1976). The Global Assessment Scale: A procedure for measuring overall severity of psychiatric disturbance. Archives of general psychiatry, 33(6), 766-771.

6. 내부기관의 장애의 평가

우리나라 「장애인복지법」에서의 내부기관의 장애는 신체장애에 포함되며, 하위 내부기관 장애로는 신장장애, 심장장애, 호흡기장애, 간장애, 장루 · 요루장애, 뇌전증 장애가 있다. 내부기관의 장애는 신체의 특정 장기의 손상으로 인해 일상생활 및 사회생활에 제약이 생기는 경우를 말한다. 아래는 「장애인복지법」에서 제시하는 각 내부기관의 장애에 대한 정의 및 진단을 위한 평가의 설명이다.

1) **신장장애** : 신장의 기능장애로 인해 혈액투석이나 복막투석을 지속적으로 받아야 하거나 신장 기능의 영속적인 장애로 인해 일상생활에 상당한 제약을 받는 사람을 말한다.

2) **심장장애** : 심장의 기능부전으로 인한 호흡곤란 등의 장애로 일상생활에 상당한 제약을 받는 사람을 말한다. 7가지의 임상소견 및 검사결과를 바탕으로 심장장애의 질환 정도와 질환으로 인한 능력장애의 정도를 진단한다. 운동부하 검사 또는 심장질환증상중증도 검사, 심초음파 또는 핵의학검사 상 좌심실구혈률, 검사소견(흉부 X-선, 심전도 등), 심장수술 및 중재시술 병력, 입원병력, 입원횟수, 치료병력의 내용을 검토할 수 있다.

3) **호흡기장애** : 폐나 기관지 등 호흡기관의 만성적 기능부전으로 인한 호흡기능의 장애로 일상생활에 상당한 제약을 받는 사람을 말한다. 만성 호흡기 질환임을 확인하기 위해 호흡곤란 정도, 흉부 X-선 촬영, 폐기능 검사, 동맥혈 가스 검사 등을 시행할 수 있다.

4) **간장애** : 간의 만성적 기능부전과 그에 따른 합병증 등으로 인한 간기능의 장애로 일상생활에 상당한 제약을 받는 사람을 말한다. 만성 간 질환임을 확인하기 위해 만성 간질환 평가척도(Child-Pugh score) 분류법을 사용하여 잔여 간 기능 평가를 할 수 있다.

5) **장루 · 요루장애** : 배변이나 배뇨기능의 장애로 인하여 장루 또는 요루(복부에 인위적으로 조성된 구멍)를 시술하여 일상생활에 상당한 제약을 받는 사람을 말한다.

6) **뇌전증 장애** : 뇌전증에 의한 뇌신경세포의 장애로 인하여 일상생활이나 사회생활에 상당한 제약을 받아 다른 사람의 도움이 필요한 사람을 말한다. 발작의 유형(발작의 자세한 임상 양상, 뇌파검사 소견, 뇌영상 촬영 소견 등), 정확한 발생 빈도,

적극적 치료증거(약물 처방, 생활 관리의 성실도 등) 등의 내용이 담긴 의무기록을 통해 진단을 내릴 수 있다.

7. 장애의 심리사회적 특성 평가

위에서 언급한 장애를 가진 사람들은 독립적인 일상생활을 영위하기 위해 다양한 보조기기의 도움을 받는다. 인간의 심리사회적 요인(정체성, 자기보호, 동기부여 등)은 사용자가 보조기기를 사용할 때 관련된 인간의 수행에 영향을 미치기 때문에 사용자의 현재 심리사회적 수준을 고려하여야 한다. 사용자는 장애를 처음 마주하여 수용할 때까지 6가지 단계(부정-퇴행-분노-불안-우울-수용)를 거친다. 첫 단계인 부정은 장애 및 질병에 대한 최초의 심리 반응으로 본능적으로 자신을 보호하는 자연스러운 심리 표현이다. 퇴행의 단계는 장애에 대해 자신의 감정을 조절하는 것이 어려운 상태로 생각이나 행동이 불안정하고 불가능한 회복을 기대하는 과정이다. 세 번째 분노의 단계에서는 장애를 지닌 자신의 처지에 분개하며 문제를 회피하는 경향을 나타낸다. 이후 장애 때문에 다른 사람들로부터 자신이 부정당하게 될 것에 대한 불안 단계를 거친다. 장애 등 예상치 못한 자극이나 신체 기능 상실을 현실적으로 깨달으면서 우울감을 느끼게 되고 이후 서서히 부분적으로 장애를 인정하며 향후 거취에 대해 적극적으로 생각하는 수용 단계를 통해 장애를 본격적으로 받아들인다. 보조공학사는 사용자가 장애를 수용하였는지, 그렇지 못하다면 현재 어느 단계에 머물러 있는지를 평가해야 하고, 사용자의 심리사회적 상태에 따라 보조기기 사용 유무 및 유형을 고려할 수 있다.

보조기기 사용이 심리사회적 요인에 미치는 영향을 평가하는 도구로 보조기기의 심리사회적 영향척도(Psychosocial Impact of Assistive Device Scale; PIADS)가 있다. PIADS는 26개 항목으로 구성된 자기보고식 설문지 형태의 도구로, 10살 이상의 사용자에게 적용가능하며, 3가지 척도를 기준으로 점수를 제공한다. 첫 번째로 능숙함(competence) 척도는 수행 및 생산성에서 보조기기의 영향을 평가한다. 이 척도를 구성하는 하위 항목으로는 능숙함, 독립성, 유용성, 혼란, 효율성, 생산성, 유용성, 타당성 등이 있다. 두 번째로 적응성(adaptability) 척도는 새로운 것을 시도하고 위험을 감수하려는 의지를 평가한다. 웰빙, 위험을 무릅쓰려는 의지, 참여 능력, 새로운 것을 시도하려는 열정 등의 하위항목으로 구성되어 있다. 마지막으로 자아존중감(self-esteem) 척도는 보조기기 사용이 사용자의 자신감과 정서적 웰빙에 미치는 영향을 평가하며, 하위 항목으로는 행복감, 자아존중감, 안전감, 좌절감, 자신감, 통제감 등이 포함된다. 각 항목 당 7점 리커트 척도를 사용하여 −3(최대의 부정적 영향), −2, −1, 0(영향을 미치지 않음), +1, +2, 그리고 +3(최대의 긍정적 영향)점 중 하나를 선택할 수 있다.

4

보조공학사 직업윤리

1. 직업
2. 윤리
3. 직업윤리

제4장

보조공학사 직업윤리

보조공학사는 클라이언트 개인과 공동체 사회에 주요한 영향을 미칠 수 있는 보건의료복지 서비스 전문가 중 하나이다. 보조공학사는 개인과 전문 집단 공동체에게 이러한 영향력이 있음을 인지하고 그 영향력을 올바르게 실천하도록 노력해야 한다. 직업윤리는 이러한 노력에 좋은 안내지침이 된다.

이 장에서는 보조공학사가 알고 이해하고 숙지해야 할 직업윤리에 대해 살펴보고자 한다. 직업과 윤리에 대한 보편적 개념과 지식을 토대로 직업윤리에 대해 기본적인 이해를 갖추고, 보조테크놀로지 분야 전문가 개인 및 집단의 특수 직업윤리를 파악해보고자 한다.

1. 직업

1) 직업의 개념과 의미

'직업(職業)'은 노동을 기반으로 이뤄지는 사회적 역할을 뜻하는 직(職)과 생애동안 계속해서 하는 일을 뜻하는 업(業)으로 구성되는 단어로, 사람이 생활을 이어나가고 역할을 성취하기 위해 필수적이며 일상적으로 종사하는 일을 의미한다.

고대의 일과 노동은 자급자족 형태로 미분화 상태였다면 사회가 발전하고 복잡해짐에 따라 보다 여러 사람들의 협력을 요하는 형태로 변화하면서 점점 분화되고 조직화되었다. 또한 산업화와 함께 일에 경제적 보상과 지속성의 개념이 더해지면서 오늘날의 직업이라는 개념이 성립되고 구체화되었다. 그렇게 확립된 오늘날 직업의 사전적 정의는 '생계를 유지하기 위해 자신의 적성과 능력에 따라 일정기간 동안 계속하여 종사하는 일'이다. 아르바이트나 강제노동도 직업이나 일과 관련되어 있지만 근본적으로 이를 직업으로 인정하기 어려운 이유이다.

일반적으로 오늘날 직업의 의미를 논할 때 언급되는 주요 요소로는 자발적 의사, 경제적 보상, 지속성, 자아실현의 수단, 사회적 역할을 꼽을 수 있다. 한 사람은 일정기간 동안 지속되는 직업 생활을 통해 생계를 유지할 뿐만 아니라 이를 위해 사회적으로 주어지는 역할을 충실히 이행하면서 공동체를 구성하고 또한 자신의 존재가치를 확인하고 드러내기도 하면서, 자신과 자신이 속한 공동체의 확립, 유지, 발전에 기여할 수 있게 되는 것이다. 이렇듯 직업에는 개인성과 경제성과 사회성이 함께 녹아져 있다.

2) 직업의 분류

현대사회에는 과거와 달리 매우 분화되고 다양한 직업들이 있다. 다양한 직업들을 일정한 기준과 체계에 의해 유형화하여 분류하면 특정 직업의 일반적 특성을 파악하기 용이하다. 한국표준직업분류(Korean Standard Classification of Occupations; KSCO)는 한국의 직업들에 대해, 직무를 수행하는 능력인 직능(skill)을 바탕으로 직능수준과 직능유형을 고려하여 직업군과 개개의 직업들을 분류해놓은 체계이다. 이 분류체계는 직업의 직무 수행을 위한 직능수준(skill level)을 국제표준교육분류 상의 교육과정 수준에 의거하여 4등급으로 구분하고 있으며, 직업 분류는 대분류(10종)-중분류(52종)-소분류(156종)-세분류(450개)-세세분류(1,231개)의 계층적 구조로 되어 있다(표 4-1~3).

[표 4-1] 한국표준직업분류(Korean Standard Classification of Occupations) 분류체계

대분류	중분류	소분류	세분류	세세분류
전체	52	156	450	1231
1. 관리자	5	16	24	82
2. 전문가 및 관련 종사자	8	44	165	463
3. 사무 종사자	4	9	29	63

4. 서비스 종사자	4	10	36	80
5. 판매 종사자	3	5	15	43
6. 농림 · 어업 숙련 종사자	3	5	12	29
7. 기능원 및 관련 기능 종사자	9	21	76	198
8. 장치 · 기계 조작 및 조립 종사자	9	31	65	220
9. 단순노무 종사자	6	12	24	49
A 군인	1	3	4	4

[표 4-2] 한국표준직업분류의 직능수준 분류

직능수준	설명
제1 수준	일반적으로 단순하고 반복적이며 때로는 육제적인 힘을 요하는 과업을 수행한다. 간단한 수작업 공구나 진공청소기, 전기장비들을 이용한다. 과일을 따거나 채소를 뽑고 단순 조립을 수행하며, 손을 이용하여 물건을 나르기도 하고 땅을 파기도 한다. 이러한 수준의 직업은 최소한의 문자이해와 수리적 사고 능력이 요구되는 간단한 직무교육으로 누구나 수행할 수 있다.
제2 수준	일반적으로 완벽하게 읽고 쓸 수 있는 능력과 정확한 계산능력, 그리고 상당한 정도의 의사소통 능력을 필요로 한다. 보통 중등 이상 교육과정의 정규교육 이수(ISCED 수준2, 수준3) 또는 이에 상응하는 직업훈련이나 직업경험을 필요로 한다. 이러한 수준의 직업에 종사하는 자는 일부 전문적인 직무훈련과 실습과정이 요구되며, 훈련실습기간은 정규훈련을 보완하거나 정규훈련의 일부 또는 전부를 대체할 수 있다. 운송수단의 운전이나 경찰 업무를 수행하기도 한다.
제3 수준	복잡한 과업과 실제적인 업무를 수행할 정도의 전문적인 지식을 보유하고 수리계산이나 의사소통 능력이 상당히 높아야 한다. 이러한 수준의 직업에 종사하는 자는 일정한 보충적 직무훈련 및 실습과정이 요구될 수 있으며, 정규훈련과정의 일부를 대체할 수도 있다. 또한 유사한 직무를 수행함으로써 경험을 습득하여 이에 해당하는 수준에 이를 수도 있다. 시험원과 진단과 치료를 지원하는 의료 관련 분류나 스포츠 관련 직업이 대표적이다.
제4 수준	매우 높은 수준의 이해력과 창의력 및 의사소통 능력이 필요하다. 이러한 수준의 직업에 종사하는 자는 일정한 보충적 직무훈련 및 실습이 요구된다. 또한 유사한 직무를 수행함으로써 경험을 습득하여 이에 해당하는 수준에 이를 수도 있다. 분석과 문제해결, 연구와 교육 그리고 진료가 대표적인 직무분야이다.

[표 4-3] 한국표준직업분류의 직업 대분류별 필요한 직능수준

직업 대분류	필요한 직능수준
1. 관리자	제4 직능수준 혹은 제3 직능수준
2. 전문가 및 관련 종사자	제4 직능수준 혹은 제3 직능수준
3. 사무 종사자	제2 직능수준
4. 서비스 종사자	제2 직능수준
5. 판매 종사자	제2 직능수준

6. 농림 · 어업 숙련 종사자	제2 직능수준
7. 기능원 및 관련 기능 종사자	제2 직능수준
8. 장치 · 기계 조작 및 조립 종사자	제2 직능수준
9. 단순노무 종사자	제1 직능수준
A 군인	제2 직능수준 이상

2017년에 개정 고시된 한국표준직업분류에 따르면 보조공학사는 2번째 대분류인 '전문가 및 관련 종사자'이자 해당 하위 중분류 중 '보건 · 사회복지 및 종교 관련직'에 속하는 직업이다. 한국표준직업분류는 전문가 및 관련 종사자를 특정 분야의 전문지식과 경험을 바탕으로 개념과 이론을 이용하여 해당 분야에 대한 연구 · 개발, 자문, 지도(교수) 등 전문 서비스를 제공하는 자로 정의하고 있다. 이 분류에 포함되는 대부분의 직업에 필요한 직능수준은 복잡한 과업과 실제적 업무를 수행할 정도의 전문적 지식을 보유하고 수리계산이나 의사소통 능력이 상당이 높아야 하는 제3수준과 매우 높은 수준의 이해력, 창의력, 의사소통 능력이 필요한 제4수준이다. 또한 이 분류의 직업인에 대해 "주로 자료의 분석과 관련된 직종으로 물리, 생명과학 및 사회과학 분야에서 높은 수준의 전문적 지식과 경험을 기초로 과학적 개념과 이론을 응용하여 해당 분야를 연구하고 개발 및 개선하고 집행하는 사람들로, 전문지식을 이용하여 의료 진료활동과 학교 학생을 지도하고 예술적인 창작활동이나 스포츠 등을 수행하거나 전문가의 지휘 하에 조사, 연구 및 의료, 경영에 관련된 기술적인 업무를 수행"하는 사람이라고 설명하고 있다. 이는 전문가 및 관련 종사자에 속하는 보조공학사의 일반적인 직업 역할과 직무 개요를 단편적으로나마 이해할 수 있는 기초자료가 된다(표 4-4).

[표 4-4] 한국표준직업분류에 따른 보조공학사 해당 직업 분류 및 특징

항목	설명
대분류	전문가 및 관련 종사자
해당 대분류의 정의 및 개념	• 특정 분야의 전문지식과 경험을 바탕으로 개념과 이론을 이용하여 해당 분야에 대한 연구 · 개발, 자문, 지도(교수) 등 전문 서비스를 제공하는 자 • 주로 자료의 분석과 관련 직종으로 물리, 생명과학 및 사회과학 분야에서 높은 수준의 전문적 지식과 경험을 기초로 과학적 개념과 이론을 응용하여 해당 분야를 연구하고 개발 및 개선하고 집행하는 사람들
해당 대분류의 일반적 직무	전문지식을 이용하여 의료 진료활동과 학교 학생을 지도하고 예술적인 창작활동이나 스포츠 등을 수행하거나 전문가의 지휘 하에 조사, 연구 및 의료, 경영에 관련된 기술적인 업무를 수행

직능수준	제3수준 또는 제4수준
중분류	보건 · 사회복지 및 종교 관련직
세분류	재활공학 기사
세세분류 직업명	보조공학사
영문 직업명	Assistive Device Technologist
직업 설명	장애인, 노인이 일상생활에서 겪는 신체적, 정신적 어려움과 불편함을 제거할 수 있도록 각종 상용 보조공학기기들을 개발, 유지, 보수하며 개인에 맞게 맞춤 제작하는 자
분류코드	24552

2. 윤리

1) 윤리의 개념과 의미

윤리(倫理)의 '윤(倫)'은 동료, 또래 등의 인간 집단을 뜻하기도 하고, 도리, 질서, 법 등을 뜻하는 것으로, 사람과 사람 사이의 관계에 있어 필요한 도리와 질서를 의미한다. '리(理)'는 바르다, 원리, 가리다, 밝히다 등의 뜻을 지니고 있다. 즉, 윤리라는 단어는 인간사회의 올바른 질서 또는 인간관계에서 지켜져야 할 도리를 밝히는 것을 일컫는 말이다. 물리가 사물의 이치를 다루는 것이라면, 윤리는 사람과 사람으로 구성된 사회의 도덕적 이법(理法)이라고 할 수 있다.

윤리와 관련된 용어로는 도덕, 윤리강령, 법 등이 있다. 윤리와 도덕은 옳고 그름에 대한 가치 판단과 행동의 잣대로써 서로 유사한 의미로 혼용되곤 한다. 도덕(morals)은 이상적 세계관의 개념을 포함하는데, 태어나기 전부터 결정되어 있는 인간으로서의 마땅한 도리를 의미한다. 윤리(ethics)는 올바르거나 좋은 품행의 원칙으로, 사람의 도덕적 판단, 선택, 행동을 판단하는 안내지침, 즉 도덕의 실행의 틀(framework)이라 할 수 있다. 도덕은 좀 더 내재적이며 추상적인 가치 규범인 반면 윤리는 구체적인 행동의 판단지침, 행동 규범이라 할 수 있다. 도덕은 윤리에 비해 좀 더 생태적이고 개인적이며 내면적인 특성이 있으며, 사회체계에 의한 구속력에 있어 보다 자율적이다. 반면 도덕과 윤리의 외면적이며 공식적인 체계인 윤리강령(code of ethics)이나 법(law)은 준수 의무와 책임에 있어 보다 강한 구속력과 강제성이 있는 사회적 약속이다. 다만 법은 특정 상황, 문제행위의 제한, 부정적 징벌이 강조되는 데에 비해, 윤리는 보편적으로 적용될 수 있는 도덕적 행위에 대한 긍정적 지침을 제시해주고 나아가 실무자의 윤리적 행위를 구체화 시켜준다는 점에 있어 법과는 또 다른 의의와 유익함을 갖고 있다.

2) 윤리 이론

윤리적 사고와 판단의 과정을 좀 더 용이하게 해주기 위해 윤리이론의 도움을 받을 수 있다. 대표적인 윤리 이론으로는 의무 윤리(ethics of duty), 덕목기반 윤리(virtue-based ethics), 직관기반 윤리(intuition-based ethics), 사례기반 윤리(case-based ethics)가 있으며 각 이론에 대한 간략한 설명은 다음과 같다.

(1) 의무 윤리(ethics of duty)

의무론 또는 의무주의(deontology/deontologism)는 도덕적 규칙은 보편적이며 절대적인 것으로서 어떠한 상황에서도 동일하게 지켜져야 함을 강조한 이론이다. 의무주의는 행위자의 도덕 행위에 초점을 맞춘 '행위 중심 도덕' 윤리이다. 도덕적으로 옳은 행동은 전반적인 최선의 결과를 만들어 낸다는 공리주의(utilitarianism)와 좋은 결과의 최대화와 나쁜 결과의 최소화를 추구하는 결과주의(consequentialism) 모두 의무론에 기반을 두고 있다.

(2) 덕목기반 윤리(virtue-based ethics)

덕목기반 윤리란 선량함은 도덕 행위가 강제적 의무에 의해서보다 덕목 때문에 선택될 때 비로소 성취될 수 있다는 이론이다. 의무 윤리가 '행위' 중심 도덕 윤리라고 한다면, 덕목기반 윤리는 행위자가 어떤 덕목을 갖추어야 하는가에 초점을 맞춘 '행위자' 중심 도덕 윤리라고 할 수 있다.

(3) 직관기반 윤리(intuition-based ethics)

직관기반 윤리는 옳고 그름에 대한 판단에 있어 직관의 기능에 무게를 실어주는 이론이며, 어떠한 상황에 대한 윤리적 판단에 있어 반대되는 의견을 무시하는 경향이 있다.

(4) 사례기반 윤리(case-based ethics)

사례기반 윤리는 윤리적 딜레마의 해결책은 특정 사례마다 다를 수 있음을 인식하고 피력하는 이론으로, 법, 제도, 기술 등의 변화에 의존되는 특징이 있다.

3) 윤리적 의사결정

윤리적 의사결정은 전문적 추론의 핵심 요소 중 하나이다. 실무 현장에서 마주하게 되는 윤리적 문제는 크게 윤리적 고충, 윤리적 딜레마, 권위의 소재로 분류되는데, 이러한 문제들을 해결하기 위해서는 체계적인 윤리적 의사결정 과정에 충실해야 하기 때문이다. 윤리적 의사결정 과정은 실무자들에게 구조적이고 체계적인 방법을 제공하며, 도덕적 행위에 대한 강조와 함께 클라이언트-중심의(client-centered) 서비스를 안내해준다. 실무자들이 취할 수 있는 다양한 윤리적 의사결정 모델들이 있는데, 모든 모델에서 실무자들에게 공통적으로 요구하고 있는 부분은 다음과 같다.

(1) 윤리적 의문을 인식하고 정의하라.
(2) 타당한 정보를 모아라.
(3) 윤리 이론/원칙들을 사용하여 도덕적 진단을 만들어내고 문제를 분석하라.
(4) 실용적 대안으로 문제해결을 하고, 옵션들의 중요성을 재고하고, 행동을 결정하라.
(5) 도덕적으로 용인되는 선택으로 행동하라.
(6) 과정/행동/결과에 대해 평가하고 성찰하라.

3. 직업윤리

1) 직업윤리의 개념과 의미

직업윤리는 앞서 설명한 윤리, 즉 인간관계 또는 인간사회에서 일반적으로 지켜져야 할 도리와 원칙의 이법(理法)을 직업과 관련된 관계와 사회라는 특수한 상황에 적용한 것이라 할 수 있다. 그래서 직업윤리는 직업과 직능에 따라 특수성과 상이성이 존재할 수 있다. 즉, 직업의 성격과 특징에 따라 각기 다른 직업윤리를 가질 수 있는데, 이러한 윤리는 특정 직무에 한정된 '특수윤리'로 구분할 수 있다. 특수윤리가 특정 직무에 한정된 것이라면 직업윤리는 일반적으로 직업에 종사하는 사람이라면 누구나 공통적으로 지켜야 할 윤리적 양심이나 사회적 규범을 말한다. 개인적 윤리는 보통 상황에서의 일반적 원리규범과 가치판단이라고 한다면 직업윤리는 보다 구체적인 상황에서의 실천규범이 될 수 있다. 상황에 따라 종종 개인적 윤리와 직업윤리가 충돌하거나 배치되는 경우도 발생하는데, 직업인이라면 직업윤리를 우선하여 지켜야 할 필요가 있다. 직업윤리와 '근로윤리' 또한 개념적으로 구분될 수 있는데, 근로윤리는 어떠한 직업에 특정된 것이 아니라 일 그 자체를 존중하고 이를 충실히 수행하기 위한 의무와 도리를 강조한 개념이다. 근로윤리는 반드시 행동일 필요는 없고, 일 관련 역할 수행에 필요한 지속적인 신념, 가치, 원리를 의미하며 일반적 근로윤리라 함은 근면, 성실, 정직을 일컫는다.

2) 일반적 직업윤리

모든 직업인에게 요구되는 기본자세는 직업의 본질적 개념과 의미에 기반을 두고 있다고 할 수 있는데, 일반적으로 소명의식(천직의식), 봉사정신, 협동정신, 책임의식, 전문의식, 공정성을 꼽을 수 있다. 소명의식이나 천직의식은 직업은 신이나 하늘이 나에게 주신 고귀한 일이므로 그 부여 받은 사명과 역할을 실천하고자 하는 마음, 자신의 직업에 애정과 긍지를 갖고 성실하게 임하는 자세이다. 봉사정신은 자신의 일을 필요로 하는 사람을 섬기고 직업을 통해 다른 사람에게 유익을 주고 사회적으로 기여하고자 하는 마음자세이며, 협동정신은 협력을 통해 만들어지는 공동상승(synergy) 효과를 인식하고 직무 과정에서 요구되는 협력에 충실히 임하고 관계된 사람들과 상호신뢰하며 공동의 목표를 성취하기 위해 함께 노력하는 것이다. 책임의식은 자신의 소임과 역할에 대해 주체의식을 갖고 주어진 임무를 소홀히 여기거나 다른 사람에게 미루지 않고 충실히 수행하여 타인이나 공동체에 피해를 주지 않기 위해 노력하는 것이다. 이러한 책임의식이 온전히 실현되기 위해서는 자신이 맡은 분야가 무엇인지 잘 파악하고 이를 잘 수행하기 위해 전문적인 역량을 갖추고 지속적으로 자기계발을 하며 최선을 다하는 전문의식이 필요하다. 마지막으로 공정성이란 모든 사회적 직업생활을 하는데 있어서 갖추어야 하는 자세로서, 올바르고 치우치지 않는 태도로 직무를 수행하는 것이다. 직업에 관계된 사람들을 공평하게 대하고, 직무를 수행함에 있어 부당하거나 부정한 행동을 하지 않고, 직업 환경에서 발생하는 불의를 줄이기 위해 노력하고, 직업과 관련된 법규와 직무상 요구되는 윤리기준을 준수하는 것이다(표 4-5).

[표 4-5] 직업인의 기본자세

소명의식/천직의식	하늘로부터 부여받은 직업적 사명과 역할에 성실히 임하는 자세
봉사정신	직업을 통해 다른 사람과 사회에 유익을 주고자 하는 자세
협동정신	공동의 목표 성취를 위해 관계된 사람들과 서로 협력하는 자세
책임의식	주어진 소임을 충실히 이행하고 타인에게 피해를 주지 않는 자세
전문의식	필요한 전문 능력을 갖추기 위해 지속적으로 자기계발을 하는 자세
공정성	올바르고 치우치지 않는 태도로 일하며 관련 법률을 준수하는 자세

직업인으로서의 이러한 기본자세와 더불어 대부분의 직업에 공통적으로 요구되는 보편적 직업윤리 또한 추출될 수 있다. 일반적 직무능력에서 흔히 다뤄지는 직업윤리에는 객관성, 고객중심, 전문성, 정직과 신용, 공정경쟁이라는 원칙이 강조된다. 객관성의 원칙은 업무의 공공성을 바탕으로 공사구분을 명확히 하며 개인의 사적인 것이 업무에 영향을 끼치지 않도록 하는 것을 말한다. 고객중심의 원칙은 고객에 대한 봉사를 최우선으로 생각하고, 고객이 있는 그 현장 중심, 실천 중심으로 일하는 것을 말한다. 전문성의 원칙이란 자기가 담당한 전문분야의 업무를 수행함에 있어 걸맞은 능력과 의식을 가지고 책임을 다하며 지속적으로 역량을 연마하는 것이다. 정직과 신용의 원칙은 업무를 수행하는 과정에 있어 부정한 숨김을 없애고 투명하고 정직하게 행동하며, 약속과 본분을 충실히 지키며 이행하여 신뢰를 유지하는 것이다. 공정경쟁의 원칙은 법규와 윤리를 준수하고 공정한 경쟁원리에 따라 정의롭게 행동하는 것이다(표 4-6).

[표 4-6] 5대 직업윤리 원칙

객관성의 원칙	공사구분을 명확히 하고 사적 감정을 최소화 하는 것
고객중심 원칙	고객에 대한 봉사를 최우선으로 생각하는 것
전문성 원칙	전문의식을 갖고 최선을 다해 전문역량을 발휘하는 것
정직과 신용 원칙	거짓 없이 행동하고 약속을 잘 지키는 것
공정경쟁 원칙	법과 윤리를 준수하고 정의롭고 공정하게 경쟁하는 것

3) 특수 직업윤리

일반적인 직업윤리에서 나아가 특정 직종의 전문직 윤리(professional ethics)는 해당 직종 종사자들의 전문가다움 또는 전문적 온전함(professional integrity)—이를테면

의사의 의사다움을, 간호사의 간호사다움을, 작업치료사의 작업치료사다움, 특수교사의 특수교사다움, 보조공학사의 보조공학사다움–을 판가름 할 수 있다. 즉, 보조공학사 전문 집단에게만 특수하게 적용되는 직업윤리는 전문 직업인으로서 보조공학사가 전문적 온전함을 검토하고 일궈나갈 수 있는 중요한 지침이 된다. 보조공학사는 보건의료복지 서비스 직종에 포함되어 있으므로, 보건의료복지 분야의 전문가들에게 공통으로 요구되는 윤리와 보조공학사의 전문직 윤리를 동시에 알고 있어야 한다.

(1) 보건의료 분야의 보편적 윤리원칙

윤리가 사람 사회의 질서를 정리하기 위한 이법(理法)으로서 작동하기 위해서는 사회 구성원이 모두 동의할 수 있는 보편적 원칙이 있어야 할 것이다. 여러 보건의료복지 분야의 윤리지침들이 공통적으로 채택하고 있는 윤리원칙에는 무해(nonmaleficence), 선행(beneficence), 자율(autonomy), 정의(justice)가 있으며, 경우에 따라 충실(fidelity)과 진실(veracity)이 추가되기도 한다. 따라서 이는 보조공학사에게도 적용되는 보편적 윤리원칙이다. 다음은 보건의료 분야에서 사용되는 보편적 윤리원칙과 각 원칙별로 보조공학사에게 적용될 수 있는 내용에 대한 간략한 설명이다.

① 무해(Nonmaleficence)

흔히 해악금지 또는 악행금지의 원칙으로도 불리는 가장 오래된 윤리원칙 중 하나로서 타인에게 해로운 행동을 하지 말아야 한다는 원칙이다. 여기서 해로움의 범위는 단순히 신체적이나 심리적인 것뿐만 아니라 나아가 명성, 자유, 가난 등 사회적인 것까지 총체적으로 포괄한다.

보조공학사는 클라이언트에게 위협이나 위해를 가하지 말아야 하고, 특정 행동이나 서비스가 클라이언트를 이전보다 더 안 좋은 상태로 만들지 않도록 해야 한다. 예를 들어 보조기기의 규격을 잘 맞추지 않아 신체가 손상되지 않도록 하는 것, 다른 사람에게 클라이언트의 흉을 보지 않는 것, 부적절한 처방을 내리거나 값비싼 보조기기를 권장하여 클라이언트에게 과도한 비용부담이 발생하지 않게 하는 것 모두 무해성의 원칙을 고려한 윤리적 행위라 할 수 있다.

② 선행(Beneficence)

이 원칙은 "타인에게 선하고 좋은 일을 해야 하는 의무"를 말한다. 이는 타인에게 해로움이 발생하지 않도록 예방하는 것, 발생한 해로움을 제거하는 것, 그리고 나아가 타인의 이익을 도모하는 것까지 모두 포함하는 것으로써 무해성의 원칙보다 적극적인 윤리라 할 수 있다.

그런데 보건의료복지 분야의 전문가들 사이에서도 개인별로 또는 직역별로 대상 개인이나 집단에게 무엇이 좋은 것이냐에 대한 관점이 조금씩 다를 수 있다. 선행의 원칙은 자기 자신보다 '타인의 이익을 우선적으로' 고려해야 함을 내포하고 있으므로, 중요한 것은 자신의 이익보다 환자나 클라이언트, 나아가 공공사회의 안전, 건강, 웰빙, 복지를 추구하고 이를 우선적으로 고려하는가이다. 보건의료복지 서비스 그 자체가 좋은 것이라고 해도, 그 제공 과정 안에서 이뤄지는 모든 행위가 다 선한 것일 수는 없다. 또한 서비스 제공자가 좋다고 생각하는 것과 서비스 이용자나 수혜자가 좋다고 생각하는 것에는 차이가 있을 수 있으므로, 대상자의 의사나 선택을 확인하는 과정도 거치는 것이 중요하다. 이 선행의 원칙에 있어 하나 더 생각해야 할 것은 전문가가 수행하려고 하는 어떤 행동이나 서비스로 인해 상대가 얻게 될 유익함과 위험이 동시에 존재하는 경우이다. 이 때 전문가는 대상자의 이익과 불이익을 모두 고려하여 균형을 맞추어야 하며, 불이익이 이익을 초과하지 않는 선택을 해야 한다.

의료인이 개인 휴가기간에 응급환자 치료에 임하는 것, 재난상황에 자원봉사자로 활동하는 것, 미래인재 양성과정에 실습교육자로 참여하는 것, 휠체어에서 넘어진 장애인과 노약자를 부축해주는 것, 아동 휠체어에 예쁜 스티커를 붙여주는 것, 클라이언트에게 상냥하고 친절하게 대하는 것은 모두 선행이 실천된 윤리적 행동의 예라 할 수 있다. 특히 보조공학서비스의 경우 이익(예, 자세 교정, 용이한 활동 수행)과 불이익(예, 욕창, 비용 부담)이 동시에 존재하는 경우가 있을 수 있는데, 이 때 이익과 불이익을 잘 평가할 필요가 있으며 유익함이 불이익보다 현저히 크고 불이익이 치명적이지 않는 선택을 해야 할 것이다.

③ 자율(Autonomy)

이는 자유롭고 독립적으로 고유한 선택과 의사결정을 하는 것을 존중하고 보장해주는 원칙이다. 보통 자율성 존중의 원칙은 개인이 여러 대안을 분석할 줄 알고, 선택을 책임질 수 있고, 자신의 계획을 이행해나갈 수 있는 능력이 있다는 가정 하에 적용된다. 예를 들어 혼수상태나 인지저하로 인해 여러 대안을 비교분석하기 어렵고 자신의 계획을 이행해나가기 못하며 자신의 선택을 책임을 질 수 없는 환자에게는 자율성의 원칙을 적용할 수 없다는 것이다.

보건의료 및 재활 현장에서 전문가가 클라이언트를 '도와주고자 하는' 욕구가 강한 경우 그것이 오히려 클라이언트의 자율성을 감소시키는 결과를 초래하기도 한다. 또한 전문가 입장에서 클라이언트에게 보조공학 서비스가 분명 유익함에도 당사자가 거절하고 원치 않는 경우 이를 강하게 설득하는 것도 클라이언트의 자율성 침해의 소지가 있으므로 이런 경우들에 유의해야 한다. 실무 현장에서 자율성 존중의 원칙을 최대한 실현하는 구체적 방법은, 충분한 설명에 의한 동의서(informed consent)를 받는 것, 여러 대안에 대해 알리고 의사결정과 선택의 기회를 주는 것, 그리고 그 선택을 존중하는 것, 나아가 클라이언트 고유의 기호와 선호를 고려한 서비스를 제공하는 것 등이 될 수 있다.

④ 정의(Justice)

이 윤리원칙에 있어 핵심요소는 공평 또는 공정(fairness)인데, 이는 사회 자원이 한정되어 있는 상태에서 이익과 부담과 자원이 어느 한 쪽이나 특정한 사람에게 치우치지 않고 모든 이들에게 공평하게 분배되는 것이다. 그래서 정의의 윤리원칙은 누가 자원을 취해야 하는가에 초점이 맞춰져 있는데, 누군가가 다른 이들보다 더 먼저 더 많은 자원을 가져갈 만한지와 그것을 누가 결정할 수 있는지를 점검하며 그 절차와 과정에 있어서의 공정함이 매우 중요하다. 때문에 정의의 원칙은 흔히 공정성의 원칙으로 불리기도 한다. 정의는 기본적으로 균형과 질서를 유지하려는 사회성에 기초하고 있기 때문에, 이러한 사회적 정의에 대한 윤리적 의사결정은 종교적 믿음, 전문성, 법령, 특정 기관이나 단체 등 여러 배경 상황적 요인들의 영향을 받는다.

보조공학사는 전문가 개인으로서 뿐만 아니라 전문 집단의 사회성에 맞는 정의의 원칙에 따라, 인종, 나이, 성별, 교육수준, 경제능력, 지위고하를 막론하고 불합리한 차별 없이 공정한 과정을 통해 서비스 자원의 배분이 공평하게 이뤄지도록 해야 한다. 불공정이 발생할 시 이를 바로잡기 위해 노력하고, 클라이언트 개개인이 마땅히 취해야 할 몫을 정당하게 누릴 수 있도록 그 권리를 옹호하는 것 또한 정의의 윤리원칙 실천의 중요한 부분이다.

⑤ 충실(Fidelity)

충실은 약속이나 헌신에 대에 성실하게 신의를 지키는 것을 의미한다. 때문에 이 원칙은 종종 성실의 원칙으로 불리기도 한다. 충실의 윤리원칙은 신뢰와 존중을 바탕으로 하며 비밀유지 약속의 준수와 관련이 깊다. 환자나 클라이언트는 자신에게 서비스를 제공한 전문가가 자신과 공유된 정보에 대해 비밀을 유지하겠다는 명시적 및 암

묵적 약속을 지키기를 기대하고 있으며 전문가는 그 믿음을 배신하지 않고 신뢰를 충실히 이행해야 할 의무가 있다.

실무현장에서 서비스 이용자의 개인정보를 보호하고 이에 대한 비밀유지 약속을 준수하는 것은 대표적인 충실 윤리이며 오늘날 개인정보와 사생활에 대한 인식이 높아지면서 이 충실의 윤리는 더욱 강조되고 있다. 전문가가 갖추어야 할 충실성은 클라이언트에게 뿐만 아니라 다른 전문가 동료, 나아가 이해관계에 있는 여러 사람들 간의 상호신뢰에도 적용된다. 동료 전문가나 타 직종의 전문가를 신뢰와 존중으로 대하는 것과 공동체를 구성하는 신뢰를 유지하고 전문성과 관련된 기대에 성실하게 부응하는 것 또한 주요한 충실의 윤리이다. 이러한 충실의 실천은 구성원들의 충직함을 바탕으로 견고한 전문가 공동체를 세우는 데에 기여하기도 한다.

보조공학사 전문 집단은 다양한 분야의 세부 전문지식이 모여 다양한 세팅에서 공동의 목적을 위해 함께 일하는 다학제간 집단이므로 충실 윤리의 성공적이고 온전한 실현을 위해서는 직역간의 상호 신뢰와 존중이 중요하다고 할 수 있다.

⑥ 진실(veracity)

진실함이란 언행에 있어 거짓이 없음을 말한다. 이 진실의 원칙은 앞서 언급한 환자나 보호자의 동의서(informed concent)를 포함하여 환자나 클라이언트와의 모든 의사소통에 적용된다. 진실은 때론 상처가 되기도 한다. 그러나 과정이 진실하지 않으면 결과도 온전할 수 없다. 전문 서비스 제공자가 진실을 말하지 않는 다면 서비스 이용자는 제대로 된 선택과 의사결정을 할 수 없을 것이며 여러 대안들에 대해 자율적으로 생각해볼 수 있는 기회조차 박탈당하게 되는 것이다. 그러므로 환자 또는 보호자 동의서는 반드시 진실에 기초해야 한다. 전문 서비스는 그 내용에 있어서도 허위가 없어야 한다. 근거기반서비스를 제공하기 위해 노력해야 하며 제공 서비스의 효과뿐만 아니라 위험과 부작용에 대해서도 숨김없이 알려야 한다. 마지막으로 진실성은 전문가 개인 또는 집단의 일반적 품행에도 적용된다. 전문가 및 전문가 단체는 평소 품위를 유지하며 위선적이지 않고 정직하며 전문가로서의 온전함, 즉 참된 전문가다움(professional integrity)을 유지하기 위해 노력해야 한다.

보조공학사는 이러한 진실의 윤리원칙에 따라 전문성에 위배되는 행동을 하지 않고 정직함을 잃지 않기 위해 노력해야 한다. 서비스와 관련하여 약속시간을 잘 지키고, 문서기록을 정확하게 하고, 서비스에 사용되는 보조기기의 사용, 유지, 보수, 개발 등을 정직하게 하는 것 등은 모두 진실의 윤리를 실천하는 것이다.

(2) 보조공학사 윤리강령

전문 직종의 윤리적 표준(ethical standard)은 직종에 대한 공공의 신뢰를 보장하고 명성을 보존해준다. 윤리강령(code of ethic)이나 실무수행표준(standard of practice)은 보통 전문 직종의 협회, 단체 또는 규제 기구에 의해 만들어지는 것으로써, 직종에서 합의된 공통 가치체계를 바탕으로 일반적으로 공감하고 동의할 수 있는 윤리적 표준이다. 윤리강령이나 행동규준은 직종의 이상, 핵심 목적, 행동 기준 등 고유의 철학과 구체적 윤리행위에 대한 사회적 약속을 진술하는 문서이며, 직종 내 구성원의 비윤리적 행위에 대한 감독과 규제의 틀이자 동시에 도덕 행위에 대한 긍정적이고 구체적인 지침이다.

국내에는 보조공학사 직종이 공식적으로 채택하거나 공표한 윤리 표준은 아직 없다. 아직 보조공학사 관련법이 실행된 지 얼마 되지 않았기 때문일 것이다. 그러나 앞으로 보조공학사 전문직에 대한 여러 많은 체계가 세워지고 다듬어져 가는 과정에서, 보조공학사가 전문 직업인으로서 이 시대가 요구하는 전문성(professionalism)을 갖추고 전문적 온전함(professional integrity)을 일구기 위해서는 서둘러 보조공학사 전문직의 윤리 표준을 세우고 이를 견고히 다듬어 나갈 필요가 있다.

관련 단체인 대한보조공학기술학회에서 제정한 재활보조기기실무사 윤리강령은 좋은 본보기가 된다. 대표적 보조공학 단체인 북미재활보조공학회(Rehabilitation Engineering and Assistive Technology Society of North America; RESNA)에서 제시하는 보조공학사 윤리강령과 실무표준 또한 좋은 참고 자료이다. 다음은 각 윤리적 지침에 대한 간략한 소개이다.

① 북미재활보조공학회(Rehabilitation Engineering and Assistive Technology Society of North America; RESNA)

북미재활보조공학회(이하 RESNA)는 윤리강령과 함께 실제적 직무 행위에 있어 옳고 그름을 판단할 수 있도록 구체적 실무수행표준을 확립하여 실무자의 역량 수준을 측정하고 평가하는 데 활용하고 있다. RESNA는 다른 재활 전문 분야의 윤리강령을 참고하여 보조공학서비스와 관련된 내용을 중점으로 기술한 윤리강령을 만들었다. 이 윤리강령은 7개 조항으로 구성되어 있으며, 각 항은 보조공학서비스 이용자와 사회에 대한 선행과 진실성과 공정성, 그리고 전문가 간의 신뢰와 충실성이 반영되어 있다(상자 4-1). RESNA의 실무수행표준은 윤리강령의 실천을 촉진하고 이를 위해 행해야 할 구체적 실무행위를 기술하고 있어서 보조공학 전문가의 윤리적 또는 비윤리적 행위를 판단하는 틀이 된다(상자 4-2).

상자 4-1 북미재활보조공학회의 윤리강령

북미재활보조공학회 윤리강령

RESNA는 재활공학 및 보조기술의 발전을 위한 학제간의 연합 협회이다. RESNA는 윤리적 품행의 가장 높은 수준을 도모하며 고수한다. RESNA의 회원과 자격을 갖춘 서비스 제공자들은 :

- 전문서비스를 받는 클라이언트의 복지를 최우선으로 유지한다.
- 전문역량 범위 안에서만 실무를 수행하고 높은 수준을 유지한다.
- 기밀 정보에 대해 비밀을 유지한다.
- 이해충돌이 되는 행동이나 협회와 직종에 부정적 영향을 주는 행동을 하지 않는다.
- 응당하고 합리적인 서비스 비용을 추구한다.
- 대중에게 재활/보조공학과 그 적용성에 알리고 교육한다.
- 공식보고서는 객관적이고 진실한 태도로 발행한다.
- 전문적 실무의 지침이 되는 법과 정책을 따른다.

상자 4-2 북미재활보조공학회 행동규준

이 실무수행표준은 보조공학을 평가하거나 필요를 검사하거나 권장하거나 제공하거나 하는 개개인들 간의 최고 수준의 윤리적 표준을 도모하는 데 있어 필수적으로 고려되는 기본적 개념과 규칙을 피력한다. 그들(보조공학 전문가들)이 직업적 의무를 이행함에 있어 다음의 원칙과 규칙이 관찰되어야 할 것이다 :

1. 자신이 제공하는 전문서비스를 받는 이들의 복지를 최고로 중요하게 지켜야 한다.
2. 어떤 전문 영역에서든 자신의 역량, 교육 수준, 경험 및 훈련의 범위 안에 있는 서비스에만 종사해야 하며, 개인적 기술과 지식의 정도에 의해 부여되는 제한을 인정해야 한다.
3. 보조테크놀로지 임상가 및 공급자는 특정 실무 영역이 자신의 역량 안에 포함되는 것인지를 결정하는데 있어서, 모든 적용 가능한 자격 관련법을 준수하며, 보조테크놀로지 분야를 이루는 주요 전문직들에서 인정하는 권한으로 발행되는 증명서나 다른 자격증들의 자격요건을 참작하고, RESNA 윤리강령을 포함한 모든 합당한 실무수행표준과 윤리원칙을 따라야 한다.
4. 보조테크놀로지 분야와 자신이 속해있는 주된 직종 모두에서의 본인의 자격, 역량, 교육, 훈련과 경험에 대해 의도를 갖고 허위진술하지 말아야 한다. 자신의 보조공학 자격인증과 관련된 홍보를 포함하여, 모든 형태의 의사소통에서 자신의 고용주가 누구인지, 보조기기서비스와 보조기기 제공에 있어 자신의 역할이 무엇인지에 대해 밝혀야 한다.
5. 소비자나 그들의 고용동맹의, 재정적 또는 전문적 이익의 옹호자(변호인)에게 전문적 권고에 편향을 주려는 것으로 여겨질 수 있는 것에 대해 알려야 한다. 어떤 경우, 이런 동맹관계나 이해관계가 결국은 전문적 판단을 손상시킬 것 같다는 결론으로 귀결되는 이해갈등이 있을 때는 서비스나 보급품의 제공을 거절해야 한다.
6. 가능한 자원들을 사용하여 소비자의 필요를 충족시켜야 하는데, 이는 필요한 제품이나 서비스를 제공할만한 다른 전문가나 임상가나 정보원에게 의뢰하는 것을 포함한다.

7. 소비자에게 서비스를 전달하는 데 있어 적절하게 타 전문직종의 구성원들과 협력해야 하며, 그 소비자의 필요가 이런(다학제) 접근을 필요로 한다면 그 단체과정에 적극적으로 참여해야 한다.
8. 검사, 평가, 시도, 시뮬레이션, 추천권고, 전달, 맞추기, 훈련, 조절, 개조를 포함하여 적절한 범위의 보조기기서비스를 제공해야 하며 서비스의 각 단계에서 소비자의 완전한 참여를 도모해야 한다.
9. 소비자와 함께하는 직접적 검사나 평가 절차에 의해 소비자의 필요를 검증해야 한다.
10. 보조테크놀로지 전략에 대한 권고사항 개발에 있어, 소비자에게 재정여건에 상관없이 모든 기기 선택사항 및 가능한 재정지원 방법들에 대해 알려줘야 한다.
11. 중재전략을 모색하는 과정에서 미래와 향후 나타나게 될 필요를 고려해야 하며 소비자에게 그러한 필요들에게 대해 알려야 한다.
12. 소비자가 불합리한 위험에 노출되는 것을 최소화하는 테크놀로지를 제공해야 한다. 위험을 최소화시키는 조절이나 설명이나 필요한 수정을 제공해야 한다.
13. 테크놀로지 제공과 관련하여 최종적인 추천사항, 재정적인 의미 등 모든 관련 사항에 대해 소비자나 그들의 권익 옹호자(변호인)에게 충분히 알리되, 어느 서비스나 테크놀로지의 결과에 대해서도 보장(장담)은 하지 말아야 한다. 그러나 추천하는 중재에 대한 타당한 진술은 할 수 있다.
14. 법에 의해 요구되거나 또는 개인이나 지역사회의 복지 보호를 위해 요구되지 않는 이상, 제공한 테크놀로지 평가, 검사, 권고사항, 서비스, 제품에 대해 적절한 기록으로 문서화 해야 하며 그 기록들의 기밀성을 보존해야 한다.
15. 접근성, 재정지원, 법적 또는 공적 이슈, 권장 임상, 신흥 기술을 포함하여 자신의 임상실무에 합당한 보조테크놀로지를 최신의 상태로 유지하려고 노력해야 한다.
16. 소비자에게 전달되는 서비스의 질을 평가, 증진, 강화하기 위해 지속적으로 절차를 체계화하려고 노력해야 한다.
17. 모든 보조테크놀로지 제품 및 서비스 제공에서의 자신의 역할에 관한 공적 진술에 있어 진실하고 정확해야 한다.
18. 장애, 인종, 국적, 종교, 신조, 성별, 나이, 성적 경향 등을 이유로 서비스나 보급품을 제공하는 데 차별을 하지 말아야 한다.
19. 제공되지 않은 서비스에 대해 비용을 지불하게 해서는 안 되며 상환이나 변제된 생산품이나 서비스에 대해 비용을 잘못 부과하지 말아야 한다.
20. 사기, 부정행위나 허위진술, 또는 보조테크놀로지 분야에 불리하게 작용하거나 소비자에게 전문 서비스를 제공하는 능력에 안 좋은 영향을 미치는 어떤 범죄 활동이나 행위에 참여하지 말아야 한다.
21. 약물남용이나 다른 건강 관련 문제로 서비스를 제공하는 데 좋지 않은 영향을 미칠 가능성이 있는 사람은 그 문제를 해결하기 위해 적절한 곳에서 전문적 상담을 받도록 해야 하며, 영향을 미칠 수 있는 실무에서 물러나야 한다.
22. 동료와 타인의 권리, 지식, 기술을 존중해야 하며, 견해와 정보와 아이디어 그리고 저작권, 특허, 상표, 설계기여 및 발견을 포함한 유무형의 자산에 대해 정확하게 표현해야 한다.

② 대한보조공학기술학회(Korean Society of Assistive Technology in Occupational Therapy; KSAT)

대한보조공학기술학회(이하 KSAT)의 재활보조기기실무사 윤리강령은 2019년에 공표되었다. 재활보조기기실무사는 보조공학사라는 전문직이 만들어지기 전 KSAT에서 사용하던 구 용어로 현재의 보조공학사를 지칭하는 용어이다. KSAT는 RESNA의 윤리강령, 호주와 영국의 보조공학 관련 윤리강령, 국내 재활 전문단체의 윤리강령, 재활 전문 분야 국제기구의 윤리강령 등 기존의 다양한 표준들을 토대로 상자 4-3에 제시된 것과 같은 윤리강령을 만들었다. 이 윤리강령은 총 10개의 항목으로 구성되어 있으며 서비스 대상자를 향한 윤리, 사회를 향한 윤리, 전문가 간 윤리를 포함하고 있다. KSAT의 재활보조기기실무사 윤리강령은 보조공학사 전문직 윤리로 공식 채택되어있거나 대표성을 띠고 있지는 않지만, 보조공학사 관련 국내 전문단체에서 만들어진 최초의 보조공학사 관련 윤리강령이라는 점에서 그 의미가 크다. 향후 보조공학사 전문가 집단의 윤리적 표준으로 발전하기 위해서는 세부 윤리지침이나 행동규준이 확립될 필요가 있다.

상자 4-3 대한보조공학기술학회 윤리강령

재활보조기기실무사 윤리강령

1. 재활보조기기실무사는 서비스 대상자의 건강과 안녕을 최우선으로 생각한다.
2. 재활보조기기실무사는 서비스 대상자를 신체적 · 정신적 · 사회환경적 위험으로부터 보호한다.
3. 재활보조기기실무사는 인종 · 사상 · 종교 · 성별 · 사회적 지위 등을 이유로 서비스 대상자를 차별하지 않는다.
4. 재활보조기기실무사는 비밀보장의 원칙을 준수한다.
5. 재활보조기기실무사는 공공의 신뢰에 부합하고 최고의 공익을 제공하기 위해 노력한다.
6. 재활보조기기실무사는 전문가로서의 사회적 품위와 명성을 유지하고, 자신이 맡은 전문 업무에 대해 책임진다.
7. 재활보조기기실무사는 전문역량 범위 안에서 업무를 수행하고, 연구 및 교육을 통하여 검증된 중재서비스를 제공하며, 관련 분야의 지식과 기술에서 높은 수준을 유지한다.
8. 재활보조기기실무사는 전문업무의 지침이 되는 법률과 정책을 준수한다.
9. 재활보조기기실무사는 공식 문서 작성 및 제공 시 객관적이고 진실한 태도를 취한다.
10. 재활보조기기실무사는 이해충돌이 되거나 전문적 업무에 부정적인 영향을 주는 행동을 하지 않는다.

5

장애 및 재활

1. 장애의 이해
2. 장애 범주 및 유형
3. 인권과 학대 예방
4. 재활의 이해
5. 의료재활 및 교육재활
6. 심리재활 및 지역사회 중심재활
7. 직업재활과 장애인고용
8. 장애인 자립생활의 이해
9. 관련 정책 및 제도의 이해

제5장

장애 및 재활

보조기기의 영역과 범위를 어떻게 설정하느냐에 따라 다양한 사람들이 보조기기의 대상자가 될 수 있으나, 필수적으로 보조기기의 주요 대상자는 장애인과 노인이고, 이들 대상자를 다양한 관점에서 이해하기 위해서는 장애 및 재활에 대한 배경을 이해하는 것이 필요하다. 따라서 이 장에서는 보조기기의 선택과 적용 등 보조기기 관련 서비스를 제공하기 위해 배경이 되는 장애 및 재활에 대한 기본 내용을 다루고자 한다.

장애학과 재활학은 장애와 재활에 대해 매우 광범위한 내용을 다루고 있는 학문으로, 보는 관점에 따라 다양하게 해석될 수 있으며, 둘 사이의 연관성과 유사성이 상당히 있으나 세부적으로는 크게 다른 점이 있다. 이 장에서는 장애학과 재활학 자체를 다루기보다는 보조기기 서비스를 제공하는 전문가로서 실무적으로 필요한 지식을 위주로, 장애와 재활 분야에서 공통으로 다루는 내용으로 구성하였다. 장애와 재활을 언급하는 과정에서 이전의 다른 장의 일부 내용이 중복적으로 제시될 수 있다. 보조테크놀로지 및 보조기기 서비스와 관련된 이론적 배경은 보조테크놀로지에 대한 이해 영역에서, 진단과 평가에서 제시되는 장애 유형과 특성에 대한 세부 내용은 장애의 진단과 평가 영역을 참고하면 될 것이다. 이 장에서는 장애와 재활에 대한 개념과 사회적 변화, 인권과 학대, 재활의 영역과 특성, 관련 정책을 위주로 설명하여 보조기기 서비스를 기획, 운영, 평가하는 데 도움이 되고자 한다.

1. 장애의 이해

1) 장애와 장애인 개념

장애의 사전적 의미를 찾아보면 "어떤 사물의 진행을 가로막아 거치적거리게 하거나 충분한 기능을 하지 못하게 하거나 또는 그런 일", "신체 기관이 본래의 제 기능을 하지 못하거나 정신 능력에 결함이 있는 상태"로 나타나 있다. 장애와 장애인이라는 용어가 주는 이미지를 떠올리면 대부분 부정적인 의미가 있으며 속담이나 문학작품에 이르기까지 난쟁이, 장님, 벙어리, 불구 등 차별적이고 비하적인 용어로 표현되었던 것이 사실이다. 우리나라에서 장애와 장애인이라는 용어는 1981년 「심신장애자복지법」[1]이 제정되면서 시작되었다고 할 수 있고, 1989년 「장애인복지법」으로 개정되면서 장애, 장애인이라는 용어가 공식적으로 사용되었다고 할 수 있다.

장애의 정의와 개념, 범주, 분류 등은 어떠한 측면에서 보느냐에 따라 다르고, 시대 및 사회적 상황에 따라서도 지속해서 변화됐다. 우선 장애의 정의와 개념에 가장 영향을 크게 미치는 의학적 개념에서 장애는 신체적, 정신적, 구조와 기능에서 손상이나 결함이 있음을 의미하며, 해부학적 물리적 기준이 반영되어 있다. 손상의 정도와 기능 제한의 정도가 장애의 유무 및 장애의 정도를 결정하게 되며, 의학적 개념에서 장애와 장애인에 대한 개념이 전통적으로 가장 우세하게 나타나는 것도 사실이다.

사회적 측면에서 장애와 장애인은 참여와 권리적 측면에서 장애를 정의하는 특성이 나타난다. 모든 개인이 동등한 권리와 인권의 주체로 간주하고 개인이 일상과 여가, 직업과 사회생활에 참여하는 데 있어 제약이 나타난다면 이를 장애와 장애인으로 보는 관점이라고 할 수 있다.

법적, 제도적 측면에서 정의는 공식적인 법과 제도상에 나타난 정의를 말하며, 의학적 측면과 사회적 측면 및 다양한 측면을 고려하여 사회적으로 수용 가능한 수준에서 결정되는 것이 일반적이다. 이는 국가의 복지 및 다양한 실천 제도와 직접적으로 연관되어 있어 가장 실질적인 의미의 장애 개념과 정의라고 할 수 있다. 우리나라의 경우 「장애인 등에 대한 특수교육법」, 「산업재해보상보험법」, 「국민연금법」, 「장애인고용촉진 및 직업재활법」 등 다양한 관련 법에서 정의되고 있는데 그중 가장 기본이 되는 법적 정

1 이 장에서 제시된 법률의 명칭은 2023년 기준으로 되어 있으나, 역사 흐름과 배경을 설명하는 부분에서는 그 당시 명칭을 사용함

의는 「장애인복지법」에 규정되어 있다. 「장애인복지법」 제2조 제1항을 살펴보면, '장애인이란 신체적 · 정신적 장애로 오랫동안 일상생활이나 사회생활에서 상당한 제약을 받는 자를 말한다'로 규정되어 있으며, 같은 법 시행령 제2조에 장애의 종류와 기준이 명시되어 있다.

즉, 장애와 장애인의 개념과 정의는 여러 가지 측면과 상황, 법적 및 제도적 바탕에 따라 달라지며 개념과 정의를 어떻게 설정하느냐에 따라 관련된 서비스와 정책, 내용, 방향에 차이가 나타날 수 있음을 시사한다.

장애에 대한 개념적 모델은 장애를 어떻게 인식하느냐를 기준으로 크게 개별적 모델과 사회적 모델로 나누어지기도 한다. 개별적 모델은 장애의 원인과 문제를 개인에게 두는 것으로 의학적(medical) 접근법이나 기능 제한(functional limitation) 접근법이 이에 해당한다. 개별적 모델에서의 장애는 구체적인 의학적 손상이나 기능적 제한이 장애의 원인이므로 이를 치료, 개선, 재활을 통해 더욱 온전한 상태로 만들고자 하는 데 관심이 있다. 따라서 전문지식을 가진 해당 분야의 전문가가 중요한 역할을 하게 되고, 장애인에 대한 보호, 통제, 개별적 적용 등이 장애에 대해 접근하는 주요 방법으로 인식된다. 사회적 모델의 경우에는 장애와 장애인의 문제는 사회 참여와 통합이라는 사회적 문제에 있다고 보는 것으로 의학적 손상과 기능적 제한 상태에도 불구하고 개인과 사회적 환경 간의 사회작용을 통해 참여가 원활하다면 장애 및 장애인으로 인식하지 않을 수도 있다는 의미이다. 사회적 모델에서는 사회적 배제나 평등한 기회 제공, 차별 등이 주요 요소가 되고, 장애인 당사자의 권리와 의식이 중요한 역할을 하게 된다.

전반적인 장애에 대한 개별적 모델보다 사회적 모델에 중점을 두는 방향으로 변화하고 있다. 그러나 장애인 개인의 측면에서 본다면 개별적 접근과 사회적 접근 모두가 의미 있는 것이므로 장애를 통합적으로 보고 접근할 필요가 있다고 할 수 있다.

2) 장애 분류의 변화

(1) 국제장애분류(International Classification of Impairments, Disabilities and Handicaps; ICIDH)

세계보건기구(World Health Organization; WHO)에서는 1980년 국제장애분류(ICIDH)를 발표하여 장애의 보편적인 정의와 기준을 제시하였다. ICIDH는 장애를 질병과 손상, 장애, 사회적 불리를 중심으로 분류하고 설명하였다. 질병은 신체 및 정신에서 나타나는 이상 상태를 말하고 손상은 해부학적, 심리적 구조나 기능의 손실로 일시적 혹은 영구적인 상태를 말한다. 장애는 손상에서 비롯된 것으로 활동상의 능력 제한이 발생하고 개인적 차원에서 다양한 활동의 수행 능력이 감소된다. 그러나 손상이 반드시 장애로 연결되는 것은 아니며, 장애 또한 제거 및 완화 가능성을 가지고 있다. 사회적 불리란 손상이나 장애에서 비롯되는 것으로 여러 가지 원인에 의해 신체적, 정신적 상태가 일시적, 영구적 손상을 입게 되고 그 결과 개인의 생활에서 독립성, 교육, 취업 등에 어려움이 생기는 것을 의미한다. 이는 손상이나 장애가 사회화된 것을 말하며, 다른 사람에 비해 불리한 상황에 처하게 된다고 할 수 있다. ICIDH는 장애 분류를 통해 장애 개념은 체계적으로 설명하였다는 의의가 있으나 손상, 장애, 사회적 불리 사이의 구분이 명확하지 않고, 질병이나 손상, 기능 장애 이외에 사회적 불리에 영향을 주는 요인들이 포함되지 않았다는 점에서 문제가 제기되었다. 또한 시간이나 상황에 따른 변화를 고려하지 못하고, 한 방향만의 흐름을 갖는다는 한계도 있었다.

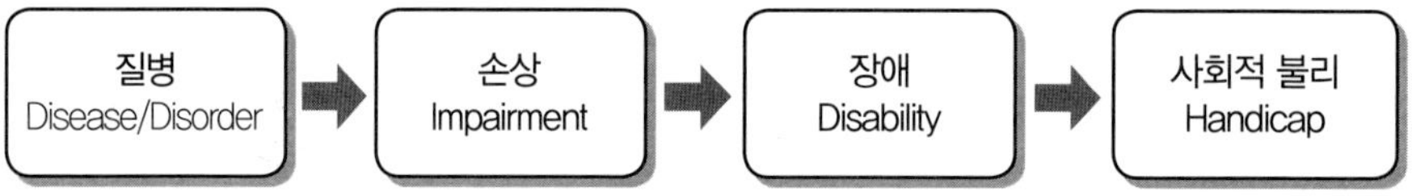

[그림 5-1] ICIDH(WHO, 1980)

(2) **국제장애분류**(International Classification of Impairments, Disabilities and Handicaps-2; ICIDH-2)

1997년 WHO는 ICIDH를 보완한 ICIDH-2를 발표하였다. 여기에서는 환경적, 개인적 상황 요인을 포함한 개념을 설명하고 있으며, 이전에 제시되었던 손상과 질병 이외에 활동과 사회참여라는 요소를 포함하여 설명하였다. 활동은 개인적 수준에서 기능을 수행하는 일상생활과 관련된 모든 개인의 활동을 의미하고, 활동 제한은 기능의 수준이나 지속성, 질 등의 문제로 활동에 제한을 받는 것을 말한다. 일상에서 수행하는 개인의 활동으로 개인위생 등의 기본적인 활동부터 가정관리, 쇼핑, 직업 수행 등 복합적인 활동을 모두 포함한다. 참여는 손상, 활동, 상황적 요인과 관련된 참여의 수준, 정도를 나타내는 것으로 개인적 유지 및 보호 참여, 이동, 정보 교환, 사회적 관계 및 교육과 노동 참여를 포함하며, 참여의 지속성, 질, 수준의 제한이 나타날 수 있다. ICIDH-2는 장애의 개념에서 구성 요소간의 연관성과 상황적 요인에 대한 상호작용들을 고려했다는 점이 이전과 구별되는 점이다.

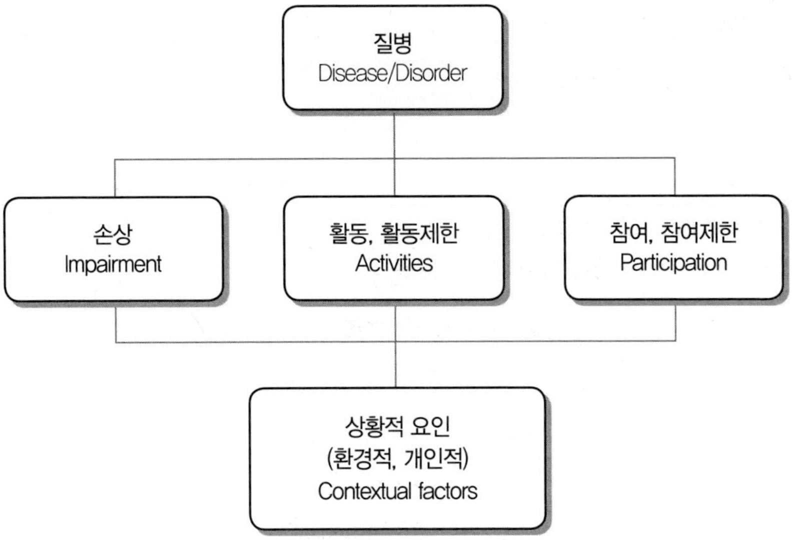

[그림 5-2] ICIDH-2(WHO, 1997)

(3) 국제 기능 · 장애 · 건강 분류(International Classification of Functioning, Disability and Health; ICF)

2001년 WHO는 과거와 달리 장애를 개인적 요인에 의한 것 보다는 건강 상태나 상황적 맥락에 의한 것으로 보고, 사회적 모델을 반영한 새로운 개념을 제시하였는데 이것이 국제 기능, 장애, 건강 분류인 ICF이다. ICF는 개인의 기능을 신체 기능과 구조, 활동, 참여로 구분한다. 이러한 기능들은 환경적 요인과 개인적 요인의 모든 측면에서 영향을 받고, 모든 요소들은 서로간에 상호작용을 한다. 즉, 개인의 기능과 장애는 질병과 같은 건강 조건과 다른 여러 요인들 사이의 복합적인 상호 관계로 인식되기 때문에, 개인적 손상이나 기능상의 제한만을 의미하는 것이 아니라 개인적 장애와 사회 환경 사이의 적절하지 못한 상호작용을 결과로 장애를 볼 수 있다는 개념이다. 또한 장애 보다는 건강이라는 개념을 적용하였다는 것도 이전과는 달라진 점이라 할 수 있다.

보조테크놀로지의 이해에서 언급되었듯이 장애에 대한 개념 변화에 따라 장애를 사회적, 환경적 상호작용으로 인식하게 된 것은 보조기기 및 관련 지원 법률과 제도의 변화 및 관련 서비스에 긍정적인 영향을 주었다고 할 수 있다.

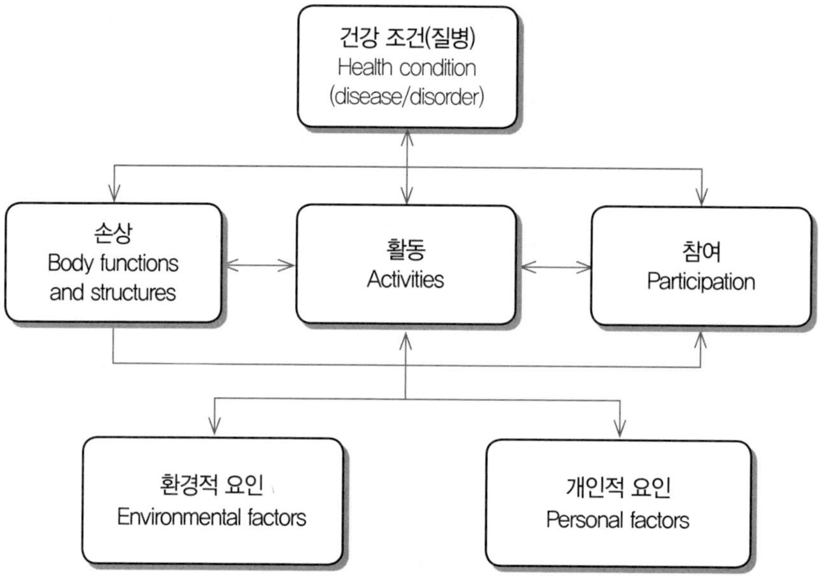

[그림 5-3] ICF(WHO, 2001)

2. 장애 범주 및 유형

1) 우리나라 장애 범주

우리나라에서는 1989년 「장애인복지법」이 제정되면서 장애인에 대한 정의와 범주를 정하기 시작하였다. 초기 5개 유형으로 구분되었던 장애 범주는 2020년 15개 유형으로 확대되었다. 신체적 장애란 주요 외부 신체 기능의 장애, 내부기관의 장애 등을 말하며, 정신적 장애란 발달장애 또는 정신 질환으로 발생하는 장애를 말한다. 구체적인 장애 종류와 장애 기준에 대해서는 별도의 규정(시행령 제2조 제1항, 시행규칙 제2조 제1항)에서 명시하고 있다. 또한 장애판정 기준에 따라 분류한 장애 정도를 1-6 등급까지 등급화하여 제도적으로 나누고 있었으나, 2019년부터 단계적으로 폐지하여 2020년 기준 장애의 정도가 심한 장애인과 장애의 정도가 심하지 않은 장애인으로 나누어 구분하고 있다.

「국가유공자 등 예우 및 지원에 관한 법률」 제5조 제5항 및 제6항에서는 "대통령령으로 정하는 생활능력이 없는 정도의 장애인"이라고 하여 별도의 장애인에 대한 범주를 정하고 있는데, 이는 「국가유공자 등 예우 및 지원에 관한 법률」 시행령 제7조 별표 2의 장애인 장애구분표에 해당하는 심신장애가 있는 자로, 두 눈이 실명된 자 등 49개로 구분된다.

「장애인 등에 대한 특수교육법」, 「산업재해보상보험법」, 「국민연금법」, 「장애인고용촉진 및 직업재활법」 등 다양한 법과 제도에서 장애인의 범주에 대한 언급이 있으나 대부분 「장애인복지법」상의 범주와 유형을 준용하는 상황이다. 「장애인 · 노인 등을 위한 보조기기 지원 및 활용촉진에 관한 법률」에서는 제3조 제1항에서 "장애인 등"이란 「장애인복지법」 제2조에 따른 장애인, 「노인장기요양보험법」 제2조 제1호에 따른 노인 등, 「국가유공자 등 예우 및 지원에 관한 법률」 제4조에 따른 국가유공자 등을 말한다고 정의하고 있다.

2) 장애유형 및 분류

보조기기 관련 서비스를 제공하는 전문가로서 장애유형 및 특성에 대한 이해는 필수적인 내용이라고 할 수 있다. 다만 「장애인복지법」에서 제시되는 장애 유형과 세부 특성에 대해서는 '제3장 장애 진단 및 평가'에서 매우 자세하게 다루므로, 이 장에서는 법상에 나타난 범주를 기준으로 유형과 분류만을 살펴보고자 한다.

[표 5-1] 「장애인복지법」에 따른 장애유형

대분류	중분류	소분류	세분류
신체적 장애	외부 신체기능의 장애	지체장애	절단장애, 관절장애, 지체기능장애, 척추장애, 변형 등의 장애
		뇌병변장애	뇌의 손상으로 인한 복합적인 장애
		시각장애	시력장애, 시야결손장애, 겹보임(복시)
		청각장애	청력장애, 평형기능장애
		언어장애	언어장애, 음성장애, 구어장애
		안면장애	안면부의 추상, 함몰, 비후 등 변형으로 인한 장애
	내부 기관의 장애	신장장애	투석치료 중이거나 신장을 이식받은 경우
		심장장애	일상생활이 현저히 제한되는 심장기능 이상
		호흡기장애	일상생활이 현저히 제한되는 만성 · 중증의 호흡기 기능 이상
		간장애	일상생활이 현저히 제한되는 만성 · 중증의 간기능 이상
		장루 · 요루 장애	일상생활이 현저히 제한되는 장루 · 요루
		뇌전증장애	일상생활이 현저히 제한되는 만성 · 중증의 뇌전증

정신적 장애	발달장애	지적장애	지능지수가 70 이하인 경우
		자폐성장애	소아청소년 자폐 등 자폐성장애
	정신장애	정신장애	조현병, 조현정동장애, 양극성정동장애, 재발성우울장애, 뇌의 신경학적 손상으로 인한 기질성 정신장애, 강박장애, 투렛장애(Tourette's disorder), 기면증

가장 크게 신체적 장애와 정신적 장애로 나뉘며, 신체적 장애는 다시 외부신체기능장애와 내부기관장애로 구분된다. 외부신체기능장애는 지체, 뇌병변, 시각, 청각, 언어, 안면 6개의 소분류로 나뉘며, 내부기관장애는 신장, 심장, 간, 호흡기, 장루 · 요루, 뇌전증 장애 6개로 나뉜다. 정신적 장애는 발달장애와 정신장애로 나뉘는데 발달장애는 지적장애와 자폐성장애를 포함한다.

지체장애는 우리나라 장애 인구 중 가장 많은 비율을 차지하고 있으며 절단, 관절, 지체기능장애, 변형 등의 장애로 구분된다. 소분류의 지체장애와 세분류의 지체기능장애는 분류체계상의 차이임을 기억할 필요가 있다. 절단장애는 신체의 일부분이 절단된 상태를 의미한다. 관절장애는 관절염, 관절손상으로 인한 관절 자체의 문제이거나 또는 관절 주변의 이상으로 나타나는 경우. 류마티즘성 관절염, 퇴행성 관절염 등이 해당한다. 지체기능장애는 상지 또는 하지의 기능이 제한된 상태. 소아마비, 근육병 등이 이에 해당하며, 변형 등의 장애는 한쪽 하지가 짧거나 척추가 휘어졌거나 구부러진 경우 또는 왜소증, 척추측만증, 척추후만증 등이 이에 해당한다. 「장애인복지법」 시행령에 제시된 내용은 다음과 같다.

[표 5-2] 지체장애인

가. 한 팔, 한 다리 또는 몸통의 기능에 영속적인 장애가 있는 사람
나. 한 손의 엄지손가락을 지골(指骨 : 손가락 뼈) 관절 이상의 부위에서 잃은 사람 또는 한 손의 둘째 손가락을 포함한 두 개 이상의 손가락을 모두 제1지골 관절 이상의 부위에서 잃은 사람
다. 한 다리를 가로발목뼈관절(lisfranc joint) 이상의 부위에서 잃은 사람
라. 두 발의 발가락을 모두 잃은 사람
마. 한 손의 엄지손가락 기능을 잃은 사람 또는 한 손의 둘째 손가락을 포함한 손가락 두 개 이상의 기능을 잃은 사람
바. 왜소증으로 키가 심하게 작거나 척추에 현저한 변형 또는 기형이 있는 사람
사. 지체(肢體)에 위 각 목의 어느 하나에 해당하는 장애정도 이상의 장애가 있다고 인정되는 사람

뇌병변장애인은 뇌성마비, 외상성 뇌손상, 뇌졸중(腦卒中) 등 뇌의 기질적 병변으로 인하여 발생한 신체적 장애로 보행이나 일상생활의 동작 등에 상당한 제약을 받는 사람

이며, 언어장애인은 음성 기능이나 언어 기능에 영속적으로 상당한 장애가 있는 사람을 의미한다. 안면장애인은 구순 및 구개열, 악안면골 기형, 두 개 안면 기형 등 선척적 기형과 질환 및 사고 등으로 인해 안면 부위의 변형이나 기형으로 사회생활에 상당한 제약을 받는 사람에 해당한다. 맥관기형이나 혈관종, 신경섬유종증이나 화상 등이 원인이 되기도 한다.

시각장애인은 나쁜 눈 혹은 좋은 눈의 시력이 일정 수준 이하인 사람, 두 눈의 시야가 정상 시야 보다 일정 수준 이상 감소한 사람, 두 눈의 중심시야에서 20도 이내에 겹보임(복시)이 있는 사람이 포함된다.

청각장애는 두 귀 혹은 한 귀의 청력 손실이 일정 수준 이상인 사람, 두 귀에 들리는 보통 말소리의 명료도가 50퍼센트 이하인 사람, 평형 기능에 상당한 장애가 있는 사람이다.

내부기관장애에 해당하는 신장장애는 신장의 기능장애로 인하여 혈액투석이나 복막투석을 지속적으로 받아야 하거나 신장기능의 영속적인 장애로 인하여 일상생활에 상당한 제약을 받는 사람을 말하며, 심장장애는 심장의 기능부전으로 인한 호흡곤란 등의 장애로 일상생활에 상당한 제약을 받는 사람이 대상이다. 호흡기장애인은 폐나 기관지 등 호흡기관의 만성적 기능부전으로 인한 호흡기능의 장애로 일상생활에 상당한 제약을 받는 사람, 간장애인은 간의 만성적 기능부전과 그에 따른 합병증 등으로 인한 간기능의 장애로 일상생활에 상당한 제약을 받는 사람, 장루 · 요루장애인은 배변기능이나 배뇨기능의 장애로 인하여 장루(腸瘻) 또는 요루(尿瘻)를 시술하여 일상생활에 상당한 제약을 받는 사람이 포함된다. 뇌전증장애는 뇌신경세포의 장애로 인하여 일상생활이나 사회생활에 상당한 제약을 받아 다른 사람의 도움이 필요한 경우를 말한다. 뇌신경세포가 일시적 이상을 일으켜 의식 소실, 발작 등과 증상들이 반복적이고 만성적으로 나타난다.

정신적 장애 중 발달장애는 지적장애와 자폐성장애로 구분되는데, 지적장애인은 지적장애인은 정신 발육이 항구적으로 지체되어 지적 능력의 발달이 불충분하거나 불완전하고 자신의 일을 처리하는 것과 사회생활에 적응하는 것이 상당히 곤란한 사람으로 정의되고, 자폐성장애인은 소아기 자폐증, 비전형적 자폐증에 따른 언어 · 신체표현 · 자기조절 · 사회적응 기능 및 능력의 장애로 인하여 일상생활이나 사회생활에 상당한 제약을 받아 다른 사람의 도움이 필요한 사람으로 정의되어 있다.

정신장애인은 지속적인 양극성 정동장애(여러 현실 상황에서 부적절한 정서 반응을 보이는 장애), 조현병, 조현정동장애 및 재발성 우울장애에 따른 감정조절 · 행동 · 사고 기능 및 능력의 장애로 인하여 일상생활이나 사회생활에 상당한 제약을 받아 다른 사람의 도움이 필요한 사람이 해당한다.

보조기기 서비스 제공 시에 대상자의 장애 유형과 특성을 서비스 과정과 보조기기 추천 등 실무적으로 중요 요소일 뿐만 아니라 서비스 대상 여부 판단 및 관련 제도에 대한 재원과 밀접하게 연결되어 있으므로 대상자가 법적 해당 장애 유형으로 등록되어 있는지 여부를 반드시 확인해야 한다.

3. 인권과 학대 예방

1) 장애인의 인권 및 동향

인권의 사전적 의미를 살펴보면 인간으로서 당연히 가지는 기본적 권리라고 되어 있다. 즉, 사람이 개인 또는 나라의 구성원으로서 마땅히 누리고 행사하는 기본적인 자유와 권리를 의미하는 것으로 우리나라의 경우 헌법 상 보장된 권리이다. 인권은 보편성에 근거하고 있으므로 계급, 신분, 인종, 장애 등 어떤 차이와 상관없이 누려야 할 권리이며, 국가나 사회의 법 및 제도보다 우선하며, 함부로 침해하거나 제한될 수 없으며 타인에게 양도할 수 없는 권리이다. 그러나 실질적으로 인권은 개인이 속한 사회나 시대에 따라 혹은 개인의 지위나 상황에 따라 차이가 나타나는 것을 볼 수 있는데 바로 장애인의 인권이 이에 해당한다고 할 수 있다.

인권 준수에 대한 상황이나 정도를 직접적으로 나타낼 수 있는 방법은 없으나 장애인 인권에 대한 인식 상황은 장애인 관련 제도를 통해서 살펴볼 수 있다. 우리나라에서 장애인에 대한 인권은 1980년대 이전에는 크게 관심을 받지 못하였고, 장애인에 대한 수용, 구분, 보호 위주의 분위기가 대부분이었다. 1981년 이후 「심신장애자복지법」 제정 등으로 인해 장애인의 인권, 권리, 참여에 대한 분위기가 조성되기 시작하였다. 1970-80년대에는 정부의 선성장 후복지라는 정책 기조에 따라 시설이나 저소득 장애인에 대한 재활 정책들이 주류를 이루었다.

1980년대 후반부터 1990년대에는 1989년 장애인복지법 개정, 1990년 「장애인고용촉진 등에 관한 법률」이 제정되면서 장애인의 복지와 인권에 대한 적극적 조치들이 시작되었다. 심신장애자라는 용어가 장애인으로 변경되었고, 장애인 등록제가 실시되었으며, 장애인의 다양한 재활과 복지 시책들이 마련되었다. 또한 장애인에 대한 경제적 지원이 시작되었다. 장애인의 전화요금 감면, 장애인 승용 자동차 LPG연료 사용 허용,

국공립박물관 등의 무료 입장, 철도 및 지하철도 요금 할인, 국민주택의 특별공급대상 포함 등이 이 시기에 시작되었다. 즉 이 시기에는 장애인에 대한 인식과 관련 문제를 사회적인 것으로 인식하기 시작했고, 이러한 인식에 따라 장애인의 생계와 다양한 활동에 대한 지원과 보장이 되었다.

국제연합(United Nations; UN)이 1992년 '세계장애인 10년'이 종료되어 국제연합 아시아 태평양 경제사회위원회(ESCAP)는 1993년부터 2002년까지 아시아태평양 장애인 10년을 선포하였다. 장애인의 완전한 사회참여와 통합이라는 기조 아래 장애인의 문제는 인권의 측면에서 접근해야 하며, 장애인도 모든 권리를 누릴 수 있어야 한다는 입장을 공표하였다. 이러한 인식은 장애인에 대한 복지서비스뿐만 아니라 장애인의 교육, 고용, 편의 시설 확보, 정치와 다양한 활동에의 참여에 대한 욕구를 높이는데 이바지하였다.

특히 장애인복지발전 5개년계획이 1999년부터 5년 단위로 만들어졌는데, 이는 보건복지부를 비롯하여 교육부, 노동부 등 정부 내 관련 부처가 모두 참여하여 만든 최초의 장애인복지 중 · 장기 종합계획이라고 할 수 있다.

2000년대 이후에는 「교통약자의 이동편의 증진법」, 「장애인차별금지 및 권리구제 등에 관한 법률」, 「장애인연금법」, 「장애인활동 지원에 관한 법률」, 「장애인 · 노인 등을 위한 보조기기 지원 및 활용촉진에 관한 법률」 등이 제정되었다. 이는 장애인 인권 차원에서 당사자의 참여와 요구가 제안 및 실현되고 있으며, 장애인 관련 사항과 문제가 복지에서 인권 중심으로 변화하고 있다고 볼 수 있다.

2) 인권선언과 장애인 권리협약

장애인의 인권 향상을 위한 국내외 노력과 움직임은 지속해서 다양하게 이루어졌다. 그중 세계인권선언은 1948년 국제연합 제3차 총회에서 채택된 것으로 세계대전 이후 인권을 명문화하려는 중요한 움직임이었다. 세계인권선언은 모든 사람이 태어날 때부터 자유롭고 동등한 존엄성과 권리를 가지고 있다고 하면서 인권은 누구나 부여받은 인간의 존엄성이라고 하였다. 모든 영역에서 개인의 인권을 보장해야 한다는 기초는 장애인의 인권 또한 강조하고 있다는 점에서 의미가 있다.

1975년 국제연합 제30차 총회에서는 모든 장애인에 대한 장애인 권리선언을 채택하였다. 여기서 장애인이란 선천적이든 후천적이든지 신체적, 정신적 능력의 불완전으로 개인이 혹은 사회생활에서 필요한 것을 얻는데 스스로 완전하게 혹은 부분적으로 할 수 없는 사람을 의미한다. 이 선언에서는 장애인은 모든 권리를 누리며, 경제적, 사회적 보장을 받아 일정 생활 수준을 보유할 권리가 있다고 하였다. 또한 장애인은 능력에 따라 직업에 종사하고 참여할 권리가 있으며, 사회는 이 선언에 포함된 권리를 충분히 보장하여야 한다고 명시되어 있다.

우리나라에서는 1998년 한국장애인인권헌장이 공표되었다. 이는 전문과 13개 조항으로 구성되어 있는데, 전문에서는 장애인이 인권의 주체이며, 국가와 사회는 장애인의 인권 보호와 사회 참여 및 평등을 위해 여러 환경과 조건들을 만들어야 한다고 하고 있다. 세부 조항에서는 차별받지 않을 권리, 소득이나 주거 및 사회복지서비스 등을 보장받을 권리, 이동 편의 및 의사소통에 관련된 권리, 직업선택과 여가 활동에 참여할 권리, 국가 정책 결정에 참여할 권리 등이 기술되어 있다.

[표 5-3] 장애인 인권헌장

장애인은 인간의 존엄과 가치를 가지며 행복을 추구할 권리를 가진다. 장애인은 건전한 사회 구성원으로 책임 있는 삶을 살아가며 자신의 능력을 계발하여 자립하도록 노력하여야 한다. 국가와 사회는 헌법과 국제연합의 장애인권리선언의 정신에 따라 장애인의 인권을 보호하고 완전한 사회참여와 평등을 이루어 더불어 살아가는 사회를 만들기 위한 여건과 환경을 조성하여야 한다.

1. 장애인은 장애를 이유로 정치 · 경제 · 사회 · 교육 및 문화 생활의 모든 영역에서 차별을 받지 아니한다.
2. 장애인은 인간다운 삶을 영위할 수 있도록 소득 · 주거 · 의료 및 사회복지서비스 등을 보장받을 권리를 가진다.
3. 장애인은 다른 모든 사람과 동등한 시민권과 정치적 권리를 가진다.
4. 장애인은 자유로운 이동과 시설이용에 필요한 편의를 제공받아야 하며, 의사 표현과 정보 이용에 필요한 통신 · 수화통역 · 자막 · 점자 및 음성도서 등 모든 서비스를 제공받을 권리를 가진다.
5. 장애인은 자신의 능력을 계발하기 위하여 장애 유형과 정도에 따라 필요한 교육을 받을 권리를 가진다.
6. 장애인은 능력에 따라 직업을 선택하고 그에 따른 정당한 보수를 받을 권리를 가지며, 직업을 갖기 어려운 장애인은 국가의 특별한 지원을 받아 일하고 인간다운 생활을 보장받을 권리를 가진다.
7. 장애인은 문화, 예술, 체육 및 여가활동에 참여할 권리를 가진다.
8. 장애인은 가족과 함께 생활할 권리를 가진다. 장애인이 전문시설에서 생활하는 것이 필요한 경우에도 환경이나 생활조건은 같은 나이 사람의 생활과 가능한 한 같아야 한다.
9. 장애인은 사회로부터 분리, 학대 및 멸시받지 않을 권리를 가지며, 누구든지 장애인을 이용하여 부당한 이익을 취하여서는 안된다.
10. 장애인은 자신의 인격과 재산의 보호를 위하여 필요한 법률상의 도움을 받을 권리를 가진다.
11. 여성 장애인은 임신, 출산, 육아 및 가사 등에 있어서 생활에 필요한 보호와 지원을 받을 권리를 가진다.
12. 혼자 힘으로 의사결정을 하기 힘든 장애인과 그 가족은 인간다운 삶을 영위하기 위하여 필요한 지원을 받을 권리를 가진다.
13. 장애인의 특수한 욕구는 국가정책의 계획단계에서부터 우선 고려되어야 하며, 장애인과 가족은 복지증진을 위한 정책결정에 민주적 절차에 따라 참여할 권리를 가진다.

유엔장애인권리협약(Convention on the Rights of Persons with Disabilities :

CRPD)은 약 5여 년 동안(2002~2005년) 정부 및 장애 NGO/DPO와의 협의 과정을 거쳐 2006년 12월 13일 국제연합 총회에서 192개국 만장일치로 채택되었고, 2008년 5월 3일부터 시행되었다. 한국은 2008년 12월 12일 제278회 국회 제14회의에 비준 동의를 얻었으며, 같은 해 12월 11일에 비준서를 기탁하여 2009년 1월 10일 발효하게 되었다. 협약은 장애 개념에 있어 사회적 모델에 근거하고 있으며 장애인이 권리를 누리기 위해 조정되어야 할 영역과 권리 보호가 강화되어야 할 영역들을 제시하고 있고, 모든 장애인에게 적용되어야 할 보편적인 기준을 설정하고 있다. 협약의 핵심은 천부적 인간의 존엄성, 선택의 자유를 포함한 개인의 자율성 및 자립에 대한 존중, 반차별, 완전하고 효과적인 사회 참여 및 통합, 인간의 다양성과 인간성의 일부로서 장애인의 차이에 대한 존중 및 수용, 기회의 평등, 접근성, 남녀평등, 장애아동의 점진적 발달능력 및 정체성 유지를 위한 장애아동 권리에 대한 존중이다.

유엔장애인권리협약은 협약의 비준뿐만 아니라 비준 국가의 의무가 주어진다는 점에 더 큰 의미가 있다고 할 수 있다. 협약 이행과 관련된 핵심적인 국가 의무로는 협약에서 인정된 권리의 이행을 위하여 모든 적절한 입법적, 행정적 및 기타 조치를 채택할 것, 장애인에 대한 차별을 구성하는 기존의 법률, 규칙, 관습 및 관행을 개정 또는 폐지하기 위하여 입법을 포함한 모든 적절한 조처할 것, 모든 정책 연구와 프로그램에서 장애인의 인권 보호와 증진을 고려할 것 등이 제시되어 있다.

3) 장애인 권익 옹호 및 학대

장애인의 인권과 권익을 옹호하고 학대 예방을 위한 제도는 대상자에 따라 다양하게 나타난다. 가장 포괄적으로는 유엔장애인권리협약, 「장애인복지법」, 「장애인차별금지 및 권리구제 등에 관한 법률」에 제시되어 있다. 대상자에 따라서는 「발달장애인 권리보장 및 지원에 관한 법률」, 「정신건강증진 및 정신질환자 복지서비스 지원에 관한 법률」 그리고 「아동복지법」, 「노인복지법」에도 적용을 받는다. 교육이나 근로의 영역에서는 「교육기본법」, 「평생교육법」, 「초 · 중등교육법」, 「장애인 등에 대한 특수교육법」, 「장애인고용촉진 및 직업재활법」에 적용된 내용이 있으며, 관련 내용들이 범죄와 연결되어 형사처벌 대상일 경우 「형법」, 「학교폭력예방 및 대책에 관한 법률」, 「아동 · 청소년의 성보호에 관한 법률」, 「성폭력범죄의 처벌 등에 관한 특례법」, 「성폭력방지 및 피해자보호 등에 관한 법률」, 「가정폭력범죄의 처벌 등에 관한 특례법」, 「아동학대범죄의 처벌 등에 관한 특례법」 등의 적용을 받게 된다.

'장애인학대'의 개념이 도입된 것은 2012년 10월 22일 「장애인복지법」이 일부 개정된 이후부터이다. 장애인학대와 신고 의무화, 장애인학대에 효율성과 피해장애인 보호를 위한 규정이 처음 도입되었다. 장애인복지시설의 운영자 및 종사자 등에게 직무상 장애인 학대 사실을 알게 되면 그 사실을 수사기관에 신고하도록 의무화하였다. 이러한 신고의무를 위반하는 경우 과태료를 부과하도록 하였고, 학대 피해장애인에 대해서는 응급조치 의무 등이 규정되었다.

이후 2015년 6월 22일 장애인 학대의 예방 및 피해 장애인지원을 위한 신고 의무자의 확대, 보조인의 선임, 국가와 지방자치단체의 의무 등의 강화, 장애인 학대 전담 기관인 장애인권익옹호기관을 설치하는 장애인복지법 일부 개정 법률안이 공표되어 시행되면서 장애인을 학대로부터 보호하는 체계를 본격적으로 갖추게 되었다.

「장애인복지법」 제2조 제3항에서 제시된 '장애인학대'는 '장애인에 대하여 신체적 · 정신적 · 정서적 · 언어적 · 성적 폭력이나 가혹행위, 경제적 착취, 유기 또는 방임을 하는 것'으로 정의되어 있다. 장애인 학대의 유형은 크게 신체적, 정서적, 성적 학대와 경제적 착취, 유기 · 방임으로 나누어진다.

신체적 학대는 신체적 폭력이나 가혹행위, 신체 일부나 물건을 이용한 폭행, 가혹행위 및 원치 않는 수술이나 시술, 신체의 억압, 감금, 출입통제 등의 행위 등이 해당한다. 정서적 학대는 언어 또는 비언어적 방식으로 괴롭히거나 참기 어려운 정신적 · 정서적 고통을 주는 행위 위협하거나 협박하는 행위, 욕설, 조롱, 비난하는 행위, 따돌리거나 소외시키는 행위, 선택권 · 자기결정권 침해하는 행위이다. 성적 학대는 성적 폭력이나 가혹행위, 성희롱, 강제추행, 강간, 유사강간, 준강간 등의 행위, 성매매를 강요하는 행위, 원치 않는 성적 행동을 강요하는 행위를 포함한다.

또한, 경제적 착취는 재산을 빼앗거나 채무를 발생시키는 등 다양한 방법으로 경제적 피해를 주는 행위, 공적 급여 등 재산을 함부로 빼앗거나 사용하는 행위, 대출을 받거나 보증계약 체결 또는 채무를 발생시키는 행위, 근로에 대한 정당한 대가를 지급하지 않는 행위(노동력 착취)를 말한다. 유기 · 방임은 보호, 감독의 의무가 있는 사람이 장애인을 버리거나 기본적인 보호 및 치료를 소홀히 하는 행위, 원치 않는 곳에 보내고 연락을 끊는 행위, 적절한 의식주 미제공, 보건 · 의료 또는 일상적 돌봄의 미제공을 의미한다. 여기서 보호 · 감독의 의무가 있는 사람이란 친권자, 후견인, 장애인을 보호 · 양육 · 교육하거나 그러한 의무가 있는 사람, 업무 · 고용 등의 관계로 사실상 장애인을 보호 · 감독하는 사람이다.

앞에 제시된 장애인 학대가 의심되거나 발견되었을 때에는 국번 없이 1644-8295 또는 112에 전화로 신고할 수 있으며, 전국장애인권익옹호기관을 통해서 온라인 및 팩스, 우편, 방문 등의 방법으로도 신고할 수 있다. 신고자에 대한 보호조치로써 「장애인복지법」 제59조, 제86조에 의해 신고자에 대한 불이익조치가 금지되며, 특정범죄신고자 등에 대한 보호법이 준용된다.

장애인 학대에 대한 신고 의무자는 사회복지종사자 및 사회복지 전담 공무원으로 사회복지시설, 활동지원기관, 정신건강복지센터, 장기요양기관 등의 종사자와 의료인 · 의료기사 구급대원 · 응급구조사가 대상이다. 또한, 어린이집의 보육교사, 유치원, 학교의 교사와 교직원, 학원 강사, 각종 상담소 보호기관의 장 및 종사자, 성폭력 · 성매매 피해 가정폭력 · 다문화 한 부모 · 청소년 등의 상담소 및 보호기관 종사자 등 교육기관 종사자도 포함된다.

4) 성년후견제도

성년후견제도는 질병, 노령 등으로 정신적 제약을 가진 사람들이 자신의 삶을 영위할 수 있도록 후견인을 선임하는 제도이다. 정신적 제약이 있어 사무처리 능력이 부족한 성년자에게 법률 지원을 돕는 제도로 이전에는 중증 정신질환자에 국한하여 금치산 · 한정치산자 제도로 구성되어 있었으나, 이를 폐지하고 2013년 7월 1일부터 시행되었다. 본인 혹은 친족, 검사 등의 청구에 따라 법원은 의사의 감정을 통해 성년후견 당사자의 정신상태를 확인하고 당사자에게 진술을 받는 절차를 거쳐 후견인을 선임한다. 선정된 후견인은 피후견인의 재산을 관리하거나 법률행위의 대리권 · 동의권 등을 행사할 수 있게 된다. 또한, 피후견인 스스로 결정이 어려운 경우 의료, 재활, 교육 등의 신상에 관련된 부분에서도 법원으로부터 부여받은 권한으로 결정을 할 수 있다.

즉 성년후견제도는 판단이나 의사결정이 어려운 사람들이 이를 이유로 손해나 문제가 되지 않도록 권리 보호를 위한 제도이며, 「민법」상의 제도이지만, 주요 대상이 장애인인 경우가 많아 복지적 측면에서 논의되는 것이 사실이다. 최근에는 노인 인구 증가와 함께 치매 환자의 재산 및 신상 관련 문제와 관련해서 관심이 더욱 높아지고 있다.

성년후견제도에는 법정후견과 임의후견이 있으며 법정후견은 법원에서 후견의 내용과 범위를 지정해 주는 것이고 임의후견은 본인이 후견인과 후견의 내용과 범위를 계약하는 것이다. 법정후견에는 성년후견, 한정후견, 특정후견으로 나뉜다. 성년후견은 성년후견인이 피성년후견인의 재산 및 신상에 관해서 대부분의 권한을 행사하는 법정대리인의 역할을 하는 것이다. 가정법원은 성년후견인의 대리권의 범위를 정하거나, 특정한 사람의 청구 때문에 대리권의 범위를 변경할 수 있다. 한정후견은 피한정후견인이 유효한 법률행위를 할 수 있는 능력을 보유하고 있는 경우로 피한정후견인이 단독으로 결정할 수 있는 부분에서는 직접 결정하고, 피한정후견인이 결정할 수 없을 경우에 가정법원이 한정후견인이 피한정후견인의 신상에 관해 결정할 수 있는 권한의 범위를 정하고 변경할 수 있게 되어 있다.

특정후견은 일시적 후원이나 특정 사무에 대한 후원이 필요한 경우를 말한다. 피특정후견인의 필요에 따라 가정법원은 특정후견인에게 특정 사안에 대한 법정대리권을 부여할 수 있다. 임의후견은 장래 판단 및 결정을 하지 못할 상황에 대비해 스스로 후견인을 정하는 것을 말한다. 임의후견은 당사자들의 계약에 따라 내용이 정해지고 가정법원이 임의후견감독인을 선임해야 효력이 발생한다.

즉, 성년후견제도는 정신장애인, 발달장애인, 치매 노인 등 특정 상황에서 판단 및 결정을 하지 못하고 자기 일을 스스로 해결하기 어려운 성인이 후견인의 도움을 받아 스스로 자기 일을 결정하고 해결할 수 있게 하는 제도라고 할 수 있다.

4. 재활의 이해

1) 재활의 개념

재활(rehabilitation)은 사전적으로 복귀, 회복, 재활, 재생 등을 의미하는 말로 다시 되돌린다는 의미를 많이 포함하고 있다. 1943년 미국재활회의에서 '재활'이라는 용어를 처음 사용한 것으로 알려져 있다. 여기에서는 재활을 신체적인 장애가 있는 사람에게 그가 가진 잔존기능을 최대한 발휘하게 함으로써 신체적, 정신적, 사회적, 직업적 그리고 경제적인 능력을 회복시켜 주는 것으로 정의하였다고 한다. 이후 1976년 제29차 세계보건총회 결의에서는 장애 예방과 재활을 '제3의 의학'으로 명시하면서 의료적, 사회적, 교육적, 직업적 조치를 종합적으로 사용하여 개인을 훈련 및 재훈련시켜, 개인의 기능적 능력을 가능한 최고 수준으로 높이는 것이라고 재활에 대해 정의하였다. 여기에서 나타난 개념들을 종합하면 초기에 재활의 개념은 장애에 대한 개별적 모델을 기초로 하고 있어 장애를 손상이나 제약으로 보고 있는 측면이 강하며, 손상이나 기능적 제한이 없는 상태에 가능한 한 가까이 가도록 하는 것을 목적으로 한다고 할 수 있다. 이러한 이유로 재활은 장애인 당사자에게 다소 거부감 있는 용어로 받아들여져 왔던 것이 사실이다.

그러나 재활의 분야와 영역이 다양해지고, 많은 재활 서비스들이 만들어지고 시행되면서 재활 또한 손상이나 기능적 제한에도 불구하고 장애인 개인이 원하는 삶과 사회에 참여를 원활하게 하기 위한 것으로 변화되고 있다. 재활의 내용 또한 의료나 치료적인 것뿐만 아니라 주변 환경을 개선하거나 보조기기를 통해 참여의 영역 늘리기, 내가 거주하고 활동하는 지역사회에서 참여 증가를 위한 것들이 증가하고 있는 추세이다. 즉 재활에 대한 이론이나 개념도 다양해지고 있으며 사회적 상황과 환경, 서비스 전달 모델 등에 따라 변화하고 있다고 할 수 있다.

또한 '재활'의 개념은 오랫동안 지속되면서 매우 포괄적이고 총제적인 의미가 있게 되었다. 현재의 재활은 초기의 치료적 영역에 국한된 것에서 벗어나 대상자의 개인적 상황과 사회적 상황에 맞도록 모든 영역에서 제안되고, 당사자가 적극적인 의지로 참여하여 결정하게 되며, 전인적이고 소비자적 주권에 적합하게 이루어지면서 이를 대체할만한 용어나 내용이 적절하지 않은 것이 현실이다.

2) 재활의 특성과 서비스 유형

재활의 특성은 다음과 같이 기술할 수 있다. 우선 재활은 종합적이다. 장애와 관련된 문제와 해결은 어떠한 한 가지 차원에서 접근할 수 있는 것이 아니기 때문에 다양한 분야와 관련성이 있고, 다학제적인 많은 분야의 사람들이 함께 논의하고 해결해야 하는 분야이다. 여러 가지 측면에서 해결 방안을 모색할 때 더 적합하고 효율적으로 목적과 성과를 달성할 수 있다고 할 수 있다. 재활은 역동적인 특성이 있다. 정책과 제도, 사회적 상황과 변화, 장애인의 욕구와 수요의 변화 등 재활에 영향을 주는 요소들이 매우 많으며 이러한 요소들은 지속해서 변화한다. 특히 장애인의 개인적 상황 또한 계속 변화하며, 생애주기에 따라 요구되는 재활의 개념과 정도, 서비스도 달라지기 때문에 재활은 이러한 변화에 따라 움직여야 하는 역동적인 특성을 갖는다.

또한, 재활은 개별적인 동시에 보편적이다. 재활은 장애의 유형과 정도, 특성 그리고 각 개인의 요구와 상황을 기초로 개인에게 가장 최적화된 방향과 목적으로 진행되므로 매우 개별적이지만, 인권적 차원에서 완전한 사회 참여를 목표로 하는 점은 장애 유형과 상황에 상관없이 누구에게나 적용되는 것으로 보편적이라는 특성을 가지고 있다. 보조기기 서비스 또한 재활의 특성을 그대로 가지고 있으므로 대상자 개인에게 가장 적합하도록 맞추어져야 하고 보편적이되 역동적인, 종합적 특성을 고려하여야 한다.

앞서 설명한 바와 같이 재활 서비스는 개념과 사회적 변화에 따라 다양해지고 있으며 재활 서비스의 유형도 증가하고 있고, 점차 세분되고 있다. 전통적으로 많은 대상자들이 활용한 몇 가지의 서비스 유형으로는 의료재활, 교육재활, 심리사회재활, 지역사회재활, 직업재활 등이 있다. 이러한 재활 서비스는 각 서비스별로 특정한 목적에 따라 성과를 나타내기도 하지만 대부분은 재활의 종합적이고 역동적인 특성에 따라 서로 간의 영향을 주고받으며, 유기적인 관계를 가지고 있다. 또한, 각 서비스가 장애인 대상자의 생애주기에 따라 그 영향력이 다르게 미치기도 한다. 장애의 유형과 특성에 따라 다르지만, 유아기에는 의료재활의 비중이 가장 큰 경우가 많고, 아동기를 지나 학령기에는 교육재활에 대한 관심도와 영향력이 증가한다. 학령기 이후에는 직업재활, 지역사회재활 등이 주요 재활 영역이 되면서 사회에서의 독립적인 생활과 참여가 주요 목표가 된다. 그러므로 재활 전문가로서 보조기기 서비스 제공자는 재활의 특성과 유형을 면밀하게 살피면서 보조기기 서비스가 다른 재활 서비스와 함께 통합적이고 효율적으로 제공될 수 있도록 해야 한다 .

5. 의료재활 및 교육재활

1) 의료재활의 이해

세계보건기구(WHO)는 의료재활을 질병이나 사고에 의한 후유증, 만성질환 등 치료기간이 장기화되는 환자의 잠재력을 높여 치료를 적극적으로 촉진시키는 기술이며, 신체적 치료와 함께 심리적, 물리적 수단을 보완하는 의료적 조치로 정의하고 있다. 보통 의료재활은 재활 서비스에서 초기 혹은 단계적으로 앞부분에 관여하게 되는 분야로 신체적, 심리적 장애의 예방과 발견, 장애 발생 이후 이에 대한 관리와 치료, 기능의 최대화 등 광범위한 내용을 포함하고 있으며, 기초적인 재활 분야로 여겨지고 있다.

의료재활은 대부분의 장애 유형이 대상이라고 할 수 있다. 척수손상, 뇌졸중, 외상성 뇌손상, 뇌성마비 등의 신경계 질환을 가진 사람, 근골격계 질환을 가진 사람, 호흡 및 심장질환과 소화 및 내분비계 질환자 등이 대상에 포함된다. 또한, 시각이나 청각 관련 질환이 있거나 정신건강 분야에 관련된 질환, 발달상의 문제나 의사소통에 어려움을 겪는 대상자도 포함된다.

의료재활은 우선 장애의 진단과 평가를 통해 장애의 원인이나 진행 상황, 향후 재활의 방향을 설정하는데 목표를 두고 있다. 장애에 대해 명확한 진단과 평가는 모든 재활 서비스 영역에서 매우 중요하게 여겨진다. 또한, 진단 및 평가된 장애가 경감 혹은 회복 가능성이 있다면 이를 통해 장애인이 지닌 역량과 잠재력을 최고로 발휘할 수 있도록 한다. 추가로 장애를 예방하고자 하는 목적에서 실행되기도 한다.

수술이나 약물 등의 의료적 처치를 제외하고 의료재활에서 언급되는 세부 서비스는 물리치료, 작업치료, 언어치료가 가장 많이 언급된다. 의료재활의 전문 인력으로는 재활의학과 전문의, 간호사, 물리치료사, 작업치료사, 언어재활사 등이 있으며, 다양한 전문 인력이 다학제적 팀 접근을 통해 재활의 목표를 성취하고자 한다. 우리나라 직업사전에 따르면 물리치료사는 만성 통증 및 기능장애 환자를 운동요법이나 기타 기구, 장비 등을 이용한 운동 훈련을 통하여 치료하는 사람으로 주요 직무는 다음과 같다. '의사의 처방이나 환자의 기록지, 그리고 환자의 환부나 병력 등을 확인한다. 근골격계, 신경계, 순환호흡계, 일상생활동작 등을 평가한다. 평가를 토대로 치료계획을 수립한다. 환자의 상태에 따라 수치료, 전기, 광선치료, 운동치료, 치료적 마사지, 맨손 치료 등을 한다. 치료과정 등을 기록하고 정리한다. 가정환경 개선 등 보호자 교육과 자가치료 등에 대해 환자를 교육한다. 의료장비 등 기타 치료와 관련된 장비를 관리한다.' 즉, 물리치료는 전기, 광선, 물, 공기, 소리 및 운동요법과 각종 기구 및 기계 등 물리적인 소재를 이용하여 대상자에게 적용함으로써 통증 경감, 기능 회복을 통해 사회활동을 하는 데 도움을 주기 위한 물리적인 치료법으로 설명할 수 있다.

작업치료사는 신체적, 정신적, 사회적 장애가 있는 모든 연령대의 사람에게 일상생활동작, 일, 여가 활동 등 일상적인 생활을 수행할 수 있고, 기능 및 발달 수준을 유지, 발전시킬 수 있도록 의미 있고 목적 있는 활동을 통하여 치료프로그램을 계획하고 수행하는 사람으로 다음과 같은 직무를 수행한다. '환자의 병력 등을 근거로 악력기, 인지 · 지각 프로그램, 도구 등을 사용하여 운동능력, 손 기능 능력, 감각 능력, 인지 · 지각능력, 구강운동 기능 능력, 정신 · 사회기술능력, 일상생활동작능력, 환경, 직업, 놀이, 여가 등을 평가한다. 평가에 의거 치료계획을 수립한다. 치료계획에 따라 환자의 신체적 능력, 지적 능력, 흥미에 맞는 활동을 선정하며, 일상생활동작훈련, 인지 · 지각능력향상훈련, 감각기능훈련, 손기능, 운동기능증진훈련, 구강운동기능촉진훈련, 정신 · 사회기술능력향상훈련, 직업적응능력향상훈련, 사회적응능력향상훈련 등을 실시한다. 치료과정, 경과 등을 관련 의료진과 함께 토의 · 평가한다. 계획, 훈련실시내용, 결과 등을 작성한다. 보호자와 환자를 대상으로 퇴원 전후 관리, 보조기, 의수족 관리 방법 등을 교육한다. 환자에 필요한 보조기를 제작한다. 근로 · 주거 환경을 평가하고 개조 · 수정한다. 관련 문서와 치료 기자재를 관리한다. 보험 청구를 위한 행정업무를 수행한다. 다른 의료진들에게 작업치료 관련된 연수 및 교육을 한다.' 요약하면 작업치료는 일상생활활동, 여가 등 작업이나 환경을 수정함으로써 장애인이 다양한 작업에 더 잘 참여하고 온전한 사회참여에 이룰 수 있도록 돕는 치료라고 할 수 있다.

언어재활사는 표준화된 검사와 관찰을 통해 언어장애 환자의 장애 원인을 평가 · 진단하고 치료하며 다음 직무를 수행한다. '환자 보호자 또는 환자와 상담하여 가족력, 임신력, 태생력, 언어발달력 등을 조사 · 기록한다. 환자의 발음, 지능 및 어휘력 수준을 판단하기 위하여 각종 지각 및 영상 의학적 검사를 실시하여 환자의 반응을 관찰하고, 그림어휘력검사, 아동언어발달검사 등 표준화된 검사를 실시한다. 조음장애, 언어지체, 실어증, 음성장애, 유창성장애, 청각장애, 구개파열, 뇌성마비 등 언어의 장애원인과 유형 그리고 정도를 판별하고 진단한다. 장애의 정도, 유형, 그리고 부모의 요구를 파악하여 교정치료 계획을 수립 · 실행하고 지시 · 감독한다. 장난감, 그림자료, 스크립트, 녹음기, 퍼즐, 이야기발표 등을 활용하여 장애를 치료한다. 사회관계 형성 · 유지에 필요한 언어사용 능력을 증진하기 위해서 집단적 치료 활동을 수행한다. 치료 경과를 기록한다. 표준화된 검사 도구와 자발화를 관찰하여 치료의 효과를 평가한다. 언어장애 환자, 가족, 담당 교사를 상대로 상담 또는 지도 활동을 한다. 교육기관, 구강외과 및 기타 의료기관 등의 자문역할을 수행한다. 언어장애의 치료기술 개발을 위해 전문적인 연구를 수행하기도 한다. 즉, 생애 중 발생할 수 있는 의사소통의 문제, 즉 언어와 말에 어려움이 있는 대상자들의 중재 및 재활을 통해 언어 및 의사소통을 할 수 있도록 하는 영역이라고 할 수 있다.

2) 교육재활의 이해

교육재활은 장애인의 재활에서 교육과 관련된 부분을 의미하는 것으로 학교를 중심으로 하는 특수교육, 직업교육, 평생교육을 의미한다. 그러나 실질적으로는 특수교육을 통한 교육재활의 비중이 가장 크고, 교육재활과 특수교육을 혼용해서 사용하는 경우도 많다. 학문적 및 개념적으로 교육재활에 대한 다양한 개념과 정의들이 있을 수 있으나 현재 우리나라에는 「장애인 등에 대한 특수교육법」이 중요한 역할을 하고 있고, 장애인에게 직접적인 영향을 주고 있으므로 해당 법에 제시된 내용을 기준으로 살펴보고자 한다.

「장애인 등에 대한 특수교육법」에 따르면 특수교육이란 특수교육대상자의 교육적 요구를 충족시키기 위하여 특성에 적합한 교육과정 및 교육 관련 서비스 제공을 통하여 이루어지는 교육을 말한다. 특수교육 관련 서비스란 특수교육대상자의 교육을 효율적으로 실시하기 위하여 필요한 인적 · 물적 자원을 제공하는 서비스로서 상담지원 · 가족지원 · 치료지원 · 보조인력지원 · 보조공학기기 지원 · 학습 보조기기 지원 · 통학지원 및 정보접근지원 등을 말한다.

특수교육의 대상은 모든 장애인이라고 할 수 있으나 「장애인 등에 대한 특수교육법」에는 제15조에서 교육장 또는 교육감이 각호의 어느 하나에 해당하는 사람 중 특수교육을 필요로 하는 사람으로 진단 · 평가된 사람을 특수교육대상자로 선정한다고 명시되어 있다. 세부 내용으로는 시각장애, 청각장애, 지적장애, 지체장애, 정서 · 행동장애, 자폐성장애, 의사소통장애, 학습장애, 건강장애, 발달지체 및 그 밖에 대통령령으로 정하는 장애이다.

특수교육의 목적은 일반교육의 목적과 다르지 않으나 방법에 있어서는 장애 유형과 특성, 상황에 따라 다르게 적용될 수 있다. 장애 특성에 따라 그에 맞는 시설과 교육방법, 관련 전문 교사와 여러 가지 보조 서비스가 함께 마련되어야 한다.

보조기기 서비스를 제공하는 전문가로서 알아두어야 할 특수교육 관련 용어는 다음과 같다.

[표 5-4] 특수교육 관련 용어

용어	내용
통합교육	특수교육대상자가 일반학교에서 장애유형 · 장애정도에 따라 차별을 받지 아니하고 또래와 함께 개개인의 교육적 요구에 적합한 교육을 받는 것
개별화교육	각급학교의 장이 특수교육대상자 개인의 능력을 계발하기 위하여 장애유형 및 장애특성에 적합한 교육목표 · 교육방법 · 교육내용 · 특수교육 관련서비스 등이 포함된 계획을 수립하여 실시하는 교육
순회교육	특수교육교원 및 특수교육 관련서비스 담당 인력이 각급학교나 의료기관, 가정 또는 복지시설(장애인복지시설, 아동복지시설 등) 등에 있는 특수교육대상자를 직접 방문하여 실시하는 교육
특수교육기관	특수교육대상자에게 유치원 · 초등학교 · 중학교 또는 고등학교(전공과를 포함)의 과정을 교육하는 특수학교 및 특수학급
특수학급	특수교육대상자의 통합교육을 실시하기 위하여 일반학교에 설치된 학급
전공과	특수교육기관에 고등학교 과정을 졸업한 특수교육대상자에게 진로 및 직업교육을 제공하기 위하여 수업연한 1년 이상으로 설치한 과정

6. 심리재활 및 지역사회 중심재활

1) 심리재활의 이해

심리재활은 전체적이고 통합적인 재활의 개념에서 개인의 심리, 정서, 발달적인 부분에 있어 심리적인 측면의 재활을 의미하는 것으로 치료적 의미가 큰 경우에는 의료재활의 일부로 분류되는 경우도 있다. 심리재활은 다른 재활분야와 상호 연관적 관계가 있으며, 기초적인 재활의 분야로 여겨지며, 장애인의 생활과 사회 참여에 있어 영향을 주는 심리적 어려움들을 해결하고, 도움을 통해 지속적인 재활과 참여가 가능하도록 하는 분야이다.

심리재활은 장애인 본인 뿐만 아니라 가족과 보호자 및 주변 사람들이 주요 대상이 될 수 있다. 심리적 상황과 측면이 다양한 사람들과의 관계에서 이루어지므로 관련된 사람들이 모두 대상이 될 수 있다.

심리재활의 주요 내용은 심리검사 및 상담, 치료로 나눌 수 있으며 대상자의 특성과 상황에 따라 적용되는 내용은 달라질 수 있다. 심리검사는 다양한 심리검사 도구 및 방법을 사용하여 개인의 심리적 특성과 속성을 측정하여 진단과 상담 치료 등에 정보를 제공하는 과정을 말한다. 측정하는 내용으로는 지능, 흥미, 적성, 성격 등으로 매우 다양하며 측정 도구 또한 대상자의 상황, 연령, 주요 목적 등에 따라 전문가의 선택에 의해 적용된다. 심리상담에서 '상담'의 한자는 서로 상(相)과 이야기 담(談)으로 구성되어 있는 것으로, 서로 이야기를 나누면서 고민거리를 해결한다는 의미를 지닌다. 심리상담은 개인 혹은 집단을 대상으로 대상자가 지닌 심리적 문제에 대한 해결을 위해 대상자를 지지하고, 문제의 발견과 수용을 촉진하며, 대상자의 심리적 안정과 회복, 다양한 사회 참여를 돕는 것이라 할 수 있다. 심리상담은 개인 상담과 집단 상담, 전화 상담 등의 방법을 통해 이루어지며 대상자와 상황에 따라 다양한 방법이 적용된다. 심리치료는 심리적 문제와 관련된 증상 및 어려움을 해결하고 심층적 분석과 해결을 중점으로 치료를 하는 것으로 상담과 치료는 대상에 따라 함께 진행되기도 한다. 대상과 목적에 따라 놀이치료, 음악치료, 미술치료, 가족치료 등 다양한 치료방법이 활용된다. 놀이치료는 놀이를 매개로 하여 행해지는 심리치료로 라포를 형성하거나 아동 내담자의 문제를 해명하거나 혹은 해결책을 모색하기 위한 수단으로 놀이를 상담에 활용하는 것으로 알려져있다. 2-12세 정도의 아동을 주요 대상으로 하는 경우가 많으며 놀이치료사에 의해 일대일, 집단, 부모 및 가족놀이 치료 등이 이루어진다. 음악치료는 음악을 치료의 매개체로 사용하여 정신적, 신체적, 사회적 건강의 향상을 돕는 것으로 아동에서 청소년, 성인, 노인기까지 다양한 대상에게 적용된다. 미술치료는 치료의 매개체로 미술 활동을 통해 감정이나 내면 세계를 표현하고 기분의 이완과 감정적 스트레스를 완화, 말로써 표현하기 힘든 느낌이나 생각들을 미술 활동을 통해 표현하여 안도감과 감정의 정화를 경험하게 하고 내면의 마음을 돌아볼 수 있도록 하며 자아 성장을 촉진시키는 치료법으로 알려져 있다. 아동과 성인, 노인에게까지 적용되며 일대일, 집단, 가족 미술 치료 등 다양한 방법으로 실시된다.

2) 지역사회 중심재활의 이해

지역사회 중심재활에 대한 이해를 위해서는 이와 대비되는 시설중심재활에 대한 언급이 먼저 필요하다. 시설중심재활은 재활 초기에 장애인을 별도로 분리하여 특정 시설에 수용하고 시설중심의 보호와 치료를 목적으로 했던 것을 말한다. 의료 위주의 제한된 서비스가 주요 내용이었고, 이러한 재활은 시설수용과 통제로 인해 장애인이 사회와 격리되는 결과 및 인권 관련 문제들이 많이 제기되었다. 1960년대 이후 탈시설화 운동과 정상화 개념, 장애에 대한 사회적 개념 보편화와 함께 지역사회 중심재활이 대두되었다. 지역사회 중심재활은 시설중심 재활과 달리 지역사회의 다양한 자원을 동원하여 장애인의 온전한 사회 통합을 이루는 것을 목적으로 한다. 따라서 장애인 당사자와 지역사회 기관 및 구성원이 이에 대한 수용과 참여가 필요하며, 다양한 연계를 중심으로 협력적 재활 서비스를 제공한다는 점이 큰 특징이다.

지역사회 중심재활 시설 및 기관은 일상에서 시간을 지역사회 내 장애인에게 필요한 서비스를 제공하기 위해 지역사회 위치한 기관으로 우리나라의 경우 「장애인복지법」 제59조의 장애인복지시설의 구분에서 장애인 지역사회재활시설에 대해 정의하고 있다. 장애인 지역사회시설이란 장애인을 전문적으로 상담, 치료, 훈련하거나, 장애인의 일상생활과 여가 활동 및 사회 참여 활동 등을 지원하는 시설을 의미한다. 2020년 기준 지역사회 중심재활 시설의 종류는 [표 5-5]와 같다.

[표 5-5] 지역사회 중심재활 시설의 종류

가. 장애인복지관 : 장애인에 대한 각종 상담 및 사회심리 · 교육 · 직업 · 의료재활 등 장애인의 지역사회생활에 필요한 종합적인 재활서비스를 제공하고 장애에 대한 사회적 인식 개선사업을 수행하는 시설

나. 장애인 주간보호시설 : 장애인을 주간에 일시 보호하여 장애인에게 필요한 재활서비스를 제공하는 시설

다. 장애인 체육시설 : 장애인의 체력증진 또는 신체기능 회복활동을 지원하고 이와 관련된 편의를 제공하는 시설
라. 장애인 수련시설 : 장애인의 문화 · 취미 · 오락활동 등을 통한 심신수련을 조장 · 지원하고 이와 관련된 편의를 제공하는 시설
마. 장애인 생활이동지원센터 : 이동에 상당한 제약이 있는 장애인에게 차량 운행을 통한 직장 출퇴근 및 외출 보조나 그 밖의 이동서비스를 제공하는 시설
바. 한국수어 통역센터 : 의사소통에 지장이 있는 청각 · 언어장애인에게 한국수어 통역 및 상담서비스를 제공하는 시설
사. 점자도서관 : 시각장애인에게 점자간행물 및 녹음서를 열람하게 하는 시설
아. 점자도서 및 녹음서 출판시설 : 시각장애인을 위한 점자간행물 및 녹음서를 출판하는 시설
자. 장애인 재활치료시설 : 장애아동을 포함한 장애인에게 언어 · 미술 · 음악 등 재활치료에 필요한 치료, 상담, 훈련 등의 서비스를 제공하고 서비스를 이용한 자로부터 비용을 수납하여 운영하는 시설

7. 직업재활과 장애인고용

1) 직업재활의 이해

직업은 누구에게나 중요한 것으로 생계 유지의 수단 뿐만 아니라 자아 실현 및 사회 참여를 이루는 중요한 의미를 갖는다. 직업재활은 장애인이 취업 및 관련활동, 고용, 고용 유지 등을 통해서 직업이 갖는 중요 의미들을 성취할 수 있도록 하는 분야라고 할 수 있다. 국제노동기구(ILO)는 직업재활을 직무지도와 훈련, 취업알선 등의 직업적 서비스를 포함한 연속적으로 협력적인 재활 과정의 일부로 장애인이 적절한 고용을 확보하고 유지할 수 있도록 돕는 것이라고 하였고, 미국직업재활법에서는 장애인이 보수를 받는 직업에 종사하도록 할 때 필요한 모든 서비스를 총칭하는 것으로 정의하였다. 우리나라에서는 「장애인고용촉진 및 직업재활법」에서 장애인의 고용과 직업재활에 대한 것들이 결정되는데 이 법의 제정 목적인 장애인이 능력에 맞는 직업생활을 통해 인간다운 생활을 할 수 있도록 장애인의 고용촉진 및 직업재활을 꾀하는 것이라고 밝혔다. 또한 고용촉진 및 직업재활이란 장애인의 직업지도, 직업적응훈련, 직업능력개발훈련, 취업알선, 취업, 취업 후 적응지도 등에 대하여 이 법에서 정하는 조치를 강구하여 장애인이 직업생활을 통하여 자립할 수 있도록 하는 것을 말한다고 정의하고 있다.

직업재활의 대상은 주로 성인이지만 최근에는 진로 지도의 측면에서 학령기 장애인부터 직업재활의 대상이 되기도 한다. 장애인고용촉진 및 직업재활법에서는 그 대상을

장애인으로 정하고 있는데 여기서 장애인이란 신체 또는 정신상의 장애로 장기간에 걸쳐 직업생활에 상당한 제약을 받는 사람을 의미한다.

직업재활의 주요 과정을 살펴보면 다음과 같다. 직업재활에 대한 의뢰/접수가 이루어지면 상담 및 초기면접을 실시하게 되며 이 과정을 통하여 직업재활서비스의 대상으로 적격한지 여부를 결정하는 적격성 판단이 이루어진다. 이후 직업능력평가를 통해 직업재활계획을 작성하기 위한 기초자료를 수집하는데 직업능력평가는 의료평가, 심리평가, 작업표본평가, 상황 및 현장 평가 등으로 나눌 수 있다. 직업능력평가를 바탕으로 재활계획을 수립(직업재활서비스의 방향 설정)하고 그에 따라 서비스 전달이 이루어지게 된다. 이후의 고용이나 취업 여부 등에 따라 추가적인 서비스 제공 및 종결 등이 진행된다.

2) 장애인 고용제도의 이해

우리나라의 장애인 고용제도는 앞서 설명한 것처럼 「장애인고용촉진 및 직업재활법」이다. 법 내용을 중심으로 살펴보면 우선 의무고용제를 기반으로 하고 있다는 점이다. 우리나라에서는 국가와 지방자치단체, 민간 기업에서 일정 비율을 장애인으로 고용해야 한다. 제27조 국가와 지방자치단체의 장애인 고용 의무에서 국가와 지방자치단체의 장은 장애인을 소속 공무원 정원에 대하여 다음 각 호의 구분에 해당하는 비율 이상 고용하여야 한다고 하였고, 2017년 1월 1일부터 2018년 12월 31일까지는 1천분의 32, 2019년 이후에는 1천분의 34를 고용해야 한다. 또한, 민간 기업의 경우 상시 50명 이상의 근로자를 고용하는 사업주는 그 근로자의 총수의 100분의 5의 범위에서 대통령령으로 정하는 비율(의무고용률) 이상에 해당하는 장애인을 고용하여야 한다. 이러한 의무고용률에 못 미치는 장애인을 고용하는 사업주는 대통령령으로 정하는 바에 따라 매년 고용노동부장관에게 부담금을 납부하도록 하여 장애인고용에 대한 의무와 책임을 이행하도록 하는 것이 가장 큰 특징이다.

이러한 의무고용제를 잘 이행할 수 있도록 다양한 지원을 실시하는데 우선 사업주에게는 장애인을 고용하는 데에 필요한 시설과 장비의 구입 · 설치 · 수리 등에 드는 비용, 장애인의 직업생활에 필요한 작업 보조공학기기 또는 장비 등, 장애인의 적정한 고용관리를 위하여 장애인 직업생활 상담원, 작업 지도원, 한국수어 통역사 또는 낭독자 등을 배치하는 데에 필요한 비용 등을 융자하거나 지원한다. 또한, 의무고용률 이상의 장애인을 고용한 사업주에게는 장애인고용장려금을 지급한다.

장애인을 위해서도 다양한 지원 및 직업재활 서비스를 제공하도록 하고 있다. 주요 서비스와 내용은 [표 5-6]에 제시하였다.

[표 5-6] 주요 직업재활 서비스 및 지원 제도

직업지도	장애인이 그 능력에 맞는 직업에 취업할 수 있도록 하기 위하여 장애인에 대한 직업상담, 직업적성 검사 및 직업능력 평가 등을 실시하고, 고용정보를 제공하는 것
직업적응훈련	장애인이 그 희망 · 적성 · 능력 등에 맞는 직업생활을 할 수 있도록 하기 위하여 필요하다고 인정되는, 직업 환경에 적응시키기 위한 것
직업능력개발훈련	장애인이 그 희망 · 적성 · 능력 등에 맞는 직업생활을 할 수 있도록 하기 위하여 실시하는 것
지원고용	중증장애인 중 사업주가 운영하는 사업장에서는 직무 수행이 어려운 장애인이 직무를 수행할 수 있도록 지원하는 고용. 일반적인 고용이 선훈련 후고용 방식인데 비해 지원고용은 선고용 후훈련 방식으로 이루어짐
보호고용	장애인 중 정상적인 작업 조건에서 일하기 어려운 장애인을 위하여 특정한 근로 환경을 제공하고 그 근로 환경에서 일할 수 있도록 하는 것
근로지원인 서비스	중증장애인의 직업생활을 지원하는 사람(근로지원인)을 보내 중증장애인이 안정적 · 지속적으로 직업생활을 할 수 있도록 하는 등 필요한 서비스
장애인 직업재활 실시 기관	장애인에 대한 직업재활 사업을 다양하게 개발하여 장애인에게 직접 제공하는 기관 1. 「장애인 등에 대한 특수교육법」 제2조 제10호에 따른 특수교육기관 2. 「장애인복지법」 제58조 제1항 제2호에 따른 장애인 지역사회재활시설 3. 「장애인복지법」 제58조 제1항 제3호에 따른 장애인 직업재활시설 4. 「장애인복지법」 제63조에 따른 장애인복지단체 5. 「근로자직업능력 개발법」 제2조 제3호에 따른 직업능력개발훈련시설 6. 그 밖에 고용노동부령으로 정하는 기관으로서 고용노동부장관이 장애인에 대한 직업재활 사업을 수행할 능력이 있다고 인정하는 기관
장애인 직업재활시설	1. 장애인 보호작업장 : 직업능력이 낮은 장애인에게 직업적응능력 및 직무기능 향상훈련 등 직업재활훈련 프로그램을 제공하고, 보호가 가능한 조건에서 근로의 기회를 제공하며, 이에 상응하는 노동의 대가로 임금을 지급하며, 장애인 근로사업장이나 그 밖의 경쟁적인 고용시장으로 옮겨갈 수 있도록 돕는 역할을 하는 시설 2. 장애인 근로사업장 : 직업능력은 있으나 이동 및 접근성이나 사회적 제약 등으로 취업이 어려운 장애인에게 근로의 기회를 제공하고, 최저임금 이상의 임금을 지급하며, 경쟁적인 고용시장으로 옮겨갈 수 있도록 돕는 역할을 하는 시설 3. 장애인 직업적응훈련시설 : 작업능력이 극히 낮은 장애인에게 작업활동, 일상생활훈련 등을 제공하여 기초작업능력을 습득시키고, 작업평가 및 사회적응훈련 등을 실시하여 장애인 보호작업장 또는 장애인근로사업장이나 그 밖의 경쟁적인 고용시장으로 옮겨갈 수 있도록 돕는 역할을 하는 시설

8. 장애인 자립생활의 이해

1) 자립생활과 자립생활센터

장애에 대한 개념 변화와 권리 의식이 증가하면서 자립생활(independent living)의 개념이 재활 분야에서 대두되었다. 장애의 개별적 모델을 기초로 했던 기존의 재활 모델 혹은 패러다임에서 자립생활 혹은 패러다임으로 변화하였다고 알려져 있다. 자립생활은 장애인 당사자가 자신의 삶의 방식을 스스로 결정하고 모든 생활 전체에서 주체적, 능동적으로 이끌며, 사회에 적극적으로 참여하는 것을 말한다. 이를 위해 타인이나 전문가에 대한 의존도를 줄이고, 자신의 생활 방식과 주위 장애인 집단에서의 역량 강화와 정체성을 강조한다.

자립생활 모델은 장애인 당사자가 주도하는 것, 장애의 모든 영역을 포괄하는 것을 중심으로 한다. 특히 삶의 현장인 다양한 일상생활을 중시하므로 시설보다는 지역사회 거주를 통해 통합적인 삶을 지향한다. 자기 결정권과 선택의 자유에 초점을 두고 지역사회에서 장애인의 권익을 옹호하고 장애인의 인권을 증진하는 데 노력한다.

장애인자립생활지원센터는 이와 같은 자립생활 모델을 중심으로 실질적으로 서비스를 제공하는 곳이다. 우리나라는 「장애인복지법」 제54조에서 장애인자립생활지원센터에 대해 언급하고 있는데, 국가와 지방자치단체는 장애인의 자립생활을 실현하기 위하여 장애인자립생활지원센터를 통하여 필요한 각종 지원서비스를 제공한다고 되어 있다. 장애인자립생활지원센터의 주요 업무는 장애인의 자립생활 역량 강화 및 동료 상담 등 장애인 동료에 의한 서비스 지원, 모든 유형의 장애인이 지역사회에서 참여적이고 통합적인 생활이 가능하도록 정보제공 및 의뢰 등 다양한 서비스의 제공과 이를 실현할 수 있는 지역사회의 물리적 · 사회적 환경개선 사업, 장애인이 지역사회에 참여하고 생활하는 데 있어서의 차별 해소 및 장애인 인권의 옹호 · 증진, 장애인에게 적합한 서비스의 제공으로 명시되어 있다.

장애인자립생활지원센터의 서비스들에 대해 세부적으로 살펴보면 다음과 같다. 우선 정보제공과 의뢰는 장애인자립생활지원센터의 주요 서비스 중 하나이다. 장애인의 자립생활을 위한 다양한 정보는 어디서나 제공될 수 있어야 하고, 장애인자립생활지원센터는 이를 위해 해당 지역의 다양한 정보를 제공한다. 보조기기, 보장구, 장애인활동지원, 편의 시설과 주거, 자립생활프로그램 등 자체적인 서비스뿐만 아니라 장애인의 생활 전반에 필요한 법률, 세무 등 지역사회 전문가들과 연계하여 의뢰 및 정보를 제공한다.

동료상담은 장애인 당사자와 상담을 통해 자기 신뢰 회복과 인간관계 재구축을 목표로 하는 것으로 장애라는 같은 배경을 지닌 상담가와 당사자가 대등한 입장에서 서로 이야기하며 들으며 장애로 인한 경험을 바탕으로 정보나 도움을 제공하는데, 이는 경험과 다양한 결과를 서로 공유하는 의미가 있다.

장애인 당사자로 지역사회에서 생활하는 데 있어 장애로 인해 겪게 되는 다양한 문제가 발생하는데 이러한 것을 사회의 문제로 인식하고 사회를 바꾸도록 지속해서 참여하고 지원하여 권익 옹호 역할을 한다. 이를 위해 다양한 법률적 지원이나 참여 등을 하게 된다.

시설 생활이나 가족의 보호 등으로 스스로 자립생활을 실천하는 경험이 부족하거나 어려움을 겪는 대상을 위해 자기 이해, 건강 관리, 의사결정 및 보조기기 관리, 요리와 세탁, 금전관리와 소비, 여가 및 취업 활동까지 모든 영역에서 장애인 당사자의 상황에 맞는 자립생활기술프로그램이 이루어진다.

활동보조서비스는 중증장애인이 자립생활을 영위하는데 중요한 요소 중 하나로 중증장애인의 신변처리와 일상생활에 도움을 주는 지원서비스를 말한다. 장애인자립생활지원센터는 서비스 이용자가 주도적으로 고용인의 입장에서 자신에게 필요한 서비스 계획을 수립하고 활동 보조인을 통해 실행될 수 있도록 한다. 활동보조인은 지방자치단체에서 지정받은 교육기관에서 보건복지부장관이 정하는 교육 과정을 수료하거나 대통령령으로 정하는 일정 자격을 갖추어야 한다. 활동보조서비스에는 활동지원급여가 지원되는데 만 6세 이상 65세 미만의 장애의 정도가 심한 장애인이 주요 대상이며, 신청자를 대상으로 심의를 통해 대상자를 선정하게 된다.

이동서비스는 장애인의 대중교통 이용 및 이동이 어려운 상황에서 개별적인 이동에 대한 요청에 대해 응하고 필요한 이동을 원활하게 할 수 있도록 지원하는 것이다. 주거서비스는 유니버셜디자인 등을 적용한 주거환경 및 편의 시설 설치, 주택 개보수 등을 통해 장애인이 생활하기에 적합한 환경을 만드는 것으로 주택 알선, 주택 개보수 등에 대한 조언 및 권익 옹호 활동 등을 수행한다. 이외에도 지역사회 특성과 장애인 개별 특성에 따라 보조기구 관리와 수리, 고용지원, 가족지원 등의 다양한 서비스를 제공한다.

9. 관련 정책 및 제도의 이해

앞서 살펴본 바와 같이 장애인의 복지와 재활에 관련된 우리나라 정책과 제도는 매우 다양하다. 법률, 시행령, 시행규칙뿐만 아니라 고시 및 일시적으로 적용되는 제도도 존재하며, 다양한 지원 제도들이 서로 다른 정부 부처 및 지방자치단체에서 실행되고 있고, 특히 시간 및 상황 변화에 따라 지속해서 변화하고 있다는 점이 특징이다. 그러나 보조기기 관련 전문가로서 이러한 정책과 제도는 보조기기 서비스에 직접적으로 영향을 미치기 때문에 계속 관심을 가지고 개정이나 변경되는 사항들을 모니터링해야 하며, 서비스 대상자에게 적합한 정보를 알려 줄 수 있도록 해야 한다.

최근에는 통합적으로 이러한 정보를 살펴볼 수 있는 방법이 제시되고 있다. 우선 보건복지부에서는 매년 장애인복지사업 안내 책자를 발간하고 있으며, 기관 및 시설 유형별로도 별도 책자를 발간하여 쉽게 설명하고 있다. 인쇄 책자뿐만 아니라 파일로도 제공하며, 시각장애인을 위한 파일로도 배포하고 있으므로 쉽게 참고할 수 있다. 또한 '복지로'(http://m.bokjiro.go.kr/)를 활용하면 최신 정책과 자료에 대한 정보를 얻을 수 있고, 각 개인이 현재 필요한 내용에 대해 세부적으로 검색해보거나 필요한 경우 직접 신청을 할 수 있게 되어 있다.

장애인을 위한 관련 정책과 제도는 건강지원, 양육지원, 주거지원, 생활지원, 돌봄 지원, 임신 및 출산 지원, 고용지원의 영역으로 나누어볼 수 있다. 건강지원에는 장애인 의료비 지원, 장애친화건강검진, 지역장애인보건의료센터, 발달재활 서비스 등을 들 수 있다. 교육지원으로는 국립특수학교 및 국립부설학교 특수학급지원, 장애인 정보화 교육, 장애학생 정보격차 해소 지원 등이 있으며 생활지원으로는 장애수당, 장애인연금, 의료급여 제도 등이 있다. 주요 제도와 세부 내용은 [표 5-7]을 참고할 수 있다.

이 장에서는 다양한 제도 중 보조기기 지원과 관련된 몇 가지를 세부적으로 살펴보고자 한다. 해당 내용은 앞서 제시된 보조기기 지원 제도, 보조기기 서비스 등에서 중복적으로 언급되었을 수 있으며, 구체적인 세부 내용 들은 해당 장을 참조하는 것이 적합할 것이다. 또한 해당하는 내용은 2020년을 기준으로 기술되어 있으므로 매년 변경되는 내용에 대해서는 유의하여 재파악하는 것이 필요하다.

장애수당은 소득 및 주거수준에 따라 매달 수당을 지급하는 제도이다. 대상은 만 18세 이상의 「장애인연금법」상 중증장애인에 해당하지 않는 등록장애인 중 기초생활 보장 수급자 또는 차상위계층이다. 주요 내용은 소득 수준 및 주거 형태에 따라 지급되는 수당의 금액이 달라지는데 2020년 기준 생계급여, 의료급여 수급자, 주거 및 교육 급여 수급자, 차상위계층은 월 4만원, 보장시설수급자는 월 2만원에 해당한다. 대상자는 읍 · 면 · 동 행정복지센터에 신청하고, 시 · 군 · 구 통합관리팀 조사를 통해 급여가 지급되게 된다. 장애 수당은 국민기초생활보장 수급 자격 책정을 위한 소득에 포함되지 않으므로 장애수당을 받더라도 국민기초생활보장 수급자격에서 탈락하지 않는다.

장애인연금은 생활이 어려운 중증 장애인에게 연금을 지급하는 내용이다. 만 18세 이상의 「장애인연금법」 상 중증장애인 중 본인과 배우자의 소득산정액이 선정기준액 이하에 해당하는 자가 대상이다. 만 18세에서 64세까지와 만 65세 이상으로 대상자의 나이에 따라 구분하고, 수급권자와 차상위계층, 차상위계층 초과인 경우 지급 금액에 차이가 있다. 지급 금액은 크게 기초급여와 부가급여로 나뉘는데 기초급여는 근로 능력의 상실 또는 현저한 감소로 줄어드는 소득을 보전해주기 위해 지급하는 급여로 소득보상 성격의 급여이며, 부가급여는 장애로 인해 추가로 드는 비용의 전부 또는 일부를 보전해주기 위해 지급하는 급여로 지출 비용 보전 성격의 급여에 해당한다. 대상자는 주소지 읍 · 면 · 동 행정복지센터에 신청한다.

의료급여제도는 국민기초생활 보장 수급자(이하 수급자)에게 검진, 요양, 보조기기 구입비를 지원하는 제도이다. 대상은 크게 1종 수급자와 2종 수급자로 나뉘는데 1종 수급자는 근로무능력가구, 희귀 및 중증난치질환자 등에 해당하는 수급자고, 2종 수급자는 수급자 중 1종 대상이 아닌 가구에 해당한다. 지원하는 내용은 크게 요양급여와 요양비, 건강검진, 임신 및 출산 의료비, 보조기기 구입비이다. 그 중 보조기기 구입비는 장애인이 보조기기를 구입할 때 구입 금액을 지급하는데, 보조기기에 대한 유형별 기준액, 고시금액 및 실구입 금액 중 최저금액에 해당하는 금액을 지급한다.

보조기기 서비스를 제공하는 전문가는 대상자가 해당 제도의 지원 대상인지 여부를 우선적으로 확인하여야 하고, 해당 제도나 정책을 활용하기 위해 보조기기 기준액이나 고시금액 등을 잘 살펴야 하며, 제시된 전달체계를 고려하여 대상자가 가장 적절한 보조기기와 서비스를 지원 받을 수 있도록 해야 한다.

[표 5-7] 영역별 주요 장애인 지원 제도

영역	제도	내용
건강지원	발달장애인 부모상담지원	발달장애인 부모에게 월별 개인심리상담 바우처 지원
	발달재활서비스	월별 발달재활서비스 바우처 지급
	장애입양아동 의료비 지원	연간 260만원까지 장애아동 의료비 지급

	장애인 의료비 지원	의료기관 진료비 중 본인부담금 전액 또는 일부 지원
	장애친화 건강검진	유니버셜 검진 장비, 편의 시설, 검진 보조인력 등 배치
	지역장애인 보건의료센터	보건의료, 복지 서비스를 통합적으로 제공
	청각장애인 인공달팽이관 수술비 지원	인공달팽이관 수술비와 재활치료비 지원
	특수교육대상자 치료지원서비스	특수교육대상자가 필요로 하는 치료서비스 지원
주거지원	농어촌 장애인 주택개조	주택 내 편의 및 안전시설 설치 지원
	장애인 주택 특별공급	장애인 무주택자에게 주택 우선 특별 공급
양육지원	아이돌봄서비스	아이돌보미가 방문하여 돌봄서비스 제공
	장애아 보육료 지원	장애아동의 어린이집 보육료 지원
	장애아동 양육 수당	가정에서 양육하는 장애아동의 양육 수당 지급
	장애아동 수당	소득 및 주거 형태에 따라 수당 지급
교육지원	국립특수학교 및 특수학급 지원	돌봄교실과 방과후 수업 운영, 특수교육보조원 지원
	발달장애인 공공후견 지원	공공후견인 활동 비용 및 선임 관련 비용 지원
	장애인운전교육 사업	거주지를 방문하여 무료 운전교육
	장애인 정보화교육	다양한 정보화교육 및 지원 서비스 제공
생활지원	긴급복지지원제도	위기상황 발생 시 비용 지원
	의료급여제도	수급권자에게 검진, 요양, 보조기기 구입비 지원
	장애수당	소득 및 주거수준에 따라 매달 수당 지급
	장애인 자립자금 대여	자립자금을 저금리로 대여
	장애인 연금	생활이 어려운 중증 장애인에게 연금 지급
	각종 요금감면	통신, 교통, 각종 공공요금, 문화활동비 등 감면
돌봄지원	장애인활동지원	활동지원등급에 따라 활동보조, 방문간호 등 이용권 제공
	보조기기 급여	장애인 보조기기 급여 비용 부담
	보조기기 지원	31개 품목 보조기기를 지원금액 내에서 무료 교부
	장애인 재활지원 사업	다양한 장애인 재활 프로그램 운영
	지역사회 중심 재활사업	지역사회 중심 재활 서비스 제공
고용지원	장애인고용장려금 지원	의무고용률 초과 인원 당 고용장려금 지급
	장애인고용관리비용 지원	중증 장애인의 작업지도 비용 지급
	장애인 직업능력개발 운영	장애인 직업능력개발훈련 시 수당 지급
	장애인 표준사업장 설립지원	장애인 표준사업장 설립 및 운영하려는 사업주에게 비용지원
	중증장애인 지원고용	중증장애인 지원고용 중 훈련 수당 지급
	최저임금 적용제외 근로장애인 전환지원	월 최대 30만원 고용전환촉진 수당 지급

6

보조기기 관련 법령 및 전달체계

1. 장애인 · 노인 등을 위한 보조기기 지원 및 활용촉진에 관한 법률
2. 보조기기 지원제도
3. 기타 보조기기 지원 및 활용

제6장

보조기기 관련 법령 및 전달체계

이 장에서는 보조기기 확보 시 활용 가능한 재원 조달의 측면에서 보조기기 관련 법령 및 전달체계를 다룬다. 우선 '장애인 · 노인 등을 위한 보조기기 지원 및 활용촉진에 관한 법률(약칭 : 장애인보조기기법)'에 따라 우리나라 보조기기 전달체계에 대해 전체적으로 소개하고, 이를 바탕으로 다른 법령에 의해 각 부처별로 시행 중인 보조기기 지원제도, 지원내용 및 신청 방법 등을 설명하여 실무를 돕고자 한다.

1. 장애인·노인 등을 위한 보조기기 지원 및 활용촉진에 관한 법률 (이하 장애인보조기기법)

우리나라는 정부에 의한 보조기기 공적급여, 즉 보조기기 지원제도 시행에 비하여 보조기기 서비스의 역사가 상대적으로 짧다. 2010년 전후로 보조기기 서비스가 실시되기 전에는 보조기기만 지원되면서 지급의 적합성, 사용의 지속성 및 예산 측면에서 다양한 문제가 발생되었다. 이에 대한 문제 제기와 함께 민간 또는 지방자치단체 주도로 외국의 보조공학 모델을 벤치마킹하여 보조기기 전달체계가 형성되는 과도기를 거치게 된다. 장애인의 삶의 질 향상에 보조기기 및 관련 서비스의 중요성이 강조되면서 법률 제정의 요구가 지속되었고, 이러한 시대적 흐름 속에 미국의 보조공학법(Assistive technology Act), 일본의 '복지용구의 연구개발 및 보급 촉진에 관한 법률' 운영 사례와 같이 우리나라에서도 보조기기와 관련된 개별 법률로써 장애인보조기기법이 2015년 12월 29일 제정되고, 공포 1년 경과 후 2016년 12월 30일부터 시행되면서 독립된 개별 법률에 의하여 보조기기가 지원되기 시작하였다.

장애인보조기기법은 장애인 · 노인 등을 위한 보조기기의 지원과 활용촉진에 관한 사항을 규정함으로써 보조기기 서비스를 효율적으로 제공하여, 이들의 활동 제약을 최소화하고, 삶의 질 향상에 이바지하는 것을 법 제정의 목적으로 밝히고 있다. 이를 위해 필요한 보조기기 지원, 서비스 전달체계로써 보조기기센터 및 관련 전문인력 운용, 기기 및 기술개발의 측면에서 연구개발 및 활성화와 관련된 내용을 5개 장과 보칙에서 다루고 있다. 장애인보조기기법의 제정은 장애인복지법, 국민건강보험법 등 다양한 유관 법률을 법적 근거로 삼는 보조기기 지원 정책을 통합적으로 다룰 수 있는 개념으로 발전시켰다는 의의를 갖는다.

1) 총칙

총칙에는 장애인보조기기법의 제정 목적, 기본 이념을 제시하고 보조기기 · 보조기기 서비스의 용어 정의 및 보조기기법에 의한 지원대상 범위가 명시되어 있다. 지원대상은 유관법률들을 법적 근거로 하는 9개 보조기기 지원제도의 대상을 모두 포괄하고 있다. 또한 보조기기 법 제정 취지에 따라 다뤄야 하는 보조기기 및 관련 서비스에 대해 정의하고 관련된 국가 및 지방자치단체의 책임을 규정하였으며, 보조기기 지원과 활용촉진을 위한 기본계획 수립 및 심의절차가 제시되어 있다.

<table>
<tr><td>목적</td><td colspan="2">① 장애인 · 노인 등을 위한 보조기기의 지원과 활용촉진에 관한 사항을 규정함
② 보조기기 서비스를 효율적으로 제공
③ 장애인 · 노인 등의 활동의 제약을 최소화하고, 삶의 질 향상에 이바지함</td></tr>
<tr><td>기본이념</td><td colspan="2">① 장애인 · 노인 등이 보조기기를 편리하고 자유롭게 활용할 수 있도록 보장
② 이들의 자아 실현, 완전한 사회참여와 삶의 질 향상을 통하여 사회통합을 이루는 것</td></tr>
<tr><td rowspan="3">용어 정의</td><td>장애인등</td><td>장애인, 노인, 국가유공자 등
① 「장애인복지법」 제2조에 따른 장애인 : 총 15종의 장애유형별 법정 등록 장애인
② 「노인장기요양보험법」 제2조제1호에 따른 노인등 : 65세 이상의 노인 또는 노인성 질환을 가진 자
③ 「국가유공자 등 예우 및 지원에 관한 법률」 제4조에 따른 국가유공자 등</td></tr>
<tr><td>보조기기</td><td>장애인등의 신체적 · 정신적 기능을 향상 · 보완하고 일상 활동의 편의를 돕기 위하여 사용하는 각종 기계 · 기구 · 장비(보건복지부령으로 정한 것*)</td></tr>
<tr><td>보조기기 서비스</td><td>장애인등이 보조기기를 확보하고 효율적으로 활용할 수 있도록 제공되는 일련의 지원</td></tr>
</table>

국가와 지방자치 단체의 책무	① 장애인등의 보조기기 활용촉진, 서비스 제공 및 효율적 관리를 위하여 노력할 것 ② 보조기기 지원과 활용촉진을 위하여 필요한 재원 조달 등 관련 조치 강구 ③ 적합한 보조기기 서비스를 제공하는 데 필요한 전문인력의 양성을 위하여 노력할 것
기타	보조기기 지원과 활용촉진을 위한 기본계획 수립 ① 실시 주체 : 보건복지부장관(관계 중앙행정기관의 장과 협의) ② 방법 : 매 5년마다 장애인정책종합계획에 포함하여 수립할 수 있음 ③ 절차 a. 계획수립에 필요한 기초자료 확보 • 보조기기 실태조사 : 매 3년마다 실시(주체–보건복지부장관) ※ 장애실태조사와 함께 실시할 수 있음 • 관계기관의 자료 제출 : 필요시, 보건복지부장관 요청으로 관계기관의 장 b. 장애인정책조정위원회 심의 : 기본계획의 수립, 중요한 정책의 조정 시

* **보건복지부령에 따른 보조기기(장애인보조기기법 시행규칙 제2조)**
  개인 치료용 보조기기, 기술 훈련용 보조기기, 보조기 및 의지(義肢), 개인 관리 및 보호용 보조기기, 개인 이동용 보조기기, 가사용 보조기기, 가정 · 주택용 가구 및 개조용품, 의사소통 및 정보전달용 보조기기, 물건 및 기구 조작용 보조기기, 환경 개선 및 측정용 보조기기, 고용 및 직업훈련용 보조기기, 레크리에이션용 보조기기에 해당하거나 그 밖에 다른 법령에 따른 장애인등을 위한 기계 · 기구 · 장비로서 보건복지부장관이 정하는 것을 말한다(보건복지부장관은 보조기기 품목을 고시하여야 함).

2) 보조기기의 지원 등

제2장 보조기기의 지원 등에서는 국가 및 지방자치단체에 의한 보조기기 지원 및 활용촉진 사업의 내용, 보조기기 교부 등에 따른 지원 형태와 사례관리, 보조기기 정보제공, 보조기기 등의 제공 과정에서 발생하는 보조기기 및 이용자에 대한 정보관리 방법과 범위에 대해 명시하고 있다. 또한 장애인의 안전과 편의를 보장하기 위하여 국가에 의한 보조기기 품질관리 및 보조기기 업체의 장애인등에 대한 의무를 규정하고 있다.

사업 내용	① 보조기기의 교부 · 대여 및 사후관리 등 사례관리 사업 ② 보조기기 관련 정보의 제공 ③ 보조기기 품질관리 및 연구개발 지원 ④ 그 밖에 보조기기의 지원 및 활용촉진을 위하여 보건복지부장관이 필요하다고 정하는 사업
보조기기 교부 등	장애인등이 보조기기를 신청하는 경우, 예산 범위 내에서 다음을 지원할 수 있음 ① 보조기기 교부 · 대여 또는 사후관리 ② ①에 필요한 비용 지급(보조기기의 교부 · 대여 또는 사후관리가 곤란하다고 인정되는 경우에만 한정)
	※ 신청할 수 있는 자의 범위, 보조기기의 교부 · 대여 · 사후관리 및 비용 지급의 기준과 방법 등에 필요한 사항 : 보건복지부령으로 정함
	보조기기 서비스에 대한 사례관리를 실시할 수 있음 : 보건복지부장관 – 장애인등이 자신에게 적합한 보조기기 적용, 활용능력을 향상시킬 수 있도록 사례관리 실시
정보제공	• 장애인등이 보조기기를 안전하고 편리하게 활용하는데 필요한 정보 제공 • 주체 : 국가 / 정보 내용 및 방법 : 보건복지부령으로 정함

품질관리 등	• 보조기기의 품질유지와 향상→장애인등의 안전과 편의 보장(주체 : 국가) • 품질관리 대상 품목과 품질관리 방법 등을 정하여 고시 • 품질관리 등의 실시 : 대통령령으로 정하는 소속 기관장 또는 「공공기관의 운영에 관한 법률」 제4조에 따른 공공기관에 위임 또는 위탁할 수 있음
정보관리	• 보조기기 제공 시 보조기기와 이용자 등에 관한 정보를 전산시스템 등의 방법으로 수집 · 관리할 수 있음 • 수집 · 관리할 수 있는 대상 정보의 범위 등 : 대통령령으로 정함
보조기기 업체의 의무	보조기기 업체의 보조기기 취급 또는 해당 전달과정에 따른 의무 차등 적용 ① 생산 · 판매 · 유통 · 대여 · 수입 · 수리하는 업체 : 장애인등의 안전과 편의를 우선적으로 고려 ② 판매 · 유통 · 대여 · 수리하는 업체 : 사용에 필요한 정보를 장애인등에게 제공 ③ 판매 · 유통하는 업체 : 보조기기에 대한 고장수리 등 사후관리서비스 제공

3) 보조기기센터

장애인보조기기법에 따라 장애인등에 대하여 보조기기 지원 및 활용촉진에 필요한 사업을 시행할 수 있도록 행정단위별로 중앙보조기기센터 및 지역보조기기센터를 운영하게 하고 있다. 중앙보조기기센터는 국가 전반의 보조기기 정책 수립 및 시행, 지역보조기기센터의 운영 지원 및 국가 간 협력 등에 필요한 사업을 수행하고, 지역보조기기센터는 장애인 등의 보조기기 지원 및 활용 촉진과 직접적으로 관련된 서비스 실무를

중앙보조기기센터 (중앙센터)	지역보조기기센터 (지역센터)
① 설치 · 운영 주체 : 보건복지부장관	① 설치 · 운영 주체 : 시 · 도지사(특별시장 · 광역시장 · 특별자치시장 · 도지사 · 특별자치도지사)
② 사업 • 보조기기 관련 정책의 연구 및 개발 사업 • 보조기기 전문인력에 대한 교육 · 연수 및 보조기기 정책 홍보 • 보조기기 관련 정보의 수집 · 관리 및 데이터베이스 구축 · 제공 • 지역보조기기센터의 운영 및 관리 지원 • 보조기기 이용자 및 이용실태 관련 모니터링 • 보조기기 관련 국제협력 • 그 밖에 보조기기 지원 및 활용촉진을 위하여 필요한 사업	② 사업 • 보조기기 관련 상담 · 평가 · 적용 · 자원연계 및 사후관리 등 사례관리 사업 • 보조기기 전시 · 체험장 운영 • 보조기기 정보제공 및 교육 · 홍보 • 보조기기 서비스 관련 지역 연계 프로그램 운영 • 보조기기 장기 및 단기 대여, 수리, 맞춤 개조와 제작, 보완 및 재사용 사업 • 다른 법률에 따른 보조기기 교부 등에 관한 협조 • 중앙센터가 수행하는 사업에 대한 협력 • 그 밖에 보건복지부장관이 정하는 사업
③ 운영 위탁 : 「공공기관의 운영에 관한 법률」 제4조에 따른 공공기관에 중앙센터의 운영을 위탁할 수 있음 • 중앙센터의 설치 및 운영에 필요한 경비의 전부 또는 일부를 예산의 범위에서 국가가 지원할 수 있음	③ 운영 위탁 : 공공기관 또는 비영리법인에 지역센터의 운영을 위탁할 수 있음 • 시 · 도지사는 지역센터 설치 · 운영 예산의 일부를 시장 · 군수 · 구청장에게 공동으로 부담하게 할 수 있음 • 지역센터의 설치 및 운영에 필요한 경비의 전부 또는 일부를 예산의 범위에서 보건복지부장관, 시 · 도지사, 시장 · 군수 · 구청장이 지원할 수 있음

지역과 연계하여 수행하도록 구분되어 있다. 중앙 및 지역센터 모두 「공공기관의 운영에 관한 법률」 제4조에 따라 운영을 위탁할 수 있고, 센터 운영을 위해 보조공학사 등 보조기기 관련 전문인력을 채용하도록 하고 있으며, 「장애인복지법」 제32조에 따라 등록한 장애인을 우선적으로 고용하도록 노력해야 한다. 중앙 및 지역센터의 설치 · 운영, 인력 배치 등에 필요한 사항은 모두 보건복지부령으로 정한다.

4) 보조기기 관련 전문인력 : 보조공학사

보조기기 관련 인력에서는 장애인등에 대하여 보조기기 지원 및 활용촉진에 필요한 실무를 수행하는 전문인력으로써 운영되는 보조공학사 자격에 관한 사항을 명시하고 있다. 보조공학 자격증 교부와 관련된 사항, 보조공학사가 되기 위하여 준수해야 할 소극적 요건으로써 결격사유, 보조공학사의 자질 향상 및 자격 유지를 위한 보수교육 실시 및 이수, 자격 정지와 취소와 관련된 사항이 규정되어 있다.

또한, 보조공학사 자격증 교부와 관련하여 장애인보조기기법 부칙 제2조에 따라 이 법이 시행된 2018년 12월 30일 당시 보건복지부장관이 인정하는 민간단체에서 발급한 보조공학사 자격증을 소지한 사람은 법 시행 후 3년까지 장애인보조기기법에 따른 보조공학사로 보고, 법 시행 후 3년 이내에 특례시험을 거쳐 장애인보조기기법에 따른 보조공학사 자격증을 취득할 수 있다고 명시되어 있어 2021년까지 3회에 걸친 특례시험이 시행되었다.

자격증 교부 등	• 보조공학사 : 보조기기의 상담 · 사용법 교육 · 정보제공 또는 생산 · 수리 등의 서비스를 제공하기 위하여 대통령령으로 정하는 자격요건을 갖춘 사람 – 보조공학사의 자격요건 · 종류 · 취득방법 : 대통령령으로 정함 – 등록 장애인의 경우 별도의 요건을 정할 수 있음(장애인복지법 제32조) • 자격 발급 및 교부 – 자격증 발급권자 : 보건복지부장관 – 발급된 자격증 : 타인에게 대여 금지 – 분실 또는 훼손의 경우 : 신청에 따라 재교부 – 수수료 등 자격증 교부 · 재교부 절차/관리 등에 필요 사항 : 보건복지부령
결격사유	① 「정신건강증진 및 정신질환자 복지서비스 지원에 관한 법률」 제3조제1호에 따른 정신질환자(다만, 전문의가 적합하다고 인정하는 사람은 미해당) ② 마약 · 대마 또는 향정신성의약품 중독자 ③ 피성년후견인, 피한정후견인, 피특정후견인 ④ 금고 이상의 형을 선고받고 그 형의 집행이 끝나지 아니하였거나 집행을 받지 아니하기로 확정되지 아니한 사람(장애인보조기기법이나 「형법」 제234조(위조사문서의 행사) · 제317조제1항(업무상비밀누설), 「의료법」, 「국민건강보험법」, 「의료급여법」, 「보건범죄단속에 관한 특별조치법」, 「마약류 관리에 관한 법률」 또는 「후천성면역결핍증 예방법」 위반으로 인한 형의 집행 중인 경우)

<table>
<tr><td>보수교육</td><td colspan="2">• 보건복지부장관 : 보조공학사에게 필요한 보수교육을 받도록 명할 수 있음
– 보수교육 업무 : 「공공기관의 운영에 관한 법률」 제4조에 따른 공공기관 또는 비영리법인에 위탁할 수 있음
– 보수교육의 실시 시기와 방법 등에 필요한 사항 : 보건복지부령으로 정함</td></tr>
<tr><td rowspan="2">자격의 효력 (보건복지부 장관)</td><td>자격 취소</td><td>① 타인에게 보조공학사 자격증을 대여한 때
② 보조공학사 자격요건의 결격사유 중 하나에 해당하게 된 때
③ 자격정지 처분 기간에 그 업무를 하거나 자격정지 처분을 3회 받은 때</td></tr>
<tr><td>자격 정지</td><td>• 정지 기간 : 6개월 범위 내 / 보건복지부령에 정하는 바에 따름
① 고의 또는 중대한 과실로 보조기기 이용자의 신체에 손상을 입힌 사실이 있는 때
② 보수교육을 연속 2회 이상 받지 아니한 때</td></tr>
</table>

5) 보조기기 연구 개발 및 활성화

보조기기 활용촉진을 위해 보조기기 생산업체에 대한 국가 및 지방자치단체의 조치 책임을 명시함과 동시에, 보조기기 및 관련 서비스를 연구개발, 제공하는 주체에 대한 지원 등을 언급하고 있다.

보조기기업체	• 조치 책임 : 국가와 지방자치단체 • 조치 내용 : 보조기기 생산업체에 대한 생산장려금 지급, 기술지원, 우수업체의 지정, 연구개발의 장려 등(필요한 사항 : 보건복지부령으로 정함)
연구개발의 지원 등	• 지원 대상 : 보조기기에 관한 연구개발활동 및 보조기기 서비스를 제공하는 비영리법인 또는 단체 • 지원 내용 : 예산의 범위에서 보조금 등을 지원할 수 있음

6) 보칙

압류 등 금지	• 장애인보조기기법에 따라 장애인등에게 보급 또는 지원된 보조기기를 압류하거나 담보로 제공할 수 없음
권한 위임 등	• 보건복지부장관 및 시 · 도지사의 권한 : 시 · 도지사, 시장 · 군수 · 구청장 또는 보건복지부 소속 기관의 장에게 그 일부를 위임할 수 있음(대통령령) • 보건복지부장관 및 시 · 도지사의 업무 : 「공공기관의 운영에 관한 법률」 제4조에 따른 공공기관 또는 관련 법인이나 단체에 위탁할 수 있음(대통령령)

2. 보조기기 지원제도

장애인보조기기법이 시행되면서 장애인복지법의 '장애인보조기구의 지원 및 활용촉진 등에 관한 사업'과 관련된 조문이 삭제, 개정되었다. 이러한 변화는 장애인보조기기법에서 규정한 보조기기 및 관련 서비스 관련 사항이 다른 법령에 의해 규정된 것과 상호 연관되어 상호 유기적으로 결부되어 있다는 것을 의미한다. 즉, 우리나라의 보조기기 전달체계를 전체적으로 이해하기 위해서는 장애인보조기기법과 함께 다양한 유관 법률에 근거하여 부처별로 시행 중인 보조기기 공적급여 제도를 함께 고려해야 한다는 것이다. 따라서 이 절에서는 장애인보조기기법에 대한 이해를 바탕으로, 보조기기 전달과정 중 재원 확보의 단계에서 활용할 수 있는 부처별 보조기기 지원제도에 대해 알아보도록 한다(장애인등에 대해 개인별 보조기기를 제공하는 보조기기 전달과정 및 서비스 관련 내용은 다음 8장을 참고한다. 또한, 각 지원제도 이용 시 대상별 신청 제품 선택 시 고려해야 하는 요소 등은 2권-보조공학사를 위한 영역별 보조공학-의 영역별 보조기기에 대한 각 장을 참고한다).

우리나라에는 5개 부처에서 9개의 공적급여를 통한 보조기기 지원제도가 운영되고 있다. 각 지원사업별 법적 근거, 보조기기의 명명(용어), 지원대상, 급여 품목 및 내용, 신청 방법 등은 아래 [표 6-1]과 같다.

[표 6-1] 공적급여를 통한 부처별 보조기기 지원제도(2022년도 기준)

<table>
<tr><th>구분</th><th colspan="4">보건복지부</th><th colspan="2">고용노동부</th><th>과학기술정보통신부</th><th>교육부</th><th>국가보훈부</th></tr>
<tr><td>사업</td><td>건강보험급여</td><td>의료급여</td><td>보조기기교부</td><td>복지용구</td><td>산재보험요양급여</td><td>보조공학기기지원</td><td>정보통신보조기기보급사업</td><td>장애학생학습보조기기지원</td><td>보철구지원</td></tr>
<tr><td>근거법령</td><td>국민건강보험법 제51조</td><td>의료급여법 제13조</td><td>장애인보조기기법</td><td>노인장기요양보험법 제23조</td><td>산업재해보상보험법</td><td>장애인고용촉진 및 직업재활법 제18조, 21조, 21조의2</td><td>지능정보화기본법 제49조</td><td>특수교육법 제31조</td><td>국가유공자법 제43조의2</td></tr>
<tr><td>용어</td><td colspan="2">보조기기</td><td>보조기기</td><td>복지용구</td><td>재활보조기구</td><td>보조공학기기</td><td>정보통신보조기기</td><td>보조공학기기</td><td>보철구</td></tr>
<tr><td rowspan="2">지원대상</td><td colspan="3">등록장애인 중</td><td>장기요양수급자</td><td rowspan="2">산재장해자</td><td rowspan="2">장애인 고용사업주, 장애인 근로자 및 직업훈련생</td><td rowspan="2">등록장애인 또는 유공보훈 1~7급 판정</td><td>등록장애인</td><td rowspan="2">국가유공장애인</td></tr>
<tr><td>건강보험가입자 및 피부양자</td><td>의료급여수급권자</td><td>수급자차상위층</td><td>65세 이상 또는 노인성질환</td><td>재학중인 특수교육대상자</td></tr>
</table>

교부 품목	9개 분류 83개 품목		38종	구입 10종 대여 6종 구입/대여2종	102개 품목 및 수리료 : 건보 83/ 별도 19/ 수리료 95종	작업 /차량용 보조기기 6개 분류, 74개 품목 (351개 제품)	125개 품목	학습 보조기기 (시도별 품목 상이)	52종
급여 내용	상한액 범위 내 90% 지원	상한액 범위 내 전액지원	기준 금액 내 전액지원	연한도액 160만원 (자부담 차등)	전액 지원	1인당 1500만 원 한도 지원 (중증 2000 만원)	구입가격의 80% (저소득층 90%)	대여 (학교/학급에 지원)	전액 또는 부분지원 (보훈등급 차등)
운영 기관	국민건강보험공단		시군구	국민건강보험 공단	근로복지 공단	한국장애인 고용공단	한국지능정보 사회진흥원	지자체별 특수 교육지원센터	국가 보훈부
(신청 접수)	건보공단 지사	시군구 (읍면동)	(읍면동)	복지용구 사업소	산재 지정병원	고용공단 지사	지자체	학교 /교육청	보훈병원
신청 방법	방문 또는 우편			방문	방문	방문/우편 /인터넷	인터넷 at4u.or.kr	방문	방문 전화
재원	사회보험	일반회계		사회보험		기금	일반회계		
	국민건강 보험	조세		노인장기요양 보험	산재보험 요양급여	장애인고용 촉진및직업 재활기금	조세		

보건복지부 품목분류 등에 관한 고시에는 다른 법령에서 보조기기를 명명하는 용어와 품목이 다음 [표 6-2]와 같이 제시되어 있다.

[표 6-2] 법령에 따라 보조기기를 지칭하는 용어 및 품목

용어	내용
1. 고령친화제품	「고령친화산업 진흥법」 제2조제1항 "노인이 주로 사용하거나 착용하는 용구 · 용품 또는 의료기기"로서 「고령친화산업 진흥법 시행령」 제7조에서 규정한 고령친화우수제품 지정 대상
2. 보조기기	「국민건강보험법 시행규칙」 별표 7. 장애인보장구에 대한 보험급여기준에서 규정하는 보조기기
3. 보조공학기기	「장애인고용촉진 및 직업재활법」 제43조제1항에 의거하여 설립된 한국장애인고용공단에서 규정하는 보조기기
4. 보철구	「국가유공자 등 예우 및 지원에 관한 법률」 제43조의 2에 의거하여 지급되는 보조기기
5. 복지용구	「노인장기요양보험법 시행규칙」 제19조제1항 및 「복지용구 품목별 제품목록 및 급여비용 등에 관한 고시」에서 규정하는 보조기기
6. 재활보조기구	「산업재해보상보험 요양급여 산정기준」 제2조 제3항 및 「국민건강보험법 시행규칙」 별표 7. 장애인보조기기에 대한 보험급여기준에서 규정하는 보조기기
7. 정보통신보조기기	「지능정보화기본법」에서 "정보격차의 해소를 위한 지원"을 하도록 규정하여 '과학기술정보통신부' 산하로 설립된 '한국지능정보사회진흥원'에서 규정하는 보조기기

1) 보건복지부 지원제도

보건복지부에 의한 보조기기 지원제도는 지원 대상에 따라 장애인 대상의 보조기기 지원과 노인 대상의 복지용구 지원으로 구분할 수 있다. 다시, 장애인 대상의 보조기기 지원제도는 보조기기 지원사업의 목적에 따라 건강보험 급여/의료급여 및 장애인보조기기 교부 사업으로 나뉜다. 건강보험 급여/의료급여는 신청 장애인의 경제적 상황에 따라 재원과 신청 절차가 구분되나 서로 동일한 품목을 급여하고 있다.

(1) 건강보험 보조기기 급여/의료급여

① 법적 근거 및 용어

㉠ 건강보험급여 : 국민건강보험법 제51조 / 보조기기

국민건강보험법 제51조는 장애인보조기기법 3조에 규정된 '보조기기'의 확보 재원으로 국민건강보험급여를 활용할 수 있는 보조기기 지원의 법적 근거이다. 이 제도에서는 보조기기에 대한 별도 명명 없이 '보조기기'라는 용어를 동일하게 사용한다. 국민건강보험법은 국민보건 향상과 사회보장 증진을 목적으로 하기 때문에 지원 품목 또한 법제정 목적의 범위 내에서 고려되며, 보건복지부장관에 의한 보조기기 품목분류 등에 관한 고시에 따라 팔의지, 다리의지, 팔보조기, 척추보조기, 골반보조기, 다리보조기, 교정용신발류 및 기타 제품을 지원한다.

> **제51조(장애인에 대한 특례)** ① 공단은 「장애인복지법」에 따라 등록한 장애인인 가입자 및 피부양자에게는 「장애인 · 노인 등을 위한 보조기기 지원 및 활용촉진에 관한 법률」 제3조제2호에 따른 보조기기(이하 이 조에서 "보조기기"라 한다)에 대하여 보험급여를 할 수 있다. 〈개정 2019. 4. 23.〉

㉡ 의료급여 : 의료급여법 제13조 / 보조기기

의료급여법 제13조는 신청 장애인의 경제적 상황에 따라 수급권자인 등록장애인이 장애인보조기기법 3조에 규정된 '보조기기'의 확보 재원으로 의료급여를 활용할 수 있는 보조기기 지원의 법적 근거이다. 지원품목은 건강보험급여와 동일하다.

제13조(장애인 및 임산부에 대한 특례) ① 시장 · 군수 · 구청장은 「장애인복지법」에 따라 등록한 장애인인 수급권자에게 「장애인 · 노인 등을 위한 보조기기 지원 및 활용촉진에 관한 법률」 제3조제2호에 따른 보조기기(이하 이 조에서 “보조기기”라 한다)에 대하여 급여를 실시할 수 있다. 〈개정 2019. 4. 23.〉

② 지원 내용

㉠ **지원대상** : 신청장애인의 경제적 상황에 따라 구분하여 지원

ⓐ 건강보험급여 : 「장애인복지법」에 따라 등록한 장애인 중 가입자 및 피부양자

ⓑ 의료급여 : 의료급여 수급권자 중 등록장애인

㉡ **지원(보급) 품목 및 급여 내용**

보조기기에 대한 급여 범위 · 방법 · 절차, 급여 청구, 적정성 심사 및 한도 등 지원과 관련되어 필요한 사항은 보건복지부령으로 정한다. 국민건강보험 및 의료급여 대상 장애인보장구 지원품목은 의지 및 보조기(팔/다리 의지, 팔/척추/골반/다리 보조기, 교정용 신발류), 기타(수동/전동휠체어, 전동스쿠터, 지팡이, 목발, 의안, 저시력 보조안경, 콘택트렌즈, 돋보기, 망원경, 흰지팡이, 보청기, 체외용 인공후두, 자세보조용구-앉기, 욕창예방 방석/매트리스, 이동식 전동리프트, 보행보조차, 소모품(전동휠체어 및 전동스쿠터용 전지)로 9개 분류, 83개 품목으로 구성된다. 보험급여 대상 각 보조기기의 종류 및 유형별 기준액과 내구연한은 다음 [표 6-3]과 같다.

보험급여와 의료급여로 구분되는 지원대상의 경우에 지원품목은 상기한 바와 같이 서로 동일하나 급여에 차이가 있다. 건강보험가입자인 보험급여 대상자의 경우 급여품목의 기준액, 고시금액 및 실구입금액 중 최저 금액의 90%를 공단에서 부담하며, 기준액 초과시에는 기준액의 90%에 해당하는 금액이 지원된다. 이외 기준액, 고시금액 및 실구입금액 중 최저금액의 10% 및 초과금액은 자부담해야 하지만, 「국민건강보험법 시행령」 별표 2 제3호라목1)의 희귀난치성질환 등을 가진 사람과 별표 2 제3호라목2)의 희귀난치성질환 등 외의 질환으로 6개월 이상 치료를 받고 있거나 6개월 이상 치료가 필요한 사람 또는 18세 미만의 아동인 경우에는 지급기준금액에 해당하는 금액을 공단에서 부담한다. 의료급여 수급권자는 품목별 급여 기준액 범위 내에서 자부담 없이 전액 지원된다.

지원품목 중 보험급여대상으로 적정성, 적정가격 등에 대한 급여평가를 거쳐 등록되는 급여평가 품목(보청기, 전동휠체어, 전동스쿠터, 자세보조용구, 욕창예방 방석/매트리스, 이동식 전동리프트, 전방/후방 보행보조차) 및 의지보조기, 교정용신발류, 수동휠체어는 공단에 등록된 업소에 구입한 경우에 한하여 급여한다.

[표 6-3] 건강보험급여 및 의료급여로 지원되는 보조기기의 유형 · 기준액 및 내구연한(2023. 7. 기준)

구분		유 형	구분	기준액(만원)	내구연한(년)
의지 보조기	팔의지	어깨가슴의지, 어깨관절 의지, 위팔 의지, 팔꿈치관절 의지, 아래팔 의지, 손목관절 의지, 손의지, 손가락 의지	미관형	15~102	1~4
			기능형	61~164	2~4
	다리 의지	골반 의지, 엉덩이관절 의지, 넓적다리 의지, 무릎관절 의지, 종아리 의지, 발목 의지, 발 의지	일반형	28~195	1~4
			실리콘형	79~296	2~5
	팔 보조기	어깨 보조기, 팔꿈치–손목–손 보조기(일반형/각도조절형), 손목–손 보조기, 손가락 보조기		6~29	3
	척추 보조기	목 보조기(필라델피아, 토머스소프트 칼라, 재킷형), 등–허리 보조기(나이트–테일러식), 허리–엉치보조기(윌리엄식), 등–허리–엉치 보조기(TLSO식 재킷), 허리 보조기(코르셋)		7~46	3
	골반 보조기	골반 보조기		15	2
	다리 보조기	무릎 보조기(3) – 관절운동 제한장치 부착/레녹스힐/인대손상용–, 발목–발 보조기–체중 부하식, 일체형, 관절형(플라스틱/금속형), 크렌자크식(플라스틱/금속형)–, 발 보조기		9~102	1~3
	교정용 신발류	맞춤형 교정용 신발 – 19세 이상/이하		25	1~2
그 밖의 보조기기	수동휠체어	3종 : 일반형, 활동형, 틸팅형		48~100	5
	지팡이	지체장애 및 뇌병변장애에 대한 보행 보조		2	2
	목발			1.5	2
	의안	실명 시각장애인의 미관 개선		62	5
	시각장애인용	5종 : 시각장애의 시력개선이나 보행 보조 관련 – 저시력 보조안경, 콘택트렌즈, 돋보기, 망원경, 흰지팡이		2.5~10	0.5~4
	보청기	청각장애에 대한 청력 개선		131	5
	개인용 음성 증폭기	언어장애에 대한 음성기능 개선		50	5
	전동휠체어	보행 및 수동휠체어의 조작이 불가능한 사람		209	6
	전동스쿠터	보행이 불가능한 사람으로서 팔 기능에 이상 또는 수동휠체어 조작이 어렵거나 불가능한 사람		167	6
	자세보조용구 – 앉기형	몸통 및 골반 지지대, 머리 및 목 지지대, 팔 지지대 및 랩트레이, 다리 및 발 지지대		17~88	3
	욕창예방 방석	스스로 체위변환을 할 수 없는 휠체어 사용자가 욕창 예방을 위해 사용하는 기구		25	3

	욕창예방 매트리스	스스로 체위변환을 할 수 없는 경우 욕창을 예방하기 위해 사용하는 기구	40	3
	이동식 전동리프트	타인에 의하여 이동을 하여야 하는 사람에게 사용하는 이동 보조기구	250	5
	보행보조차	2종 : 전방/후방(보행상지의 보조로 보행이 가능한 지체 및 뇌병변장애인 경우에 사용하는 보조기구)	5~30	3
소모품	전동휠체어 및 전동스쿠터용 전지(2개 1세트)		16	1.5
소모품	의지 소켓 및 실리콘라이너(넓적다리, 무릎관절, 종아리, 발목)	절단부위를 연결하는 부품	41.6~66.4	–

③ 신청 절차

건강보험급여와 의료급여로 보조기기 지원을 신청할 때 전체적으로 같은 절차를 거치지만, 보조기기 확보를 위한 재원으로 활용하는 급여 종류 또는 신청 장애인의 경제적 상황에 따라 신청기관은 구분되어 있다. 건강보험급여의 경우, 국민건강보험공단에 방문 또는 우편으로 신청할 수 있으며 의료급여의 경우, 신청 절차는 전체적으로 보험급여와 동일하나 읍 · 면 · 동을 거쳐 시 · 군 · 구청장에게 신청해야 한다.

- **신청 · 접수** : [보험급여] 국민건강보험공단 / [의료급여] 시 · 군 · 구(읍 · 면 · 동)
- **공급기관** : 보조기기 제공업체 / **운영기관** : 국민건강보험공단 / 시 · 군 · 구

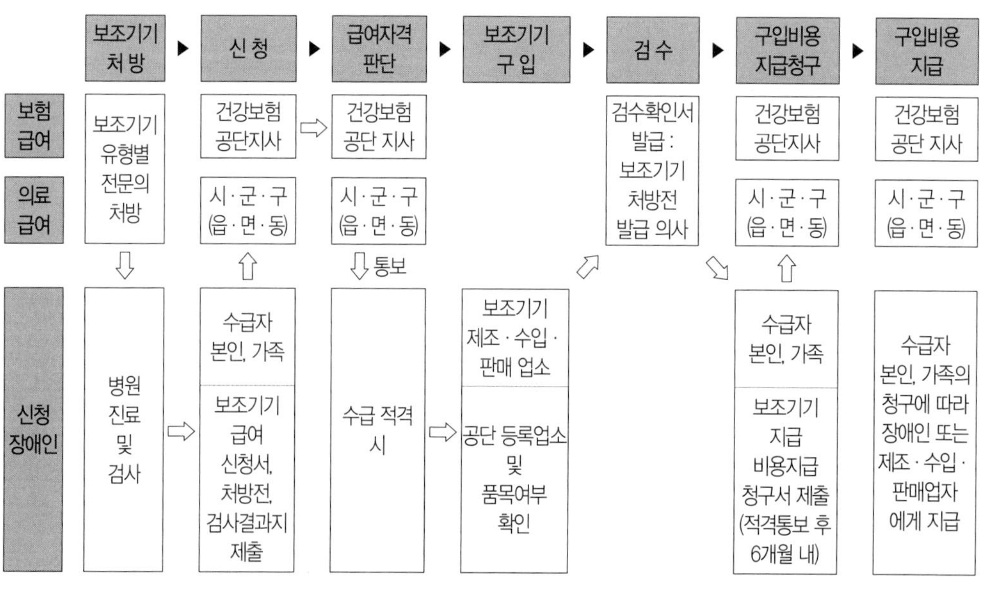

[그림 6-1] 건강보험 보조기기 급여/의료급여 신청 절차 및 전달체계

이후 지원적정성 심사를 거쳐 지원대상 적합 여부가 확인되면 국민건강보험공단 및 시 · 군 · 구청장은 신청장애인에게 대상자 결정 사실을 통보해야 한다. 이에 따라 보조기기 구입이 진행된 후, 국민건강보험공단에서 구입한 보조기기를 검수하고 구입 비용을 지급한다. 보험급여 지급청구한 장애인이 보조기기 제조 · 판매자에게 지급할 것을 신청하면, 제조 · 판매자에게 해당 보조기기에 대한 급여비용을 직접 지급할 수 있다.

(2) 장애인보조기기 교부 사업

① 법적 근거 및 용어 : 장애인보조기기법 제8조 / 보조기기

국가와 지방자치단체는 장애인보조기기법 제8조에 따라 저소득 장애인의 생활능력 향상 및 복지증진을 목적으로 등록 장애인인 수급자 또는 차상위계층에 속하는 장애인에게 예산 범위에서 보조기기를 지원하고 있다. 이 제도는 장애인보조기기법에 근거하기 때문에 '보조기기'라는 용어를 그대로 사용하며, 장애유형 및 정도에 따라 38개 품목의 보조기기를 지원하고 있다.

제8조(보조기기 교부 등) ① 국가와 지방자치단체는 장애인등이 보조기기를 신청하는 경우 예산의 범위에서 다음 각 호의 어느 하나에 따른 지원을 할 수 있다.
1. 보조기기 교부 · 대여 또는 사후관리
2. 제1호에 필요한 비용 지급

② 지원 내용

신청할 수 있는 지원 대상의 범위, 보조기기의 교부 및 비용 지급 기준과 방법 등에 필요한 사항은 보건복지부령으로 정하고 있다.

㉠ 지원 대상 및 선정 기준

ⓐ 지원 대상 : 「장애인복지법」 제2조에 따른 장애인 중 「국민기초생활 보장법」 제2조 제2호에 따른 수급자 또는 같은 조 제10호에 따른 차상위계층에 속하는 사람

장애유형	지체장애, 뇌병변장애, 심장장애, 호흡장애, 시각장애, 청각장애, 언어장애, 지적장애, 자폐성 장애
소득수준	• 수급자 : 국민기초생활 보장법에 따라 생계/의료/주거/교육급여를 받는 사람 • 차상위계층 : 수급자에 해당하지 않으면서 소득인정액이 급여의 기준 등에 활용하기 위하여 보건복지부장관이 고시한 기준 중위소득의 100분의 50 이하인 계층

ⓑ 선정 기준 : 보조기기 지원이 예산범위 내에서 이뤄지기 때문에, 보조기기 지원 신청에 따라 장애인등의 장애 유형 · 정도 및 경제 상태 등을 고려하여 고시 기준에 따라 보조기기의 교부 등을 결정한다.

우선순위 기준	• 장애정도가 심한 자 • 생계 · 의료 · 주거 · 교육급여 수급자 • 1가구 2인 이상의 장애인이 거주하는 자 • 재가 장애인 • 동일 교부사업에서 보조기기를 받은 경우 더 오래된 자

ⓛ **지원(보급) 품목 및 급여 내용** : 장애유형, 정도에 따라 [표 6-4]에 제시된 38종의 품목을 지원한다. 각 품목별 예산지원 기준액 범위 내에서 전액 지원되며, 신청한 보조기기의 확보에 필요한 비용이 지원기준금액을 초과할 경우 초과금액은 신청 장애인 본인이 부담한다.

[표 6-4] 장애인보조기기 교부 사업에 따른 지원품목

장애유형	지원 품목	품목코드	지원기준액	내구연한
지체 · 뇌병변 장애	목욕의자	09 33 05	600천원/인	5년
	목욕용 미끄럼방지용품	09 33 06	50천원/인	3년
	휴대용 경사로	18 30 15	530천원/인	8년
	보행차	12 06 06	250천원/인	5년
	좌석형 보행차	12 06 09	200천원/인	
	탁자형 보행차	12 06 12	400천원/인	
	독립형 변기 팔 지지대 및 등지지대	09 12 25	250천원/인	5년
	장애인용 유모차	12 27 07	1,500천원/인	5년
	지지대 및 손잡이(안전손잡이)	18 18	100천원/인	5년
	기립틀 및 기립을 위한 지지대(기립훈련기)	05 36 03	1,700천원/인	3년
	이동변기	09 12 03	600천원/인	5년
	음식 및 음료섭취용 보조기기	15 09 27	50천원/인	1년
	식사도구(칼-포크) 젓가락 및 빨대			
	머그컵, 유리컵, 컵 및 받침접시			
	접시 및 그릇			
	음식 보호대			
	환경제어장치	24 13 03	400천원/인	3년
	바닥 특수 앉기 자세유지용 장치 (피더시트)	18 09 21	800천원/인	

지체 · 뇌병변 심장 · 호흡 장애	미끄럼 및 회전을 위한 보조기기	12 31 03	350천원/인	4년
	휠체어 액세서리(휠체어용 탑승자 고정장치 및 기타액세서리)	12 24	100천원/인	5년
	의류 및 신발(장애인용 의복)	09 03	150천원/인	2년
	침대 및 탈착식 침대 판/전동조절식 매트리스 지지단(전동침대)	18 12 10	1,200천원/인	10년
	소변수집장치	09 27 18	1,200천원/인	3년
	개인 비상경보시스템(낙상알림기)	22 27 18	550천원/인	5년
	독서용 탁자, 책상 및 독서대	18 03	1,000천원/인	3년
심장장애	욕창 예방 방석	04 33 03	350천원/인	3년
	욕창예방 매트리스	04 33 06	380천원/인	3년
시각장애	녹음 및 재생장치	22 18 03	500천원/인	3년
	영상확대 비디오 시스템(독서확대기)	22 03 18	800천원/인	2년
	문자판독기(광학문자판독기)	22 30 21	800천원/인	
	음성유도장치(음향신호기리모콘)	12 39 09	30천원/인	
	음성시계	22 27 12	30천원/인	
청각장애	신호장치(시각신호표시기)	22 27 04	150천원/인	2년
	헤드폰(청취증폭기)	22 18 38	120천원/인	
	진동시계	22 27 13	50천원/인	
뇌병변 · 지적 · 자폐성 · 청각 · 언어 장애	대화용장치	22 21 09	890천원/인	4년
뇌병변장애	대체입력장치(스위치)	22 26 12	50천원/인	3년
지체 · 뇌병변 · 지적 · 자폐성 장애	기억지원보조기기	22 27 16	30천원/인	5년

③ 신청 절차

신청 및 교부 절차는 장애인보조기기법 시행규칙에 따른다. 신청인은 읍 · 면 · 동 주민센터를 거쳐 시 · 군 · 구청장에게 보조기기무상급여를 신청할 수 있다.

- **신청 · 접수** : [보험급여] 국민건강보험공단 / [의료급여] 시 · 군 · 구(읍 · 면 · 동)
- **공급기관** : 보조기기 제공업체 / **운영기관** : 보조기기센터

우선 장애인이 읍 · 면 · 동 주민센터에 방문하여 신청하면 시 · 군 · 구청장 및 국민연금공단에서 지원 자격기준을 검토한다. 자격기준 검토 과정에서 필요한 경우 지역보조기기센터에 해당 보조기기 신청에 대한 상담 및 평가를 의뢰할 수 있다. 의료적 목적으로 사용하려고 신청되었거나, 신청 장애인의 장애상태가 현저하게 변화하여 별도의 장

애진단이 필요한 경우에는 의료기관의 진단을 추가로 의뢰할 수 있다. 의료기관, 장애진단 기관, 보조기기센터, 보조공학 관련 기관에서 제시한 의견을 참고하여 시 · 군 · 구청장이 교부 여부를 결정한다. 교부가 결정되면 시 · 군 · 구청장은 신청인에게 장애인보조기기 교부 의뢰서를 발급하여야 하고, 보조기기 신청인은 그 의뢰서를 지역보조기기센터의 장 또는 보조기기업체에 제출한다. 이에 따라 지역보조기기센터 또는 보조기기업체에서 보조기기를 교부한 뒤, 교부 사실을 시 · 군 · 구청장에게 통보하고 비용청구서를 제출한다. 시 · 군 · 구에서는 보조기기 검수 후 비용을 지급하고 사후관리를 실시한다. 지급된 보조기기 검수 및 사후관리는 시 · 군 · 구청장이 실시하지만 보조기기센터, 보조공학 관련기관 등 보조기기를 검수할 수 있는 기관에 의뢰할 수 있다.

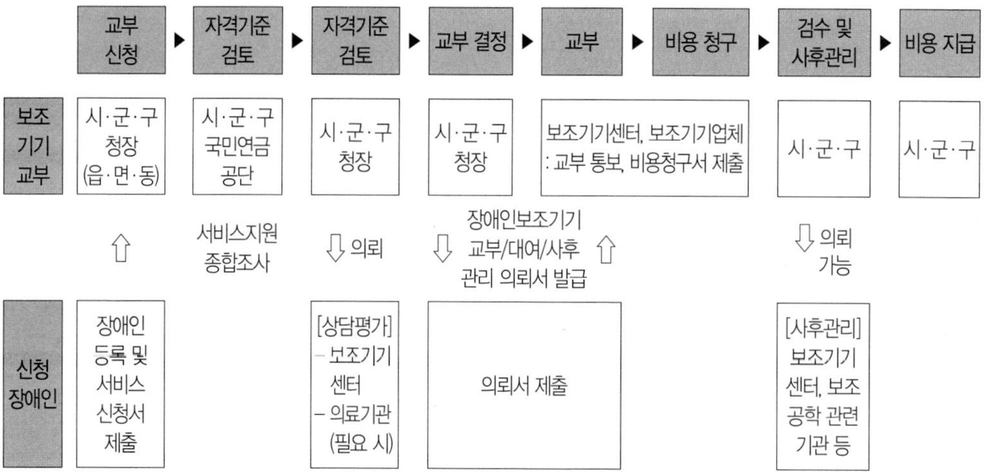

[그림 6-2] 장애인보조기기교부 신청 절차 및 전달체계

(3) 노인장기요양보험 복지용구 지원

① 법적 근거 및 용어 : 노인장기요양보험법 제3조, 제23조 / 복지용구

고령이나 노인성 질병 등의 사유로 일상생활을 혼자서 수행하기 어려운 노인 등의 건강증진 및 생활안정을 도모하고 그 가족의 부담을 덜기 위한 목적으로 제정된 노인장기요양보험법은 제3조제3항에 노인 등에게 재가급여를 우선적으로 제공하여야 한다고 명시하고 있다. 같은 법 제23조제1항제1호에는 이를 위해 제공되는 노인장기요양보험법에 따른 재가급여의 종류가 규정되어 있다. 이 중 기타재가급여에 수급자의 일상생활 · 신체활동 지원 및 인지기능의 유지 · 향상에 필요한 용구 제공이 포함되어 있으며, 노인장기요양보험법 시행규칙 제19조(기타재가급여 제공기준)에서 복지용구로 명명하고 있다.

> **제3조(장기요양급여 제공의 기본원칙)** …(중략)…
> ③ 장기요양급여는 노인등이 가족과 함께 생활하면서 가정에서 장기요양을 받는 재가급여를 우선적으로 제공하여야 한다. 〈개정 2018. 12. 11.〉
> **제23조(장기요양급여의 종류)** ① 이 법에 따른 장기요양급여의 종류는 다음 각 호와 같다. 〈개정 2011. 6. 7., 2015. 12. 29., 2018. 12. 11.〉
> 1. 재가급여 …(중략)…
> 바. 기타재가급여 : 수급자의 일상생활 · 신체활동 지원 및 인지기능의 유지 · 향상에 필요한 용구를 제공하거나 가정을 방문하여 재활에 관한 지원 등을 제공하는 장기요양급여로서 대통령령으로 정하는 것

② 지원 내용

노인장기요양보험법 시행규칙 제19조에는 구입 및 대여방식으로 복지용구가 제공되도록 명시하고 있다. 복지용구의 품목별 급여대상의 범위, 급여결정방법, 세부적인 제공기준 및 절차 등 그 밖에 필요한 사항은 보건복지부장관 고시에 따른다.

㉠ 지원 대상 및 선정 기준

노인장기요양보험법은 고령이나 노인성 질병 등의 사유로 일상생활을 혼자서 수행하기 어려운 노인 등을 지원대상으로 하고 있다. 즉, 65세 이상의 노인 또는 65세 미만의 자로서 치매 · 뇌혈관성질환 등 대통령령으로 정하는 노인성 질병을 가진 자를 말한다. 기타재가급여를 받기 위해서는 상기 요건에 적합하다는 인정 절차로써 복지용구 신청 전 노인장기요양보험법에 따른 수급자로 장기요양인정 및 등급판정을 받아야 하며, 장기요양기관에 입소하지 않은 재가수급자여야 한다.

1) 장기요양 인정신청 ⇩	① 노인 등: 65세 이상 노인 또는 65세 미만의 자로써 치매, 뇌혈관질환, 피킨손병 등 대통령령으로 정하는 노인성 질환을 가진 자 ② 노인등으로서 장기요양보험가입자 또는 그 피부양자이거나 「의료급여법」에 따른 의료급여수급권자
2) 장기요양 수급자	① 장기요양 1~5등급, 인지지원등급을 받은 65세 이상 노인 및 노인성 질병을 가진 65세 미만 국민 ② 시설급여를 제공하는 장기요양기관에 입소하지 않은 수급자

㉡ 지원(보급) 품목 및 급여 내용

보건복지부 고시 제2022-254호(2022.11.1)에 따른 지원품목은 총 18종이며,

품목별 사용햇수를 고려하여 구입 및 대여방식으로 제공된다. 구입 방식은 수급자가 구입품목에 대해 본인부담금을 부담하고 구입하며, 대여 방식의 경우 일정 기간 대여해서 사용하면서 대여기간 동안 제품 대여가격에 대한 본인 부담금을 부담하고 사용한다. 구입 또는 대여 품목의 경우에는 수급자가 원하는 지원 방식을 선택할 수 있다. 사용햇수가 정해진 복지용구를 구입/대여하는 경우 사용햇수 내 동일 품목당 1개의 제품만 구입/대여할 수 있다(단, 성인용 보행기는 2개까지 구입, 경사로-실내용-은 구입, 경사로-실외용-은 대여만 가능하며 동시 이용 가능). 각 지원방식에 따른 품목은 다음 [표 6-5]와 같다.

[표 6-5] 노인장기요양보험 복지용구 지원품목

지원방식	구입		대여		구입 또는 대여	
	10종	사용햇수	6종	사용햇수	2종	사용햇수
품목	이동변기	5년	수동휠체어	5년	욕창예방 매트리스	3년
	목욕의자	5년	전동침대	10년	경사로 (실내용, 실외용)	2년 / 8년 (구입 / 대여)
	성인용보행기	5년	수동침대	10년		
	안전손잡이		이동욕조	5년		
	미끄럼방지용품 (미끄럼방지매트, 미끄럼방지액, 미끄럼방지양말)		목욕리프트	3년		
	간이변기 (간이대변기 · 소변기)		배회감지기	5년		
	지팡이	2년				
	욕창예방방석	3년				
	자세변환용구					
	요실금팬티					

수급자는 보건복지부 고시에 따라 1인당 연간 160만원의 연 한도액 범위 내에서 일상생활, 신체활동 지원에 필요한 복지용구를 제공받을 수 있다(품목별 제품목록 및 급여비용은 보건복지부 고시 제2023-392호, 2023. 6. 1 개정에 따름). 연 한도액의 적용기간은 최초 장기요양인정 유효기간 개시일로부터 매 1년이며, 구입과 대여한 복지용구 전체에 대한 공단부담금과 본인부담금을 합산하여 연간한도액을 계산한다. 연 한도액을 초과하는 금액은 전액 수급자 본인이 부담한다. 본인부담금의 경우 수급자의 경제적 상황에 따라 차등적용되는데, 일반대상자는 15%, 보험료 감경대상자는 6%(의료급여자, 차상위 감경대상자, 천재지변 등 생계곤란자, 보험료 감경대상자-보험료 순위 25% 이하) 또는 9%(보험료 감경대상자-보험료 순위 25% 초과~50% 이하)를 자부담하며 기초생활수급권자는 본인부담금

없이 전액지원 받는다. 또한 연한도액 적용기간 중 품목별 구입 수량에도 한도가 있다(안전손잡이 10개, 미끄럼방지양말 6켤레, 미끄럼방지매트 · 미끄럼방지액 5개, 간이변기 2개, 자세변환용구 5개, 요실금팬티 4개, 경사로-실내용-6개).

③ 신청 절차

복지용구의 제공 절차는 보건복지부 고시 2022-254호(2022.11.1)에 따른다. 복지용구가 장기요양급여의 한 종류인 기타재가급여로 제공되기 때문에 복지용구를 신청하기 전 장기요양신청을 신청하고 노인장기요양보험법에 따른 수급자로 장기요양인정 및 등급판정을 받아야 한다. 장기요양인정 및 요양등급 판정 후 수급자는 복지용구 급여확인서가 포함된 장기요양인정서 및 표준장기이용계획서를 송부받는다. 수급자 및 가족 등은 복지용구 사업소에 방문하여 장기요양인정서를 제출하고 상담하여 복지용구를 지원받을 수 있다(단, 수급자 중 의료급여법에 따른 수급권자는 시 · 군 · 구청장에게 장기요양급여를 신청하고, 시 · 군 · 구청장이 장기요양기관 입소 · 이용 의뢰서를 복지용구사업소로 통보). 수급자는 신체기능상태에 따라 필요하다고 공단이 인정한 급여품목을 구입 또는 대여할 수 있으며, 복지용구사업소는 해당 품목만 수급자에게 제공할 수 있다. 따라서 복지용구사업소에서는 복지용구급여확인서, 또는 온라인(국민건강보험공단 포털) 또는 유선(지사)으로 신청 내역을 조회한 후에 복지용구 제공 계약을 체결하고 복지용구 제공 및 사용방법을 안내한다.

- **신청 · 접수** : 복지용구 사업소 (장기요양서비스 : 국민건강보험공단지사 장기요양센터)
- **공급기관** : 복지용구 사업소 / **운영기관** : 국민건강보험공단

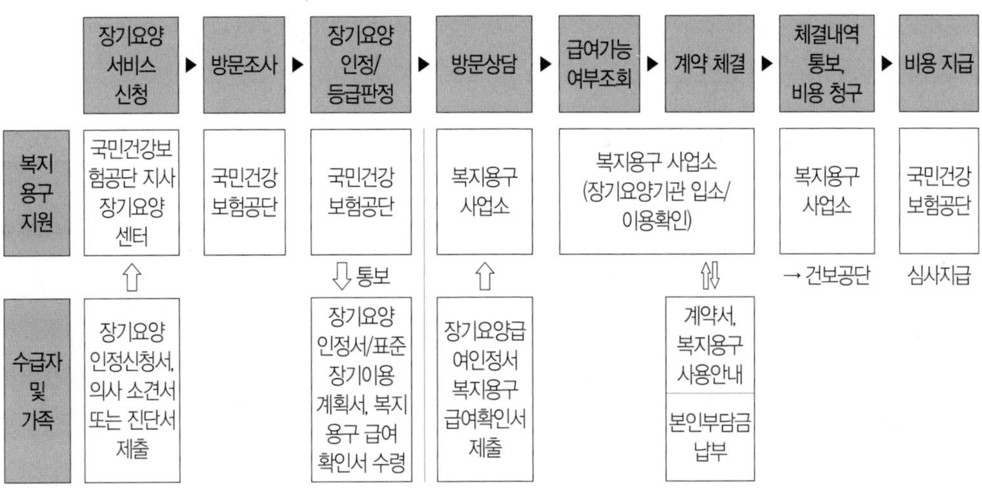

[그림 6-3] 노인장기요양보험에 따른 복지용구 신청 절차 및 전달체계

2) 고용노동부 지원제도

고용노동부에 의한 보조기기 지원제도는 산업재해근로자의 재활 및 사회복귀 촉진을 목적으로 하는 산업재해보상보험 요양급여와 장애인의 고용촉진과 직업생활 안정을 도모하는 근로장애인 보조공학기기 지원제도로 구분된다.

(1) 산업재해보상보험 요양급여

① 법적 근거 및 용어 : 산업재해보상보험법 제11조, 제40조 / 재활보조기구

산업재해보상보험 요양급여는 산업재해보상보험법(약칭: 산재보험법) 제11조에 근로복지공단 수행 사업으로 포함되어 있으며, 같은 법 제40조에 따른 「산업재해보상보험 요양급여 산정기준(고용노동부고시 제2022-87호」에 요양급여 범위로 다룬다. 국민건강보험법에 따르는 경우는 장애인보조기기의 명칭을 그대로 따르나 산업재해보상보험법에 따라 추가로 인정하는 요양급여에서는 재활보조기구라고 명명하고 있다.

② 지원 내용

㉠ 지원 대상 및 선정 기준

산업재해보상보험 요양급여는 업무상 재해로 인하여 장해가 발생되어 재활보조기구 지급 대상에 해당하는 산재근로자를 대상으로 한다. 이 중 산재장해로 직업복귀에 어려움이 있거나 직무활동의 능률이 떨어지거나 재활보조기구를 필요로 하는 경우에 '산업재해보상보험 요양급여산정기준'에 따라 재활보조기구 유형 및 용도별 지급대상에 해당하면 산재보상보험 요양급여를 신청할 수 있다.

㉡ 지원(보급) 품목 및 급여 내용

업무상의 재해를 입은 근로자(이하 "산재근로자"라 한다)에 대한 요양급여의 범위는 일차적으로 국민건강보험법 및 건강보험 요양급여 기준에 따른다. 건강보험 요양급여기준에서 정한 사항이 근로자 보호에 적당하지 않거나 정한 사항이 없는 경우 등에 고용노동부 고시에 따라 추가로 인정되는 요양급여를 인정한다. 즉, 국민건강보험에 따른 요양급여로 83개 품목에 더하여 산업재해보상보험에서 국민건강보험과 달리 정하거나 추가로 인정하는 요양급여 19개 품목이 추가

된다. 건강보험 급여로 지원받은 제품의 수리비용은 수급자 본인이 전액부담해야 하지만, 산재보상보험 요양급여의 품목에 대해서는 수리료 114종이 지원된다. 산업재해보상보험 요양급여에서 국민건강보험과 달리 정하는 경우는 [표 6-6], 추가로 지원되는 재활보조기구는 다음 [표 6-7]과 같다(국민건강보험 요양급여에 따라 급여되는 83개 품목은 표 6-3 참고).

재활보조기구는 각각의 유형 및 용도별로 지급하되, 신체부위 또는 기능 상실에 대한 보조 목적이 동일한 경우에는 산재근로자가 선택한 1개의 품목만 현물로 지급한다. 재활보조기구의 제작 또는 장착을 위하여 의료기관에서 실시한 진찰 · 검사 · 처치 등에 소요된 비용은 요양급여로 지급한다. 재활보조기구의 계속적인 장착이 필요한 경우에는 내구연한 경과 시마다 근로복지공단 의료기관 및 재활공학연구소에서 추가 지급한다.

[표 6-6] 산재보상보험 요양급여에서 국민건강보험과 달리 적용하는 요양급여

구분	지원품목	산정기준
장애인보조기기	보청기	업무상 재해로 승인된 청각장애에 대해서는 연령 제한 없이 인정

[표 6-7] 재활보조기구 및 수리료 지급 범위(산재보험에서 추가로 인정하는 요양급여)

구분		분 류	금액(원)	내구연한
의지	팔의지	아주 짧은 아래팔근전전동의수	5,610,000	5년
		짧은 아래팔 근전전동의수	5,500,000	
		표준 아래팔 근전전동의수	5,500,000	
		손목관절 근전전동의수	5,700,000	
	다리의지	넓적다리 의지(공압식 또는 유압식)		
		가. 일반형 소켓(일반형 인공발)	1,905,000	3년
		가-1. 일반형 소켓(고기능형 인공발)	2,365,000	3년
		나. 실리콘형 소켓(일반형 인공발)	2,735,000	5년
		나-1. 실리콘형 소켓(고기능형 인공발)	3,195,000	5년
		넓적다리 의지(인공지능식)		
		가. 일반형 소켓(일반형 인공발)	3,284,000	3년
		가-1. 일반형 소켓(고기능형 인공발)	3,744,000	3년
		나. 실리콘형 소켓(일반형 인공발)	4,116,000	5년
		나-1. 실리콘형 소켓(고기능형 인공발)	4,576,000	5년

보조기	팔 보조기	짧은팔 보조기-각도조절형 어깨 보조기	142,000 120,000	3년
	척추 보조기	목뼈 보조기 등 · 허리뼈보조기	203,000 136,000	
	다리 보조기	무릎관절보조기-플라스틱(수가공품)	282,000	
기타	휠체어	수 · 전동휠체어-바퀴분리형	3,934,000	6년
	기타	가발 욕창예방매트리스(고무제-공기격자형) 집뇨기(urine bag)(고무제-역류방지형) 설치형 전동리프트(차량용/벽체용)	시 가 1,449,000 57,000 2,500,000	5년 3년 1년 5년
수리료 (114종)	팔의지	팔 의지 소켓 교환 외 24종	24,000~964,000	
	다리의지	넓적다리 의지 허리벨트 교환 외 26종	14,000~2,681,980	
	보조기	엉덩-무릎-발목-발 보조기 장식 교환 외 7종	19,000~162,000	
	휠체어	시트 교환(일반형) 외 39종	6,000~85,000	
	전동 스쿠터	10인치 앞바퀴 전체교환 외 11종	8,000~70,000	
	기타	이동식 리프트용 배터리 교환(2개 1세트)	47,600	
		벨크로 교환(개당)	15,760	

③ 신청 절차

재활보조기구 신청 절차는 산업재해보상보험법 시행규칙에 따른다. 산업재해로 인해 재활보조기구가 필요한 장해자(장애인, 환자)는 근로복지공단지사에서 발급하는 진료카드 신청서를 작성하고 카드를 발급받아야 한다(진료카드 후유증상란에 재활보조기구 수리 및 장착에 대한 처치 명시). 이후 산재지정 의료기관에 가서 재활보조기구에 대한 의사 처방전을 받아 산재지정병원이나 재활공학연구소에 제출하여 신청할 수 있다. 신청된 재활보조기구 중 팔 의지, 다리 의지, 휠체어, 구두, 목발, 지팡이 등은 재활공학연구소에서 지급하며, 이외 보청기, 안경, 콘택트렌즈, 의안, 가발, 인공후두 등의 제품은 시중 민간업체에서 구입한다.

처방 의료기관 및 제작 또는 구입 비용에 대해 재활보조기구를 처방한 전문의 검수를 거쳐 근로복지공단에 진료비로 청구한다(시중 업체에서 구입한 경우 요양비로 청구). 근로복지공단의 산재지정병원 관할 담당자는 「산재보험 요양급여 산정기준」에 따라 지급대상 선정 여부를 검토한다. 이때 지급대상 여부, 품목별 세부 지급원칙 및 지급대상(용도), 재활보조기구 처방전 및 검사 확인서의 해당의사 전문과목 등, 재활보조기구 구입 영수증, 중복지급/내구연한 및 기준금액 등을 확인한다. 확인 결과에 따라 구입비용을 지급하고 사후점검을 실시한다.

- **신청 · 접수** : 산재지정병원, 재활공학연구소
- **공급기관** : 재활공학연구소 / **운영기관** : 근로복지공단

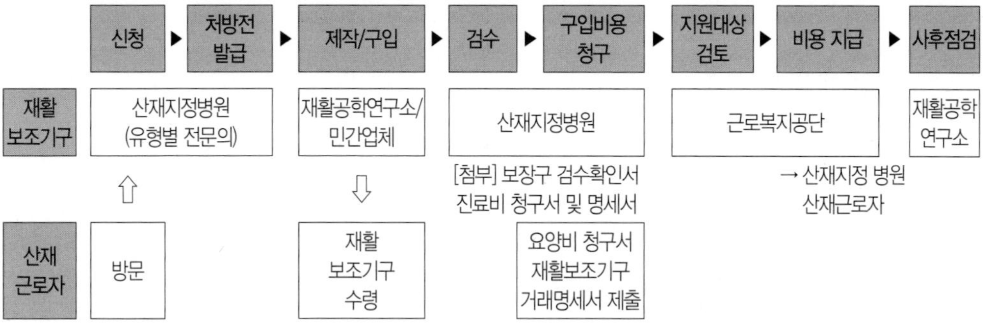

[그림 6-4] 재활보조기구 신청 절차 및 전달체계

(2) 근로장애인 보조공학기기 지원

① 법적 근거 및 용어 : 장애인고용촉진 및 직업재활법 / 보조공학기기

장애인의 직업생활에 필요한 각종 보조공학기기를 고용유지 조건이나 무상으로 지원하는 이 제도의 법적 근거는 장애인고용촉진 및 직업재활법(약칭: 장애인고용법) 제21조이다. 장애인의 고용 및 직업생활에 필요한 시설과 장비의 구입 · 설치 · 수리, 작업 보조공학기기 또는 장비 등을 지원하도록 규정하고 있다. 제71조제5항에는 장애인고용촉진 및 직업재활 기금의 용도 중 하나로 보조공학기기 지원이 명시되어 있다.

> 제21조(장애인 고용 사업주에 대한 지원) ① 고용노동부장관은 장애인을 고용하거나 고용하려는 사업주에게 장애인 고용에 드는 다음 각 호의 비용 또는 기기 등을 융자하거나 지원할 수 있다. 이 경우 중증장애인 및 여성장애인을 고용하거나 고용하려는 사업주를 우대하여야 한다. 〈개정 2009. 10. 9., 2010. 6. 4., 2016. 2. 3., 2022. 1. 11.〉
> 1. 장애인을 고용하는 데에 필요한 시설과 장비의 구입 · 설치 · 수리 등에 드는 비용
> 2. 장애인의 직업생활에 필요한 작업 보조 공학기기 · 장비 또는 그 공학기기 · 장비의 구입 · 대여에 드는 비용…(중략)…
> 4. 그 밖에 제1호부터 제3호까지의 규정에 준하는 것으로서 장애인의 고용에 필요한 비용 또는 기기
>
> ② 고용노동부장관은 장애인인 사업주가 장애인을 고용하거나 고용하려는 경우에는 해당 사업주 자신의 직업생활에 필요한 작업 보조 공학기기 · 장비를 지원하거나 그 공학기기 · 장비의 구입 · 대여에 드는 비용을 지원할 수 있다. 〈신설 2011. 7. 25., 2022. 1. 11.〉 …(후략)

② 지원 내용

근로장애인 보조공학기기 지원대상, 지원범위 및 한도, 신청 절차 및 지원 결정, 보조공학기기 지급과 관련된 세부사항은 「사업주 및 장애인 등에 대한 융자 · 지원규정(고용노동부고시 제2023-1호)」에 따라 이뤄진다.

㉠ 지원 대상 및 선정 기준

보조공학기기 지원 신청자는 장애인을 고용하거나 고용하려는 사업주와 장애인인 사업주, 장애인근로자, 장애인공무원이다. 이 범위에는 국가 및 지방자치단체의 장, 4인 이하의 근로자를 고용하고 있는 장애인 사업주로서 장애인을 고용하고 있거나 고용하려는 사업주도 포함된다. 장애인근로자나 장애인공무원이 아닌 사업주나 국가 및 지방자치단체의 장이 보조공학기기를 신청할 경우 보조공학기기 이용 대상자를 지정하여 신청한다. 또한 취업지원 프로그램 참가 중인 구직 장애인에게도 프로그램 참가기간 동안에 한하여 사용하도록 한시적으로 지원한다. 지원 여부 및 금액 등을 결정할 때는 장애인 고용률, 장애인고용가능 여부, 지원신청 내용의 타당성 등을 고려한다.

[표 6-8] 보조공학기기 지원사업 신청 및 사용 대상

<table>
<tr><th>구분</th><th>신청</th><th>사용</th><th>비고</th></tr>
<tr><td rowspan="3">사업주</td><td>사업주</td><td>장애인 근로자</td><td rowspan="3">장애인을 고용하고 있거나
3개월 이내 고용하려는 경우(지원 결정일로부터 3개월 이내 미고용시 지원 결정 취소, 구입일로부터 2년간 고용 또는 근로 관계 유지 조건으로 지원)</td></tr>
<tr><td>국가, 지방자치단체의 장</td><td>공무원이 아닌
장애인 근로자</td></tr>
<tr><td colspan="2">장애인사업주
(4인 이하 규모 / ※ 1인 장애인 사업주 제외)</td></tr>
<tr><td colspan="3">장애인 근로자, 장애인 공무원</td><td></td></tr>
</table>

㉡ 지원(보급) 품목 및 급여 내용

근로장애인 보조공학기기 지원은 장애인 1인당 1,500만원이며, 중증장애인 또는 '고용지원 필요도 결정' 결과에 따라 추가 지원이 필요한 장애인의 경우 2,000만원 한도로 지원한다(고용지원 필요도 결정은 장애인에게 개인별 맞춤 고용지원을 위하여 공단이 개별적으로 직업적 능력의 제한 정도 및 작업환경 요구 등을 고려하여 고용지원 대상 자격을 판단하는 것을 말함).

보조공학기기 지원품목은 신체 및 심리 기능 측정용(1종 15개 제품), 개인 이동과 교통 관련 활동 및 참여용(16종 93개 제품), 인공적 환경의 안팎활동 지원을 위한 가구와 설비 등(6종 7개 제품), 의사소통용 및 정보관리용(23종 150개 제품), 물건 및 장치의 제어, 운반, 이동 및 조작용(7종 36개 제품), 직무 활동 및 참여용(7종 50개 제품)으로 총 351개 제품이 지원되고 있다. 지원제품에 대한 정보는 보조공학기기 전용몰(http://b2b.11st.co.kr/view/kead/pc)에서 확인할 수 있다.

[표 6-9] 보조공학기기 지원 품목

분류	지원 품목 (제품 개수)
신체 및 심리 기능 측정용(15)	욕창예방방석(15)
개인 이동과 교통 관련 활동 및 참여용(93)	속도제어용 차량 액세서리 및 개조용품(15), 조향장치 조작용 차량 액세서리 및 개조용품(11), 조향과 속도조절을 제외한 차량의 부가기능을 조작하는 기기(세컨더리컨트롤)(2), 탑승자-좌석 고정 시스템(2), 차량 내 착석용 좌석 및 방석, 악세서리, 개조용품(6), 휠체어 사용자 차량 승하차 이동용 보조공학기기(24), 휠체어 적재용 보조공학기기(7), 휠체어 고정용 보조공학기기(1), 차대 및 차체 개조(3), 기타 차량용 액세서리 및 개조(1), 수동조향식 작업용 전동휠체어(1), 전동 조향식 작업용 전동휠체어(3), 수동휠체어용 추진 장치(1), 물건 보관 및 운반용 휠체어 부착장치(2), 피벗 구동 장치(1), 휠체어 등받이(5)
인공적 환경의 안팎활동 지원을 위한 가구와 설비 등(7)	등 지지대(1), 머리 및 목 지지대(1), 다리 및 발 지지대(1), 몸통 및 골반 지지대(2), 서기나 앉기 보조용 좌석 쿠션 혹은 시스템(1), 휴대용경사로(1)
의사소통용 및 정보관리용(150)	확대용 돋보기(2), 이미지확대 시스템(44), 화면확대 소프트웨어(2), 소리 증폭기(3), 보청기용 음향 중계시스템(11), 음성 및 말하기용 기기(2), 쓰기판 및 독서대(1), 텍스트 음성 변환(TTS) 장치 및 소프트웨어(13), OCR 장치 및 OCR 소프트웨어(2), DAISY 플레이어 및 전자책 리더(2), 수동 점자 기록 장비(2), 점자정보단말기(5), 헤드폰, 이어폰 및 헤드셋(1), 대화용 장치(15), 대면 의사소통 소프트웨어(1), 다기능 의사소통 시스템(11), 시계(1), 신호장치(6), 위치 확인 및 추적 시스템(1), 시각 디스플레이(14), 프린터(8), 출력 장치용 소프트웨어(1), 방향 및 위치인식용 전자기기(2)
물건 및 장치의 제어, 운반, 이동 및 조작용(36)	키보드(9), 컴퓨터포인팅용 시스템(14), 조작용 스틱(1), 손작업용 팔 지지대(4), 로봇형 조작기기(1), 위치 고정 시스템(4)
직무 활동 및 참여용(50)	작업용 테이블(23), 작업대(1), 작업 및 사무용 의자(14), 작업용 스툴 및 입식 의자(3), 수동식 리프팅 운반차(1), 사무 및 업무용 기기(2), 작업용 개인 보호 장비(6)

③ 신청 절차

보조공학기기 지원과 관련된 일련의 절차는 한국장애인고용공단에서 이뤄진다. 지원대상자는 사업장 소재지 관할 지역본부 및 지사에 보조공학기기 지원신청서(한국장애인고용공단 홈페이지 다운로드)와 기타 서류(지원기기 이용자가 장애인 기준에 해당함을 증명할 수 있는 서류, 지원기기 이용 장애인이 근로자 또는 공무원임을 확인할 수 있는 서류, 지원 보조공학기기 이용 장애인이 수급자 또는 차상위계층에 속하는 사람임을 확인할 수 있는 서류 등 각 1부)를 제출한다. 신청 및 서류 제출은 직접방문 및 우편접수 또는 온라인 접수(www.esingo.or.kr / 보조공학기기 신청)의 방법으로 할 수 있다.

공단은 사업자등록증 확인(신청자가 행정정보 공동이용을 통한 확인 미동의 시 첨부서류로 제출받아야 함), 지원신청 내용의 타당성, 적격성을 검토 · 확인하여 접수일 30일 이내에 예산의 범위에서 지원 대상자를 결정하고, 그 결과를 신청인에게 통지하게 된다. 이 때 고용유지조건 지원 대상자 결정 통보를 받은 경우 반납 및 지원금 반납이행을 담보할 수 있는 이행보증보험증권을 제출해야 한다.

신청인은 결정일부터 30일 이내에 해당 보조공학기기를 지급받게 되는데, 보조공학기기 구입 · 개조 · 제작에 추가 시일이 필요한 경우에는 30일 범위 내에서 기한이 연장될 수 있다.

• 신청 · 접수 / 공급 / 운영기관 : 한국장애인고용공단

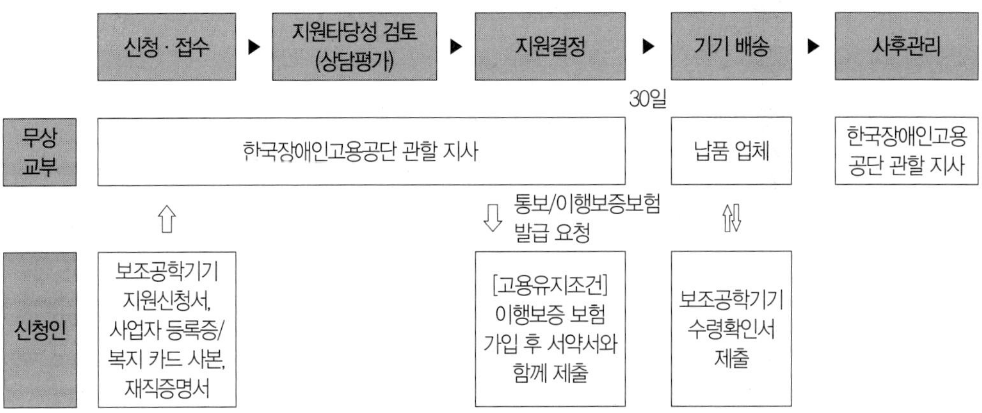

[그림 6-5] 보조공학기기 지원 절차 및 전달체계(2023년 기준)

3) 과학기술정보통신부 지원제도 : 정보통신보조기기 보급사업

(1) 법적 근거 및 용어 : 지능정보화 기본법 / 정보통신보조기기(지능정보제품)

지능정보화 기본법 제45조는 국민 등 사회의 모든 구성원이 격차없이 실질적으로 지능정보기술이나 지능정보서비스를 이용하고 실질적으로 누릴 수 있도록 국가기관 및 지방자치단체에 정보격차 해소 시책 마련의 의무를 규정하고 있다. 제46조는 장애인 · 고령자 등의 지능정보서비스 접근 및 이용을 보장하고, 제49조에 정보격차 해소 관련

기술개발 및 지능정보제품을 보급지원할 것을 명시하였다(2021. 6. 10. 시행).

제49조(정보격차 해소 관련 기술개발 및 지능정보제품 보급지원) ① 국가기관과 지방자치단체는 장애인 · 고령자 등의 지능정보서비스 접근 및 이용환경 개선을 위한 관련 기술을 개발하기 위하여 필요한 시책을 마련하여야 하며, 과학기술정보통신부장관은 관련 기술의 개발 및 지능정보제품 보급을 지원할 수 있다(후략).

지능정보화 기본법 제2조에는 '정보통신'을 정보의 수집 · 가공 · 저장 · 검색 · 송신 · 수신 및 그 활용, 이에 관련되는 기기(器機) · 기술 · 서비스 및 그 밖에 정보화를 촉진하기 위한 일련의 활동과 수단으로 정의하고 있다. 이에 따른 정보통신서비스 및 정보통신제품 등의 종류 · 지침 등은 「장애인 · 고령자 등의 정보 접근 및 이용 편의 증진을 위한 고시(과학기술정보통신부 고시 제2022-23호)」에 명시되어 있으며, "보조기기"란 장애인의 신체적 · 인지적 기능을 증진, 보완, 향상시키기 위하여 사용하는 기기, 장비의 일부분 또는 시스템, 소프트웨어로 정의하고 있다.

(2) 지원 내용

① 지원 대상 및 선정 기준

지능정보화 기본법 제49조제3항에는 「장애인복지법」 제2조에 따른 장애인, 「국민기초생활 보장법」 제2조제1호에 따른 수급권자, 그 밖에 경제적, 지역적, 신체적 또는 사회적 제약으로 인하여 정보를 이용하기 어려운 사람에게 국가기관과 지방자치단체는 대통령령으로 정하는 바에 따라 유상 또는 무상으로 지능정보제품을 제공할 수 있다고 명시되어 있다.

- 장애인복지법 제32조의 규정에 의하여 장애인으로 등록하여 장애인 등록증을 교부받은 자
- 국가유공자 등 예우 및 지원에 관한 법률 제6조의 규정에 의하여 등록된 자 중 1~7급의 상이등급 판정을 받은 자

지능정보화 기본법 시행령 제45조에 따라 지원대상 선정 시에는 지능정보제품의 활용성, 지원대상자의 지능정보제품 활용 능력, 지원대상자의 경제적, 지역적, 신체적 및 사회적 여건(국민기초생활수급권자 우선) 등의 사항을 종합적으로 고려하여 선발한다. 구체적으로 중증장애, 저소득, 수직자, 학생, 취업자 등 신청자의 장애정도 및 사회 · 경제적 상황을 고려하여 정보통신보조기기 사용 적합도 및 활용도를 평가

한다. 또한 수혜이력, 재보급 기간 경과 여부, 신청 품목과 수혜품목의 일치 여부에 따라 지원대상자를 선정한다.

- 보급대상자 우선순위 결정 기준
  1) 수혜이력 등에 따라 우선순위 대상자를 보조기기별로 1순위, 2순위로 분류
  2) 동일 순위 내에서 보급받은 이력(수혜횟수)이 적은 자
  3) 평가결과 고득점인 자 등 순으로 보급대상자 순위 결정
- 그룹분류 기준
  1) 1순위 : 신규자(수혜이력이 없는 자) + 재보급기간 경과자
  2) 2순위 : 재보급기간 미경과자 + 신청품목과 수혜품목이 다른 경우
  3) 보급제외 : 재보급기간 미경과자이면서 신청품목과 수혜품목이 같은 경우

② 지원(보급) 품목 및 급여 내용

정보통신보조기기 보급사업에서는 정보통신에 대한 접근과 활용이 어려운 장애인의 정보화 및 정보격차 해소를 위해 필요한 제품을 지원한다. 시각장애, 청각/언어장애, 지체/뇌병변 등 장애유형별 정보통신보조기기 및 특수 소프트웨어를 보급하며, 보급제품은 매년 보급품목선정위원회에서 선정된다. 2020년을 기준으로 보급된 정보통신보조기기 및 특수 소프트웨어는 시각 38개, 지체/뇌병변 27개, 청각/언어 26개로 총 92개 제품이었다(보급 수량은 지자체별 보급계획에 따라 매년 3,200대 내외).

지원대상자의 경제적 여건에 따라 유상 또는 무상으로 정보통신제품을 제공한다. 기본적으로 보조기기 제품 가격의 80%를 지원하나(본인부담금 20%), 기초생활수급자, 차상위계층(장애인수당 급여자) 등 경제적 여건으로 기기 구입이 어려운 저소득자의 경우 본인부담금의 50%를 추가 지원한다(지원금액 90%, 본인부담금 10% 부과).

[표 6-10] 한국지능정보사회진흥원의 정보통신보조기기 지원 품목(2023년 기준)

구분	분야	제품명	내구연한
지체/뇌병변	무선신호기	스마트 신호기, 스마트지킴이2	3년
	터치모니터	24인치/27인치 멀티터치모니터/TV, 24인치/27인치 멀티터치모니터 LED TV	5년
	특수마우스	손가락 마우스, 안경마우스2-바이트스위치/ 발스위치/센서스위치/손가락스위치/압력스위치/터치스위치/필로우스위치/호흡스위치, 턱 마우스, 인테그라마우스 플러스, 조이스틱마우스(조우스+), 헤드마우스 나노세트, 립스틱 마우스, 엔에블러트랙볼, 엔에이블러조이스틱, 친 플러스 마우스, 큐하조노 마우스, EA-1 특수마우스, EA-2 특수마우스	4년
	특수키보드	키보드&키가드	5년

시각	화면낭독 SW	센스리더 베이직, 센스리더 더 넥스트, 업그레이드용 센스리더(B2N) 업그레이드용 센스리더(P2N)	3년
		센스원 베이직	6년
	화면확대 S/W	플로위 리더	3년
	광학문자판독기	노바캠리더, 소리안썬더, 강한손 보이고, 소리안썬더2	6년
		올캠-마이아이 안경형리더, 올캠 마이리더SE, 올캠 리드	3년
	인터페이스	리보3, 쿼티케이스 에스이, 쿼티케이스 패치, 소리안모바일S/W	4년
	데이지플레이어	책마루3	4년
	독서확대기	다빈치 Pro, 머린 엘리트 Pro, 강한손 이지스 울트라, 매그니링크, 센스뷰 비전, 센스뷰 비전 프로, 아이러뷰13 Full HD, 아이러뷰16 프리미엄, 아이러뷰MAX 프리미엄, 메조, 베오, 소리안탭10.1, 디지털 XL FHD 12, 베리오 디지털 FHD16T/22T, 컴팩10HD, 클로버10HD, 클로버 BookPro, 프로디지컨넥트12, 클리어뷰C24HD, 플로위 웍스	5년
		아미고 HD, 페블 HD, 캔디6, 클로버6 HD, 컴팩7HD, 루비XL HD5, 루비 10HD, 리빌16, 익스플로 5HD/8HD/12HD, 플로위 탭	3년
	점자디스플레이	큐브레일	4년
	점자출력기	식스닷(점자 라벨 메이커)	4년
	점자정보단말기	한소네6, 한소네6 미니, 한소네U2 쿼티, 뉴포트브레일	4년
	터치모니터	24인치/27인치 멀티확대 터치모니터, 24인치/27인치 화면확대 터치모니터, 강한손 확대 터치모니터 32인치	5년
	무선신호기	강한손 티티	3년
	기타	강한손 안마사랑, 레티사 디스플레이2	4년
청각/언어	무선신호기	무선호출기 비쥬콜, 네비게이션 신호기 세트, 청각장애인 편의기기 KIT, 소리알리미	3년
	언어훈련 S/W	한글잼잼, 소리자람(for Pad), 언어/인지/수리력향상 프로그램세트, 모모야 모모 언어훈련PAD, 스피치미러탭	4년
		스피치미러, AiD(에이드), AiD PLUS(에이드 플러스), 언어-인지 재활 프로그램 랭콕-Home, 여우 언어-인지 훈련 패키지, 언어훈련을 위한 SW K-SWITCH	3년
	영상전화기	스마트비쥬폰 SMV-3000, 스마트비쥬폰 올인원 씨토크 영상스크린폰	6년
	음성-문자 변환 스마트 안경	씨사운드 세트	3년
	음성증폭기	엔사운드(NSound) 넥루프/목걸이형, 로저 펜iN&수신기 세트	3년
	의사소통 보조기기	키즈보이스스마트, 마이토키스마트, 보이스탭, 보이스탭 PRO, 드림폰 2.0, 키즈보이스윈도우, 소보로 탭 라이트, 위드톡, 티키타노트 톡, 티키타노트 탭, 한뼘상황중심AAC	4년
	기타	티앰프N, 히어링스톤, 메시지스톤 에듀	3~6년

(3) 신청 절차

정보통신보조기기 보급사업은 한국지능정보사회진흥원에서 시행한다. 정보통신보조기기가 필요한 장애인 신청자가 신청서 및 기타 구비서류를 정보통신보조기기 보급사업 홈페이지(www.at4u.or.kr)에 온라인 접수 또는 거주지(주민등록지 기준) 관할 지방자치단체(시 · 군 · 구) 접수처에 우편, 방문 접수하여 신청한다. 신청인은 정보통신보조기기 신청서, 활용계획서, 자가진단표를 작성하고 기타 서류를 제출하여야 한다(자가진단표 결과 부적합이거나 신청서 및 활용계획서에 자가진단 결과 미기재의 경우 보급대상에서 제외될 수 있음).

- **신청 · 접수** : 시 · 군 · 구
- **공급기관** : 보조기기 제공업체 / **운영기관** : 한국지능정보사회진흥원

관할 지자체(시 · 군 · 구)는 제출된 서류 및 심층상담기록지(해당하는 경우), 평가기준 등을 종합적으로 고려하여 대상자를 선정하고, 선정된 보급대상자를 공지 및 개별통보한다. 보급대상자는 발표일로부터 30일 이내에 지정 계좌로 개인부담금을 납부해야 한다(미납 시 보급대상에서 제외됨). 개인부담금 납부 완료 후 보조기기업체에서 정보통신보조기기가 배송 및 설치되고, 보급대상자는 배송된 제품의 제품사양, 구성품목, 작동상태 등을 확인 후 수령확인증 및 이용약관을 제출해야 한다.

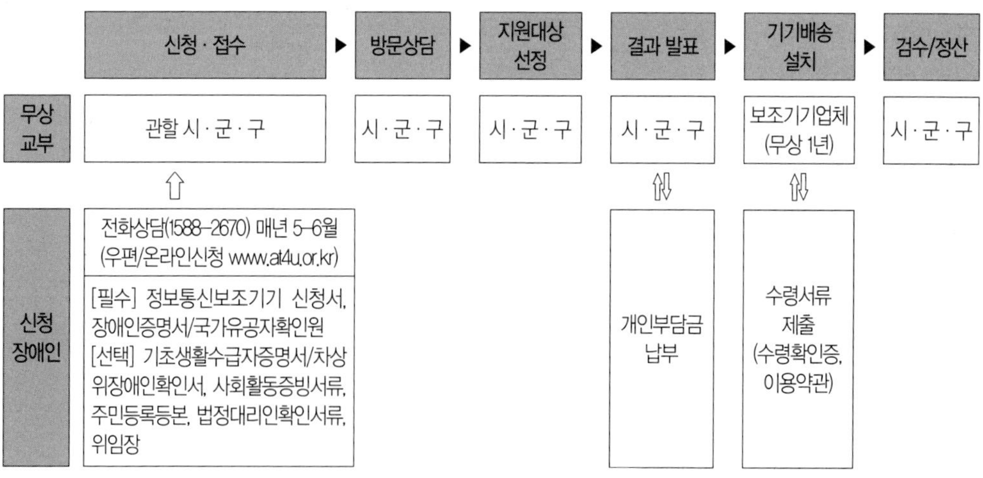

[그림 6-6] 정보통신보조기기 보급사업 신청 절차 및 전달체계

4) 교육부 지원제도 : 장애학생 보조공학기기 지원

교육부에서는 특수교육을 필요로 하는 장애학생의 교육 및 이들의 자아실현, 사회통합을 목적으로 장애학생에게 필요한 보조기기를 대여 방식으로 제공하고 있다.

(1) 법적 근거 및 용어 : 장애인 등에 대한 특수교육법 제28조, 제31조 / 보조공학기기

장애인 등에 대한 특수교육법(약칭: 특수교육법) 제28조 제4항에 특수교육대상자의 교육을 위하여 필요한 장애인용 각종 교구, 각종 학습보조기, 보조공학기기 등의 설비를 제공할 것을 각급학교 장의 의무로 규정하고 있다. 같은 법 시행령 제26조에는 각급학교의 장이 각종 교구 · 학습보조기 · 보조공학기기를 제공할 수 있도록 특수교육지원센터에 필요한 기구를 갖추도록 하고 있다. 제28조의 각급학교는 유 · 초 · 중 · 고등학교를 말하며 장애대학생의 경우 제31조에 따라 대학의 장이 교육활동의 편의에 필요한 각종 학습보조기기 및 보조공학기기 등을 제공하도록 한다. 또한 특수교육법에서는 특수교육대상자의 교육을 효율적으로 실시하는데 필요한 인적 · 물적 자원을 제공하는 특수교육 관련서비스 중 하나로 '보조공학기기 지원'을 명시하고 있다.

> **제28조(특수교육 관련서비스)** ④ 각급학교의 장은 특수교육대상자의 교육을 위하여 필요한 장애인용 각종 교구, 각종 학습보조기, 보조공학기기 등의 설비를 제공하여야 한다.
> **제31조(편의제공 등)** ① 대학의 장은 해당 학교에 재학 중인 장애학생의 교육활동의 편의를 위하여 다음 각 호의 수단을 적극적으로 강구하고 제공하여야 한다.
> 1. 각종 학습보조기기 및 보조공학기기 등의 물적 지원

(2) 지원 내용

① 지원 대상 및 선정 기준

각급 일반학교 및 특수학교(유 · 초 · 중 · 고등학교) 재학 중이며 장애등록이 되어 있는 특수교육대상자 중 교재 교구 및 보조공학기기 지원이 필요한 장애학생을 대상으로 한다. 수요조사 시 신청한 학교 재학생에게 우선적으로 대여한다(대학의 경우 대학의 장이 교육활동의 편의를 위하여 물적 지원하도록 규정되어 있음). 수요가 많은 경우 교사 간 협의를 통해 대여 순서를 조정하기도 한다.

② 지원(보급) 품목 및 급여 내용

장애학생 및 교사의 요구에 따라 학교에서 필요한 보조기기를 해당 특수학급으로 한 학기 동안 대여하는 방식으로 지원하며 필요한 경우 최대 1년까지 대여 가능한데, 대여 대기자가 있는 경우 재신청할 수 없다. 지원내용 및 품목이 구체적으로 지정되어 있지 않고 지역별 상황에 따라 필요한 제품을 구비, 제공하도록 하여 각 시 · 도 특수교육지원센터마다 보유 및 지원 품목에 차이가 있다. 지원 품목에 이동, 앉기 · 자세 보조기기, 시각 · 청각장애인용 보조기기 외 의사소통 보조기기도 포함되지만 구체적인 제품명은 명시되어 있지 않다. 서울시의 경우 학습활동을 하는데 도움을 주는 보조도구나 물품은 학습보조기로, 과제나 작업을 수행할 때 재활 및 신체적 불편함을 개선하여 교육과 일상생활에서 장애학생의 기능적인 능력의 개선, 유지, 확대에 필요한 기기나 물품은 보조공학기기로 구분하여 지원하고 있다(표 6-11).

지자체별로 상이하기는 하나 대체로 대여용 학습보조기기는 학교 운영비(특수학습 운영비)로 예산 범위 내에서 지원되어 학교에서 자체 구입하여 대여한다. 이외 보조공학기기는 특수교육지원센터에서 보유한 기기를 학교로 지원한다. 대여하여 사용 중 유지보수와 관련되어 발생하는 소요비용은 사용자 부담을 원칙으로 한다.

[표 6-11] 학습보조기 및 보조공학기기 지원 품목(2021 서울특별시의 경우)

<table>
<tr><th>구분</th><th>종류</th><th>제품 또는 품목(예시)</th><th>장애유형</th></tr>
<tr><td rowspan="2">학습 보조기</td><td>의사소통 학습보조기</td><td>GOTALK, 위드톡 10.1, 키즈보이즈, 4종 스캐닝커뮤니케이터, 이지컴, 플랫폼 커뮤니케이터, 싱글메세지커뮤니케이터, 칩톡, 말하는 책 book worm, 미니컴, 모모야모모 언어훈련 패키지, 솔이가 있는 세상, 킹킹아 학습별패키지 등</td><td>지체장애
지적장애
자폐성장애</td></tr>
<tr><td>감각훈련 학습보조기</td><td>애듀메쓰 액션B세트, EZ손조작운동기 등</td><td rowspan="2">지체장애
지적장애
자폐성장애</td></tr>
<tr><td rowspan="5">보조공학 기기</td><td>컴퓨터 보조기기</td><td>빅 트랙마우스, 조이스틱 롤러, 터치모니터, 킹 키보드, 젤리빈 스위치 등</td></tr>
<tr><td>이동보조기기</td><td>수동 휠체어, 워커 등</td><td rowspan="2">지체장애</td></tr>
<tr><td>자세유지 보조기기</td><td>스탠더, 틸팅테이블, 킨더체어, 베이직체어, 틸트체어, 코너체어, 파더시트, 로호쿠션, 공기젤 쿠션, 체간고정벨트, 이너, 훈련용벤치의자, 높낮이각도조절책상 등</td></tr>
<tr><td>시각장애인 보조기기</td><td>탁상용 독서확대기, 휴대용 독서확대기, 음성출력기, 망원경 등</td><td>시각장애</td></tr>
<tr><td>청각장애인 보조기기</td><td>FM송수신기(송신기, 수신기, 어댑터) 등</td><td>청각장애</td></tr>
</table>

(3) 신청 절차

관할 소재지 특수교육지원센터에 방문 또는 우편으로 대여 신청서를 제출하여 신청한다. 장애학생 및 특수학교의 요구에 따라 학교에서 필요한 보조기기를 구비하여 대여하므로 각 시 · 도 교육청에서 실시하는 수요조사에 장애학생 · 학부모 · 특수학교/학급에서 수요를 회신하여 신청한다. 신청에 따라 보조공학기기선정심사위원회에서 신청자의 장애유형 및 정도를 검토하여 선정하는데 개별 맞춤이 필요한 경우에 우선 지원된다. 이후 장애학생의 특성을 고려하여 지원할 보조기기를 선정하여 대여한다. 보조기기는 장애학생이 학교/학급에서 사용할 수 있도록 대여되는데, 한 학기 단위로 대여 가능하며 동일한 기기에 대기자가 없는 경우 최대 1년까지 대여하여 사용할 수 있고, 이 경우 반납 후 대여신청서를 재작성하는 과정을 거쳐야 한다(대기자가 있으면 재신청 불가능). 담임/특수교사가 특수교육지원센터에 직접 방문하여 보조기기 대여신청서를 작성한 후 보조기기를 수령할 수 있다. 보조기기를 대여하여 사용하는 기간 중 전학 · 진학 · 졸업 · 유예 등의 학적변경이 발생하는 경우에는 즉시 보조기기를 반납해야 한다.

• 신청 · 접수 / 공급 / 운영기관 : 교육청(특수교육지원센터)

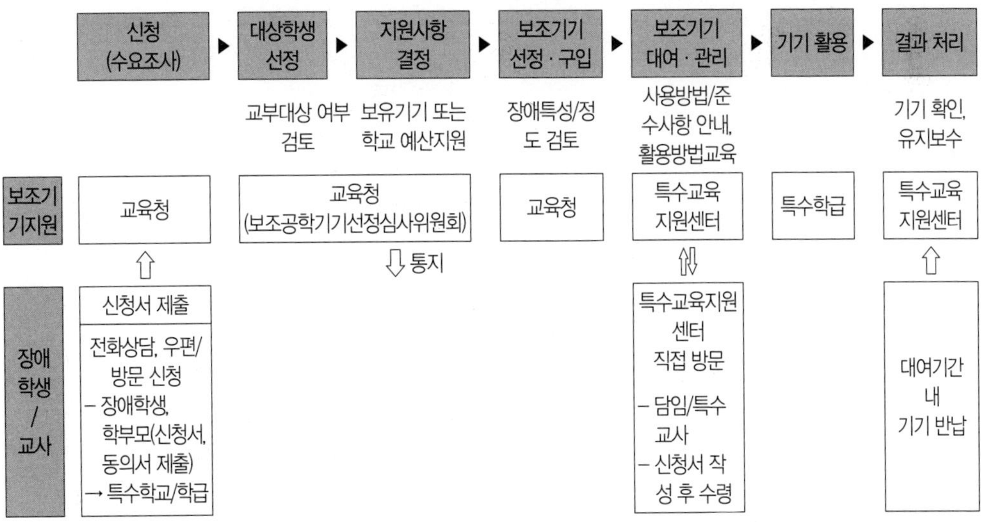

[그림 6-7] 장애학생 보조공학기기 지원 절차 및 전달체계

5) 국가보훈부 지원제도 : 보철구 급여

국가보훈부에서는 국가를 위하여 공헌한 국가유공자 등의 생활안정과 복지향상을 목적으로 필요한 사람에게 보철구를 지급하고 있다.

(1) 법적 근거 및 용어 : 국가유공자 등 예우 및 지원에 관한 법률 제43조의2 / 보철구

국가유공자 등 예우 및 지원에 관한 법률(약칭: 국가유공자법) 제43조의2는 국가유공자등에게 필요한 보철구를 지급하도록 규정한다. 이에 따라 같은 법 시행령 제67조에는 보철구가 필요한 사람에게 국가보훈부장관이 정하는 기준에 따라 보철구를 지급하도록 하며, 보철구의 마모 또는 고장의 수리가 필요한 경우 이에 대한 요구에 응하도록 명시하고 있다. 또한 보철구의 지급과 수리에 관하여 필요한 사항을 규정한 「국가유공자 등 보철구 지급규정(국가보훈부훈령 제2호)」에는 보철구(補綴具)를 '신체기능장애나 활동력이 상실된 부분을 보충 · 정형 또는 보완하여 주는 장구(裝具)'로 정의하고 있다.

> **제43조의2(보철구의 지급)** 전상군경, 공상군경, 4 · 19혁명부상자, 공상공무원 및 특별공로상이자로서 신체장애로 보철구(補綴具)가 필요한 사람에게는 대통령령으로 정하는 바에 따라 보철구를 지급한다. 〈개정 2011. 9. 15.〉 [전문개정 2008. 3. 28.]

(2) 지원 내용

① 지원 대상 및 선정 기준

국가유공자 등 보철구 지급규정에 따른 보철구 지원대상은 '㉠ 전상군경, 공상군경, 4 · 19혁명부상자, 공상공무원, 국가사회발전특별공로상이자, 6 · 18자유상이자, 전투종사군무원 등 및 국가유공자에 준하는 군경 등에 해당하는 사람, ㉡ 재해부상군경 및 재해부상공무원, ㉢ 특수임무부상자, ㉣ 애국지사, ㉤ 5 · 18민주화운동부상자, ㉥ 고엽제후유의증환자로서 해당 질병으로 인하여 수술한 사람, ㉦ 전상이나 공상을 입고 전역한 제대군인으로서 그 상이 정도가 국가유공자법 제4조제1항제4호 · 제6호 또는 「보훈보상대상자 지원에 관한 법률」 제2조제1항제2호에 해당되지 아니하는 사람으로 판정된 사람이 해당 상이처로 인하여 수술한 사람' 중 어느 하나에 해당하는 사람으로 상이(질병 포함)로 인하여 보철구가 필요한 사람이다.

보훈(지)청장은 보철구 지급대상 범위, 상이등급 및 각 보철구 지급 세부기준을 적용하여 해당 보철구가 필요한 것으로 인정되는 경우에 해당 보철구를 지급한다(국가유공자 등 보철구 지급기준, 주요 보철구 지급기준, 5 · 18민주화운동부상자보철구지급기준, 고엽제 관련자 및 상이등급 미달 전 · 공상 제대군인 보철구 지급기준). 보철구는 신규 지급신청자의 경우에 재지급 신청자보다 우선 지급하며, 재지급 신청자는 지급 후 경과기간이 더 오랜 순서에 따라 지급한다. 또한, 다른 법률에 따라 국가, 지방자치단체 등으로부터 해당 보철구를 지원받은 경우에는 그 보철구의 사용연한이 경과된 후에 지급받을 수 있다.

[표 6-12] 보철구 지급 품목

보철구명	사용연한	보철구명	사용연한	보철구명	사용연한
어깨관절의지	5	팔보조기	2	시각장애인용 시계	5
위팔의지	5	다리보조기	3	저시력보조안경	3
팔꿈치관절의지	5	척추보조기	2	의이	1
아래팔의지	3	맞춤형교정용신발	1	의안	5
엉덩이관절의지	5	철크럿치	3	트랜스퍼보드	5
넓적다리의지	5	목발	2	의치	5
무릎관절의지	5	지팡이	2	비데	6
종아리의지	5	흰지팡이	1	욕창예방방석	3
손목관절의지	1	시각장애인용 안경	3	전동휠체어	6
손의지	1	개인용 음성 증폭기	5	시각장애인용 컴퓨터	5
손가락의지	1	인공요장	1	광학문자판독기	5
발의지	1	수동휠체어	5	점자정보단말기	5
발가락의지	1	독서확대기	5	홍채렌즈	6월
전자의수	5	욕창예방매트리스	3	전동침대	10
팩시밀리	5	자세보조용구	5	종아리의지 실리콘 슬리브	1
이동식전동리프트	5	다리의지 실리콘 커버	1	휠체어 동력보조장치	3
샤워형 휠체어	5	보청기	5	차량 지붕형 휠체어 보관함	5

② 지원(보급) 품목 및 급여 내용

보철구 급여에서는 상지의지(7종), 하지의지(6종), 보조기(3종), 전자의수(1종), 기타(35종)로 총 52종의 보철구를 지원한다. 보철구 승인 수가를 적용하여 해당 부상 부분에 대한 보철구를 지급하며, 지급대상자의 보훈등급에 따라 필요가 인정된 보철구의 전액 또는 일부가 지원된다.

(3) 신청 절차

보철구 지급은 국가보훈부에서 운영하며, 다른 보조기기 지원과 달리 보철구 지급 기준에 해당되는 국가유공자가 신청하기 전에 보훈(지)청장이 보철구 지급 신청을 안내하게 되어 있다. 신규 신청의 경우 외에 보철구 또는 보장구를 지급받아 사용 중일 때에는 사용연한을 확인하여 사용연한 도래 30일 전까지 해당 대상자에게 안내해야 한다. 안내에 따라 보철구가 필요한 사람은 신청서 등의 서류를 보훈(지)청장에게 제출하여 보철구 지급을 신청한다. 보훈지청장은 신체검사 의사소견서 및 보철구 지급기준 해당 여부를 확인하여 보철구 지급 여부를 결정한다. 필요한 경우 보훈병원 해당 전문과목 전문의 소견 또는 처방을 확인한 후에 지급을 결정할 수 있다.

- **신청 · 접수** : 국가보훈부(보훈지청)
- **공급기관** : 보훈병원 / **운영기관** : 국가보훈부

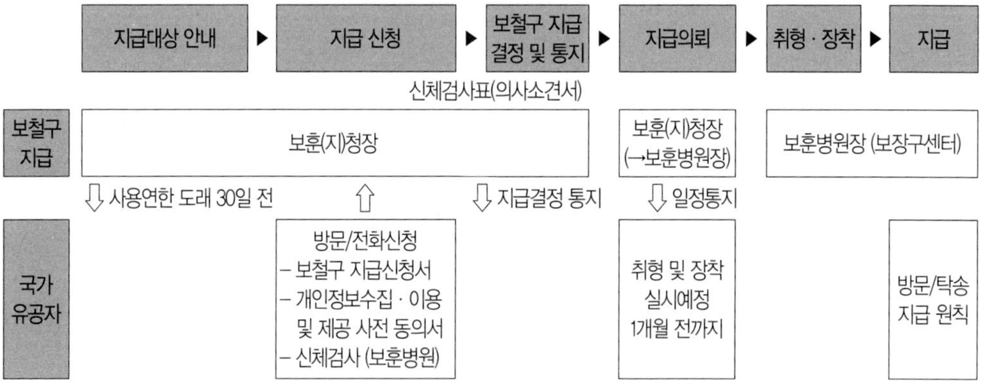

[그림 6-8] 보철구 지급 신청 절차 및 전달체계

보철구 지급이 결정된 후 보훈지청장은 보훈병원장에게 보철구 지급을 의뢰하며, 보훈병원장은 지급 의뢰자에 대한 보철구 취형 및 장착 실시 2개월 전까지 보훈(지)청장에게 실시 일자와 장소를 통보한다. 동시에 보훈병원장은 취형 · 장착대상자에게도 보철구 취형 및 장착 실시 1개월 전까지 통지하여야 한다. 보훈병원의 보장구센터에서 취

형 · 장착 후 보철구 제작 · 구입이 완료되면, 보훈병원장은 보철구 신청자의 편의를 고려하여 가능한 방문 또는 탁송하여 지급한다.

3. 기타 보조기기 지원 및 활용

보조기기 서비스 중 일부를 지원하거나 바우처 형태로 진행되는 보조기기 지원, 민간 주도로 각종 보조기기를 제공하는 후원 사업도 보조기기 확보의 재원으로 활용가능하다. 바우처 및 이동기기 수리, 장애아동 및 청소년에게 맞춤형 보조기기를 대여하는 '장애인보조기기 렌탈서비스'는 만 24세 이하 장애판정을 받은 지체 및 뇌병변 장애 아동 청소년, 척수 장애 또는 근위축증으로 의사 진단서 발급이 가능한 아동 · 청소년을 대상으로 한다. 지원 자격에 소득기준은 없지만 소득 수준에 따라 서비스 이용 시 본인부담금을 차등적용하고 있으며, 장애아동, 보호자 등이 주민등록상 주소지 동주민센터에 연중 수시 신청하여 바우처카드를 발급받고 본인부담금을 일부 납부하여 이용할 수 있다. 이외에도 민간에서 진행되는 다양한 보조기기 후원 사업 또한 보조기기 및 보조기기 서비스를 위한 재원으로 활용할 수 있다(예. 맞춤형 IT보조기기 지원사업/(주)코스콤 · 서울시동남보조기기센터, 장애아동청소년 보조기기지원센터/롯데복지재단 · 서울시동북보조기기센터, 보조기구 날개달기(技)후원 네트워크(삼성SDS, 현대자동차그룹, 아름다운재단, 에스오일 등)/경기도재활공학서비스연구지원센터 등).

이동보조기기 수리 등의 지원과 관련해서 각 지자체별로 조례를 마련하여 장애인이동기기 수리센터를 설치, 운영하거나 전문 수리업체를 지정하여 전동스쿠터/휠체어, 수동휠체어 등 이동기기 수리비용의 전부 또는 일부를 지원하기도 한다.

이상으로 장애인보조기기법과 공적급여를 중심으로 보조기기 지원제도에 대해 알아보았다. 보조기기 재원 마련은 보조공학사의 책무 중 하나로 볼 수 있으며 보조기기센터에서는 보조기기 지원과 관련된 정보를 수집하고 다양한 재원을 조합, 매칭하여 장애인에게 필요한 보조기기를 확보해야 할 것이다.

7

보조기기서비스 임상실무 및 사례관리

제7장

보조기기서비스 임상실무 및 사례관리

본 장에서는 보조기기서비스 절차 및 각 단계별 실무를 알아 보고자 한다. 이를 통해 사용자가 적합한 보조기기를 선택하고 사용하는 과정을 이해한다. 또한 사용자의 상황 변화나 보조기기의 고장 등에 따라 서비스계획을 재수립 해야 하는 상황이 발생할 수 있다. 이런 경우 서비스과정의 회귀가 일어나며 이를 사례관리라고 한다. 사례관리에 대해 알아봄으로써 보조공학사는 사용자가 지속적으로 보조기기를 잘 사용할 수 있도록 지원한다.

1. 보조기기서비스 전달체계 및 실무

1) 국내 보조기기서비스 전달체계 개요

보조기기서비스 전달체계는 사용자에게 보조기기를 제공하기 위해 접수 및 상담부터 사후관리까지를 지원하는 일련의 체계적인 과정을 의미한다. 국내 보조기기 전달체계는 각 기관에 따라 다르나 대부분 [그림 7-1]과 같은 과정들로 구성되어 있다.

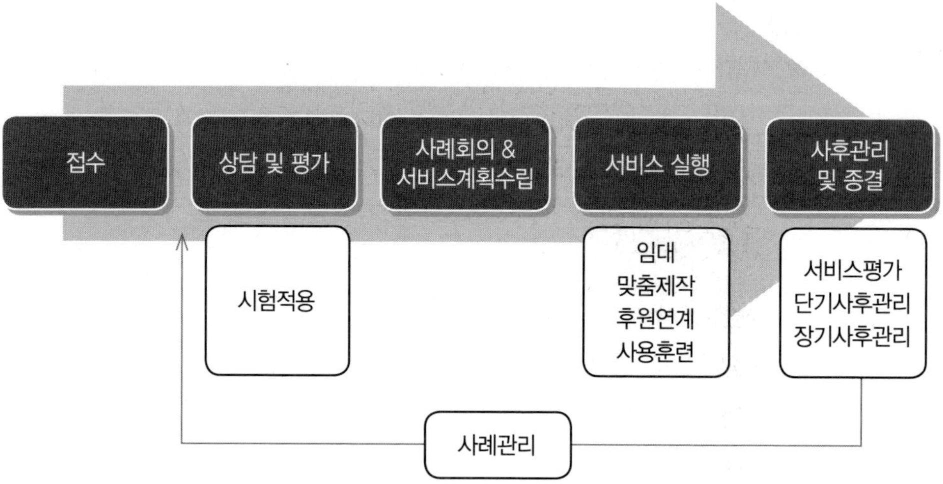

[그림 7-1] 보조기기서비스 전달체계

서비스 과정은 사용자에 따라 다르게 진행될 수 있고, 서비스 제공기관에 따라 추가 또는 생략될 수 있다. 하지만 상담 및 평가 과정은 적합한 보조기기서비스를 제공하기 위해 필수적이다. 현재 국내 보조기기서비스 제공기관은 보건복지부와 지자체에서 운영하는 보조기기센터 이외 민간 재원으로 운영하는 기관(복지관, 제조업체, 병원, 연구기관) 등이 있다. 보조기기를 자체적으로 구비하여 임대 서비스를 제공하는 기관도 있으나 공적 재원으로 연계 및 정보제공 위주의 서비스를 제공하는 기관도 있다. 이 경우 보조기기를 직접 시험적용하는 것이 어려울 수 있으며, 이때에는 획득가능하고 실효성 있는 맞춤 정보를 구체적으로 사용자에게 제공한다.

서비스 전달과정에서 가장 중요한 것은 사용자 중심의 서비스이며, 보조기기서비스 전달과정 동안 사용자의 참여와 지속적인 의사소통이 필요하다. 다음은 각 단계별 구체적인 수행 내용을 기술하였다.

2) 서비스단계별 임상실무

(1) 접수 및 초기상담

보조기기서비스의 첫 단계는 보조기기서비스가 필요한 사용자로부터 의뢰를 받는 것으로 시작된다. 이때 의뢰자는 장애인, 보호자, 유관기관 종사자 등 다양할 수 있다. 서비스 의뢰는 다양한 경로를 통해 접수된다. 온라인(인터넷, 모바일) 및 오프라인으로 진행된다. 보조공학사는 욕구를 파악하면서 우선적으로 해당 기관에서 제공하는 서비스 내용과 부합하는지를 파악한다. 부합하지 않을 경우 데이터베이스에 근거하여 유관 기관 안내 또는 사회적 공적자원 정보제공으로 넘어간다. 보조공학사는 보조기기에 대한 공적 지원제도 정보를 가지고 있어야 한다. 국내 보조기기서비스 제공기관은 기관별 제공하는 서비스의 내용, 행정구역, 비용, 절차, 지참 서류 등이 상이하다. 이에 대한 확인을 욕구 파악과 함께 진행한다. 또한 행정구역이 다르면 특정 서비스는 이용하기 힘든 경우가 있다. 해당 지역의 적절한 기관을 안내하는 것도 필요하다. 보조기기를 개조하거나 제작, 수리의 경우에도 내용, 범위가 기관마다 다르다. 상담자는 보조기기서비스 제공 기관이 전국에 어떤 곳이 있으며, 어떤 서비스를 제공하는지에 대해 기본적인 정보 파악이 있어야 하며, 지속적인 데이터베이스 관리가 이루어져야 한다. "데이터베이스화"는 영역별 최신 보조기기 정보를 수집하고 관리하거나, 공적 재원 정보를 수집 및 업데이트 하는 등의 업무를 뜻한다. 또한 서비스 노하우가 지속적으로 축적되는 것도 해당하며 이를 위해 서비스 내용을 기록하고 보관하는 것이 필요하다. 데이터베이스 정보는 내부 공유 및 서비스에 활용되는 순환구조가 이루어져야 한다.

온라인 혹인 오프라인, 유선 상으로 간략한 기본정보 및 욕구를 파악하여 접수상담지에 기재한다. 또한 중증 재가장애인의 경우 주거 또는 작업 공간으로 직접 상담자가 방문을 하여야 하는 경우도 있다. 의료장비의 부착이나 지역사회 이동이 불가능한 경우 또는 환경 평가가 요구되는 경우가 이에 해당한다. 외부 방문 상담의 경우에는 초기 접수 시 더 많은 정보 수집이 필요할 수 있다. 기관을 직접 사용자가 방문을 할 경우 다양한 보조기기를 적용 및 체험할 수 있는 장점이 있으나, 가정 및 사무환경 등에서 직접 사용 시 직면하는 문제점 파악은 제한될 수 있다. 반대로 보조공학사가 사용자의 일상생활, 작업 환경 등으로 직접 방문을 할 경우에는 다양한 보조기기를 현장에서 적용하기는 어려우나, 사용 환경에서의 고려사항을 확인하는데 용이하다. 이런 부분에 대한 안내가 접수 시 필요할 수도 있다. 기본적인 서비스 절차에 대한 안내가 이루어져야 한다.

원활한 상담을 위하여 기관별 예약을 통해 진행하는 경우가 많다. 또한 지역사회 커뮤니티 형성 등으로 기관 간의 의뢰도 증가하고 있다. 지역사회 여러 기관(공공기관, 보건소, 병원, 복지관, 자립생활센터 등)과 의사소통 및 협업의 태도가 필요하다. 기관 간 연계는 사용자의 동의를 기반으로 하며 의뢰서를 통하여 상호 서비스를 연계한다.

초기 접수 시 필요한 정보를 잘 수집하고 의사소통하는 것이 이후의 서비스 질에도 중요한 영향을 미치고, 효율적으로 서비스가 전달되도록 하는데 큰 역할을 한다.

[표 7-1] 접수 및 초기상담 내용

- 욕구와 서비스 제공기관의 서비스(임대, 개조 및 제작, 무료보급, 수리 등) 부합 여부 판단
- 사용자 정보 파악(거주지, 나이, 진단명, 장애유형, 장애정도)
- 비용안내, 서비스방향 임의 계획(담당자, 서비스유형, 내관 또는 출장)
- 간략한 맞춤 정보제공

(2) 상담 및 평가

① 상담 및 평가

㉠ 심층상담

사용자와 대면을 통해 초기접수 시 파악한 욕구에 대해 심층적인 상담을 진행한다. 대면상담은 상담자와 직접 할 수도 있고, 보호자 및 관계자와 이루어질 수도 있다.

사용자의 욕구를 좀 더 구체적으로 살펴보고, 인간활동보조테크놀로지모델(Human Activity Assistive Technology : HAAT), 인간-테크놀로지 대응 모델(Matching Person and Technology Model: MPT) 등을 고려하여 상담 및 평가를 진행한다. 욕구가 하나가 아닌 여러 개가 될 수도 있다. 이때에는 캐나다 작업수행측정(Canadian Occupational Performance Measure: COPM) 평가툴과 같이 욕구의 중요도를 파악하여 순차적으로 진행하는 것이 필요하다.

보조기기는 장애인이 직접 사용하는 경우도 있지만, 보조인이 먼저 특정보조기기의 사용 필요성을 느끼는 경우도 많다. 이때 사용자와 가족 및 주변인의 욕구가 일치하는지에 대한 확인이 필요하다. 예를 들어 사용자는 보완대체의사소통 보조기기를 사용하고자 하는 욕구가 없으나 보조자는 사용을 원한다면 두 사람간의 의견일치가 우선적으로 필요하다. 이와 함께 보조기기를 사용하는 환경에 대한 파악도 필요하다. 예를 들어 시각장애인이 화면낭독 소프트웨어를 사용하는 경우 혼자 근무하는 환경이면 스피커로 들을 수 있지만, 동료들과 함께 근무하는 경우 이어폰을 사용하는 것이 요구될 수 있다.

사용자의 이전에 사용하였던 보조기기 이력도 중요하다. 이전 기기의 제한사항을 보완하거나, 새로운 보조기기를 제안하는데 유용한 정보가 되기 때문이다.

마지막으로 사용자의 환경적 요소를 확인한다. 보조기기에 대한 인식은 어떠한

지, 보호자 또는 주변인의 지지가 있는지, 사용장소는 어디이며 사회적으로 보조기기에 대한 인식 파악이 중요하다. 보조기기는 사용자 혼자 충분히 조작가능한 경우도 있지만, 주변의 일부 지원이 필요한 경우도 많기 때문이다. 예를 들어, 눈으로 조작하는 안구마우스의 경우 사용자가 사용할 수 있도록 보조인이 세팅을 해주어야 하는 경우가 있다.

ⓛ **평가**

욕구가 파악되었으면 이후에는 사용자의 신체/인지적 기능 평가와 함께 과제에 대한 수행도 평가 및 환경평가를 시행한다. 예를 들어 사용자가 컴퓨터 접근을 원할 경우, 목조절 및 몸통, 상지 조절 등의 평가와 함께 마우스 및 키보드 조작을 위해 필요한 움직임을 실제로 해보는 것이 필요하며 사용하고자 하는 환경을 확인한다. 과제를 수행하는 자세 및 세팅에 따라 수행도는 달라질 수 있다. 이는 기기를 시험적용 해보는 것과 연결된다. 이때 각 욕구에 부합한 평가 툴을 활용한다. 보조기기서비스 제공 기관에서 보유한 객관적인 평가도구나 임상적 관찰 등을 시행한다. 이 경우에도 각 기관에서 보유한 평가양식이 있으며 이에 기재를 한다. 그러나 사업에 따라 보조공학사가 새로운 평가지 등을 제작하여 사용하는 경우도 있다.

욕구를 크게 영역별로 착석, 컴퓨터접근, 일상생활, 의사소통접근, 환경평가 등으로 구분할 수 있다. 영역별 별도의 평가지 양식을 구분하기도 한다. 사용자마다 욕구가 다르기 때문에 그에 부합한 평가 방향을 설정하며 욕구가 복합적일 경우 평가 영역을 더 추가한다. 예를 들어 컴퓨터 혹은 의사소통 영역 평가 시, 착석 평가가 함께 이루어져야 한다. 기기를 어떤 자세에서 사용하는지에 따라 추가적으로 필요한 기기가 달라지기 때문이다. 앉아서 컴퓨터를 하기를 원한다

[표 7-2] 심층 상담 및 평가 내용

- 인간활동보조테크놀로지모델(HAAT), 인간-테크놀로지 대응 모델(MPT) 등을 기반으로 상담 진행
- 욕구 재확인, 사용자의 역할 및 수행 활동, 과제 파악
- 가족 및 주변인 지지 정도 파악
- 의료적 사항 확인(수술이력, 통증부위, 병변의 진행성 등)
- 보조기기 사용 이력, 보유기기 파악
- 경제적 상황(보조기기 구매능력 파악)
- 평가영역 파악(착석, 컴퓨터접근, 일상생활, 의사소통접근, 환경평가 등)
- 신체/감각/인지/언어적 기능 및 과제 수행도 평가

면 적합한 자세 유지를 위하여 자세보조용구 의자와 높낮이조절 책상 등이 요구될 수 있기 때문이다. 적합한 평가 방식을 결정하고 이를 시행 후 상담 평가지에 기록한다. 평가결과를 기반으로 적합한 보조기기를 추천하고 사용자와 논의한다. 평가지는 모두가 알아보기 쉬운 용어로 기재한다.

② 보조기기 시험적용

보조기기 시험적용은 실제 사용자가 보조기기를 적용해보는 것을 뜻하며 이런 과정은 적합한 기기를 선별하여 실제로 적합한지 기기를 직접 적용해 보아 시행착오를 줄여준다. 기기를 적용하기 전에 사용자-보조기기 대응 과정을 통해 적합한 기기 선정이 선행되어야 한다. 최종적으로 사용자가 적합한 보조기기를 선택할 수 있도록 지원한다.

㉠ 사용자-보조기기 대응(matching)

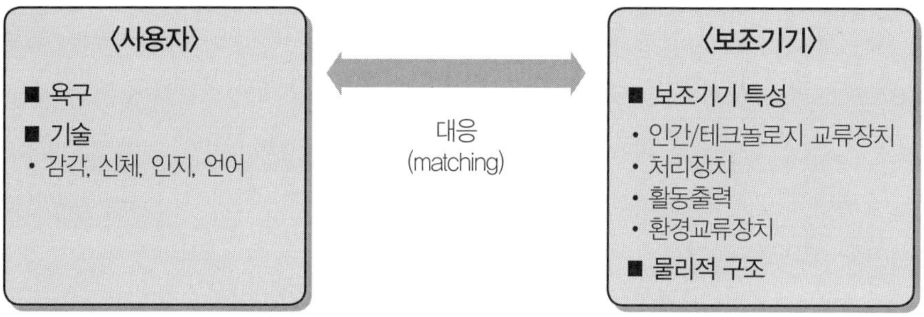

[그림 7-2] 사용자-보조기기 대응(matching)

사용자-보조기기 대응은 평가 결과에 기반한 사용자의 욕구 및 기술과 보조기기의 특성을 HAAT모델에 근거하여 대응시키는 것이다. 이때 보조공학사는 보조기기에 대한 특성들을 알고 있어야 한다. 이를 통해 욕구에 부합하는 보조테크놀로지 시스템을 고안한다.

또한 보조기기 선택 시 사용자의 경제적 상황 및 국내에서 유통중인 보조기기를 추천하여야 한다. 기기가 고장이 나거나 소모품을 교체하여야 하는 경우 사후관리가 용이한지 파악도 필요하다. 예를 들어 보조기기 중 스위치의 경우 소모성 제품으로, 잦은 교체가 필요할 수 있으므로 수리 및 재구매가 용이한지 등도 함께 고려되어야 사용자가 지속적인 사용이 가능하다.

대응 과정에서 상용제품을 먼저 고려하고 이후에 장애인용 보조기기를 고려한다. 예를 들어 사용자가 키보드 조작 시 한 키를 오랫동안 눌러서 중복 입력되는 경우 특수키보드를 사용하기 전에 컴퓨터 제어판 설정변경을 통해 필터키를 사용해본다. 필터키를 설정하면 한 키를 오랫동안 누르더라도 반복되는 키 입력을 자동으로 무시한다. 이렇게 일반키보드 적용 방법을 먼저 고려해보는 것이 비용면에서도 저렴하고 일반화가 용이해진다.

상용화된 제품에서 적합한 기기가 없거나, 사용하는 제품에서 일부 개조가 필요한 경우 맞춤제작을 고려할 수 있다. 개조 제작 이후에도 사용자에게 잘 맞지 않는 부분은 수정과정을 거치며 재적용을 한다.

ⓛ 시험적용

보조공학사는 사용자와 논의를 통해 몇몇 기기들을 실제 적용한다. 이때 사용자에게 적합하게 기기를 설치하고 조작할 수 있어야 한다. 적합한 보조기기를 선택적으로 적용하는 것은 사용자가 적합한 보조기기를 획득하는데 시간적 및 경제적으로도 효율적이다. 적용한 기기들에 대하여 양식지(예:적용훈련기록지)에 기기명과 적용 결과를 기록한다. 이는 사후관리 및 사례관리 시에도 유용한 자료가 된다.

보조기기를 직접 적용 해보기 어렵다면 사용자에게 기기의 정보를 사진, 브로셔, 동영상, 매뉴얼 등을 통해 가시적이고 이해하기 쉽도록 제공한다.

한 번의 적용으로 기기의 적합성을 파악하기 어려운 경우가 있다. 이러한 경우에는 사용자가 단기/장기 대여(렌탈) 서비스를 활용하면 실제 사용환경에서 좀 더 긴 기간 동안 적합성을 파악하는데 도움이 된다.

[표 7-3] 사용자-보조기기 대응(matching) 예시

보조기기 선택 시 고려사항	적용 예시
목표 및 욕구	예) 사용자는 학생의 역할을 수행하기 위해 컴퓨터 접근(강의 및 과제) 욕구를 가지고 있음. 주보조자는 어머니임.
수행 기술 - 감각, 운동, 인지, 언어 기술 - 보조기기 조작부위	예) 척수손상으로 인한 사지마비로 머리 움직임 조절이 가능하고, 상하지 운동 및 앉은 자세 유지가 어려움
보조기기 특징 및 매칭	예) 고개 조절 및 입술 조절로 움직임이 가능한 헤드마우스, 입마우스가 적합
사용 장소 및 보조기기 세팅 방법 의사소통	예) 집에서 침대에서 누워서 수행, 침대 옆에 컴퓨터 및 보조기기를 설치해야 함, 공간이 협소함 ➡ 컴퓨터 및 보조기기 사용이 용이하도록 워크스테이션에 컴퓨터 및 모든 보조기기를 부착함(컴퓨터본체, 모니터암+모니터, 입마우스 거치대) ➡ 사용자가 입으로 물고 마우스를 조작할 수 있도록 입 마우스의 위치를 조정함

보호자 및 사용자의 기기 관리 능력	예) 보조자가 컴퓨터 사용을 위해 보조기기 및 컴퓨터를 세팅하기가 어려움 (보조자가 컴퓨터 사용 경험이 적은 경우) ➡ 사용자 및 보조자에게 보조기기 사용법 교육
보조기기 확보 방향 고려 – 구매, 공적재원, 임대 – 맞춤제작, 상용제품	예) 임대를 원함 ➡ 보조기기 임대 (또는 임대 서비스 기관 연계) ➡ 보조기기 임대 기간 및 임대료 확인

[표 7-4] 보조기기 시험적용 내용

- 욕구 및 상담, 평가를 통하여 사용자에게 필요한 기기 선정
- 사용자에게 맞춤 보조기기 추천
- 적용할 보조기기 결정, 세팅 및 적용
- 적용결과 양식지에 작성
- 보조기기 선택 및 서비스방향 논의

(3) 사례회의 및 서비스계획 수립

상담, 평가 및 보조기기 적용 과정을 거치면서 보조기기 확보 및 서비스과정에 대해 종합적인 계획을 수립한다. 심층적인 논의가 필요할 때 다영역 전문가들이 모여 사례회의를 진행하며 사례회의 결과를 토대로 적합하고 질적인 서비스 계획을 수립한다. 사례회의록 작성 시 사용자의 욕구, 현재상황, 히스토리, 적용한 보조기기 및 적용 결과 등을 서술한다. 서비스계획 수립 시 사용자의 참여 및 의견수렴이 중요하다. 종합계획은 사용자 상담기록지에 기재하며 차트에 보관한다.

보조기기 확보 방법은 소유권에 따라 크게 두 가지로 구분할 수 있다. 첫번째는 소유권이 본인에게 있는 구매, 공적자원, 후원사업, 맞춤제작 등이 있다. 두번째는 소유권이 서비스기관에 있는 임대 등이 있다. 두 가지 방법 중에 서비스계획을 통해 상황에 적합한 방법을 선택한다.

[표 7-5] 사례회의록 작성 내용

- 사용자 정보 : 장애유형, 장애정도, 진단명, 나이, 성별
- 욕구
- 평가 결과
- 시험적용 보조기기 명칭 및 결과
- 자원확보를 포함한 서비스 방향 논의(임대, 보급, 맞춤제작, 대기 등)
- 심층적인 사례회의 필요 시 기관 내 타팀간 연계 또는 외부기관 연계

(4) 서비스 실행

서비스 실행은 종합적인 계획에 따라 계획된 보조기기 확보 과정을 실제적으로 시행하는 과정이다. 보조기기를 직접 확보하는 과정 및 사용자에게 전달하고 잘 사용할 수 있도록 추가적인 사용훈련을 계획하고 실행하는 것까지 포함한다.

사용자가 직접 구매를 원할 경우 보조기기정보 및 구매처를 안내한다. 이때 사용자 개별 맞춤 정보를 직접 문서로 작성해야 하는 경우도 있으며, 작성된 문서를 지면으로 제공하거나, SMS 및 이메일 등을 통해 온라인으로 제공할 수도 있다. 또한 보조기기 제작 및 유통업체와 보조기기 정보 확인을 위한 의사소통 및 업체연계 과정을 지원하기도 한다.

임대를 원하는 경우에는 임대절차를 진행한다. 임대 서비스는 성장기 영유아의 경우 성장에 따른 교체비용을 절감할 수 있고, 사용자에게 적합한지 사용 및 확인해 볼 수 있어 유용하다. 하지만 임대 서비스를 이용 시에는 기기 재고가 있어야 바로 이용할 수 있어 대기기간이 있을 수 있다. 임대사업의 경우 대기자 관리 및 기기 재고관리와 같은 행정적 업무가 이루어진다. 보조기기를 임대하는 경우 임대료 수납, 비용 처리, 반납 안내 등의 행정 업무가 동반된다. 원활한 임대 기기 순환을 위해 보조기기 재고가 있으면 대기자에게 안내하고, 적합한 기기를 연결하는 판단력이 요구된다. 부피가 큰 경우에는 보조기기서비스 제공기관이 보조기기를 직접 전달 및 회수하기도 한다. 대기자 관리를 하면서 사후관리가 함께 이루어지기도 하며 이때 서비스 과정들은 잘 기록한다. 임대의 경우 임대료가 기관마다 다르며 지자체에서 시행하는 바우처 서비스를 활용하여 보조기기 제작 및 보조기기 판매 업체에서 직접 렌탈도 가능하다.

상용제품 중에 적합한 제품이 없거나 보유한 제품을 일부 개조를 하는 것이 적합한 경우에는 맞춤제작 및 개조를 고려한다. 예를 들면 빌트업 수저는 임대가 적합하지 않다. 이때는 보유한 수저의 각도를 휘어주고 빌트업을 해줄 수 있다. 또는 일반 학습의자에 발받침대와 팔받침을 달아주는 정도로도 자세유지가 용이해지는 경우도 있다. 맞춤제작의 경우는 보조기기서비스 제공기관에 따라 내용 및 범위가 다르다. 최근에는 3D 프린터 기술을 활용하여 개인별 맞춤 보조기기 제작에 활용하는 곳도 있다. 맞춤제작을 진행한 경우에도 도면 및 제작일지 등을 기록하고 남겨놓는다. 맞춤제작 보조기기의 노후로 재제작이 필요한 경우와 추후 재상담 시 중요한 자료가 되며 데이터베이스화할 경우 기관의 노하우도 축적될 수 있기 때문이다.

다음으로 민간 및 공적자원을 활용하여 보조기기를 확보할 수도 있다. 상담결과를 통해 적합한 공적자원을 안내한다. 보건복지부 보조기구 교부사업의 경우 보건복지부 산하 보조기기센터에서 적합한 보조기기를 상담 및 평가를 한다. 이를 토대로 보조기기가 교부된다.

외부 민간자원 또는 공적자원 연결 시에는 사용자를 위한 추천서 또는 연계서를 작성해야 할 수도 있다. 이때 각 기관에서 요구하는 양식에 맞추어 작성하거나 상담/평가 결과를 간략히 요약하고 추천 보조기기에 대한 정보를 기입한다. 장애인은 신체적인 제한으로 직접 신청이 어려울 수 있어 파악된 정보를 근거로 신청서 접수 및 획득 과정을 지원해야 할 수도 있다.

임대, 맞춤제작, 후원연계를 통한 보급사업 등은 보조기기 전달 및 장착, 사용훈련 과정을 포함한다. 보조기기 확보가 끝나더라도, 사용훈련이 지속적으로 필요할 수 있다. 이는 소프트테크놀로지 개념과 연관된다. 직관적이고 조작하기 쉬운 보조기기의 경우 일회성으로 사용훈련이 종료될 수 있다. 하지만 사용하고자 하는 보조기기의 종류가 하이테크놀로지 기술이 접목되어 있는 경우 또는 의사소통보조기기와 같이 보조기기를 잘 활용하기 위해서는 지속적인 훈련이 동반되어야 하는 경우이다. 사용자에 맞게 사용훈련을 계획하고, 목표 설정에 관해 의사소통 후 진행한다. 사용훈련 결과는 별도의 훈련일지를 기록하여 이후에 진행상황을 확인할 수 있도록 한다.

[표 7-6] 서비스 실행 예시

임대	유치원에서 사용하기 위한 자세보조용구의자를 1년간 임대
맞춤제작 및 개조(modification)	수저 빌트업, 3D프린터 필기보조도구 및 식사도구(C-cuff 손잡이)
후원연계	민간재원(후원금)으로 보조기기 구매 및 보급
사용훈련	안구마우스 사용방법 교육을 위해 사용훈련을 계획 및 시행
보조기기 전달	보조기기 사용 장소로 현장방문, 보조기기 전달 및 설치

(5) 사후관리(follow-up) 및 종결

보조기기 지원 이후, 서비스 종결에 대한 결정 과정이 필요하다. 사용자가 획득된 보조기기를 잘 활용하여 일상생활 및 지역사회 참여 증진, 목표한 바를 이루었다면 일정 기간 뒤에 지속적으로 잘 활용하고 있는지에 대한 확인 과정이 필요하다. 지속적으로 기기를 잘 활용하고 있다면 서비스를 종결할 수 있다. 이때 보조기기 효과성과 서비스에 대한 전반적인 질적 및 양적 평가가 이루어져야 한다. 이를 토대로 서비스의 효과를 증빙하고 발전시킬 수 있다. 서비스 평가에 대해서는 "2장. 보조기기서비스의 상담 및 평가" 부분을 참고하면 된다.

사후관리는 보조기기서비스를 종결 후 일정기간이 지나서 사용자가 보조기기를 잘 사용하고 있는지, 현재상황을 잘 유지하고 있는지를 파악하고 추가적인 접근이 필요한지를 확인하는 것이다. 사후관리는 주기적으로 시행한다. 사용자에게 새로운 접근이 필요한 경우 기관 내로 새로 의뢰하거나 타기관으로 의뢰를 한다. 이때에도 소속 기관에서 처리할 수 있는 서비스의 범위에 해당하는 경우 적극적 프로세스 회귀를 통해 서비스를 진행하며, 해당 서비스영역에 속하지 않더라도 지지자로서의 역할을 수행하는 것이 필요할 수도 있다. 이러한 일련의 과정을 사례관리라고 하며, 사례관리에 대한 추가적인 용어 설명은 [표 7-7]을 참고하길 바란다.

보조기기서비스 과정에서 사후관리는 사용자가 먼저 요청하는 경우도 많다. 사용중인 보조기기의 수리가 필요하거나 성장으로 인한 교체 등 상황의 변화로 인하여 보조기기서비스 재접근이 발생하기 때문이다. 사후관리를 기간 및 내용에 따라 다음과 같이 두 가지로 분류할 수 있다.

① 단기 사후관리

보조기기 서비스 제공 이후 단기간에 이루어지는 사후관리로 볼 수 있으며 주로 보조기기가 적합한지, 수정사항이 필요한지에 대한 내용이 주를 이룬다. 보조기기를 정보위주로 확인하였거나 잠시 적용해보는 경우에는 적합하였으나, 사용자의 사용환경(가정, 직장, 학교 등)에서 직접 사용해 보면서 예상하지 못했던 제약을 발견할 수 있다.

② 장기 사후관리

보조기기 서비스 제공 이후 어느정도 기간이 지난 시점에서 이루어지는 사후관리를 뜻한다. 단기 사후관리가 제공된 보조기기 및 서비스에 대한 즉각적인 결과를 확인하는 것이었다면, 장기 사후관리는 좀 더 긴 기간 이후에 변화된 사항은 없는지, 방해 요소는 없는지를 포괄적으로 확인하는 개념이다. 이러한 사후관리를 통해 사용자와 담당자간 상호 피드백을 받을 수 있으며 질적으로 높은 서비스를 제공하는데 근거자료가 될 수 있다.

지속적인 보조기기 사용에 대한 확인이 필요할 경우 6개월, 1년 뒤 연락을 취하여 상황을 의사소통 해야 한다. 이러한 과정이 필요한 이유는 아동의 경우 성장 및 생애주기별 요구되는 보조기기들이 변화되거나 보완될 필요가 있으며, 성인의 경우에도 신체적 및 물리적 환경 변화에 따라 새로운 욕구 또는 기존의 계획을 수정해야 할 필요성이 발생하기 때문이다.

사용자에게 보조기기가 잘 작동하고 있는지, 욕구나 목표의 변화가 있는지, 새로운 기기의 필요성이 생겼는지에 대해 논의한다. 간혹 사용자에게 먼저 연락이 오기도 한다. 보조기기 전달 시스템에서 첫 단계로 회귀하게 된다. 재상담 및 재평가, 새로운 서비스계획 수립으로 이어진다. 사후관리에 대해서도 그 결과를 차트에 기재한다.

[표 7-7] 사회복지 현장의 사례관리 의미

사례관리란 사회복지 현장에서 쓰이는 용어로 "복합적이고 만성적인 욕구가 있는 사용자 및 그 가족을 대상으로 그들의 사회적 기능 강화 및 삶의 질 향상을 위해 협력적인 운영체계를 기반으로 체계적인 욕구 사정과 함께 지역사회 자원을 연결하여 지속적이고 효과적인 사회복지서비스를 제공하는 통합적인 실천방법"이라고 하겠다. 이러한 넓은 의미의 사례관리와 달리 보조기기서비스에서의 사례관리란 초기상담부터 사후관리 및 종결의 전체 과정의 연계, 순환 등을 의미한다. 사용자의 일차적인 욕구는 "보조기기"이며 분명한 욕구를 가지고 의뢰하는 경우가 많다. 이에 보조기기를 잘 선택하고, 사용하고 관리할 수 있도록 지원하는 개념의 사례관리 측면이 강하다.

[표 7-8] 사후관리 및 사례관리 예시

김○○군은 7세 경직형 사지마비 유형의 뇌성마비 아동이다. 자세보조용의자를 보조기기센터에서 임대중이다. 유모차형휠체어를 보유하고 있으며 이외의 보조기기는 보유하고 있지 않다. 임대 기간이 1년 정도 되어 사후관리를 위해 보조공학사가 보호자와 의사소통을 하였다. 아동의 성장으로 자세보조용의자가 아동에게 작아져서 반납을 희망하였다. 그리고 내년 초등학교 입학을 앞두고 있어서 학교에서 사용할 보조기기를 준비하기 위해 추가적인 상담을 요청하였다. 기존 임대중인 의자는 반납조치를 하였고 김○○군은 운동기능에서의 변화도 보고되어 보조기기서비스 과정에서 평가과정으로 회귀하여 추가 평가를 진행하기로 하였다. 재평가 시 몸통 및 자세조절 능력에서 향상을 보여 등받이 및 팔받침, 발받침 사용으로 적절한 자세유지가 가능하였다. 학교에서 사용할 착석 보조기기 및 이동보조기기를 위하여 학급 환경에 대한 추가적인 정보가 필요하여 담임선생님과 의사소통을 진행하기로 하였으며 학교에서 아동에게 지원이 가능한 공적재원이 확인되어 이를 활용하기로 하였다.

8

보조기기 개발, 표준화 및 품질관리

1. 보조기기 개발
2. 보조기기 표준화 및 품질관리

제8장

보조기기 개발, 표준화 및 품질관리

이 장에서는 장애인 및 노인에게 필요한 보조기기를 개발하기 위한 방법을 학습한다. 보조기기 개발에 있어 중요한 것은 사용자의 니즈를 파악하고, 개발 초기부터 종료 때까지 당사자가 직접 참여하는 개발 과정이 매우 중요하다. 제품 설계에 있어 모든 사람을 위한 유니버설 디자인의 원칙, 사용자의 목적을 달성하기 위한 제품 개발을 위한 사용성에 대해 소개한다. 이와 더불어 보조기기의 안전성, 유효성, 호환성을 확보하기 위해 표준화 및 품질관리에 대한 현황에 대해 알아보고자 한다.

1. 보조기기 개발

1) 필요 파악 및 설계, 개발의 과정

(1) 사용자 필요 파악

보조기기의 개발은 장애인과 노인, 즉 사용자와 소비자의 필요와 욕구를 파악하는 것에서 출발한다. 따라서 보조기기의 성공적인 개발을 위해서는 사용자의 필요를 정확하게 파악하고 이해하는 것이 무엇보다 중요하다. 사용자의 필요를 파악하기 위해서는 개발하고자 하는 보조기기가 누구를 대상으로 하는 것이며, 어떤 목적을 가지고 문제를 해결하고자 하는 것인지 명확하게 정의되어야 한다. 이는 보조기기 개발의 성공 여부를 가늠할 수 있는 절차이다. 이 과정이 소홀해지거나 잘못된 필요 파악이 이루어진다면 정부와 기업의 많은 비용을 투자하여 개발한 보조기기가 시장과 소비자로부터 외면 받거나 때로는 사용자를 위험한 상황에 놓이게 할 수 있다. 따라서 보조기기 개발의 사용자 필요 파악은 반드시 거쳐야 하는 관문으로 여겨진다.

보조기기 사용자 필요 파악을 위해 우선적으로 이루어져야 할 것은 보조기기 수요에 대한 조사이다. 수요조사에는 시장 조사와 사용자 조사, 전문가 의견 수집 등이 있다. 먼저 시장 조사는 보조기기의 다양한 영역 중 개발하고자 하는 제품 또는 서비스 영역을 선정하여 해당 분야의 구입 실태, 판매 현황 등을 조사하고, 수요를 예측하는 과정을 말한다. 이를 통해 보조기기 개발의 필요 영역을 좁혀 나갈 수 있다. 보조기기 개발 영역이 좁혀지거나 선정되면 해당 제품을 사용할 사용자, 즉 소비자 그룹을 정의하고 조사해야 한다. 또 다른 방법은 해당 영역의 전문가를 대상으로 의견을 수집하고 자문을 받는 방법이 함께 이루어진다. 사용자를 조사하거나 전문가의 의견을 수집하는 방법에는 여러 가지가 있으나 대표적으로 포커스그룹 인터뷰, 1:1 심층인터뷰, 설문조사 등의 방법이 사용된다.

포커스그룹 인터뷰는 표적집단면접법으로도 불리는데 이는 해당 영역의 소비자, 사용자, 또는 해당 분야의 전문가 5-10명 소규모 인원을 선정하여 한 장소에서 사회자의 진행 하에 인터뷰를 진행하는 것을 말한다. 사전에 개방형 질문지 또는 질문할 내용을 준비하여 포커스그룹 인터뷰 참여자에게 질문하고 골고루 답변 유도하며 진행한다. 진행 과정에서 문제를 정의하고 해결의 방안을 마련하며, 적절하게 피드백을 받을 수 있다. 포커스그룹 인터뷰를 진행하면서 문제나 질문의 정답을 도출할 필요는 없지만, 참여자들의 의견과 생각을 글자 또는 녹음파일로 수집하여 분석함으로써 필요로 하는 정보를 얻는 것이 중요하다. 적은 수의 대상으로 빠르고 다양한 의견을 수집할 수 있으며, 연구 개발자가 예측하지 못했던 주제, 해결점 등을 발견할 수 있다. 그러나 적은 수로 인해 일반화하는데 한계가 있으며 원활한 인터뷰 진행을 위해 그룹의 자발성과 사회자의 숙련도에 의존하는 어려움이 있기도 하다.

1:1 심층인터뷰는 용어에서도 알 수 있듯이 사회자 또는 연구자와 대상자가 일대일로 대화하는 형태의 조사 방법이다. 이는 포커스그룹 인터뷰보다 더 세밀한 조사가 가능하며, 제품 또는 서비스 등에 대한 소비자와 사용자의 내적, 심리적 변화와 이유 등에 대해서도 확인할 수 있다. 따라서 1:1 심층인터뷰는 사회자와 대상자 간의 친밀감 형성이 중요하기 때문에 초반에는 가볍고 편안한 질문에서 시작하여 점점 본질적인 문제에 대해 질문하는 것이 중요하다. 이는 대상자가 답변을 하게 된 배경과 내재적 이유에 대해 알 수 있으며, 비언어적 반응도 관찰할 수 있다는 장점이 있는 반면 인터뷰 당시의 소

통, 분위기, 친밀감의 수준에 많은 영향을 받는다는 한계도 있다.

끝으로 설문조사는 대면 또는 비대면의 방식으로 진행되며 위의 2가지 방법 보다 많은 다수의 사용자와 소비자를 대상으로 조사할 수 있다. 연구 개발자는 이론적 근거와 사전 조사들을 통해 설문지를 개발한다. 설문지는 일반적으로 점수 척도에 의한 객관식 답변형으로 진행되며 필요에 따라 단답형 또는 서술형으로 자료를 수집할 수 있다. 객관식 답변형의 경우 점수 척도에 따라 이를 통계적으로 해석할 수 있으며, 정량적 결과를 얻는데 사용될 수 있다. 따라서 설문조사를 통해 보다 일반적인 사용자 그룹의 생각과 태도, 선택 및 사용에 영향을 주는 요소들을 발견할 수 있다. 다만 적합한 참가자를 대규모로 모집하는데 어려움이 있을 수 있고, 후속 질문 또는 추적 연구, 전단계 당사자 참여 연구 등에는 지속성을 유지하기 어려운 한계가 있다.

(2) 전단계 당사자 참여

제품 또는 서비스가 개발되는 과정은 매우 다양하지만, 일반적으로 요구 분석 및 파악, 모형시스템 개발, 시제품 제작, 실증연구, 승인(인증 및 허가), 상용화의 단계를 거친다. 이때, 사용자 참여형 연구(Participatory Action Design; PAD)는 제품 또는 서비스를 최종적으로 사용할 사용자, 소비자, 실 수요자가 연구 개발의 전 과정에 직·간접적으로 참여하는 것을 말한다. 사용자 참여형 연구는 제품을 개발하고 서비스 모델을 만드는 과정에서 의사결정을 해야 하는 순간에 사용자의 적극적인 참여를 통해 의견을 반영하는 설계, 개발, 평가의 접근 방식이다.

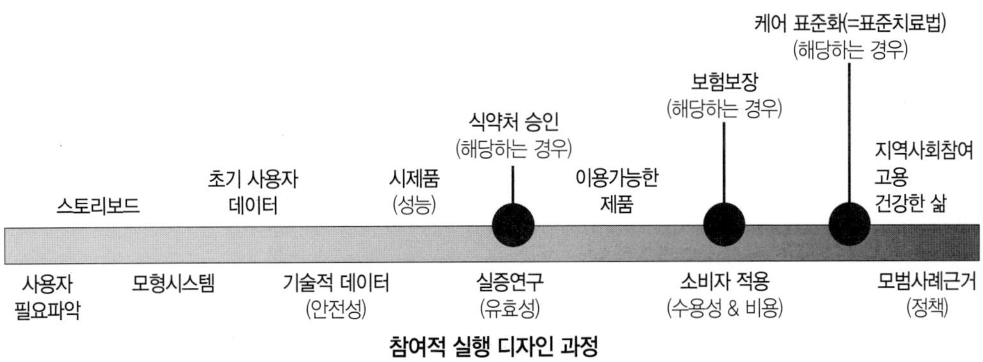

[그림 8-1] 사용자 참여형 연구 프로세스

사용자 참여형 연구는 [그림 8-1]과 같이 개발 과정에서 요구되는 단계적 수행 내용이 있다. 먼저, 앞 단에서 설명한 바와 같이 사용자 필요 파악이 있으며, 이는 연구 전단계에 걸쳐 가장 중요한 요소로 개발하고자 하는 제품의 올바른 특성을 규정하는데 기준이 되어준다. 그 다음은 실물 크기의 모형, 즉 Mock-up 시스템을 제작하는 단계로, 사용자의 필요를 파악하고 제품과 서비스에 대한 사용 시나리오가 완성되면 이를 이용해 모형을 제작하는 단계이다. 제품의 중요한 특성들을 제품과 디자인에 반영하여 실현 가능성을 확인하고, 다른 산업 표준에 적합한지를 검토해보는 단계이다. 이렇게 모형을 만들어 보고 초기 사용자들에게 평가 및 적용을 통해 보완 사항을 찾아 발견하여 기술적 보완을 진행할 수 있다. 보완 후 시제품(Prototype)을 제작하게 된다. 시제품 제작 단계에서는 실행 가능한 최대한의 특성들을 반영하여 실물과 동등한 수준으로 제작하게 된다. 그리고 시제품을 이용하여 실증 연구(Demonstration study) 또는 그에 준하는 평가를 수행할 수 있다. 실증 연구는 시제품이 완성된 후 해당 제품과 서비스가 표준을 충족시키는지 확인하고 제품의 성능과 효과에 대해 실 사용자를 대상으로 사용성을 테스트해 볼 수 있다. 또한 제품의 내구성과 신뢰성을 평가해 볼 수 있으며, 의료기기의 경우 이 절차를 통해 식약처 인허가 승인을 받기 위한 준비를 수행할 수 있다.

식약처 승인 단계는 매우 심도있는 절차로 최종 소비자에게 안전성을 보장하기 위한 필수적인 과정이다. 특히 의료기기에 대한 식약처 인허가는 임상적 효용성이 중요하며 이를 결정하기 위한 4가지 테스트 단계가 있다. 임상전문가, 사용자, 제조업체로 구성된 포커스그룹을 구성하여 제품에 대한 장점과 단점에 대해 피드백을 제공받을 수 있다. 그리고 건강한 사람을 대상으로 테스트해 볼 수 있고, 적은 수의 예비 사용자들을 대상으로 사례 연구, 즉 간단한 기기 테스트를 수행해 볼 수 있다. 마지막으로 많은 숫자의 예비 사용자, 소비자 그룹을 대상으로 테스트를 수행할 수 있으며, 이는 전체 사용자들에게 적용가능한 수준을 판단해 볼 수 있다. 보조기기 중 의료기기에 포함되는 휠체어, 욕창예방방석과 같은 일부 제품에 대해 식약처의 승인 과정이 필수적이다.

식약처 승인 후 상용화로 이루어지며 보조기기의 경우 정부의 공적 자금을 지원받을 수 있는 보험 또는 급여 품목 등록 과정이 진행된다. 보험보장(Insurance coverage) 단계로 구입 비용을 정부 또는 민간 보험에서 지급받을 수 있도록 하며, 이를 위해 기기에 대한 공동 코드를 규정하고 만들어야 한다. 그리고 이러한 모든 과정을 사례로 정리하여 근거를 남기며 이는 의사결정을 위한 최적의 임상적 근거가 될 수 있다. 이렇게 개발된 보조기기 제품 또는 서비스는 사용자의 수행 기술 향상과 참여 확대를 이루어주며 사회적 통합과 삶의 질 향상을 위한 기회를 제공한다. 특히 경제적 독립과 관련된 고용은 이러한 잠재력을 제공하는 큰 요인으로 작용한다.

2) 제품 디자인

(1) 유니버설 디자인의 개념

유니버설(Universal)에는 보편적인, 광범위한, 전체의 라는 용어적 의미를 내포하고 있다. 그래서 유니버설 디자인을 우리나라 말로 재정의 하면 보편적 설계라고 명명할 수 있다. 연령과 질병, 장애 등 인간의 생애 주기 변화와 성별과 국적, 인종 등 태생적 요소에 제한 받지 않고, 누구나 원하는 생활 양식대로 편하고 안전하게 생활할 수 있는 공간 또는 사용할 수 있는 제품, 서비스 등을 말한다. 즉 유니버설 디자인은 공간에서 생활하는 거주자, 제품과 서비스를 이용하는 이용자 및 대상자, 구매하는 소비자 중심의 디자인 철학이라 말할 수 있다.

이러한 유니버설 디자인은 1985년 미국의 건축가 Ronald Mace에 의해 주장되었다. 소아마비였던 그는 장애인 권리 획득 운동에 오랜 기간 동안 활동하였으며, 이런 경험을 통해 장애인이 특별 대우를 받고 있다는 느낌이 들지 않도록 하는 공간 및 제품 디자인의 필요성을 제창하였다. 즉, 장애인과 노인 등 사회적 약자만을 위한 특별한 디자인 보다는 그들을 포함하여 모든 사람이 이용하고 접근가능하며, 수용할 수 있는 디자인이 필요하다고 이야기하였다.

따라서 유니버설 디자인은 관점의 대상이 장애인과 노인을 포함하는 모든 사람(all people)이다. 이를 통해 가능한 한 많은 사람들이 차별이나 불편함을 느끼지 않고 생활하고 이용이 가능하도록 처음부터 계획하고 디자인하는 것이 중요하다. 그래서 미국에서는 이를 유니버설 디자인으로 명명하고 있으며, 유럽에서는 포괄적인 디자인(Inclusive design), 모든 사람을 위한 디자인(Design for all)으로 부르며, UN에서는 무장애 디자인 또는 배리어프리 설계(Barrier-free design)라고 부르고 있다. 이러한 용어에는 장애인과 노인만을 대상으로 하는 소극적 의미 보다는 장애인과 노인을 비롯하여 어린이, 임산부, 영유아를 동반하는 사람, 무거운 짐을 든 사람, 시력이 좋지 않은 사람, 오른손잡이, 왼손잡이, 키가 큰 사람과 작은 사람, 체격이 큰 사람과 작은 사람, 내국인과 외국인 등 모든 사람을 대상으로 하고 있음을 알 수 있다.

이러한 유니버설 디자인에는 3가지 이점을 들 수 있다. 첫 번째, 개인적 이점으로 어떤 제품이 사회로의 통합이 잘 이루어져 제품으로 얻는 이익이 장애인이나 노인 뿐 아니라 다른 잠재적 사용자에게도 유용하게 적요될 수 있다는 것이다. 예를 들면, 저상버스의 경우 장애인과 노인 외에도 모든 승객들이 더 안전하고 쉽게 버스를 승하차 할 수 있다는 것과 휠체어 사용자의 접근성을 높이기 위해 계단이나 턱을 낮추고 경사로를 설치할 경우 어린이나 유모차를 동반한 어른의 접근성을 향상시키는 모습들이 있다. 두 번째, 사회적 이점으로 모두에게 안전하고 실용적이며 효과적이고 편안한 환경을 만들고 제공함으로써 장애 모델과 사회 모델의 완전한 통합을 실현시킬 수 있다는 이점이다. 마지막 세 번째는, 산업적 이점이다. 이는 고객의 요구 사항을 효율적으로 충족시킬 경우 제품의 경쟁력 향상과 수용 고객층의 증가, 시장 확대를 도모할 수 있으며, 이는 곧 생산비용 절감과 기업과 사회의 이윤 증가로 이루어질 수 있다는 것이다.

그러나 이러한 이점에도 불구하고 유니버설 디자인 확산에 방해가 되는 요소들이 있다. 기업의 입장에서 상업적 이득을 단기간 내기에는 한계가 있으며, 기계 및 설비의 재정비와 인력에 대한 방대한 교육이 따른다고 생각될 수 있다. 또한 사용자 조사를 포함한 초기 기획 과정이 제품 개발 이전에 이루어져야 하기 때문에 또 다른 부가적인 시간을 요구한다고 여겨질 수 있다. 결국 이러한 방해 요소로 인해 기업들은 유니버설 디자인의 잠재적 사용자 그룹에 대해 인식하지 못하고 가치 확산에 어려움을 제공할 수 있다.

(2) 유니버설 디자인의 원리

제품을 디자인 하거나 공간을 설계할 때 유니버설 디자인의 철학을 적용하기 위한 원리 또는 원칙이 발표되었다. 미국의 노스캐롤라이나 주립대학의 유니버설 디자인 센터에서는 4가지 원리를 제시하였으며, 이는 기능의 지원, 수용 가능성, 접근 가능성, 안전성이 포함되어져 있다. 또한 최근 국내 연구진은 기존 유니버설 디자인의 원리와 사용자 이득기준을 종합하여 5가지 원리를 제안하였다. 여기에는 기능적 효용성, 수용성, 의사소통의 효율성, 쾌적성, 접근성이 있으며 서울시 복지시설은 이 가이드라인을 채택하여 사용하고 있다. 그러나 지금까지도 가장 대표적으로 널리 사용하는 것은 Ronald Mace와 Bettye Rose Connell 등이 제안한 7대 원리이다.

첫 번째는 공평한 사용(Equitable Use)이다. 이는 어떠한 사람도 공평하고 평등하게 사용할 수 있도록 하는 것으로 센서에 의한 자동문이 대표적인 예이다. 모든 사용자에게 같은 조작 수단을 제공하며 그것이 불가능한 경우 동등의 수단을 제공하는 것으로 특정 사용자만이 특별한 대우를 받거나, 좋지 않은 대우를 받지 않도록 하는 것이다.

두 번째는 사용상의 유용성 또는 융통성(Flexibility Use)이다. 다양한 사용자가 사용환경에 대응 가능하고 사용상의 자유로움이 허락되는 것으로 오른손잡이와 왼손잡이 구분 없이 모두 사용할 수 있는 도구나 기기 등이 대표적 예라고 볼 수 있다. 즉 사용자에 따라 다른 사용 방법을 선택할 수 있으며 사용자의 속도에 맞출 수 있는 기능적 요소를 말한다.

세 번째는 간단하고 직관적인 사용(Simple, Intuitive Use)이다. 제품사용 법이 명확하고 누구든 직감적으로 한눈에 이해할 수는 있는 것으로, 그림으로 나타내는 표지판 등이 대표적인 예이다. 이는 지역, 학력, 습관 등 이용자의 경험, 지식, 언어 종류나 능력 등에 상관 없이 누구나 알기 쉽고 이용하기 쉬운 것으로 복잡하지 않으며 사용자의 기대와 직관에 따라 사용할 수 있는 것을 의미한다.

네 번째는 쉽게 인지 가능한 것(Perceptible Information)으로 알기 쉽게 정보를 전달하는 것이다. 필요한 정보를 사용자의 능력에 상관없이 효과적으로 전달하여 인지하도록 하는 것으로 시각, 청각, 촉각 등 다양한 수단으로 필요한 정보를 충분하게 제공하는 것을 뜻한다. 이는 필요한 정보를 최대한 쉽고 빠르게 식별하도록 도와주며 감각장애인의 감각 결손을 다른 형태의 감각 정보로 제공하여 기능을 보완하는 것도 여기에 포함된다.

다섯 번째는 오작동에 대한 포용력(Tolerance for Error)으로 실수에 대한 고려, 관대함으로 불려진다. 이는 위험한 상황이나 의도하지 않은 조작에 의한 나쁜 결과를 최소화하는 디자인 원리로 안전에 대한 영역이다. 제품을 사용하거나 공간에서 생활하는 동안 위험이나 실수를 최소화하도록 요소들을 배열하고 위험이나 실수에 대해서는 사전에 경고할 수 있도록 한다. 또한 실수를 하더라도 안전하게 하며, 다시 복귀하거나 복구, 회복할 수 있도록 장치를 마련하는 것이다. 계단 미끄럼 방지 패드 등을 그 예로 들 수 있다.

여섯 번째는 신체 부담의 경감(Low Physical Effort)이다. 이는 신체에 부담을 느끼지 않고 자유롭고 쾌적하게 사용할 수 있도록 하여 신체적 노력을 절감하는 효과를 준다. 등에 매는 가방 보다는 손으로 끄는 캐리어, 원형 모양의 문 손잡이 보다는 지렛대 원리를 이용한 레버 형태의 손잡이가 대표적 예로 들 수 있다. 즉 사용자에게 부담스럽거나 부자연스러운 자세가 되지 않도록 하며 무리하지 않는 힘으로도 조작이 가능하도록 하고, 반복되는 동작을 최소화 한다.

마지막 일곱 번째는 사용이 용이한 공간 확보(Size and Space for Approach and Use)이다. 사용자의 체격, 자세, 사용 상황에 관계 없이 접근과 사용이 가능한 크기와 넓이를 확보하는 것으로 어른, 어린이, 휠체어 사용자 누구나 사용 가능한 자판기와 높낮이 조절 책상 등이 있다. 다양한 사용자가 동작을 할 때 중요한 부분이 잘 보일 수 있도록 시선을 확보하여야 하며 조작하고자 하는 모든 물건에 쉽게 손이 닿을 수 있어야 한다.

(3) 사용성

넓은 의미로의 사용성은 제품이 사용자의 목적을 달성해 주느냐에 대한 유용성과 제품에 대한 사용자의 첫인상, 사용자의 능력에 따른 제품의 적응화 정도 등 편리성 외에 많은 요소를 포함하고 있다. 가장 포괄적인 의미의 사용성은 사용 품질이라고 정의되며, 사용 품질은 사회적, 물리적, 기술적 환경 등을 포함하는 다양한 실제 사용 환경에서 제품을 통해 과업을 수행하면서 사용자가 느끼는 효율성, 효과성, 만족도를 포함하는 총체적인 품질을 의미한다.

① **효과성(Effectiveness)** : 사용자가 의도한 목적을 정확하고 완성도 있게 수행할 수 있는지를 말한다. 이는 제품이 사용자의 목적을 얼마나 충실히 달성하게 하는지를 의미하기도 하고, 사용자의 과업 수행의 정확성과 수행 완수 여부를 뜻한다. 효과성의 세부지표로 성공여부, 오류 횟수, 오류번호를 두어 사용자가 평가자의 의도한 데로 얼마나 정확히 과제를 수행했는가에 대해 평가한다. 성공여부는 사용자의 과제 수행 완료여부를 말하고, 오류횟수는 사용자가 과제 수행을 완료하기 까지 발생하는 오류 횟수를 말한다.

② **효율성(Efficiency)** : 사용자가 쉽고, 빠르게 능률적으로 수행할 수 있는지를 말한다. 사용자가 특정 목적을 달성하기 위해 투입한 자원과 관련이 있다. 즉, 사용자가 과업을 달성하기 위해 투입한 자원과 그 효과 간의 관계를 뜻하고, 사용 시간이나 학습 시간으로 측정할 수 있다. 사용자가 과제를 수행할 때 얼마나 걸리는지, 얼마나 힘을 들이지 않고 수행하는지에 대해 평가한다. 신체활동에 대한 노력의 정도와 난이도를 측정하여 활동에 필요로 하는 노력이 얼마나 큼을 나타낸다. 수행시간은 과제를 시작해서 과제 수행 완료까지 걸리는 시간을 말한다.

③ **만족도** : 사용자가 시스템이나 제품에 대해 가지게 되는 편안함이나 긍정적인 태도를 의미한다. 즉, 사용자가 제품을 사용하면서 주관적으로 본인이 기대했던 것에 비해 얼마나 만족했는지를 의미한다.

④ **사용성 평가(UT)**: 사용적합성 평가는 연구 개발 과정에서 도출된 시제품 또는 개념설계, 상세설계 등에 대하여 수행하는 것으로 시장에 출시되기 전의 제품에 대한 소비자의 사용성 평가를 통해 제품을 재개발하고 버전을 업그레이드 하는 과정에

서 필요한 개발 정보를 수집하는 것을 말한다.

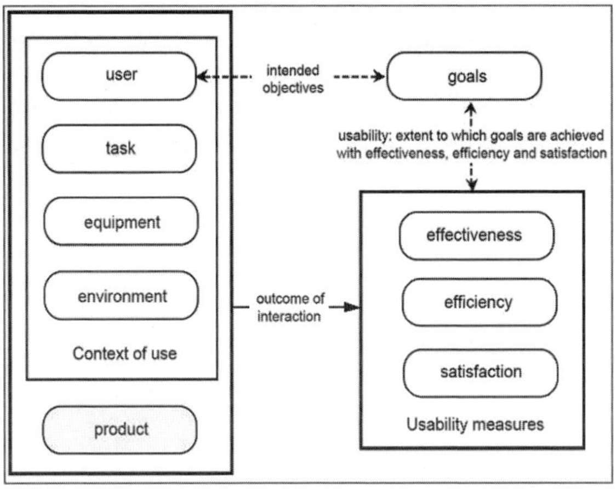

ISO 9241-11

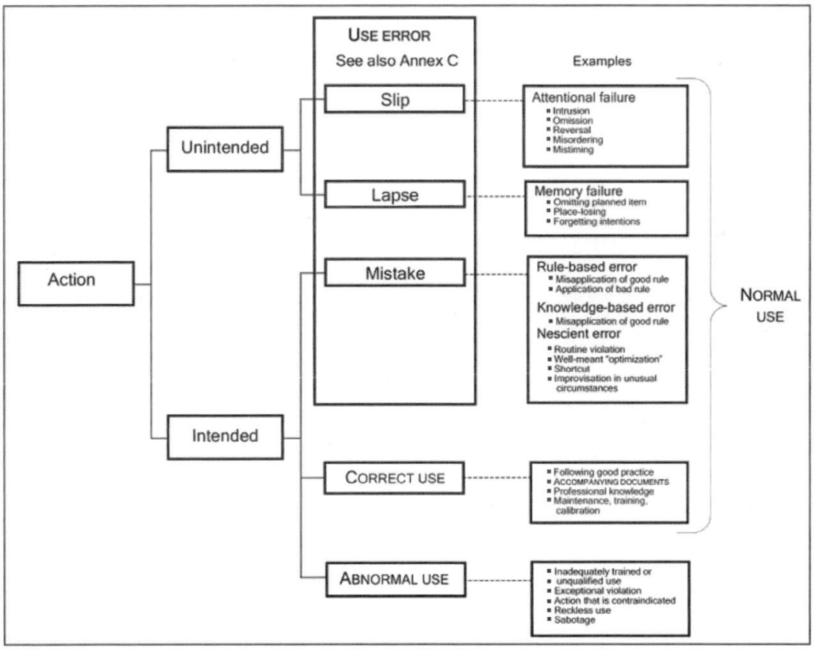

IEC60601-1-3;62366

(4) 조종장치

조종장치(controller)는 크게 비례식(proportional)과 마이크로스위치 또는 디지털(microswitch or digital)로 구분한다. 비례식 조종은 자동차의 가속 페달과 같은 원리로 작동하며, 세게 밟을수록 속도가 증가하는 방식이다. 보통 전동휠체어의 조이스틱 조종장치가 비례식 조종장치를 사용한다. 마이크로스위치 또는 디지털 방식의 조종장치는 전등 스위치의 켜짐과 꺼짐으로 작동하는 원리로 작동한다. 전동휠체어의 전원을 켜거나 끌 때, 이러한 방식이 사용된다.

조종장치를 모멘터리(momentary)와 라칭(latching)으로 구분하기도 한다. 모멘터리 조종장치는 입력장치가 접촉되었을 때만 작동한다. 전동휠체어 조이스틱에서 사용자가 손을 대면 휠체어가 작동하며, 손을 떼면 휠체어가 정지하는 방식이다. 라칭 조종장치는 한번 접촉하면, 정지 신호를 보내기 까지 계속적으로 동작하는 원리의 조종장치이다. 불기-빨기 시스템(sip and puff system)에서 사용자가 한번 불면, 전동휠체어가 빨기 전까지 계속 이동한다.

3) 기술 이전

(1) 보조기기 개발의 기술 이전

보조기기법 제4조 제2항에 의거하여 국가와 지방자치단체는 장애인 등에 대한 보조기기 지원과 활용촉진을 위해 필요한 재원 조달 등 관련 조치를 강구해야 한다고 법적으로 제시하고 있다. 현재 정부예산으로 운용되는 공적급여의 수행 주체는 보건복지부, 고용노동부, 과학기술정보통신부, 보훈부, 교육부 등 5개 부처이며, 보조기기 지원을 위해 각 부처에서 개별 사업으로 이루어지고 있다. 각 재원에 따른 국내 보조기기 지원제도의 세부 내용은 보조공학사를 위한 영역별 보조기기 활용 책을 참고하기 바란다.

기술이전은 크게 공급-제공(supply-push) 방식과 수요-요구(demand-push) 방식으로 구분한다. 공급-제공 방식은 기술-주도형(tech-push), 공급자 중심으로 불리우며, 공급자로부터 접근하는 방식이다. 공급-제공 과정은 시제품, 제조과정 및 서비스 개발을 수행하고, 시장규모, 시장 성장 잠재력 및 기회과점에서 개발이 진행된다. 이후 표준과 규제통과를 위한 테스트, 소비자 취향 수집을 반복하여 진행된다. 자격 있는 파트너를 찾거나 발명 제품을 제조하고 판매할 기업을 찾은 후 시장에 출시하게 된다. 수요-요구 방식은 수요-견인형(demand-push), 시장 견인형(market-push), 수요자 중심으로 불리우며, 수요자(시장)로부터 접근하는 방식이다. 수요-요구 과정은 관심 있는 시장 분야를 조사하고, 특정 분야에 집중하여 기술 및 성능 명세를 개발하게 된다. 비용과 타당성을 분석하여 사업계획 수립 또는 기술이전 계약을 실시한 후 시장에 제품을 출시하게 된다.

2. 보조기기 표준화 및 품질관리

1) 보조기기의 표준화

(1) 표준화

'표준화(standardization)'는 실제적인 또는 잠재적인 문제를 주어진 여건 하에 최선의 상태로 해결하기 위한 일련의 활동을 말한다. 이러한 활동에 필요한 합리적 기준이 바로 표준(standards)을 의미한다. 표준은 반복적이고 공통적으로 사용하기 위해서 인정된 기관이 합의에 의해 제정하고 승인하여 활동이나 그 결과를 위한 규칙, 가이드라인 또는 특성을 제시하는 문서로 정의하고 있다. 표준 분류에 대해 다양한 방법으로 분류할 수 있으나, 광의적으로 크게 '인문사회적 표준'과 '과학기술적 표준'으로 분류할 수 있다. 인문사회적 표준은 언어, 부호, 법규, 능력적 태도, 행동규범, 책임, 전통, 관습, 권리 및 의무에 관련된 표준으로 구성되며, 과학기술적 표준은 측정표준(measurement standard), 참조표준(reference standard), 성문표준(documentary standard)으로 분류한다.

측정표준(measurement standard)은 측정계량단위, 국제단위계, 표준원기, 표준기준물질, 과학기술적 원리에 의한 최고 수준의 신뢰성, 정확성 확보를 통한 국제적인 소급성을 유지하는 것을 말한다. 우리나라는 국가표준기본법 제13조에 의거하여 한국표준과학연구원이 국가 측정표준 대표기관으로 관련 업무를 수행한다. 참조표준(reference standard)은 정보와 데이터의 신뢰도와 정확도를 분석 및 심사하여 공인함으로써 국제사회에서 지속적으로 사용 또는 반복 활용이 가능하도록 마련된 자료를 말한다. 우리나라는 국가참조표준센터가 참조표준 개발 및 보급의 역할을 수행한다.

성문표준(documentary standard)은 총체적인 안전성, 이해성, 경제성, 효율성을 증진시키기 위해 자율적 또는 강제적으로 일정기간 적용하기 위해서 문서화로 된 규정, 사양, 용어, 부호, 기호 등의 지침을 말한다. 우리나라는 산업표준화법에 의거한 한국산업표준(KS)이 이에 속한다. 성문표준은 기업이 제정한 사내표준, 민간단체가 제정한 단체표준, 정부(지정기관)가 제정한 국가표준, 그리고 지역/국제기구가 제정한 지역표준/국제표준으로 분류할 수 있다.

단체표준은 이해관계자나 회사가 단체를 구성하여, 공동의 이익 또는 편의를 얻을 수 있도록 물체, 성능, 구조, 절자, 방법 등을 통일화되고 단순화된 기준을 설정하여 단체

구성원이 공통으로 준수하도록 제정한 표준이다. 동일 업종의 생산자들에게 생산성을 향상시키고, 원가를 절감할 수 있으며, 제품의 품질 향상, 거래의 공정화 및 단순화를 통해 소비자의 권익을 보호할 수 있다. 한국산업표준(KS)이 규정하지 않는 부분을 보완할 수 있으며, 급속한 기술 발전과 다양한 소비자 요구에 신속하게 대응할 수 있다. 산업표준화법 시행규칙 제19조에 의거하여 이해관계자의 합의에 따라 제정되어야 하며, 한국산업표준(KS)나 다른 단체표준과는 중복될 수 없다. 고령친화제품의 경우, 한국고령친화용품산업협회에서 단체표준을 제정하고 있다.

국가표준은 국가표준기본법 제3조 제1호에 의거하여 국가사회의 모든 분야에서 정확성, 합리성, 국제성을 높이기 위한 국가에서 통일적으로 준용하는 과학적 · 기술적 공공기준을 말한다. 따라서 정부(또는 위임기관)에서 법령에 근거하여 국가 또는 사업의 발전, 국민의 안전, 환경보호, 국방 등의 목적으로 제정한 표준으로 강제성에 따라 임의표준과 강제표준으로 구분한다. 산업통상자원부에서 제정하는 한국산업표준(KS)과 과학기술정통부에서 제정하는 방송통신국가표준(KCS)을 지칭하며, 국가표준기본법상 규정한 광의 국가표준은 정부부처가 제정하는 모든 강제 또는 임의의 기준을 통칭한다. 휠체어는 한국산업표준(KS)으로 제정되어 있으며, 임의표준의 특성을 지닌다. 지역표준 및 국제표준은 상품 및 서비스의 국제간 교류, 협력 발전을 위한 국제적 기관에서 제정된 표준이다. 대표적인 국제표준기관으로는 국제표준화기구(ISO)가 있으며, 지역표준기관으로는 유럽표준화위원회(CEN)가 있다.

표준의 기능은 3가지가 있다. 첫 번째는 사회적인 또는 경제적인 효율성을 증진시키는 수단의 기능이다. 표준은 자원 또는 원료로부터 제품이나 서비스로 생산되는 모든 과정에서 효율성을 증진하고, 품질의 향상과 더불어 소비자를 보호하는 효과가 있다. 과거에는 제품 위주의 표준 제정에 머물러 있었지만, 최근에는 물류, 유통, 소프트웨어, 서비스 등 산업의 전반적인 분야로 확대되고 있다. 특히, 표준은 노령화 사회 및 정보화 사회에 대비하기 위한 수단으로 인식되고 있다. 두 번째는 산업발전에 중요한 기반으로서의 기능이다. 적절하게 완성도가 높은 기술의 표준화는 제품의 경쟁력과 시장적합성을 증진시켜 준다. 정보통신기술, 멀티미디어 등에 적용되는 최신 기술에 대한 사전 표준화는 첨단산업 기술 발전에 기반이 되며, 기술투자 중복을 예방하고, 기술 이전에도 도움을 줄 수 있다. 세 번째는 교역 증진과 무역 자유화의 기반으로서의 기능이다. 국가표준과 국제표준을 부합화시키는 것은 국가 간 상호 인정을 촉진할 수 있으며, 무역 교역 증대에 중요한 역할을 한다. WTO/TBT협정(Agreement on Technical Barriers to Trade)은 각 국가의 표준과 기술규정이 국제 무역에서 장벽이 되지 않도록 국가표준을 제정 및 개정시 국제표준이 있는 경우 이를 채택 적용할 것을 규정하고 있다. 표준의 합리적 근거 또는 산업 표준 개발을 위한 근거를 다음과 같이 요약할 수 있다.

- 모든 제조회사가 달성해야 할 품질 및 안전의 최소한의 공통기준 제시
- 기존 제품에서 발생된 문제 또는 발생 가능한 문제에 대해 향상된 안전성 촉진
- 서비스 제공업자, 제품 사용자 및 보험회사의 의사결정 시 사용될 수 있는 객관적인 시험 정보에 근거한 표준화된 제품 정보 제공
- 세계적인 규모의 보조기기 제품의 판매 장벽 해제 촉진
- 세계적인 보조기기 제품의 품질 안정성을 증진시키기 위한 기술적, 과학적, 임상적 지식 강화

(2) 국내외 보조기기 표준화

주요 국제표준화기구로는 국제표준화기구(ISO), 국제전기기술위원히(IEC), 국제전기통신연합(ITU)가 있다. 국제표준화기구(ISO)는 전기를 제외한 거의 전 산업분야의 표준을 개발하는 국제표준기구이며, 국제전기기술위원회(IEC)는 전기 장치 및 전기 기기의 표준화를 위해 공식으로 발족한 국제표준기구이다. 국제전기기술위원회(ITU)는 방송, 통신 기술 분야를 위한 UN의 전문기구 중 하나이다. 주요 지역표준화기구로는 유럽표준화위원회(CEN), 유럽전기표준화위원회(CENELEC). 유럽전기통신표준협회(ETSI)가 있다. 국가 별로 미국(ANSI), 독일(DIN), 일본(JISC) 등 각 표준화기구가 활발히 운영 중에 있다(표 8-1).

[표 8-1] 국제 및 국가 표준화기관

국가/기구	기관명	웹주소
국제기구	국제표준화기구 (ISO ; International Organization for Standardization)	www.iso.org
	국제전기기술위원회 (IEC ; International Electronical Commission)	www.iec.ch
	국제전기통신연합 (ITU ; International Telecommunication Union)	www.itu.int
미국	미국국가표준협회 (ANSI ; American National Standards Institute)	www.ansi.org
	국립세계표준보관소 (NSSN ; National Shop Stewards Network)	www.nssn.org
	미국식품의약품안전청 (FDA ; Food and Drug Administration)	www.fda.gov

유럽	유럽표준화위원회 (CEN ; European Committee for Standardization)	www.cenorm.be
	유럽전기표준화위원회 (CENELEC ; European Committee for Electrotechnical Standardization)	www.cenelec.eu
	유럽전기통신표준협회 (ETSI ; European Telecommunication Standards Institute)	www.etsi.org
영국	영국표준협회 (BSI ; British Standards Institution)	www.bsi-global.com
독일	독일표준화기구 (DIN ; Deutsches Institut fur Normung)	www.din.de
일본	일본공업표준조사회 (JISC ; Japanese Industrial Standards Committee)	www.jisc.go.jp
중국	중국표준화기구 (SAC ; Standardization Administration of China)	www.sac.gov.nc

국제표준화기구(International Organization for Standardization ; ISO)는 1947년 설립되었으며, 국제 간의 공통된 표준 개발을 위한 비정부조직(Non-Governmental Organization ; NGO)이다. 스위스 제네바에 본부를 두고 있고, 1국가 1회원을 원칙으로 하고 있다. 국제 간 서비스 및 상품의 원활한 교류, 과학, 기술, 지식, 경제 분야의 협력적인 발전이라는 관점에서 표준화 활동을 증진시키기 위한 활동을 수행한다. 국제표준기관들 중 가장 규모가 크며, 전기를 제외한 전반적인 산업에 관한 국제표준 제정을 담당하며, 관련 표준은 매 5년마다 개정하고 있다. 전자기기에 관한 국제표준을 담당하는 국제전기기술위원회(International Electronical Commission ; IEC)와 상호 보완적인 관계를 유지하고 있다. 유럽표준화위원회(European Committee for Standardization ; CEN)는 비영리 국제연합기구로, 유럽연합과 유럽자유무역연합(EFTA)의 표준기관들에 의해 1961년 프랑스 파리에 설립되었으며, 1975년 벨기에 브뤼셀로 이전하였다. 유럽전기표준화위원회(CENELEC) 및 유럽전기통신표준협회(ETSI)의 표준을 제외한 모든 분야의 표준을 제정하고 있다. 유럽표준화위원회(CEN)와 유럽전기통신표준화위원회(ETSI)에서 제정하고 공표하는 표준을 EN(Normal European Standard)이라고 한다.

1970년대부터 국제표준화기구(ISO)의 후원 및 스웨덴, 네덜란드, 영국 등 유럽의 대규모 건강관리 프로그램의 영향으로 보조기기 관련 대표적인 기술위원회(ISO/TC-173)를 구성하였다. ISO/TC-173의 주요 목표는 보조기기(assistive products) 및 관련 서비스 분야의 표준을 만들어 저하된 기능을 보상하기 위해 사람을 지원하는 것이다. 주요 제품 범주로는 휠체어 및 휠체어 액세서리, 보행 보조기기, 장루 및 요실금 보조기기, 개인 위생 보조기기, 트랜스퍼를 위한 호이스트, 인지 장애를 겪는 사람을 위한 보조기기 등이다. 또한 시각장애인을 위한 보조기기와 접근성에 대한 일반 지침도 개발하고 있다. ISO/TC-173에서 개발한 표준에서 기대하는 주요 이점은 다음과 같다.

- 제품을 설계할 제조업체에 대한 기준
- 보조기기의 생산 비용 감소
- 구매자와 사용자를 위해 생산된 안전성 및 신뢰성이 있으며 기능적인 제품
- 사용자의 삶의 질 향상
- 개인 및 공공 구매자를 위해 향상된 비용 효율성
- 제품 간의 향상된 호환성
- 접근성 및 인지 장치와 같이 새로운 영역에 관한 표준
- 전동 및 수동휠체어의 개발 및 표준화된 시험 방법과 같이 비교 가능하고, 신뢰할 만한 시험 결과를 이끌어내기 위한 공통적인 시험 방법

ISO/TC-173은 모든 사람이 어디서나 고품질의 저렴한 보조테크놀로지에 대한 접근성을 개선하기 위해 존립하는 GATE(Global Cooperation on Assistive Technology)를 조정하는 세계보건기구(WHO)와 같이 다른 조직과 긴밀한 협력 관계를 맺고 있다. ISO/TC-173 내 다양한 분과위원회(subcommittee)를 구성하고, 수십 개의 국제표준을 발표했으며, 지속적으로 개정하고 있다. 1981년 RESNA 내에 휠체어 제조업체들이 포럼을 구성하고, 수년 후 장애 관련 제품을 위한 대표적인 표준개발기구로 부상하여 ISO/TC-173/SC-1에 참여하고 있다. ISO/TC-173/SC-1에서 공표된 표준으로는 대표적인 휠체어 국제표준인 ISO-7176, 휠체어 착석시스템 국제표준인 ISO-16840이 있다.

[표 8-2] ISO/TC-173의 분과위원회

분과위원회	주제	발표된 표준
ISO/TC-173/SC-1	휠체어 (wheelchairs)	38
ISO/TC-173/SC-2	분류와 용어 (classification and terminology)	1
ISO/TC-173/SC-3	장루 및 요실금 보조기기 (aids for ostomy and incontinence)	25
ISO/TC-173/SC-4	감각 기능 장애를 겪는 사람을 위한 보조기기 (assistive products for persons with impaired sensory functions)	6

이외에도 보조테크놀로지와 관련된 표준으로는 교통 수단(ISO/TC-8, 20, 22), 건축(ISO/TC-59), 가구(ISO/TC -136), 수술용 임플란트(ISO/TC-150), 의지 및 보조기(ISO/TC-168), 광학 및 포토닉스(ISO/TC-172), 전기적 안전성(IEC/TC 62), 보청기(IEC/TC-29), ICT기술(JTC1) 및 디자인 원리를 다룬 인체 공학(ISO/TC-159)과 능동적 지원 생활(IEC SyCAAL)이 있다.

보조기기 분류 및 용어에 대한 국제표준으로는 국제표준화기구(ISO)에서 발표한 'ISO 9999(장애를 겪는 사람을 위한 보조기기-분류 및 용어)'가 있다. 이 표준에서는 보조기기란 '장애인이 사용하는 장치, 설비, 기기, 기술 및 소프트웨어를 말하며, 신체 구조 및 기능 손상(body functions/structures impairment), 활동 제한(activity limitation), 참여 제약(participation restriction)을 예방, 보상, 모니터링, 경감 및 중화할 수 있는, 특별히 제조되거나 범용적인 용품' 이라고 정의하고 있다. 이는 세계보건기구에서 발표한 국제기능장애건강분류모델(International Classfication of Functioning, Disability and Health)의 영향을 받았다. 우리나라의 경우에는 1999년에 개정된 「장애인복지법」에 보조공학기기의 품목고시를 하도록 함으로써 보조기기의 분류에 대한 법적 근거를 마련하였고, 그 후 2002년 9월 국제표준화기구의 국제표준(ISO) 9999 체계를 참고하여 보건복지부고시 제2002-66호를 통해 분류체계를 확립하였으며, 최근 2020년 9월 보조기기 품목 분류체계를 국제표준(ISO) 9999:2016을 참조하여 다시 개정 고시하였다(표 8-3).

[표 8-3] 국내 및 국제 보조기기 분류체계

장애인보조기기법 제2조 (보조기기의 종류)	ISO 9999:2016
① 개인 치료용 보조기기	① 04 Assistive products for measuring, supporting, training or replacing body functions (신체기능의 측정, 지지, 훈련 또는 대체용 보조기기)
② 기술 훈련용 보조기기	② 05 Assistive products for education and for training in skills (교육 및 기술 훈련용 보조기기)
③ 보조기 및 의지(義肢)	③ 06 Assistive products attached to the body for supporting neuromusculo-skeletal or movement related functions(orthoses) and replacing anatomical structures(prostheses)(신경근골격계 기능 또는 움직임 관련 기능을 지원하거나(보조기) 해부학적 구조를 대체하기(의체) 위해 신체에 부착되는 보조기기)
④ 개인 관리 및 보호용 보조기기	④ 09 Assistive products for self-care activities and participation in self-care (자기관리 관련 활동 및 참여용 보조기기)
⑤ 개인 이동용 보조기기	⑤ 12 Assistive products for activities and participation relating to personal mobility and transportation (개인 이동과 교통 관련 활동 및 참여용 보조기기)

⑥ 가사용 보조기기	⑥ 15 Assistive products for domestic activities and participation in domestic life (가정생활 관련 활동 및 참여용 보조기기)
⑦ 가정 · 주택용 가구 및 개조용품	⑦ 18 Furnishings, fixtures and other assistive products for supporting activities in indoor and outdoor human–made environments (인공적 환경의 안팎활동 지원을 위한 가구와 설비 등의 보조기기)
⑧ 의사소통 및 정보전달용 보조기기	⑧ 22 Assistive products for communication and information management (의사소통용 및 정보관리용 보조기기)
⑨ 물건 및 기구 조작용 보조기기	⑨ 24 Assistive products for controlling, carrying, moving and handling objects and devices (물건 및 기구의 조종, 휴대, 이동 및 다루기용 보조기기)
⑩ 환경 개선 및 측정용 보조기기	⑩ 27 Assistive products for controlling, adapting or measuring elements of physical environments (물리적 환경요소의 제어, 개조 또는 측정용 보조기기)
⑪ 고용 및 직업훈련용 보조기기	⑪ 28 Assistive products for work activities and participation in employment (직무 관련 활동 및 참여용 보조기기)
⑫ 레크리에이션용 보조기기	⑫ 30 Assistive products for recreation and leisure (휴양과 여가용 보조기기)

국내 표준화기관은 국가기술표준원, 한국표준협회, 한국산업표준이 있다. 국가기술표준원(Korean Agency for Technology and Standards ; KATS)은 1883년(고종 20년)에 화폐주조 및 금속광물의 분석 · 가공 · 제련업무를 담당하는 전환국 소속의 '분석시험소'를 설립한 이후로, 중앙시험소, 중앙공업연구소, 국립공업연구소 등 여러차례 개칭되어 현재의 '국가기술표준원'으로 변천되었다. 주요 업무로 국가표준(KS) 관리와 국제표준협력활동을 수행하고 있으며, 제품안전제도, 적합성평가업무(KOLAS, KAS), 기술제품에 대한 평가인증(NEP, NET, GR), 법정계량제도 정책 수립 및 시행, 각종 기술규제에 대한 대응 및 무역기술장벽 협정 등의 서비스를 수행하고 있다.

한국표준협회(Korean Standards Association ; KSA)는 산업표준화법 제32조에 의거하여 산업표준화 및 품질경영의 조사, 연구, 개발 및 보급 촉진으로 과학기술 진흥과 생산 능률의 향상을 도모하여 국민경제 발전에 기여하기 위한 목적으로 1962년에 설립되었다. 주요 업무로는 국내 · 외 표준보급, 표준연구개발, 표준인력 양성, 한국산업표준(KS) 인증, 국제인증(ISO, JIS 등), 온실가스 검 · 인증 등의 업무를 수행하고 있다.

한국산업표준(Korean Industrial Standards ; KS)은 국내 산업 전 분야의 제품 및 시험, 제작 방법 등에 대하여 규정한다. 1961년 9월 '공업표준화법'을 제정하고, 같은 해 11월 상공자원부 산하에 표준국이 설치되면서, 한국산업표준을 제정하였다. 산업표준화법에 의거하여 산업표준심의회의 심의를 거쳐 국가기술표준원장이 고시함으로써 확정된다. 산업통상자원부 산하기관인 국가기술표준원에서 제정하여 관보 또는 국가표준 홈페이지를 통하여 고시되며, 한국표준협회에서 관리 및 보급하고 있다.

우리나라의 보조기기 관련 표준은 국제표준화기구(ISO) 및 국제전기기술위원회(IEC)에서 공표한 국제표준을 근거로 표준화가 이루어지고 있다. 휠체어에 관한 한국산업표준(KS)은 국제표준인 ISO/TR 13570-1, ISO 7176을 기초로 기술적인 내용 및 대응국제표준의 구성을 변경하지 않고 작성되었다. 양팔조작 보행기 및 한쪽팔로 조작하는 보행보조기구, 안전 지팡이 등의 보조기기는 표준화되어 있다. 욕창예방방석 및 매트리스는 공기패드형만이 표준화되었으며, 공기패드형 외에 다른 재질이나 맞춤형 제품에 대한 표준화나 가이드라인은 제정되지 않았다. 향후 다양한 재질이나 맞춤형에 대한 표준화가 이루어져야 할 것이다.

[표 8-4] 보조기기와 관련된 국내 표준

국내 표준	내용
휠체어	
KS P ISO 13570-1(휠체어-제1부: 휠체어에 대한 ISO 7176시리즈의 적용에 관한 가이드라인	휠체어를 선택하는데 있어서 휠체어 국제표준의 사용방법에 대해 명시한다. 휠체어에 대한 국제표준의 목적과 내용을 이해하는데 도움을 준다.
KS P ISO 7193(휠체어-최대 전체 치수)	건축상의 접근성에 대한 안내서로서 사용하는 다른 기관을 위한 휠체어의 제안된 최대 치수를 기술한다.
KS P ISO 7176-1(휠체어 - 제1부 : 정적 안정성의 결정)	휠체어의 정적 안정성 결정 방법을 규정한다. 기울어진 표면에서 정지할 때 휠체어를 안정화시키는 방법을 결정한다. 이 표준은 KS P ISO 7176-11에서 규정하는 시험용 인체 모형의 최대 중량을 초과하지 않는 몸무게를 가진 장애인의 실내외 이동에 사용되며, 최대 속도가 15 km/h 이하의 수동 및 전동 휠체어를 비롯한 의료용 스쿠터에 적용한다.
KS P ISO 7176-2(휠체어 - 제2부 : 전동 휠체어의 동적 안정성의 결정)	전동 휠체어의 동적 안정성의 측정 방법을 규정한다. 이 표준은 전동휠체어를 작동시킬 때 후방, 전방, 측방으로 어떻게 안정하게 작동되는지를 기술한다.
KS P ISO 7176-3(휠체어 - 제3부 : 브레이크 효율의 결정)	브레이크 효율의 결정. 이 시험은 바퀴 고정장치가 기울어진 표면에서 휠체어가 굴러가는 것을 방지하는 방법을 결정한다.
KS P ISO 7176-4(휠체어 - 제4부 : 이론적 이동범위를 결정하기 위한 전동 휠체어 및 스쿠터의 에너지 소비)	표준 트랙에서 전동 휠체어의 에너지 소비를 기술한다.
KS P ISO 7176-5(휠체어 - 제5부 : 전체 치수, 중량, 회전 반경의 결정)	휠체어의 전체 치수, 중량, 회전 반경을 기술한다.
KS P ISO 7176-6(휠체어 - 제6부 : 전동 휠체어의 최대 속도, 가속 및 감속의 결정)	전방 및 후방으로의 최대 속도(가속도)를 기술한다. 이는 또한 정지에서 최대 속도(가속도)의 최소 시간 그리고 완전히 멈출 때까지의 최대 시간을 결정한다.

KS P ISO 7176-7(휠체어 – 제7부 : 의자 및 바퀴 치수의 측정)	탑승자가 휠체어에 꼭 맞도록 필요한 치수적 정보를 기술한다. 표준화된 측정 방법은 다양한 측정 방법으로 인한 결과를 배제한다.
KS P ISO 7176-8(휠체어 – 제8부 : 정하중, 충격 및 피로 강도의 요구사항 및 시험방법)	휠체어의 강도와 내구성을 기술한다.
KS P ISO 7176-9(휠체어 – 제9부 : 전동 휠체어의 내후성 시험)	전동 휠체어의 기능을 변화시키는 비와 온도의 효과를 기술한다.
KS P ISO 7176-10(휠체어 – 제10부 : 전동 휠체어의 장애물 및 등판 능력 결정)	전동 휠체어가 오를 수 있는 장애물의 높이를 결정한다.
KS P ISO 7176-11(휠체어 – 제11부 : 시험용 인체 모형)	시험을 수행할 때 필요한 인체 모형의 치수와 무게 특징을 기술한다.
KS P ISO 7176-13(휠체어 – 제13부 : 시험 표면의 마찰 계수 결정)	시험하는 동안 사용되는 표면의 거칠기와 미끄럼 정도를 기술한다.
KS P ISO 7176-14(휠체어 – 제14부 : 전동 휠체어의 전원 및 제어 시스템–요구사항 및 시험방법)	전동 휠체어와 관련된 파괴 안정 브레이크 장치의 효능, 제어를 실행하기 위한 힘 안정성을 기술한다.
KS P ISO 7176-15(휠체어 – 제15부 : 정보 공개, 문서, 표시를 위한 요구사항)	제조자가 공개해야 하는 정보와 제품 설명서에 공개해야 하는 방법에 대해 기술한다.
KS P ISO 7176-16(휠체어 – 제16부 : 천으로 된 부분의 내화성–요구사항과 시험방법)	천이 타는 범위 및 천의 내화성에 대해 기술한다.
KS P ISO 7176-19(휠체어 – 제19부 : 자동차에서 사용되는 바퀴 장착 이동기구)	자동차의 좌석처럼 사용되도록 의도된 휠체어에 대한 디자인과 성능 요구사항과 시험방법을 기술한다.
KS P ISO 7176-21(휠체어 – 제21부 : 전동 휠체어 및 전동 스쿠터 그리고 배터리 충전기의 전자파 적합성에 대한 요구사항 및 시험방법)	스쿠터를 포함하는 전동 휠체어의 전자파 방사 및 전자파 내성에 대해 기술한다.
KS P ISO 7176-22(휠체어 – 제22부 : 셋업 절차)	시험 전에 휠체어의 구성과 조절에 대한 절차를 기술한다.
KS P ISO 7176-23(휠체어 – 제23부 : 보조원 조작형 계단 승강 장치의 요구사항 및 시험방법)	보조원이 작동시키는 계단 승강 장치의 성능을 결정한다.
KS P ISO 7176-24(휠체어 – 제24부 : 사용자 조작형 계단 승강 장치에 관련 요구사항 및 시험방법)	탑승자가 작동시키는 계단 승강 장치의 성능을 결정한다.
KS P ISO 7176-26(휠체어 – 제26부 : 어휘)	휠체어 어휘를 기술한다.
보행보조기기	
KS P ISO11199-1(양팔조작 보행기 – 요구사항 및 시험 방법 – 제1부 : 보행기)	바퀴나 팔걸이 등 부속장치를 장착하지 않은 보행기에 대한 안정성, 피로, 정하중 등 필요한 요구사항 및 시험방법에 대해 기술한다. 또한 보행기의 안전성, 인간공학, 성능, 표시 및 표기에 필요한 요구사항에 대해서도 기술한다.
KS P ISO11199-2(양팔조작 보행기 – 요구사항 및 시험 방법 – 제2부 : 바퀴달린 보행기)	특별한 시험 절차를 요하는 경우를 제외하고, 부속장치를 장착하지 않은 바퀴 달린 보행기(이하, 바퀴 보행기라고 함)의 정적 안정성 및 제동 능력, 정적 강도, 피로 등에 필요한 요구사항 및 시험방법, 시험 절차에 대해 기술한다.

KS P ISO11199-3(양팔조작 보행기 - 요구사항 및 시험 방법 - 제3부 : 보행테이블)	보행 테이블에 대한 정적 안정성 및 제동 능력, 정적 강도, 피로 등에 필요한 요구사항 및 시험방법, 시험 절차에 대해 기술한다.
KS P ISO11334-1(한쪽팔로 조작하는 보행보조기구 - 요구사항 및 시험방법 - 제1부: 팔꿈치형 목발)	손잡이와 팁이 완전히 장착된 팔꿈치형 목발에 대한 요구사항 및 시험방법을 규정한다. 시험방법은 분리, 정적 부하 능력, 피로도와 저온 파손의 내성에 대한 것이다. 안전, 인간 공학 성능, 표시 사항과 라벨링에 대한 요구사항을 제시한다.
KS P ISO11334-4(한쪽팔로 조작하는 안전 지팡이— 4부: 다족 지팡이)	손잡이와 발이 장착된 삼족 이상 지팡이를 35kg 이상인 사람이 일상생활에서 사용할 때 안정성(지팡이 발 이탈 각도), 견딤 하중, 내구성에 대한 요구사항 및 시험방법을 규정한다. 또한 안정성, 인간공학적 성능 및 표시 사항에 대해서도 제시한다.
욕창예방방석 및 매트리스	
KS P 0236(욕창 예방 시트쿠션 : 공기패드형)	유체의 정수압(hydrostatic) 원리를 이용하여 앉아 있는 인체의 피부와 이를 지지하는 접촉 표면 사이의 계면 압력을 최대한 균등하게 분포시켜 욕창발생을 예방할 목적으로 제조된 아래 유형의 공압식 시트쿠션에 대한 표준으로, 욕창예방 시트쿠션에 대한 구조, 작동 그리고 재료에 필요한 요구사항에 대하여 규정한다.
KS P 0234(욕창 예방 매트리스 : 공기패드형)	유체의 정수압(hydrostatic) 원리를 이용하여 누워 있는 인체의 피부와 이를 지지하는 접촉 표면 사이의 계면 압력을 최대한 균등하게 분포시켜 욕창발생을 예방할 목적으로 제조된 공압식 매트리스에 대한 표준으로, 다음 두 가지 유형의 욕창예방 매트리스에 대한 구조, 작동 그리고 재료에 필요한 요구사항에 대하여 규정한다.
기타	
KS P ISO 9999(장애인 · 노인 보조기구 - 분류 및 용어)	2007년 제4판으로 발행된 ISO 9999, 에 근거하여, 고령친화용품과 재활보조기구 품목을 포함하고 있으나 우리나라의 실정을 감안하여 ISO 9999(2007)에 포함되어 있지 않는 고령친화용품과 재활보조기구를 추가로 포함시키고, 품목 중에 의료기기로 분류되어 있는 품목은 '의료기기 품목 및 품목별 등급에 관한 규정'을 참고하여 용어를 일치시켰다.
KS P ISO 10535(장애인 이송용 호이스트 - 요구 사항 및 시험 방법)	EN/ISO 9999에 정의된 장애인 운반을 목적으로 하는 호이스트와 신체지지 기구만을 위한 요구사항과 시험방법을 규정하고 있다.
KS F 4561(시각장애인용 점자블록)	돌기를 표면에 양각시켜 보행 위치와 방향의 안내 및 위험물의 주의 표시를 하는 시각 장애인용 점자블록에 대하여 규정한다.
KS P ISO/TR11548-1(시각장애인을 위한 의사소통 기기-8점 점자를 문자 집합으로 코드화하기 위한 식별자, 명칭 그리고 배치-제1부: 점자 식별자와 이동 마크를 위한 일반적 지침)	ISO/IEC 10646-1 : 2000에서 명시된 명칭과 함께 8점 점자 패턴을 위한 단축 식별자에 대하여 명시한다.

KS P ISO/TR11548-2(시각장애인을 위한 의사소통 기기 — 8점 점자 문자를 문자 집합으로 코드화하는 식별자, 명칭 그리고 할당 — 제2부: 로마자를 기반으로 한 문자 집합)	로마자를 기반으로 한 8 비트 코드 테이블로 8점 점자의 할당에 관해 명시한다. 이 표준은 8점 점자의 데이터 변환용 입출력 장치, 인터페이스 및 소프트웨어의 전문가 및 제조자에 의해 사용되도록 의뢰되었다.
KS P ISO 23600(시각장애인 그리고 시청각 장애인을 위한 보조기구 — 보행자 신호등의 청각 및 촉각 신호)	시각 장애인 및 시청각 장애인의 안전하고 독립적인 이동을 보조하기 위한 보행자 신호등의 청각 및 촉각 신호에 관한 요구사항을 명시하고 있다.

2) 보조기기의 품질관리 및 인허가

(1) 품질관리 및 인허가

보조기기는 장애인 및 노인 등 기능 향상을 목적으로 사용되는 제품으로 삶의 질 향상에 매우 중요한 역할을 한다. 또한 보조기기가 개발 및 생산, 판매와 관련하여 산업화에도 기여한다. 따라서 소비자를 보호하고 보조기기 관련 산업 활성화를 위해 전 세계적으로 품질관리 및 인허가를 도입하고 있다. 강제성에 따라 인증제도를 강제 인증과 임의 인증으로 구분한다. 강제 인증은 국민 안전 등을 확보하기 위해 개별 법에 의거하며, 의무적으로 받아야 하는 인증으로 인증 취득 없이는 생산과 유통이 불가능하다. 임의 인증은 환경 보호, 에너지 절약 등 특정 정책 목적 달성을 위해 법에 의거하여 시행하는 인증으로 인증을 취득하지 못한다면 사실 상 시장 진입이 어렵기 때문에 준강제인증이라고도 불리운다. 미국 및 유럽의 보조기기 관련 인증제도는 다음과 같다.

[표 8-5] 해외 보조기기 인증

국가	인증명	성격	주요 대상 품목
미국	FDA (Food and Drug Administration)	강제	의료기기, 식품, 의약품
유럽	CE / MDD (Medical Device Directive)	강제	의료기기

미국은 공신력 있는 기관에서 보조기기만을 위한 품질관리나 인증을 하지 않고 있다. 보조기기 중 사람에게 심각한 잠재적 위험성이 있는 품목을 의료기기로 지정하여 엄격하게 관리하고 있다. 국내와는 다르게 의지 및 보조기도 의료기기로 포함하여 관리하고 있다. 의료기기의 정의는 기계, 기구, 도구, 장치, 삽입물, 체외 시약, 기타 유사하거나 관련된 물품으로 모든 부속품을 포함한다. 관리조직으로는 대표적으로 미국 식품의약품안전청(FDA)이 있다. 보조기기 분류를 안전성 및 유효성 확인이 필요한 관리기준에

따라 3등급으로 구분한다.

[표 8-6] 미국의 보조기기 분류

분류	내용
Class I	• 위험도가 낮은 제품의 경우 최소한의 규제만을 받는다. • 일부 제품은 시판 전 신고서인 510(k)가 요구된다.
Class II	• 안전성과 효능에서 일반규제만으로 불충분한 경우 해당한다. • 대부분 시판 전 신고서인 510(k)와 우수 의료기기 제조 및 품질관리(Good Manufacturing Practice ; GMP)가 요구된다.
Class III	• 인간의 생명 유지와 관련된 기기들로 가장 엄격한 규제를 받는다. • 대부분 시판 전 허가(Premarket Approval ; PMA)가 요구된다.

위와 같이 분류하고 있지만, 모두 동일한 규정을 채택하고 있지 않다. 같은 등급의 품목이라도 위험도를 고려하여 품목마다 각각 규정이 다르게 부여된다. 휠체어의 경우 등급에 관계없이 GMP와 510(k) 작성이 의무화되어 있다. 하지의지와 공압식 의지 부품을 제외한 대부분의 의지 및 보조기는 1등급에 해당하며, GMP와 510(k) 작성에서 면제된다.

[표 8-7] FDA의 주요 보조기기 품목 관리 현황

품목	등급	GMP	510(k)
지팡이	Class I	면제	면제
수동 휠체어	Class I	의무	의무
전동 휠체어	Class II	의무	의무
계단 승월형 휠체어	Class III	의무	의무
몸통 보조기	Class I	면제	면제
외부조립 다리보철기	Class II	의무	면제
환자용 수동식 회전침대	Class I	의무	면제

유럽은 보조기기를 판매하기 위해서는 유럽인증(CE) 마크를 획득해야 한다. 유럽인증(CE) 마크는 유럽공동체를 의미하는 European Communities의 불어식 표기인 Conformite European의 머리글자를 따서 만든 것이며, 유럽연합(EU) 국가의 통일된 제품 인증 마크이다. 인증을 받기 위해서는 보조기기는 의료기기지침(Medical Devices Directive ; MDD)을 따라야 한다. 보조기기를 안전성에 따라 4개 등급으로 분류하고 있다. 전동 무릎관절의지(2등급), 근전동의수(2등급)를 제외한 대부분의 의지 및 보조

기는 1등급으로 분류된다. 의지 · 보조기의 특성상 고객맞춤형(custom made) 또는 개조(adaptation)가 이루어지는 경우가 많아 이에 대한 관리는 다음과 같이 규정한다.

① 고객 맞춤형(custom made) : 특정 환자를 대상으로 전문의의 처방에 의한 제작인 경우가 이에 해당한다(대량생산된 제품 중에 개조가 필요한 제품은 이에 해당하지 않음). 이 경우 제품에 유럽인증(CE) 마크 부착의 의무는 없지만 의료기기지침에서 요구하는 사항을 준수해야 한다. 각 제품마다 환자 이름, 기기명, 담당전문의 이름이 언급되어 있는 적합성 문구를 표시하여야 하며, 정기적으로 이러한 고객맞춤형 기기는 규제당국에 보고해야 한다.

② 개조(adaptation) : 개조가 필요한 기기는 전문의의 지시에 따라 제조자가 조립 및 가공해야 한다. 이러한 기기는 제품에 제조자의 이름을 명시하고 CE 마크를 부착해야 한다.

(2) 우리나라 보조기기 품질관리 및 인허가

우리나라 보조기기의 품질관리 및 인허가 현황을 살펴보면, 아래 표와 같이 의료기기로 관리되고 있는 품목과 공산품으로 관리되는 품목으로 구분할 수 있다. 다만 의지 및 보조기는 해외와는 달리 두 품목군에 포함되어 있지 않아 품질관리가 미흡한 실정이다. 의료기기는 안전성과 유효성에 따라 4등급으로 구분되며, 보조기기는 대체로 위험성이 낮기 때문에 1, 2등급으로 분류되고 있다. 의안이나 휠체어는 의료기기로 지정되어 의료기기법에 의해 품질관리가 이루어지고 있다. 수동휠체어 1등급, 전동휠체어 및 전동스쿠터 2등급, 보청기 2등급으로 분류된다. 의료기기로 분류된 보조기기는 등급별 시험검사제도, 우수 의료기기 제조 및 품질관리(GMP), 제조 및 수입업 허가제도 등 허가 전후에 대해 식품의약품안전처(Ministry of Food and Drug Safety ; MFDS)의 관리를 받아야 한다. 고령자용 보행보조차, 고령자용 보행차는 전기용품 및 생활용품 안전관리법에 의해 KC(국가통합인증마크) 인증 중 '안전확인대상제품(자율안전확인 생활용품)'으로 관리된다. 고령자용 신발, 고령자용 지팡이, 고령자용 휠체어 테이블, 고령자용 목욕의자, 고령자 위치추적기, 시각장애인용 지팡이 등은 '안전기준대상 생활용품'에 포함되어 관리되고 있다. 향후 보조기기에 대한 품질관리 체계 개선과 함께 의지 및 보조기에 대한 품질관리 방안이 강구되어야 한다.

[표 8-8] 우리나라 보조기기 품질관리 및 인허가 현황

<table>
<tr><td rowspan="5">보조기기</td><td>의료기기</td><td colspan="2">• 의료기기법에 의한 허가 전 및 허가 후 관리를 받음
• 수동휠체어, 전동휠체어, 전동스쿠터, 보청기, 의안, 저시력보조안경, 콘택트렌즈, 욕창매트리스, 전동침대, 인공후두 등</td></tr>
<tr><td rowspan="3">공산품</td><td>안전인증대상 생활용품</td><td>• '품질경영 및 공산품안전관리법'에 의해 제품 검사와 제조 현장 심사가 시행됨
• 고령자 및 장애인 보조기기 품목 없음</td></tr>
<tr><td>자율안전확인 생활용품</td><td>• 신체 안전에 위해의 우려가 있는 제품
• 고령자용 보행보조차, 고령자용 보행차</td></tr>
<tr><td>안전기준대상 생활용품</td><td>• 위해 제품 발견, 피해 확산 우려시 지정함
• 고령자용 신발, 고령자용 지팡이, 고령자용 휠체어 테이블, 고령자용 목욕의자, 고령자용 위치추적기, 시각장애인용 지팡이</td></tr>
<tr><td>의지 및 보조기</td><td colspan="2">• 장애인복지법에 의한 업소 개설을 위한 의지 · 보조기 기사 의무 채용조건 및 신고제 등 불완전하고 간접적인 품질관리가 시행되고 있음
• 골반보조기, 아래팔의지, 종아리 의지 등</td></tr>
</table>

9

인간공학

1. 인간공학의 이해
2. 자료 분석
3. 정보이론
4. 시각
5. 청각
6. 촉각
7. 인체측정
8. 시스템제어

제9장

인간공학

이 장에서는 인간공학을 정의하고 인간공학에 대한 이해를 위해 인간공학적 연구방법(자료 분석), 정보이론, 시각, 청각, 촉각, 인체측정, 시스템제어로 영역을 나누어 살펴보고자 한다.

1. 인간공학의 이해

1) 인간공학의 용어

인간공학(ergonomics)이라는 용어는 그리스어로 일을 의미하는 ergos와 법칙을 의미하는 nomos에서 유래되었다. 인간공학은 인간이 작업수행에서 필요한 직무, 도구, 장비, 환경과 관련된 웰빙을 의미한다. 인간공학의 목적은 인간과 시스템이 상호작용하게 되면서 수행을 향상시키며, 안전성을 증가시키고, 사용자의 만족감을 증대시키는 것으로 정의할 수 있다. 인간공학은 이러한 목표 달성을 촉진하기 위한 요인 연구와 도구 개발을 포함하여 설명할 수 있다.

인간공학에서 성공적인 수행이라는 용어 속에는 작업 오류의 감소나 생산성 향상과 같은 내용이 포함된다. 생산성 향상을 고려할 때 자동화에 따른 작업 오류를 야기할 수 있고, 잠재적으로는 안전을 위협할 수 있게 된다. 따라서 우리는 인간공학적 개입을 통해 인간과 시스템 상호과정 중의 문제발생을 확인하고 바람직한 해결책 등을 도출하여 이러한 작업 오류의 감소와 생산성 향상을 위한 노력을 할 수 있다.

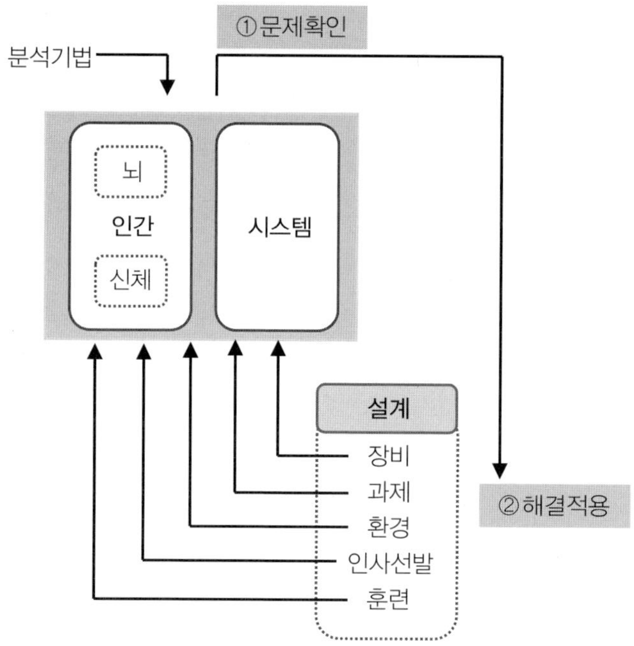

[그림 9-1] 인간공학의 순환과정

2) 인간공학의 목표와 순환과정

인간공학의 목표는 [그림 9-1]과 같이 인간공학의 순환과정에 따라 몇 가지 절차들에 의해 달성될 수 있다. 문제 확인 부분에서는 인간과 시스템의 상호작용 과정 중에 존재하는 문제나 결함을 진단하고 확인하는 것이 필수적이다. 이러한 과정이 효과적으로 이루어지기 위해서 인간 뇌와 신체에 대한 이해와 함께 시스템에 대한 이해가 필요하다. 그리고 확인된 문제에 대해 인간-시스템 상호작용의 문제 원인을 명확히 밝히기 위한 분석기법이 적용되어야 한다.

예를 들어, 학습 환경에 대한 문제 발생 시 해결을 위해 과제분석, 통계분석, 사고분석 등이 요구된다. 이러한 분석기법을 적용하여 문제가 확인되었다면 문제해결을 위한 설계 적용을 고려할 수 있다. 설계 적용을 위해 고려할 수 있는 접근방법은 장비, 과제, 환경, 인사선발, 훈련이 있다. 장비 설계는 인간이 다루는 물리적 장비의 본질을 바꾸는 것이다. 과제 설계는 작업자가 수행하는 과제를 변화시키는 데 초점을 둔다. 과제 설계는 과제의 일부나 전체를 다른 작업자에게 할당하거나 혹은 시스템의 자동화를 통해 할당하는 것을 포함할 수 있다. 환경 설계는 과제가 수행되는 물리적 환경에서의 변화를 가져오는 것이다. 환경의 범위를 좀 더 넓은 관점에서 본다면 작업이 이루어지는 조직의 분위기도 포함할 수 있다. 인사선발은 요구되는 직무를 수행하는 데 필요한 신체적, 정신적 차원에서 사람들 사이에 개인차가 있다는 것을 기본으로 한다. 직무 특성에 가장 잘 맞는 능력을 가진 작업자를 선발하여 작업수행을 최적화할 수 있다. 훈련 설계는 작업자에게 요구되는 신체적 혹은 정신적 기술들을 교육하고 연습시킴으로써 직무환경에서 직면할 수 있는 여러 조건들에 대해 작업자를 준비시키는 데 초점을 둔다.

이러한 접근방법들은 모두 문제를 교정하는데 적용될 수 있으며, 성공적인 교정 여부를 확인하기 위해 작업수행 이후 다시 측정할 수 있다. 지금까지의 논의는 주로 ① 문제확인 과정에서 결함을 확인한 경우 시스템을 교정하는 형태로 초점이 맞추어졌었다. 그러나 바람직한 인간공학의 실천방향은 인간공학적 결함이 시스템 설계에 포함되기 이전에 그러한 결함을 미리 예상하고 방지하는 것이다. 이러한 관점에서 볼 때, 설계 과정에서의 인간공학의 역할은 ① 문제 확인 과정과 함께 ② 해결적용 과정에서도 관여될 수 있다. 설계 과정의 초기에 인간공학 요소들을 충분히 고려하여 적용한다면 비용이나 인간의 작업수행과 관련된 어려움들이 해결될 수 있을 것이다. 한 조직에서 설계 과정에 인간공학 적용을 고려할 때 소요되는 비용은 설계의 최초 단계부터 인간공학이 적용될 경우에는 전체 생산비의 대략 2%를 차지하는데 반해서, 제품의 제조 단계 이후에 인간공학을 적용하는 경우 5~20%까지 증가하는 것으로 나타났다.

3) 작업과 인간공학

인간공학의 개념은 신체적 웰빙과 작업수행과 관련된 연결고리를 가지고 인간에게 오래전부터 사용되어 왔다. 일련의 작업 과정에서 인간에 대한 고려가 충분하지 않을 때, 손상과 비효용성이 발생할 수 있다. 작업자의 신체적 능력과 환경의 제약, 직무활동 요구에서의 매칭 방법을 찾는 것은 작업자의 안정성과 생산성을 높일 수 있는 방법이 된다. 인간공학의 원리는 작업 과정에서의 다양한 문제점을 해결하는 데 도움이 될 수 있다. 우리는 전체적인 재활 혹은 건강, 클라이언트 중심 프로그램의 일부로 인간공학적 원리를 사용할 수 있다. 일반적으로 인간공학 서비스를 제공하는 환경은 클라이언트가 생활하는 환경이 된다. 인간공학 전문가는 특정 전문 영역, 사회적 규준, 전통적

생활체계에서 어려움을 겪고 있는 기술을 교육하고 제공해 줄 필요가 있다. 인간공학적 서비스를 제공하는 전문가는 마케팅, 제품의 판매, 비용 효과성, 명확한 결과, 클라이언트의 만족에 초점을 두고 클라이언트의 삶에 도움을 줄 수 있어야 한다.

인간공학의 시스템 개념은 인간 수행이 구조화된 전체 안에서만 의미 있게 개념화 될 수 있다는 믿음이다. 인간공학에서 작업자의 수행은 수행기술, 수행패턴, 활동요구, 클라이언트 요소의 용어를 통해서 이해할 수 있다. 작업 관련 실행체계에 대한 이해를 통해 작업의 영역과 함께 작업의 처리과정을 고려할 때 인간공학에서 전체적인 관점으로부터 참여를 이해하고, 중재를 제공하면서 수행의 모든 측면을 바라볼 수 있다. 인간공학적 평가와 개입이 클라이언트의 작업 참여에서 질 차이를 추구한다는 것은 명확하다. 다만, 인간공학적 디자인을 언급할 때 문제를 단지 특정 부분의 특성이 아닌, 작업자와 작업 도구, 장비, 혹은 작업 과정에서의 관계로 이해하는 것은 중요하다. 장비의 일부나 도구가 인간공학 자체가 아니라, 작업 과정의 적합성과 사용자의 적합성이 더 중요하다는 사실을 확인할 필요가 있다.

2. 자료 분석

인간공학은 인간의 능력과 행동 특성 정보를 인간이 사용하는 제품, 설비, 절차와 환경 설계에 적용하여 효율성을 기반으로 인간의 가치를 향상시키는 학문이다. 이를 위해 인간 특성을 파악하는 것이 필수적이다. 인간의 능력과 행동 특성은 주로 실험과 경험을 통해서 얻어지며, 이러한 의미에서 인간공학은 경험과학이라고 할 수 있다. 이처럼 인간공학에서는 인간의 능력과 행동 특성에 대해 실험적 연구를 통해 자료를 수집할 수 있다. 인간공학 실험연구 과정에서 수집된 자료는 통계적인 방법에 따라 분석될 수 있다.

1) 변수

(1) 독립변수

독립변수는 연구자가 조작하거나 통제하고자 하는 변수를 의미한다. 연구자는 독립변수를 조작함으로써 종속변수에 어떤 영향을 미치는지 분석할 수 있다. 예를 들면, 계기판의 종류에 따라 인간의 판독 실수율이 달라지는지의 여부를 실험하고자 한다고 할 때 계기판의 종류는 독립변수에 해당된다. 인간공학 연구에서 사용되는 독립변수는 다음과 같이 세 가지 유형으로 나누어 볼 수 있다.

① **과업 관련 변수** : 장치, 작업/휴식주기, 작업 순서 등

② **환경변수** : 소음, 조도, 진동 등

③ **피실험자 관련변수** : 성별, 신장, 연령, 교육정도 등

(2) 종속변수

종속변수는 독립변수의 영향을 평가하기 위해 측정하는 변수이다. 종속변수는 독립변수나 매개변수와의 인과관계를 통해 인과적인 해석을 할 수 있다. 앞의 예에서 인간의 판독 실수율은 종속변수에 해당된다. 종속변수는 반응시간과 같은 성능에 관한 척도인 경우가 많다.

2) 척도

종속변수는 보통 기준(criteria)이라고도 부를 수 있고, 연구에서 독립변수가 영향을 주는 효과의 척도를 의미한다. 보통 인간공학에서 다루는 기준은 체계 또는 부품에 관련된 체계 기준과 인간의 특성에 관련된 인간 기준으로 구분하여 볼 수 있다.

(1) 체계 기준(system criteria)

체계 기준이란 체계의 성능이나 산출물에 관련된 기준을 말하며, 체계가 원래 의도한 바를 얼마나 달성하는가를 반영하는 기준을 의미한다. 예를 들어, 컴퓨터 중앙처리장치는 단위 시간당 처리하는 자료의 양에 의해 평가될 수 있다. 또한 잔디 깎는 기계는 시간당 깎는 면적에 의해 평가될 수 있을 것이다. 이러한 체계 기준의 예로는 예상 수명, 사용성(usability), 보존성(maintainability), 신뢰도, 내마모성, 운용비용, 인력 소요, 최대 회전수, 출력 등이 있다.

(2) 인간 기준(human criteria)

인간 기준은 인간의 수행 척도, 생리학적 지표, 주관적 반응, 사고 빈도 등의 네 가지 유형으로 나누어 고려해 볼 수 있다.

① **인간 수행 척도** : 여러 가지 감각 활동, 정신 활동, 근육 활동에 의한 기준 등

② **생리학적 지표** : 심박수, 혈압, 혈액의 성분, 전기피부반응(GSR), 근전도(EMG),

뇌파(EEG), 분당 호흡수, 피부온도 등

③ **주관적 반응** : 체계 설계에서 대안들에 대한 평점, 체계에 사용되는 정보에 대한 중요도 평점 등

④ **사고 빈도** : 운송업종에서 주행 거리당 사상자 수를 통한 운송체계 비교, 연간 사상자 수를 통한 서로 다른 업종의 안전 수준 비교

3) 기준의 요건

인간공학적 연구에서 사용되는 기준은 일반적으로 일정한 요건을 갖추어야 의미를 가질 수 있다. 이러한 요건에는 적절성, 무오염성, 신뢰성, 민감도 등을 대표적으로 들 수 있다.

(1) 적절성

적절성이란 연구에서 기준이 의도된 목적에 적당하다고 판단되는 정도를 의미한다. 다시 말하면 선택된 변수가 실제도 의도하는 바로 어느 정도 측정해 내는가를 나타낸다. 예를 들면, 어떤 체계나 부품의 성능을 평가하는 실험에서 인간 기준보다는 체계 기준을 사용하는 것이 더 적절할 수 있다. 반면에 어떤 작업용 의자의 편의성을 알고자 한다면 의자에 앉는 사람에게 안락함에 대한 평점을 매기도록 하는 것과 같은 인간 기준이 더 적절할 수 있다.

(2) 무오염성

무오염성은 연구에서 기준이 측정하고자 하는 변수 외의 다른 변수들의 영향을 받아서는 안 된다는 것을 의미한다. 즉, 관심 있는 변수 외의 다른 변수의 영향이 없거나 적을 때 무오염성이 확보되었다고 할 수 있다. 예를 들어, 조명수준에 따른 작업 성능을 알고 싶을 때 우리가 예상하거나 혹은 예상하지 못하는 다른 요인(예: 전날 음주량, 수면시간)에 따라 달라져서 작업 성능에 영향을 미친다면 조명수준에 따른 작업 성능을 파악하는 데 오염된 결과를 가져올 수 있다.

(3) 신뢰성

신뢰성이란 연구에서 변수 측정 결과가 일관성이 있고 안정적으로 나타나는 것을 의미한다. 이러한 신뢰성은 체계 기준과 인간 기준의 신뢰도 개념과는 달리 사용되며, 척

도의 신뢰성으로 반복성에 따른 안정된 결과를 갖는 것을 의미한다. 즉, 비통계적 또는 불규칙한 영향이 얼마나 적은가를 나타낸다. 예를 들면, 비슷한 작업 조건에서 심박수를 반복적으로 측정했을 때 기준 값들이 비슷하게 나온다면 변수 측정에 대한 척도는 신뢰성이 있는 것으로 볼 수 있다.

(4) 민감도

민감도는 연구에서 기준이 나타내는 예상과의 변별성으로 표시하는 것을 의미한다. 즉, 요인 수준이 변할 때 실제 기준의 측정값이 다른 값으로 되어야 한다. 예를 들면, 올림픽 사격 대회에서 선수들의 기량 차이를 알아내려면 선수들이 쏜 탄알이 표적 중앙에서 얼마나 떨어져 있는지를 측정해야 한다. 만약 두 가지 등급(정확하다, 부정확하다)으로 구분하면 기량 좋은 선수를 선발하기 힘들 것이다.

3. 정보이론

정보이론이란 여러 가지 상황에서 정보 전달을 다루는 과학적 조사 연구 분야이다. 정보화 시대에 살고 있는 우리는 정보를 효율적으로 수용, 처리, 저장하면서 살고 있다. 여러 가지 정보를 수용하고 처리하고 저장하는 하드웨어 관련 기술은 비약적으로 발전하고 있지만, 인간의 경우에는 뇌가 기본적으로 정보처리 업무를 담당하고 있다. 우리 인간이 정보를 수용하고 처리하고 저장하는 방식을 이해할 필요가 있다. 이러한 정보처리 과정에 대한 이해는 정보 혁명 속에서 사는 현대 인간으로서 중요한 일이다.

1) 정보의 이해

정보이론에서 정보란 불확실성의 감소로 정의할 수 있다. 높은 발생 가능성을 가지는 사건은 정보가 별로 담겨 있지 않다고 할 수 있다. 그 이유는 누구나 그 사건이 일어날 것을 예상할 수 있기 때문이다. 예를 들어, 주사위를 던질 경우 나올 수 있는 숫자는 1부터 6까지 중에서 나올 것이기 때문에 정보가 없어도 쉽게 결과를 예상할 수 있다. 그러나 발생을 예상하기 어려운 사건이나 아주 드문 사건에는 많은 정보가 담겨있다고 할 수 있다. 예를 들어, 복권 1등 당첨 번호를 누군가가 사전에 알려준다면 이는 굉장히 큰 정보가 될 수 있다. 왜냐하면 인간의 상식 수준에서는 이러한 결과를 사전에 알 수 없기 때문이다. 이렇게 우리는 정보를 정의할 때 그 내용의 중요성은 고려하지 않더라도 사건의 가능성을 고려할 수 있다. 다시 말해서 정보는 불확실성의 감소를 통해 출현 가능성을 고려해 볼 수 있는 사건 발생의 중요한 단서가 된다.

2) 정보의 측정단위

정보이론에서 정보는 bit 단위로 측정한다. 1bit는 발생 가능성이 동등한 두 대안 사이에서 어떤 것이 발생할 것인가를 결정하는데 필요한 정보의 양을 의미한다. 이를 일반화하면, N개의 대안이 있고 그 대안의 발생 확률이 동일하다면 정보량 H는 다음과 같이 구한다.

$$H=\log_2 N$$

따라서 대안이 두 가지이고 발생 확률이 동일한 경우에 어떤 대안이 발생할 것인가를 알아내는데 필요한 정보량 H는 $\log_2 2=1$bit이다. 네 가지 동일한 발생할 확률을 가진 대안이 있는 경우 정보량 H는 $\log_2 4=2$bit가 된다. 같은 원리로 1~10까지의 수의 집합에서 무작위로 선택할 때, 어떤 숫자가 나올지 알려주는 경우의 정보량은 $\log_2 8=3$bit이다. 또한 A~Z의 문자 집합에서 무작위로 선택할 때, 어떤 문자가 나올지 알려주는 경우의 정보량은 $\log_2 26=4.7$bit가 된다.

만일 각 대안의 출현 가능성이 동일하지 않을 경우에는 어떻게 정보량을 구할 수 있을까? 대안의 수가 N개일 때 각 대안의 출현 가능성이 동일한 경우에는 한 대안의 발생 가능성은 p=1/N이므로 $\log_2(1/N)$가 성립된다. 따라서 대안의 출현 가능성이 동일하지 않는 경우 한 사건이 가진 정보량은 다음 공식으로 구할 수 있다.

$$h_i=\log_2(1/p_i)$$

여기에서 h_i가 사건 i에 관계되는 정보량이고 pi는 그 사건의 출현 확률이므로, 확률이 다른 일련의 사건이 가지는 평균 정보량 h_{av}는 평균을 구하는 것과 같이 다음 식으로 계산할 수 있다.

$$h_{av}=\Sigma p_i \cdot h_i=\Sigma p_i \cdot \log_2(1/p_i)$$

예를 들면, 내일 날씨가 맑을 확률이 0.9, 비가 올 확률이 0.1일 경우에 내일 날씨가 어떻게 될지 알아내는데 필요한 평균 정보량은 다음과 같다.

$$H_{av}=\Sigma p_i \cdot \log_2(1/pi)=0.9\log2(1/0.9)+0.1\log2(1/0.1)=0.47\text{bit}$$

3) 전달 정보량

정보량은 그 자체로서 특정 상황에 존재하는 불확실성의 정도를 파악하는데 의미가 있다. 그러나 어떤 입력이 매체나 시스템의 출력을 통하여 전달되는 경우가 자주 있으며, 이때는 불확실성의 정도보다는 입력 정보가 얼마나 일관되게 전달되느냐가 더 중요하게 된다. 어떤 자극이 시스템에 들어오면 시스템은 이를 처리 또는 전달하여 반응을 하게 된다. 이 때 자극은 입력 정보량, 반응은 출력 정보량으로 해석할 수 있다. 이때 자극의 불확실성과 반응의 불확실성과의 관계를 나타내면 다음 그림과 같이 표시할 수 있다. 자극 정보량은 H(x), 반응 정보량을 H(y), 총정보량을 H(x,y), 전달 정보량을 T(x,y)라 하면 다음과 같은 관계가 성립한다(그림 9-2).

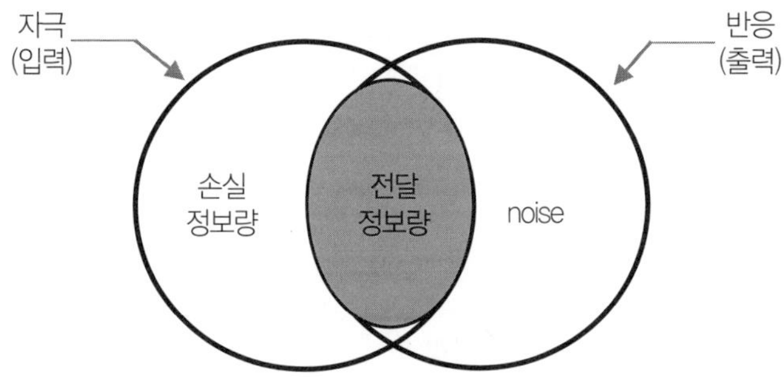

$T(x,y)=H(x)+H(y)-H(x,y)$

손실정보량$=H(x)-T(x,y)$

noise$=H(y)-T(x,y)$

[그림 9-2] 전달 정보량

4) 정보처리 과정

인간은 일상생활 속에서 다양한 형태의 정보를 수용, 저장, 재생, 처리 및 전달을 하고 있다. 이러한 과정들이 복잡하게 얽히고 수정되면서 인간 활동이 이루어진다. 인간 활동에서 인간이 행하는 신체 동작이나 반응은 입력된 정보와 불가분의 관계를 가지고 있다. 예를 들면, 마우스나 자판기를 사용하여 업무를 처리한다든지, 은행 현금지급기에서 현금 인출이나 이체를 하는 경우, 손동작 하나마다 분명한 정보처리 결과에 대한 반응이라고 볼 수 있다. 복합한 정도의 차이가 있다고 할지라도 인간의 정보처리 과정을 일반화하여 나타낼 수 있는데, 이를 도식화하면 다음 [그림 9-3]과 같다.

먼저 '암호화(encoding)'과정에서는 몸 밖에서 들어온 자극을 내부에서 활용할 수 있는 형태의 표현으로 바꾼다. '비교(comparison)'과정에서는 들어온 정보와 이미 뇌에 저장된 정보를 비교한다. '반응 선택(response selection)'단계에서는 들어온 입력 정보에 대해 어떻게 반응할 것인가를 결정하게 되고, 그 결과를 '반응 작용(response execution)'단계로 보내고 행동이 나타나게 된다. 이러한 과정에서 필요에 따라 주의(attention)와 기억(memory)이 활용되거나 참조된다.

사람은 환경 속에서 모든 감각 입력 중에서 어떤 것을 선택하며, 이러한 선택은 자극의 특성과 개인의 상태에 따라 이루어진다. 이러한 정보처리 과정은 한 번에 한 가지 것에만 유의하게 작용할 수 있지만, 2개 이상의 정보에 대해서도 숙련되는 과정 속에서 동시에 다양한 자극을 감지하고 처리할 수 있게 된다.

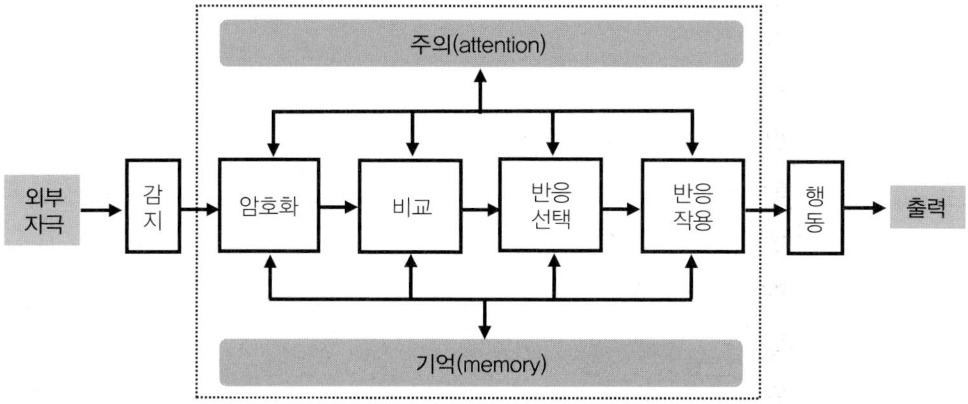

[그림 9-3] 정보처리 과정

4. 시각

인간의 신체적 특성과 정신적 인지 능력은 인간-기계 시스템 설계 시 고려해야 할 중요한 요소이다. 인간의 감각기관을 통해 받아들인 정보는 인지과정을 통해 해석된다.

1) 눈의 구조

눈은 [그림 9-4]와 같이 여러 구성요소로 이루어져 있다. 앞쪽에는 각막(cornea)과 수정체(lens)가 있다. 각막과 수정체는 빛을 모아 뒤에 있는 망막(retina)에 정확한 상이 맺힐 수 있도록 역할을 한다. 홍채는 각막과 수정체 사이에 위치하고, 카메라의 조리개와 같은 역할을 수행하며 빛의 양을 조절한다. 동공은 홍채의 중앙에 구멍이 나 있는 부위를 말하며 빛의 양에 따라 크기가 달라진다. 망막의 역할은 빛의 밝기와 색상을 구분하도록 한다. 빛이 눈에 들어오면 망막을 자극하게 되고 시신경에 신호를 보낸다. 수정체는 카메라의 렌즈와 같은 역할을 하여 빛을 굴절시켜 초점을 정확히 맞출 수 있도록 한다. 멀리 있는 물체에 초점을 맞추기 위해서 수정체는 얇아지고, 가까이 있는 물체에 초점을 맞출 때는 수정체가 두꺼워진다. 이러한 변화는 수정체에 붙어 있는 근육의 조절 작용으로 가능하다. 나이가 들어감에 따라 이러한 눈의 조절 작용은 둔화되고 사람들의 눈은 점차 원시가 되어간다. 원시는 수정체가 얇은 상태로 변화되어 멀리 있는 것은 잘 볼 수 있으나 가까운 물체를 보기 힘들게 되는 상태이다. 반대로 근시는 수정체가 두꺼워져 가까운 물체는 초점을 맞출 수 있으나 먼 물체를 볼 때에는 초점을 맞추기 어렵다.

망막에는 원추체(cone)와 간상체(rod)라는 두 가지 종류의 광 수용기가 있다. 원추체는 밝은 곳에서 색상을 구분하는 기능을 하며 우리 눈에 약 600~700만 개가 있다. 원추체는 황반(fovea)이라고 하는 망막의 중앙 부위에 집중되어 있어 물체가 시축(visual axis)의 주변보다 시축상에, 즉 눈동자의 정면에 있을 때 색상을 더 잘 판별할 수 있다. 이러한 사실은 큰 화면이나 여러 개의 화면을 동시에 사용하는 시스템 디자인 설계 시에 중요한 고려사항이 될 수 있다. 간상체는 어두운 곳에서 물체의 음영을 구별할 수 있으나 물체의 색상은 구별하지 못한다. 간상체는 7,500~1억 5,000만 개 정도가 있으며 망막의 중앙부보다는 주변에 많이 분포해 있다. 원추체와 간상체에 의해 받아들여진 빛은 생체신호로 바뀌어 뇌에 전달되고 해석된다.

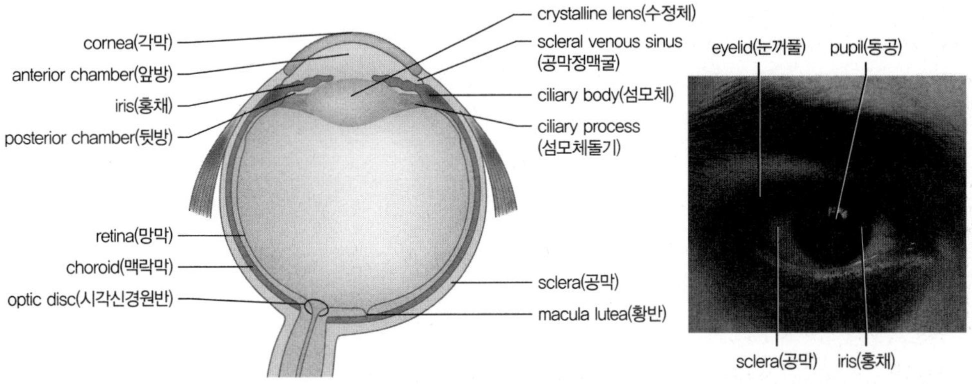

[그림 9-4] 눈의 구조

2) 시각능력(시각과 시력)

물체의 크기는 그림에서 보는 것과 같이 시각(visual angle)에 의해 설명할 수 있다.

물체가 크면 시각이 커지고 작은 물체는 시각이 작아진다. 시각은 도(°), 분(′), 초(″) 단위로 표현되며, 일반적으로 분 단위가 주로 사용된다. 물체의 시각이 너무 작으면 우리 눈은 물체를 식별할 수 없다.

인간의 시력을 측정하는 여러 가지 방법이 있으나 가장 보편적으로 사용되는 방법은 최소가분시력(minimal separable acuity)으로, 눈이 식별할 수 있는 표적의 최소공간을 말한다. 즉, 어떤 표적의 존재 여부를 구분할 수 있다고 할 때의 시각은 다음과 같이 구할 수 있다.

시각(′)=(57.3)(60)(물체의 크기: H)/(물체와 눈 사이의 거리: D)

위 식에서 57.3과 60은 radian 단위를 분으로 환산하기 위한 계수이다(1 radian은 57.3°, 1°는 60′임). 우리가 흔히 사용하는 시력은 시각의 역수로 표현된다.

시력(최소가분시력)=1/시각

> 5m 떨어진 곳에서 1mm 벌어진 틈을 구분할 수 있는 사람의 시력은 얼마인가?
> 시각=(57.3)(60)(1)/5000=0.6876이므로, 시력=1/0.6876 ≒ 1.5

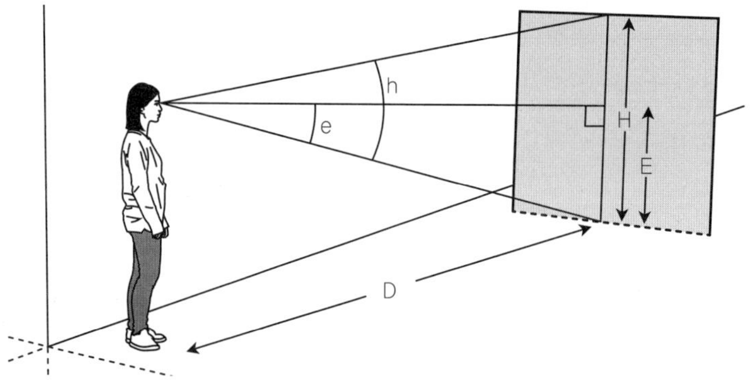

[그림 9-5] 최소가분시력의 예

3) 시각적 식별에 영향을 주는 요소

시각적 식별에 영향을 주는 요소는 앞서 살펴 본 시각 외에도 여러 가지 환경적 요인이 있는데, 광량, 조도, 광도, 반사율, 대비 등이 대표적이다.

(1) 광량(luminous intensity)

광량은 광원의 세기를 말하며 단위는 칸델라(candela, cd)를 사용한다. 1cd는 융해

온도에 있는 백금 1/60cm²를 통해 방사되는 빛의 세기를 말하며 약 촛불 1개 정도의 밝기에 해당한다. 40W 백열등은 약 35cd, 40W 형광등은 200cd이다.

(2) 조도(illuminance)

조도는 어떤 물체나 표면에 도달하는 빛의 밀도를 말한다. 단위는 보통 lux, fc(foot-candle)를 사용하며 1lux는 1cd의 점광원으로부터 1m 떨어진 구면에 비추는 빛의 밀도를 말한다(1 lumen/m²). 점광원으로부터 거리가 멀어지면 조도는 역자승의 법칙에 따라 감소한다. 즉, 1cd 점광원으로부터 1m 떨어진 곳의 조도는 1lux, 2m 떨어진 곳의 조도는 1/4lux이다.

$$조도 = 광량/(거리)^2$$

(3) 광도(luminance)

광도는 단위 면적당 표면에서 반사 또는 방출되는 광량을 말하며 종종 휘도(brightness)라고도 한다. 광도는 여러 단위로 표현되며 1L(lambert)는 완전 발산 및 반사되는 표면이 표준 촛불로 1cm 거리에서 조별될 때의 조도와 같은 광도이며, 1mL는 1/1,000L이다.

(4) 반사율

반사율은 물체의 표면에 도달하는 조도와 광도와의 비이다. 즉, '반사율(%)=광도/조도'로 정의된다. 반사율이 100%인 표면이란 빛을 전혀 흡수하지 않고 완전히 발산 및 반사시키는 표면을 말한다. 현실 세계에서 얻을 수 있는 최대 반사율은 약 95%이다.

(5) 대비

광도 대비란 표적의 광도와 배경의 광도의 차이를 배경 광도로 나누어 나타낸다. 즉 다음과 같이 계산할 수 있다.

대비(%)=(배경 광도−표적 광도)/(배경 광도)×100 또는

대비(%)=(배경 반사율−표적 반사율)/(배경 반사율)×100

3) 시각적 코드화

시각작용과 관련하여 효율적 시스템 설계를 위해 고려해야 할 사항은 여러 가지가 있

다. 여기에서는 색상코딩과 그래픽 코딩에 대해서 확인해 보기로 한다.

시축(visual axis)이 망막과 만나는 황반 근처에 색상을 구분할 수 있는 원추세포가 많기 때문에 인간은 주변시보다 정면시에서 색상을 가장 뚜렷하게 구별해 낼 수 있다. 인간은 약 60° 범위 안에서는 색상을 정확히 구분할 수 있다. 눈의 중앙부위는 빨강, 초록, 노랑에 민감하게 반응하고, 눈의 가장자리에서는 파란색에 가장 민감하게 반응한다. 따라서 배경 색상으로 파란색을 사용하면 민감한 효과를 얻을 수 있다. 또한 중앙에 나타나는 파란색은 잘 감지하기 어렵지만 빨간색의 경우 작은 변화에도 민감하게 감지할 수 있다. 색상은 인터페이스 디자인에 효과적으로 사용될 수 있다. 하지만 색상보다 문자나 숫자를 써서 물체를 식별하도록 하는 것이 더 효과적이라는 연구도 있다(Christ, 1975).

그래픽 코딩은 표현하고자 하는 물체를 코드 형태로 표현하는 것이며, 이는 화상에 표현된 물체의 형태와 실제 물체 간의 관계를 표현하는데 효과적으로 활용될 수 있다. 이러한 관계는 어떤 규칙에 의한 것도 있지만 빨간색이 위험을 나타내는 것처럼 관습에 의한 임의적 관계일 수도 있다. 쓰레기통 모양의 아이콘이 파일을 버리는 곳을 나타내는 예는 직접적인 관계를 활용한 그래픽 코딩이다. 이밖에도 서로 다른 크기나 서로 다른 선의 굵기 또는 막대그래프 등 다양한 코딩 방법을 사용할 수 있다.

양적인 데이터도 여러 가지 그래픽 코드로 표현할 수 있다. 양적인 데이터를 그래픽 코드로 표현하면 ① 여러 데이터 간의 상호 관계를 잘 알 수 있으며, ② 데이터의 시간에 따른 변화나 경향을 한눈에 알 수 있으며, ③ 중앙관제실에서 사용하는 경우처럼 실시간 데이터의 관찰을 쉽게 해준다는 장점이 있다.

5. 청각

시각적 경로가 인간의 주요한 정보 교환 통로이지만 청각 또한 다양한 방법으로 사용되고 있다. 인간의 감각정보 중 청각을 통한 정보 교환에 대해 살펴보도록 하자.

1) 귀의 구조

귀는 크게 외이(external ear), 중이(middle ear), 그리고 내이(inner ear)로 이루어져 있다(그림 9-6). 외이는 외부로 보이는 부분으로 귓바퀴와 외이도, 고막까지를 포함한다. 외이는 안쪽의 귀를 보호하는 역할과 외부의 소리를 확대하여 내부로 전달하는 기능을 한다. 중이는 고막을 사이에 두고 외이와 구분되는 작은 통로로 달팽이관이 있는 내이와 연결된다. 중이에는 중이 소골(ossicle)이라는 작은 뼈(추골, 침골, 등골)가 3개 있다. 추골은 고막에서 전달되는 파동을 받아들이고, 침골은 그 파동을 전달 받고 마지막으로 등골이 전달 받은 파동을 달팽이관에 전달한다. 이 과정에서 약 27배의 증폭이 이루어진다. 내이는 임파액으로 채워져 있는 달팽이관(cochlea)이 있다. 외부의 소리 파동이 직접 달팽이관에 전달되면 액체에 의해 파동이 축소될 수 있다. 하지만 중이에 있는 중이 소골을 통해 전달된 파동은 확대되어 달팽이관에 전달된다. 임파액의 진동에 따라 달팽이관 내의 모상 세포(hair cells)가 흔들리고 이는 청신경에 자극을 전달한다.

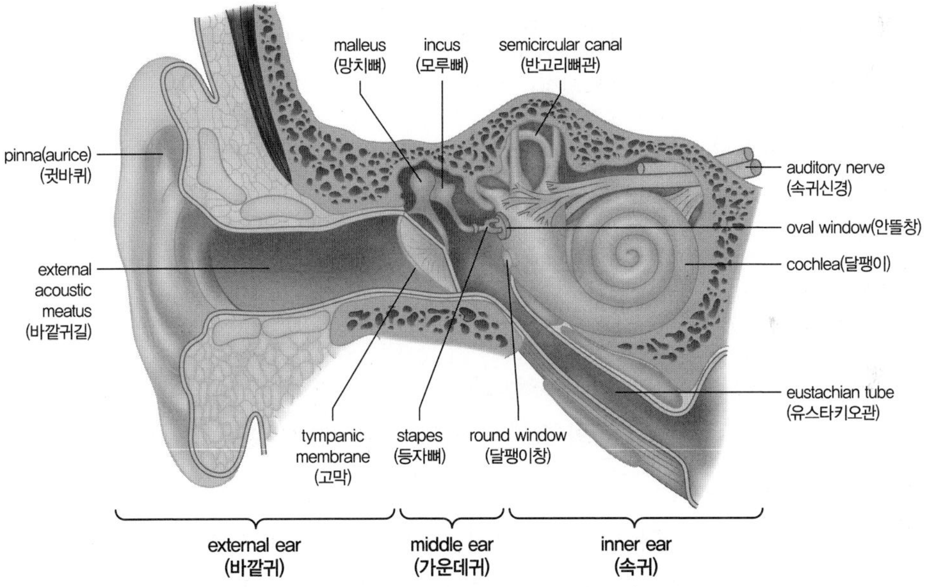

[그림 9-6] 귀의 구조

2) 소리

청각은 대부분의 사람들에게 시각 다음으로 중요한 감각이다. 물체가 만들어 내는 소리의 파동이 공기를 통해 우리 귀에 전달되면 청각신경이 이를 감지하고 뇌에 전달하게 된다. 소리의 특성은 음파의 진폭(amplitude), 주파수(frequency) 등에 의해 영향을 받는다. 진폭이 크면 크게 들리고 주파수가 높으면 고음이 된다. 주파수 측정단위는 Hz(Hertz)이다. 보통 사람은 20~20,000Hz 사이의 소리를 들을 수 있으며, 500~4,000Hz 사이의 소리에 특히 민감하다.

음의 강도는 소리의 크기와 밀접한 관련이 있으며 일반적으로 데시벨(decibel: bel의 1/10)이 단위로 사용된다. 우리가 사용하는 데시벨은 인간의 최소 가청 수준을 기준으로 현재의 소리를 비교하는 개념으로 사용된다. P_0는 인간이 들을 수 있는 1,000Hz 순음의 가청 최소음압수준이며, P_1은 측정하고자 하는 지점의 음압을 나타낼 때, 음압 수준은 다음과 같이 구할 수 있다.

$$\text{dB수준} = 20\log(P_1/P_0)$$

일상생활에서 자주 접하는 여러 가지 소리와 그 크기의 예는 다음과 같다(표 9-1).

[표 9-1] 일상생활에서 소리와 크기

소리	데시벨	소리	데시벨
우주선 발사 소리(45.7m 거리에서)	180	공장	80
시끄러운 음악 밴드	160	대화소리	50
천둥소리	120	사무실	40
크게 외치는 소리	100	속삭이는 소리	20

3) 음량의 측정

인간이 청각으로 느끼는 소리의 크기는 물리적인 음압 수준인 데시벨(dB)과 일치하지 않는다. 인간이 느끼는 소리의 크기는 소리의 강도에 많은 영향을 받지만 주파수에도 영향을 받기 때문에 이를 통합한 감각적 척도가 필요하다. 이러한 주파수에 따른 특성을 고려한 지표가 폰(phon)이다. Phon은 특정음과 같은 크기로 들리는 1,000Hz 순음의 음압 수준(dB)으로 정의된다. 등음량 곡선을 보면 1,000Hz, 80dB에서 인간이 느끼는 음량과 50Hz 95dB에서 인간이 느끼는 음량이 같음을 알 수 있다(그림 9-7). 즉, 같은 음압 수준이라면 인간은 1,000Hz 경우보다 50Hz 경우의 음량이 작다고 받아들인다. Phon은 이와 같이 주파수가 다른 음간의 보정효과는 있으나 phon 간의 상대적인 크기 비교는 곤란하다.

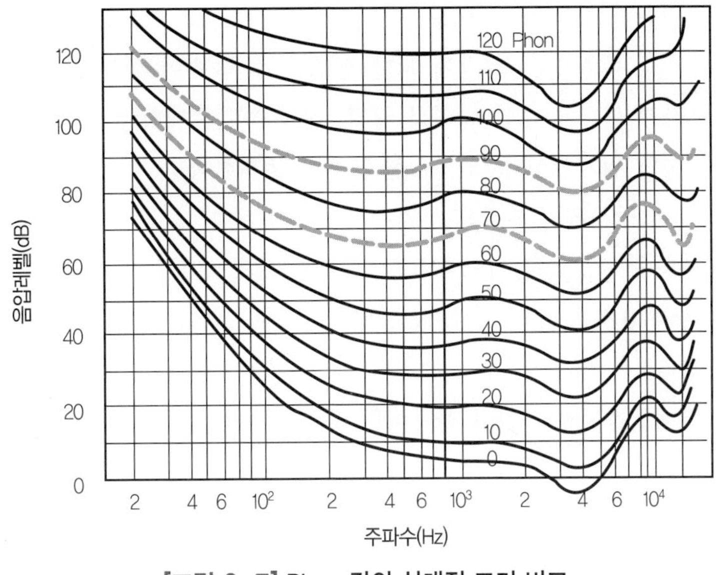

[그림 9-7] Phon 간의 상대적 크기 비교

4) 청력 측정

인간의 청력이 저하되면 난청 현상이 일어나는데 난청에는 전도성 난청과 신경성 난청이 있다. 전도성 난청은 중이나 외이가 상처를 받거나 유착되어 음파를 내이로 제대로 전달하지 못하여 일어난다. 전도성 난청의 경우에는 상처를 치유하거나 보청기를 사용하면 청력을 보존할 수 있다. 신경성 난청은 내이의 신경 세포의 손상으로 청각 손실이 일어나는 것을 말한다. 특히 고음역의 청력 손실이 저음역보다 심하게 나타난다. 인간이 노화에 따라 발생하는 청력 장애도 신경성 난청에 속하며, 일단 발생하면 치료가 힘들다.

청력 측정은 소리의 발생 유무만을 검사하는 단순 청력 검사와 주파수 별로 가청 수준을 결정하는 청력계 검사 방법이 있다. 노화에 따라 고주파에서는 남성의 경우가 여성의 경우보다 청력 손실이 더 심하게 나타난다. 진동수별 청력 손실은 개인차가 있으나 4,000Hz 근처에서 크게 나타난다.

인간은 시각보다 청각자극에 더 빨리 반응한다. 따라서 청각자극은 우리의 주의를 끄는데 효과적으로 사용될 수 있다.

5) 청각 장치

청각 장치는 청각에 의한 정보전달을 목적으로 한다. 청각에 의한 정보전달에서 청각

메시지는 짧고 간단한 것으로 제한하는 것이 바람직하다. 그 이유는 사람들의 단기기억 용량이 제한적이기 때문이다. 청각에 의한 신호는 소음 속에서 전달되므로 신호의 검출, 인접한 두 가지 신호에 대한 상대적 판별, 단독으로 존재하는 신호의 절대적 식별, 신호가 오는 방향의 위치인식 등의 특수한 문제가 존재한다.

일반적으로 청각 장치에서 권장되는 기준은 다음과 같다.

- 귀는 중음역에 가장 민감하므로 500~3,000Hz의 주파수를 사용하라.
- 고음은 멀리 가지 못하므로 장거리용(300m 미만)으로는 1,000Hz 이하의 진동수를 사용하라.
- 신호가 장애물을 돌아가거나 칸막이를 통과해야 할 때에는 500Hz 이하의 진동수를 사용하라.
- 주의를 끌기 위해서는 초당 1~8번 나는 소리나 초당 1~3번의 오르내리는 소리 같이 변조된 신호를 사용하라.
- 배경 소음의 진동수와 다른 신호를 사용하라.
- 경보 효과를 높이기 위해서 개시 시간이 짧은 고강도 신호를 사용하라.
- 가능하다면 다른 용도에 쓰이지 않은 확성기, 경적 등과 같은 별도의 통신 계통을 사용하라.

다음 표는 대표적으로 사용되는 시각 장치와 청각 장치에 적합한 상황을 나타낸 것이다. 시각적 표시장치의 경우 메시지가 길고 복잡하며 나중에 참조할 필요가 있을 경우나, 작업장의 소음이 과도하여 청각 장치의 사용이 어렵거나 작업자의 이동이 적을 경우에 사용된다. 반면, 청각 장치는 전달하고자 하는 메시지가 짧고 단순하며 즉각적인 행동이 필요할 경우, 작업장이 어둡거나 밝아서 시각 장치의 사용이 어려울 경우에 사용하는 것이 좋다.

시각 장치	청각 장치
메시지가 길고 복잡함	메시지가 짧고 단순함
메시지가 공간적 참조를 다루고 있음	메시지가 시간상의 사건을 다루고 있음
메시지를 나중에 참고할 필요가 있음	메시지가 일시적임
즉각적인 행동이 필요 없음	즉각적인 행동이 필요함
소음이 과도함	보는 것이 힘들고 과도함
작업자의 이동이 적을 때	작업자의 이동이 많을 때

6. 촉각

촉각은 시끄러운 환경이나 시각에 의존할 수 없는 상황에서 사람이 효율적으로 활용할 수 있는 감각기관이다. 사람에게 촉각은 중요한 역할을 하는데, 예로 키보드를 누를 때의 피드백 감각이 좋지 않으면 사용자들은 불만을 가질 수 있다. 지금까지 이러한 촉각을 활용한 입출력 장치가 많이 사용되지 않았으나, 햅틱 디바이스(haptic device)나 시각장애인용 점자 등에 그 활용성이 점차적으로 증가하고 있다. 최근에는 보다 현실성 있는 가상현실의 구현을 위해 촉각적인 피드백을 줄 수 있는 햅틱 디바이스에 대한 연구가 활발하게 진행되고 있다.

햅틱(haptic)이란 사람의 피부가 물체에 닿아서 느끼는 촉감(tactile)과 관절 및 근육이 움직일 때 느껴지는 근의 감각적인 힘(kinesthetic force)의 두 가지를 모두 합쳐서 부르는 용어이다. 가상현실에 있어서 가장 중요한 요소는 사용자가 마치 실제 세계에 있는 것처럼 느껴지는 현실감이다. 현실감을 제대로 느낄 수 있으려면 시청각 정보뿐만 아니라 촉각이나 힘, 그리고 운동감까지도 전달되어야 한다. 따라서 햅틱 인터페이스는 주로 가상현실에서 물리적 장치를 이용하여 사람이 물체에 대한 직접적 접촉 없이도 이런 촉감을 느낄 수 있도록 구현해 주는 시스템을 말한다. 이러한 햅틱 디바이스의 대표적인 예로는 사용자의 손의 움직임을 추적하기 위해 데이터 글로브를 사용하여 각 손가락 뒤쪽에 촉감을 줄 수 있는 장치와 가상운전대를 잡고 운전하면서 실제 운전할 때와 같은 촉감을 느낄 수 있는 운전 장치 등도 포함된다.

촉각적 표시장치에서는 기계적 진동이나 전기적 자극을 이용한다. 기계적 진동 장치는 피부에 진동기를 부착하여 진동의 위치, 주파수 세기, 지속시간과 같은 물리적 매개변수를 통해 정보를 전달할 수 있다. 전기적 자극은 전극의 위치, 자극 속도, 지속 시간, 강도, 위상 등으로 코드화 할 수 있다.

피부감각에 대한 연구는 아직도 명확하게 분리되지 않았으나 압력을 느끼는 압각, 아픔을 느끼는 통각, 뜨거움과 차가움을 느끼는 온각의 독립적인 감각 수용체가 있다고 받아들여지고 있다. 몸 전체에서 이러한 감각을 느낄 수 있지만 신체 부위에 따라 서로 다른 예민성을 보인다. 일반적으로 여성이 남성보다 민감한 피부 감각을 가지고 있는 것으로 연구결과 나타나고 있다.

7. 인체측정

일상생활에서 사용하는 다양한 물건 중에는 설계가 잘못되어 사용성이 떨어지는 경우가 있다. 이러한 장치와 시설 환경을 사용하는 사람의 신체치수에 맞지 않게 설계하면 불편할 뿐만 아니라 작업수행에도 영향을 미치게 된다. 이러한 이유 때문에 인간의 신체 특징에 맞게 인체측정을 통해 설계를 해야 한다.

1) 인체측정치

인체측정학(anthropometry)에서는 신체의 길이, 너비, 둘레, 두께 등의 다양한 치수를 비롯하여, 인체의 각 부위의 부피, 무게중심, 관성, 질량 등에 이르는 신체의 물리적 특징을 다룬다. 인체 측정은 기본적으로 구조적 인체치수 측정과 기능적 인체치수 측정으로 구분할 수 있다.

구조적 인체치수는 형태학적 측정 또는 정적 측정이라고도 하며, 피측정자가 움직이지 않고 앉거나 서 있는 표준자세에서 마르틴식 인체측정기를 사용하여 인체치수를 측정한다. 그림은 구조적 인체치수와 마르틴식 인체치수 측정 예를 나타낸 것이다.

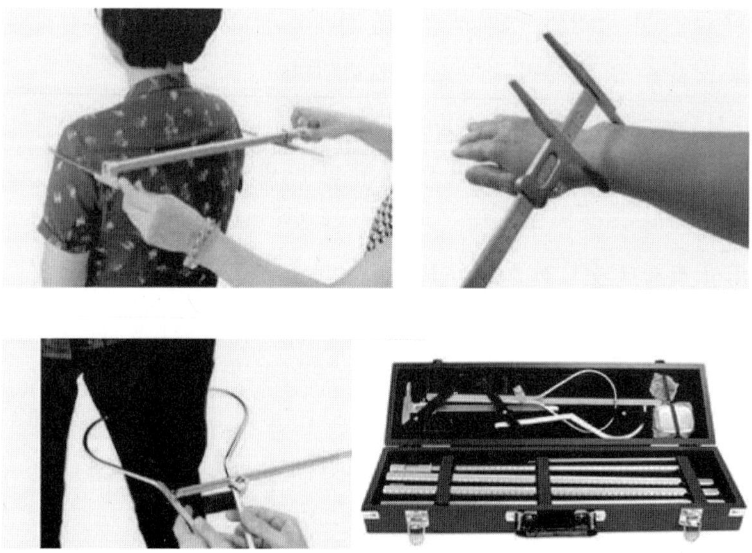

[그림 9-8] 마르틴식 인체치수 측정의 예

기능적 인체치수는 동적 측정이라고도 하며 피측정자의 움직이는 신체 자세로부터 측정하는 것을 말한다. 동적 측정을 하는 이유는 신체적 기능을 수행할 때, 각 신체부위는 조화를 이루어 움직이기 때문에 정적 측정만으로는 실제 작업에 밀접한 관계를 갖는 현실성 있는 인체치수를 구할 수 없다. 예를 들어, 자동차 변속 레버의 위치를 정할 때 단순히 운전자의 앉은 자세에서 팔을 뻗을 수 있는 거리로 정하면 자유로운 변속이 어렵다. 그 이유는 팔만으로 변속 레버를 조정하는 것이 아니라 팔이 몸통 등 다른 신체부위와 연동되어 조종이 이루어지기 때문이다. 기능적 인체치수 측정은 거리나 길이 등을 잴 수 있는 마틴식 인체측정기로 측정이 어려울 경우, 사진이나 스캐너를 사용하여 2차원 또는 3차원 자료를 이용하여 측정할 수 있다.

2) 인체측정 자료의 응용 원칙

인체측정치를 제품이나 환경 설계에 적용하기 위한 대표적인 응용 원리로는 조절식 설계, 극단치를 기준으로 한 설계, 평균치를 이용한 설계 등이 있다. 가장 먼저 적용해야 할 설계 원리는 조절식 설계이며, 평균치를 이용한 설계는 다른 기준이 적용되기 어려운 경우에 적용을 고려하도록 한다.

(1) 조절식 설계

조절식 설계는 물건이나 설비의 치수를 개인의 신체치수에 맞게 조절 가능하도록 설계하는 원칙으로 가장 바람직한 설계 원칙이라고 할 수 있다. 조절식 설계에서 조절범위는 사용자 그룹 중 작은 사람의 치수에서 큰 사람의 치수까지를 포함할 수 있도록 해야 한다. 일반적으로 모집단의 5%값에서 95%값을 조절범위로 사용하게 된다. 사용자 집단 100% 모두를 수용하지 않는 이유는 조절 범위를 90%나 95%로 할 경우와 비교할 때 추가로 수용할 수 있는 사용자 수에 비하여 비용이 많이 소요되기 때문이다. 조절식 설계는 고정식 설계에 비해 제품의 견고성이 떨어지는 단점이 있다.

(2) 극단치를 이용한 설계

극단치를 이용한 설계는 인체 측정의 최대치 또는 최소치를 기준으로 한 설계를 말한다. 인체치수의 극단에 속하는 사용자를 대상으로 설계하면 거의 모든 사람을 수용할 수 있다. 최대치를 이용한 설계 원리는 어떤 치수가 최대치에 속하는 사람을 수용할 수 있는 경우에는 이보다 작은 사람에게 적용하는 것은 아무런 문제없이 수용할 수 있다는 것이다. 최대치를 이용한 설계의 예는 출입문, 탈출구, 통로 등이 있다. 최소치를 이용한 설계 원리는 어떤 치수가 최소치에 해당하는 사람을 수용할 수 있다면 이보다 크거나 여유가 있는 사람은 아무런 문제없이 수용할 수 있다는 것이다. 최소치를 이용한 설계의 예는 선반의 높이, 자동차 변속기 레버까지의 거리 등이 있다. 최소집단치를 위한 설계는 인체 측정 변수의 하위 1% 또는 5%값을 이용하고, 최대집단치를 위한 설계는 인체측정 변수 분포의 상위 99% 또는 95%값을 이용한다. 남녀가 공용으로 사용하는 경우에는 남성의 95백분위수와 여성의 5백분위수를 사용하는 것이 일반적이다.

(3) 평균치를 이용한 설계

우리는 여러 상황에서 개인의 특성치에 대한 대안으로 집단의 평균치를 사용하고 있지만 엄격하게 말하면 평균치는 집단의 특성을 대표할 뿐 집단을 구성하는 개인의 특성을 나타내지는 못한다. 평균인이란 없다. 개인의 인체치수들 간에는 상관관계가 낮으므로 여러 치수가 평균치와 같은 사람을 발견하기 힘들다. 따라서 평균치를 기준으로 장비나 설비의 치수를 설계한다는 것은 엄격하게 표현하면 아무에게도 맞지 않는 설계를 한다는 것을 의미할 수 있다. 하지만 평균치에 맞도록 설계하는 것 자체가 의미가 없는 것은 아니다. 최대치나 최소치, 조절식으로 설계가 불가능한 경우, 평균치를 기준으로 설계를 하면 사람들이 느끼는 불편함도 최소화가 될 것이다. 평균치를 이용한 설계의 예로 머무는 시간이 짧은 공공장소의 의자, 화장실 변기, 은행의 접수대 높이 등을 들 수 있다.

3) 작업공간

작업공간을 설계하기 위해서 작업자의 연령, 성별, 인체 특성뿐만 아니라 작업의 목적이나 환경 등 다양한 특성을 고려해야 한다. 한 장소에 앉아서 수행하는 작업 활동에서 작업자가 사용하는 공간을 작업공간 포락면(work-space envelope)이라 한다. 수평작업면 영역에서는 팔을 뻗치는 동작에 의해 도달할 수 있는 영역을 기준으로 정상작업영역(normal working area)과 최대작업영역(maximal working area)이라는 개념을 이용한다.

작업 영역 외부 경계점을 잡는 기준은 손끝으로 작업을 하는 것이 아니라 손으로 물건을 쥐거나 손가락을 구부린 상태로 작업을 하므로 팔을 뻗어 주먹을 쥔 손이 도달하는 경계까지로 하는 것이 일반적이다. 자주 취급해야 하는 물건이나 조립 작업은 가능한 정상작업영역 안에 배치해야 하며, 그렇지 않은 물건들도 최대작업영역 내에 배치하는 것이 바람직하다. 작업장 설계 시 접근 가능 거리는 팔 길이가 가장 작은 사용자를 기준으로 하여야 하므로, 인체치수 5%치를 이용하는 것이 바람직하다. 또한 작업의 효율성과 작업자의 안락감을 높이기 위해서는 측정 기준 외에 여유 공간을 필요로 한다. 예를 들어, 비상용 통로 폭을 설계할 때에 단순히 인체치수만을 기준으로 한다면 겨울옷이나 특수한 작업복을 입고 있는 경우에는 통과하기에 어려움이 있을 수 있다.

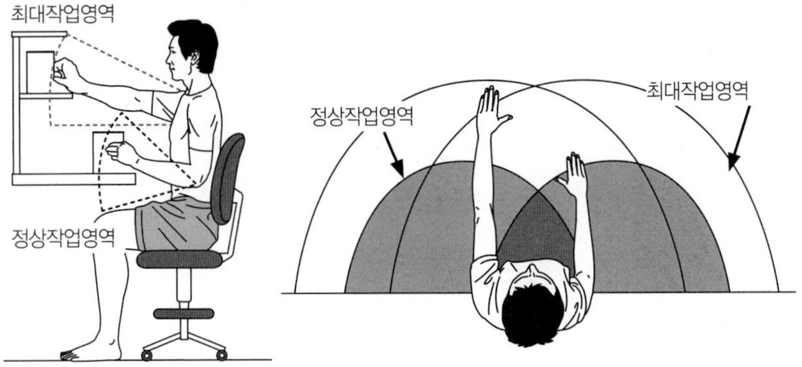

[그림 9-9] 작업공간에서 작업영역

8. 시스템제어

일상생활에서 도구, 설비를 사용하는 중 다양한 실수를 하게 된다. 예를 들어, 화장실에서 손을 씻기 위해 수도 밸브를 올리지 않고 눌러야 사용이 가능한 경우가 있고, 급한 생리적 용무를 보기 위해 힘껏 밀어도 열리지 않던 문이 당기면 열릴 수도 있다. 이러한 일상에서의 실수가 불편 이상의 큰 문제를 만들지 않지만, 산업에서는 기기 조작 잘못으로 대형 사고를 유발하기도 한다. 이러한 인간의 일상생활과 산업활동에서 실수를 줄이기 위해서는 기기, 설비 등의 설계 시에 인간의 인지특성을 반영할 필요가 있다.

1) 인지적 설계

인간공학 설계 시에 활용할 수 있는 인지적 특성을 반영한 설계 원리를 제시하면 다음과 같다.

(1) 좋은 개념 모형을 제공하라

사용자가 도구나 장치에 대해 좋은 개념 모형을 가지고 있으면, 사용자가 더 빨리 사용법을 배우고 문제가 발생할 경우 문제의 본질을 더 정확하고 쉽게 파악할 수 있다. 따라서 인지적 설계 시에 디자이너는 사용자 수준에 적절하고, 도구나 장치 조작의 중요한 부분을 반영하고 사용자가 이해할 수 있는 개념 모형을 개발하여야 한다. 예를 들어, 냉장고에는 냉동실과 냉장실 온도조절장치가 따로 표시되어 있어, 각 실의 온도조절이 독립적으로 이루어지는 것처럼 보인다. 하지만 실제로는 하나의 온도계와 하나의 냉각장치, 그리고 2개의 조절장치가 있다. 2개의 조절장치 중 하나는 온도계의 온도를 결정하고, 다른 조절장치는 냉동실과 냉장실에 들어가는 차가운 공기의 비율을 통제하는 역할을 한다. 이러한 냉장고는 사용자 모형과 디자인 모형이 달라 사용자로 하여금 냉동실과 냉장실 온도를 독립적으로 조절하게 하지만, 이러한 조작 결과가 실제로 나타나지 않는다.

(2) 과제의 구조를 단순화하라

과제를 단순화하면 계획이나 문제 풀기와 같은 정신적 과정을 최소화 할 수 있다. 불필요하게 복잡한 과제는 새로운 기술을 활용하여 단순하게 재구조화 할 수 있다. 디자이너는 시스템 디자인 시에 이를 고려하여 사용자가 시스템 사용 시 수행해야 하는 과제를 단순화해야 한다. 인간은 단기기억 용량에 한계가 있기 때문에 5항목 이상을 기억하도록 요구해서는 안 되며, 필요할 경우 기억을 돕기 위한 기술적 보조 도구를 제공해야 한다.

(3) 일을 가시적이게 하라

일을 가시적이게 하려면 실행의 입장에서 현재 무엇이 가능하고 행동을 어떻게 하여야 하는지를 알 수 있게 해야 한다. 평가자의 입장에서 행동의 결과를 가시적으로 볼 수 있게 해야 한다. 따라서 시스템은 사용자가 즉각적으로 지각할 수 있고 해석할 수 있으며 사용자의 의도나 기대에 부합되는 시스템 상태를 표시하는 장치를 제공해야 한다.

(4) 피드백을 주라

피드백은 어떤 조작이 일어났는지 그 조작의 결과를 사용자에게 알려주는 것으로 정의된다. 누군가에게 말을 할 때 본인의 목소리를 들을 수 없는 경우나 연필로 그림을 그릴 때 아무 표시가 나타나지 않는 피드백이 없는 경우를 상상하여 보면 피드백의 중요성을 알 수 있다. 피드백은 문자, 경고등 등의 시각, 음향이나 음성에 의한 청각, 촉감, 후각 등을 이용하게 제공할 수 있다.

(5) 대응관계를 올바르게 하라

대응은 두 물체 간의 관계를 뜻하며 여기서는 조종장치와 그것의 조작 및 그 결과 간의 관계를 말한다. 사용자가 다음과 같은 대응관계를 쉽게 인지할 수 있도록 하려면 시스템 설계 단계에서 자연스러운 대응관계를 이용해야 한다. 자연스러운 대응관계는 인간공학에서 양립성의 기초가 된다. 조종장치를 이용하여 시스템을 조작하면 시스템은 운용자가 기대하는 방향으로 움직여야 한다. 여기서 조작 행위의 결과에 대한 평가가 중요하며, 이를 위해 적절한 피드백이 주어져야 한다.

(6) 자연스러운 제약과 인위적 제약을 활용하라

일을 올바르게 하려면 할 수 있는 일이 단 한 가지만 있는 것처럼 느껴지도록 제약이나 행동 유도성을 활용하는 것이 좋다. 손잡이는 돌리기 위한 것과 같이 사물이 가지고 있는 행동 유도성을 잘 이용하면 사용자는 단지 보기만 하여도 무엇을 해야 하는지 알 수 있다. 행동 유도성이 사용자로 하여금 설계자가 원하는 방향으로 행동을 유도하는 것이라면 제약은 사용자가 취할 수 있는 행동의 경우의 수를 제한하는 것이다. 이러한 제약에는 물리적 제약(열쇠 구멍이 수직이면 열쇠를 수직으로 밀어 넣어야 함), 의미적 제약(오토바이를 탈 경우 핸들 조작이 가능하도록 핸들을 향하여 앞으로 앉는 것), 문화적 제약(세면대의 경우 일본의 경우 수도 밸브를 위로 올리면 물이 나오지만 미국은 아래로 내리면 물이 나옴), 논리적 제약(레고로 오토바이를 조립할 경우 모든 레고 조각을 사용해야 완성품이 만들어짐) 등이 있다.

(7) error에 대비한 디자인을 하라

error가 항상 일어날 수 있음을 인식하고 설계 시에 반영하여야 한다. 조작자의 행동은 사용자와 시스템 사이의 자연스럽고 건설적인 대화의 일부이므로 잘 관찰하여 문제점이 해결될 수 있도록 설계해야 한다. error 예방을 위해 시스템 설계 시에 fool-proof 디자인, fail-safe 디자인 등의 방법이 사용되고 있다. fool-proof 디자인은 신체적 조건이나 정신적 능력이 낮은 사용자라 하더라도 사고를 낼 확률을 낮게 설계해 주는 것을 말한다(예, 주행 모드에서는 시동이 걸리지 않고 중립, 주차 모드에서만 시동이 걸림). 시스템 사용 중 사용자가 오류를 범하더라도 오류가 재해로 이어지지 않도록 안전장치를 장착하여 사고를 예방하는 것을 fail-safe 디자인이라고 한다(예, 과전압이 걸리면 전기를 차단하는 차단기, 휴즈). 프레스와 같이 위험 기계에 부착되어 있는 안전장치를 제거하면 작동하지 않도록 하는 temper proof의 설계 개념도 있다.

(8) 표준화 하라

앞서 제시된 여러 원칙들을 이용한 설계가 어려울 때는 표준화하는 방법을 고려할 수 있다. 표준화의 예로 조작행위, 결과, 배치, 표시장치 등이 있다. 표준화가 되면 사용자는 한번만 학습하면 되기 때문에 사용자가 학습이 쉽고 그 결과로 효율적 사용을 할 수 있다. 표준화의 예로는 컴퓨터 키보드, 교통 표지판 및 신호등, 측정 단위, 달력 등을 들 수 있다.

2) 안전설계의 종류

양립성은 인간의 기대와 모순되지 않은 자극들 간의 혹은 자극-반응 조합과의 관계를 말한다. 양립성은 다양한 상황에서 각양각색으로 나타나지만, 일반적으로 개념양립성, 운동양립성, 공간양립성, 양식양립성으로 구분하여 설명할 수 있다(그림 9-10).

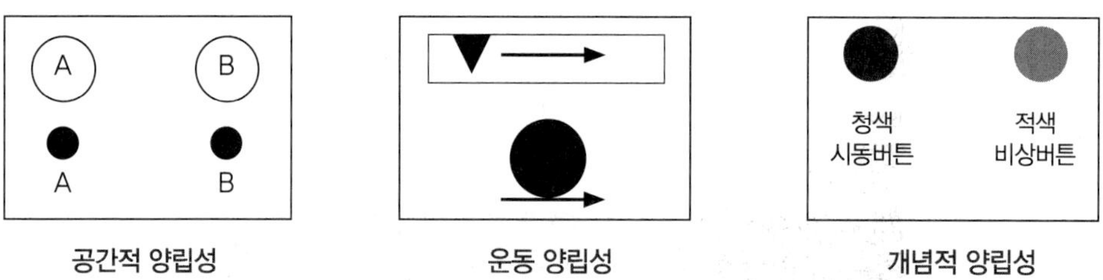

[그림 9-10] 안전설계의 종류

(1) 개념양립성

개념양립성이란 사람들이 사용할 코드와 기호가 얼마나 의미를 가진 것인가에 관한 것이다. 예를 들어, 온수가 나오는 수도 밸브 방향에 빨간색을, 냉수가 나오는 수도밸브에 파란색을 표시하면 인간의 기대와 부응한다고 할 수 있어 양립성이 크다고 할 수 있다. 또한, 지도 위에 비행장을 표시할 때 비행기 상징을 표시하면 사각형으로 나타낼 때보다 개념양립성이 커진다.

(2) 운동양립성

운동양립성은 표시장치 및 조종장치의 움직임과 사용 시스템의 응답을 관련시키는 것이다. 자동차 운전대를 시계방향으로 돌리면 자동차가 오른쪽으로 회전하도록 설계한 것은 운동양립성을 구현한 예시가 될 수 있다. 또한, 라디오 소리를 키우기 위해 다이얼을 시계방향으로 돌리거나, 수직 저울에서 바늘이 위로 올라가면 무게가 증가한 것을 나타내는 것이 운동양립성을 구현한 예시가 된다.

(3) 공간양립성

공간양립성은 조종장치와 해당 표시장치의 공간적 배열에 관련된 것이다. 예를 들어, 5개의 표시장치를 수평으로 배열할 경우 조종장치를 각각 아래에 배치하면 공간양립성이 좋아질 것이다. 또한 가스스토브에서 스위치와 버너의 배치에 따른 공간양립성을 확인할 수 있다. 물론, 공간양립성은 민족이나 문화에 따라 달라질 가능성도 있다.

(4) 양식양립성

양식양립성은 과업 수행에서 조종장치와 표시장치의 운용조합에 관한 것이다. 예를 들어, 음성작업에 가장 좋은 조합은 청각 제시와 음성 응답이었으며, 공간 작업에서는 시각 제시와 수동 응답이 가장 좋은 방법이라는 연구결과가 나왔다(Wickens et al., 1983). 이러한 양식양립성은 업무의 성격에 따라 적절한 입출력 양식이 있다는 것을 보여준다.

3) 제어장치

제어장치는 기계, 컴퓨터 등을 제어하는 데 사용되며 조종장치로도 불린다. 조종장치를 통해 전달된 정보는 여러 가지 표시장치를 통해 사용자에게 전달된다. 인간-기계 시스템에서도 마찬가지로 기계를 제어하기 위해 여러 종류의 조종장치가 사용되며, 이러한 조종장치는 인간이 의도한 기능을 효과적으로 수행할 수 있도록 설계되어야 한다.

(1) 조종장치의 기능과 유형

조종장치는 제어 정보를 어떤 기구나 체계에 전달하는 장치이며, 크게 이산형과 연속형으로 구분된다. 전원 스위치 on/off와 같은 형식은 이산형에 속하며, 자동차 핸들이나 조이스틱과 같은 형식은 연속적인 정보를 전달하는 연속형에 해당한다.

(2) 조종장치 설계

인간-기계 시스템에서 상황에 따라 정확하고 빠르게 조종장치를 식별하는 것은 중요하다. 2차 세계대전 중에 발생한 400여건 이상의 공군 사고는 조종장치의 혼동에서 비롯된 것이라고 한다. 이러한 조종장치의 식별문제는 본질적으로 암호와의 문제로 볼 수 있다. 이러한 조종장치는 형상, 표면촉감, 크기, 위치, 작동방법, 색 표지 등과 같은 방법으로 암호화할 수 있다. 또한 밀기, 당기기, 회전식 등의 작동방법에 따라 조종장치를 암호화하여 휴먼 error를 줄일 수 있다.

형상을 이용한 암호화는 다양한 종류의 꼭지(knob)로 형상을 이용하여 암호화할 수 있다. 이러한 꼭지를 형상화한 조정장치는 조종장치를 선택할 때 상호간에 혼동이 되지 않도록 고안한 것이다. 표면 촉감을 이용한 암호화는 물체의 표면을 매끄럽게 하거나, 세로 홈을 구성하는 등의 촉감을 활용하여 쉽게 구별할 수 있도록 한 방법이다. 크기를 이용한 조종장치의 암호화는 형상을 이용한 암호화보다 효과가 떨어지지만 동심다단(ganged) 꼭지와 같이 적절한 경우에 사용을 고려할 수 있다.

(3) 조종-반응 비율

조종-반응 비율(control-response ratio, C/R비)은 조종-표시장치 이동비율(C/D비)을 확장한 개념으로, 조종장치의 움직이는 거리와 표시장치의 움직이는 거리 비로써 나타낸다.

$$\text{C/R비} = \text{조종장치의 이동거리} / \text{표시장치의 이동거리}$$

자동차 핸들처럼 회전운동을 하는 레버의 C/R비는 다음과 같이 계산한다.

$$\text{C/R비} = (\alpha/360) \times 2\pi L / \text{표시장치 이동거리} \quad (\alpha\text{:레버가 움직인 각도, } L\text{:레버 길이})$$

회전 꼭지(knob)의 경우 C/R비는 꼭지 1회전에 상당하는 표시장치 이동거리의 역수로 나타낸다.

$$\text{회전 꼭지의 경우 C/R비} = 1 / \text{꼭지 1회전당 표시장치 이동거리}$$

조종장치와 표시장치 간의 연속 위치 또는 정략적으로 맞추는 조종장치를 사용하는 경우, C/R비가 작으면 조종장치의 움직임에 따라 상대적으로 반응거리가 커지게 되어 이동시간은 짧아지지만 민감하게 반응하므로 조심스럽게 조종해야 한다. 반면 C/R비가 크면 조종장치의 움직임에 따라 상대적으로 반응거리가 작게 되어 조종시간은 짧아

지나 이동시간을 길어지게 된다.

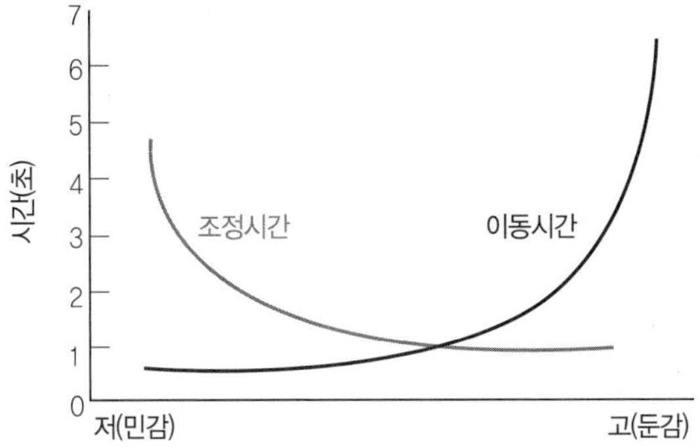

[그림 9-11] 조종장치의 민감도에 따른 조정시간과 이동시간

(4) 자료 입력 장치

일상생활에서 컴퓨터, 계산기, 휴대전화와 같이 입력과 출력 과정에서 자료를 다루는 것들이 있다. 이러한 장치들로 입력되는 자료들은 보통 문자, 숫자 또는 부호이며 대부분의 경우 키보드와 같은 자료 입력 장치에 의해 입력된다. 자료 입력 장치에는 여러 가지 종류와 변형들이 있으나 축자형과 화음형이 대표적이다. 축자형은 컴퓨터 자판기처럼 글자를 하나씩 차례대로 입력하며, 각 글자에 해당하는 key가 따로 있다. 화음형은 여러 key를 동시에 눌러서 부호나 문자를 입력시킬 수 있다. 화음형이 축차형보다 입력 속도에서 우수하지만 상당한 학습이 필요하다는 단점이 있다.

우리가 흔히 표준형 영문 키보드로 사용하는 자판기는 QWERTY 자판기이다. 이러한 자판기의 대안으로 나온 Dvork 자판기는 자주 사용되는 모음(AOEUI)을 좌측 중간 행에 배치하고 자주 사용되는 자음(DHTNS)을 우측 중간 행에 배치하여 양손을 교대로 사용하여 입력할 수 있도록 하였다. Dvork 자판은 QWERTY 자판보다 입력 속도와 피로도 면에서 우월하다는 평가를 받고 있다.

(5) 조종장치의 배치

인간은 장치를 사용하는데 있어 장치의 반응이 자신의 기대와 일치하기를 예상하지만 이러한 예상이 틀릴 경우 오류나 실수 등을 일으키게 된다. 이를 방지하기 위해 인간의 기대와 일치하도록 조종장치와 표시장치를 설계하고 배치해야 한다. 이러한 배치를 통해 학습시간이 단축되고, 반응시간을 줄여 오류를 줄이고 위급상황에 쉽게 대처할 수 있다.

10

생체역학

1. 뼈대의 운동형상학
2. 근육과 뼈대의 운동역학
3. 생체재료역학

제10장

생체역학

생체역학은 근골격계의 운동과 변형을 다루는 정형생체역학, 운동에 초점을 맞춘 운동생체역학, 생체 조직의 물성을 다루는 생체재료역학, 혈류 등을 다루는 생체유체역학 등을 포괄한다. 그 가운데 보조테크놀로지 전문가의 생체역학 소양은 기본적으로 정형생체역학으로 충족된다. 시중에서 구할 수 있는 교재는 대개 정형생체역학 또는 운동생체역학이 주를 이루므로 본격적인 학습을 위해 교재를 마련할 때 선택에 어려움은 없을 것이다. 인체운동학(kinesiology) 교재들도 보통은 운동생체역학적 설명을 포함하므로 보조테크놀로지 전문가를 위한 생체역학 교재의 대안이 될 수 있다.

본 교재는 현행 보조공학사 국가고시의 출제범위를 기준으로 핵심 내용만을 안내하는 것으로서, 불충분한 설명은 본격적인 생체역학 교재를 참고할 것을 권한다.

1. 뼈대의 운동형상학

인체의 운동이라고 하면 주로 뼈대의 운동이다. 뼈와 같은 물체의 운동을 역학적으로 어떻게 정리할 수 있는지를 이해하는 것부터 시작하고자 한다. 운동의 모양새를 다루는 것을 '운동형상학'(kinematics)이라고 한다. '운동학'으로 번역하기도 한다. 운동을 논할 때는 물체가 '강체'로서, 변형되지 않는다고 전제한다.

1) 운동의 분류

운동의 개념을 정리해온 역학적 내용들을 소개한다. 여기서 운동은 순간마다 다르게 규정될 수 있고 일정한 시간 동안에는 운동의 종류가 혼재할 수 있다.

운동은 운동형상학적 관점에서 병진과 회전으로 나눌 수 있다. 병진은 물체를 구성하는 모든 점이 평행하게 이동하는 것이다. 물체가 있던 상태 그대로, 위치만 바뀌는 것이다. 그렇지 않은 경우는 모두 회전인데, 물체 안팎을 막론한 어딘가에 있는 축에 물체의 모든 점이 구속된 채 축의 수직면을 따라 운동하는 것이다. 축과 물체의 질량중심점 간 거리(수직거리)를 '회전반경'(radius of rotation)이라고 하는데, 이것이 0인 경우를 특별히 '자전'(autorotation, spinning)이라고 한다.

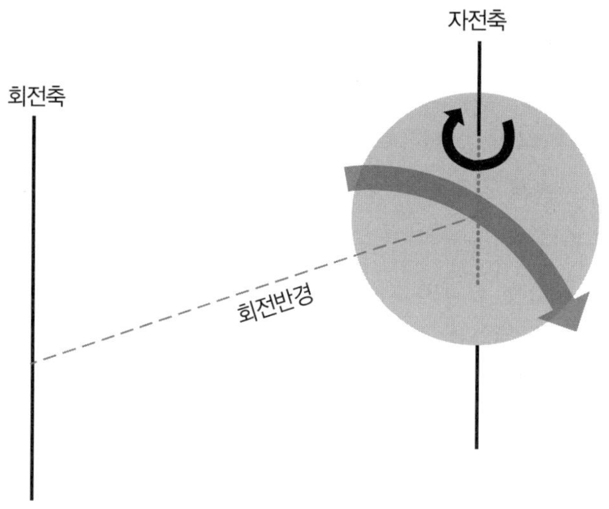

[그림 10-1] 회전과 자전

병진을 선형운동이라고 하는 경우도 있는데 이는 바람직하지 않다. 직선운동과 곡선운동으로 나누는 선형운동은 임의의 점의 운동을 기술하는 것으로서, 물체의 운동을 기술하는 데에는 적합하지 않기 때문이다. 예를 들어, 공기가 없는 무중력의 우주 공간에서 야구공으로 변화구를 던지면 공기와의 마찰이 없으므로 변화구가 되지 못하고 자전만 하는 직구가 돼버리는데, 이때 야구공의 질량중심점은 직선운동을 하고 나머지 점들은 곡선운동을 하므로 모든 점이 선형운동을 하지만, 물체인 공은 병진이 아니라 회전 중이다.

회전과 '공전'(revolution)도 혼동하는 경우가 있는데 유의해야 한다. 회전은 물체의 모든 점이 축에 구속되어 그 모든 궤적이 동심원을 이루는 것이다. 반면에 공전은 물체의 모든 점의 운동 궤적이 동심원 여부와 상관없이 원형의 폐곡선을 이루기만 하면 된다. [그림 10-2]의 위성은 모든 점들이 동심원을 그리므로 회전 중이다. 반면에 [그림 10-3]에서 위성은 우주 멀리 무한대 지점을 향해 방향을 고정한 채 지구를 돌고 있는데 위성의 질량중심점 이외의 점들의 궤적은 동심원을 그리지 못하고 '편심'(eccentric)된다. 이때 위성은 지구를 중심으로 회전한다고 할 수 없고 공전 중이다. 게다가 매 순간으로 따지면 병진이어서 동시에 회전일 수가 없다. 이렇게 공전은 물체의 운동을 정확하게 한정하여 표현하는 것이 아니므로 운동의 기본 형태에 포함되지는 않는다.

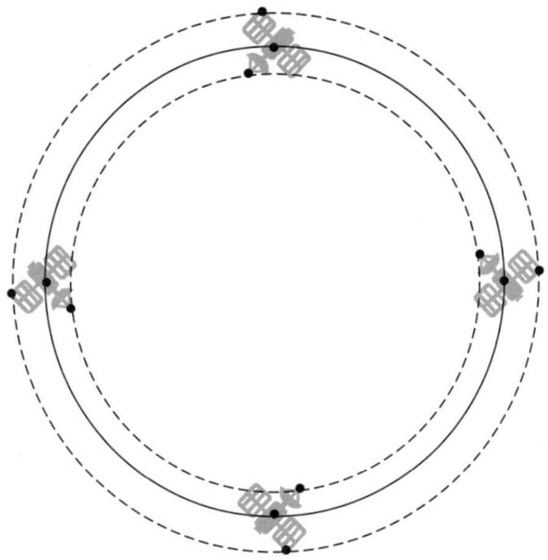

[그림 10-2] 회전 및 공전

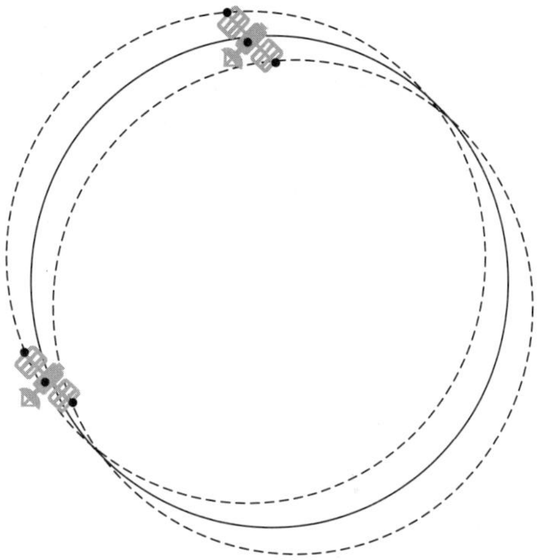

[그림 10-3] 공전

물체의 운동을 설명했지만 이에 더하여 점의 운동도 부연하여 운동에 대한 개념을 완성할 필요가 있다. 점은 자전이라는 개념을 적용할 수 없으므로 위에서 설명한 직선운동과 곡선운동만으로 모두 설명이 된다. 곡선운동은 매 순간 특정 지점을 중심으로 점이 회전했다고 할 수도 있다. [그림 10-3]의 경우에 위성이 물체로서는 매 순간 병진만 했을 뿐 회전하지는 않은 반면, 위성을 이루는 모든 점들은 각각 매 순간 회전을 한 것이다. 회전을 한 점들은 각운동량[1]을 가지게 되고 그 총량이 위성의 각운동량이 된다. 물체인 위성 입장에서는 회전한 적이 없는데도 각운동량을 가지게 되는 마술 같은 상황이 벌어지는 것이다. 하지만 이는 운동 분류 방법에 의한 혼동일 뿐이며, 따라서 물체의 운동과 점의 운동에 대해 명확히 이해하는 것이 중요하다.

1 $L = I\omega$(I: 관성질량모멘트(회전질량), ω: 각속도)

[표 10-1] 운동의 분류

구분	병 진	회 전
물체	• 물체를 구성하는 모든 점의 방향이 서로 평행한 운동 • 물체를 구성하는 점 중, 하나의 직선 위에 있지 않은 임의의 3개의 점이 서로 평행하면서 같은 속도(방향 및 빠르기)로 운동하는 중이면 병진임 • 또는 물체를 구성하는 점 중, 하나의 평면 위에 있지 않은 임의의 4개의 점이 서로 평행하게 운동하는 중이면 병진임	• 물체의 모든 점이 공간 중의 어느 축에 구속된 채 이 축의 수직면을 따라 도는 운동(물체의 점 중 축에 속한 점은 제자리) • 왼쪽의 병진 요건에 해당되지 않는 경우면 회전임 자 전 • 회전반경이 0인 회전
점	직 선	곡선(회전)
	• 방향이 바뀌지 않는 운동	• 방향이 바뀌는 운동(접선을 규정할 수 있을 때)

2) 인체의 운동

인체의 운동은 각 지절 간 상대적 운동과 몸 전체의 운동으로 나눌 수 있다.

(1) 지절의 운동(각 지절 간 상대적 운동)

인체의 뼈의 운동에서는 질량중심점을 축으로 하는 자전이 의도되는 일은 없고 대부분의 경우에 관절을 축으로 한 회전 개념으로 정리하는 것이 일반적이다. 인체운동학에서는 이를 굽힘-폄, 모음-벌림 등으로 규정하게 된다.

(2) 몸체의 운동

멀리뛰기에서 공중으로 몸을 날리는 경우나 기계체조에서 텀블링하는 경우를 생각해 보자. 이렇게 전체 몸의 질량중심이 이동을 하거나 도는 등의 경우를 몸체의 운동으로 분류할 수 있다. 이때에는 몸체의 질량과 회전질량[2]을 주로 다루게 된다. 보조테크놀로지에서는 휠체어 이동에서처럼 몸 전체가 크게 움직이는 활동들이 대상이 될 것이다.

3) 운동의 자유도(DoF : degree of freedom)

특정 운동을 의도하기 위해 필요충분하고 독립적인 실행 요소의 수를 운동의 자유도

2 mass moment of inertia, inertial mass moment, 관성질량모멘트, 관성모멘트/질량관성모멘트 등으로 쓰기도 함

라고 한다. 참고로 자유도는 경우에 따라 "의도한 결과에 필요한 입력의 수" 또는 "위치를 요구할 때 필요한 독립된 좌표 차원의 수" 등으로 적용되는 개념이다.

1차원의 선형에서는 $\pm x$만 실행/입력하면 되므로 자유도가 1이다.

2차원 평면에서의 운동은 x, y 두 방향의 병진과 평면을 따라 도는 자전(θ)[3]의 3가지 운동의 조합으로 기술이 가능하므로 최대 3 자유도가 된다.

3차원 공간에서 독립된 물체의 운동은 병진 세 방향, 자전 세 방향의 독립적인 요소들로 구성되므로 최대 6 자유도가 된다.

인체에서 뼈대 즉, 지절의 운동을 자유도로 파악하는 것은 조금 더 설명이 필요하다. 어깨뼈(scapula) 등을 제외한 대부분의 지절은 한쪽이나 양쪽 끝의 관절에 축을 둔 비자전 회전이다. 비자전 회전은 병진과 자전이 조합된 것으로 보는 경우에는 복수의 자유도로 해석하지만, 인체의 지절처럼 관절에 물리적으로 구속된 이유로 비자전 회전을 하는 경우에는 병진과 자전이 독립적일 수 없기 때문에 각각에 자유도 1씩을 부여하지는 않고 조합마다 자유도를 부여한다. 기계공학에서도 회전과 전후진이 나타나는 나사의 운동을 서로 종속된 것으로 보고 2 자유도가 아닌 1 자유도로 해석한다.

운동하는 것은 지절인데도 이렇게 관절에 종속되어 운동이 결정되므로 관절의 자유도라고도 한다. 위팔자관절(humeroulnar joint) 등의 경첩관절(hinge joint)과 위팔노관절(humeroradial joint) 등의 중쇠관절(pivot joint)은 자유도가 1이다. 둘째~다섯째 손가락의 손목손허리관절(carpometacarpal joint)과 같은 평면관절(plane joint)은 관절면에서의 병진을 허용한다고 보는 특별한 경우로, 두 방향의 병진과 각운동을 모두 허용하면 3 자유도가 된다. 타원(ellipsoid), 안장(saddle), 융기(condyloid)형 관절의 경우는 2 자유도이고, 절구(ball-and-socket)형 관절은 3 자유도이다.

뼈 하나, 관절 하나가 아니라 이들이 종합된 체계에 대해서도 자유도를 파악할 수 있다. 위팔뼈가 고정되어 있다고 하고 팔꿉관절에서 굽힘-폄, 아래팔에서 회내-회외, 손목에서 굽힘-폄과 자측-노측 치우침이 가능하고 손에서의 자유도는 무시한다고 하면, 위팔뼈 이하 체계의 자유도는 4가 된다.

4) 속도/각속도 및 가속도/각가속도

운동은 모두 시간의 경과를 전제로 하므로 속도(v) 또는 각속도(ω)라는 역학량이 따

3 비자전 회전의 경우에는 질량중심이 이동하게 되고 이는 x, y를 침범하는 것이 되어 서로 독립적이어야 하는 자유도의 정의에 맞지 않음

라다닌다. 속도/각속도는 단위시간 당 변위 즉, 변위를 시간으로 나눈 것으로, 병진에 대해서는 [m/s], [km/h] 등의 단위가 쓰이고, 회전에 대해서는 [rad[4]/s], [°/s] 등이 쓰인다.

속도와 각속도 역시 시간에 따라 변화되는 양이어서 단위시간 당 속도인 가속도(a)와 단위시간 당 각속도인 각가속도(α) 개념을 도출할 수 있다. 가속도에 대해서는 [m/s^2]이 주로 쓰이고, 회전에 대해서는 [rad/s^2], [$°/s^2$] 등이 쓰인다.

2. 근육과 뼈대의 운동역학

인체의 뼈대를 운동하게 하는 원동력은 내부와 외부의 것으로 나눌 수 있다. 외부 원동력(외력)에는 대표적으로 중력을 들 수 있고 내부 원동력(내력)은 근육으로 대표된다.

1) 힘/돌림힘의 이해

(1) 힘/돌림힘의 정체

보통은 [그림 10-4]와 [10-5]의 왼쪽 그림처럼 한 방향으로 나타내는 것을 힘/돌림힘으로 인식해버리는 경우가 많지만 이는 과학적 사실과 다르다. [그림 10-4]와 [10-5]의 오른쪽에서 보듯이 동시에 동일하게 양쪽으로 발생하는 것이 하나의 온전한 힘/돌림힘의 정체이다.

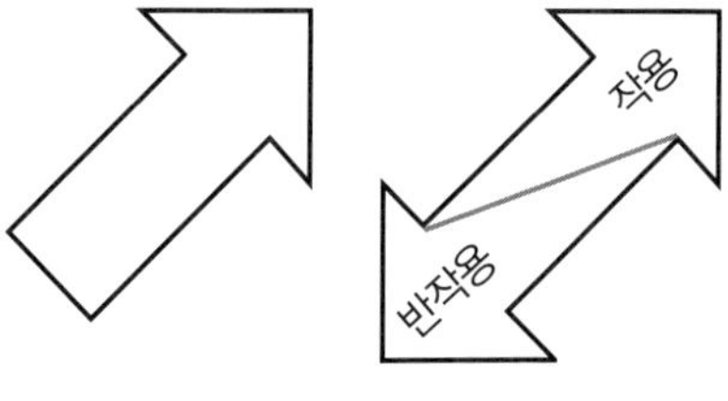

[그림 10-4] 관념 속의 힘(왼쪽)과 실제 역학에서의 힘(오른쪽)

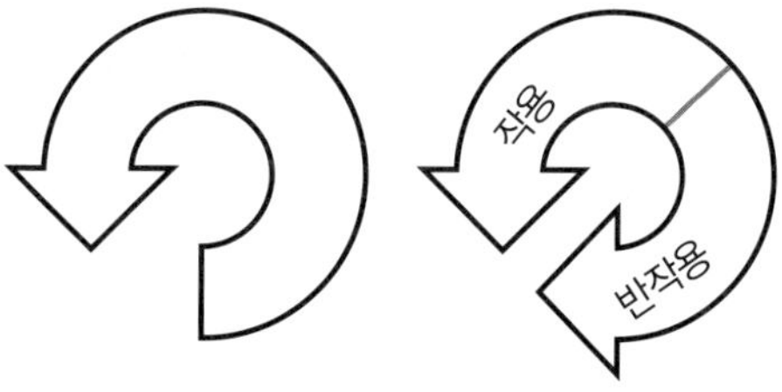

[그림 10-5] 관념 속의 돌림힘(왼쪽)과 실제 역학에서의 돌림힘(오른쪽)

4 radian. 반지름에 대한 원호의 비율로 각을 표현한 것으로서 단위가 없음. 하지만 각도가 들어가는 자리라는 것을 명시해야 할 때에는 'rad' 또는 'radian'으로 적음

뉴턴이 '작용', '반작용'으로 설명하려고 한 것이 바로 이것이다.[5] 힘/돌림힘은 정확히 반대로 작용하는 반작용 힘/돌림힘과 함께 등장한다. 이 작용과 반작용, 양방향의 힘/돌림힘 중 어느 것이 먼저이거나 주인공일 수는 없으며, 작용과 반작용을 구분하는 것은 어느 쪽을 주체로 해서 관찰하느냐 하는 상대적인 개념일 뿐이고 두 힘/돌림힘은 동등하다. 그래서 아예 힘/돌림힘의 정체를 [그림 10-4]와 [10-5]의 오른쪽처럼 쌍방향인 것으로 알아두는 것이 맞다. 그러면 뉴턴의 작용-반작용의 법칙을 굳이 염두에 둘 필요가 없어진다.

뒤에 설명할 벡터 표현 등에서 한쪽 화살표만 사용하는 경우는 단지 나머지 하나를 생략하는 것일 뿐이다.

종종 이 힘의 속성과 뒤에서 설명할 힘의 '평형'을 혼동하는 경우가 있다. 이는 두 경우에 등장하는 힘이 모두 "크기는 같고 방향은 반대"라는 전개를 보이기 때문이다. 사람이 의자에 앉는 경우를 예로 들면, 앉기 위해 의자에 접촉할 때 사람과 의자 사이에는 "크기는 같고 방향은 반대"인 두 힘이 발생한다고 하고 이를 작용-반작용이라고 해왔다. 그런데 사람이 의자에 앉은 채 중력 방향으로 정적인 평형(뒤에서 다룸)을 이루고 있다는 관점에서 보면, 사람이 지구에게 당겨지고 의자에게는 밀리는, "크기는 같고 방향은 반대"인 두 개의 서로 다른 힘이 작용하고 있는 것인데 이는 작용-반작용이 아니란다. 이 환장할 혼란을 정리할 수 있는 방법은, "크기는 같고 방향은 반대"인 상황이 동일한 두 힘에 대해 '두 개의 물체 사이에는 서로 공유하는 하나의 힘이 발생하는 것이고, 한 개의 물체가 당하는 것이면 두 개 이상의 힘'이라고 정리하는 것이다. 하나의 힘이라도 그게 양방향이라고 이해하고 있으면 이렇게 깔끔하게 정리하는 것이 가능하다. 그렇지 않으면, 두 힘인 것처럼 설명하는 것은 동일하면서도 어떤 때는 실제 다른 두 힘이고 어떤 때는 작용-반작용이라고 하는 귀찮은 혼란이 끊이지 않는다.

중력은 한 방향으로만 작용하는 힘의 예 아니냐는 반론이 제기되는 경우도 있지만, 중력도 양방향의 힘이다. 뉴턴의 중력(만유인력) 공식이 '$F = G\frac{m_1 m_2}{r^2}$'인데, 잘 보면 두 물체의 질량이 들어가야 비로소 중력 크기가 규정이 되는 것을 알 수 있다. 이 힘은 m_1과 m_2 중 하나가 발휘하는 힘이 아니라 둘이 함께 양쪽으로 동일하게 당하는 하나의 힘이다. 즉, 지구가 크기를 따질 수 있는 당기는 힘을 발휘하고 있는 것이 아니라, 지구와 어떤 물체가 상호작용으로 하나의 양방향의 당기는 힘을 만들어 함께 당하는 것이다. 다르게 설명하면, 지구나 물체는 중력을 발휘하는 게 아니라 중력장을 발휘할 뿐이고, 지구 주변의 물체들은 '지구의' 중력에 끌려가는 것이 아니라 '지구와의' 중력에 끌

5 뉴턴의 제3 운동법칙

려가는 것이어서, 물체마다 지구와의 사이에서 발생하는 중력이 제각각이다. 모두가 자신만의 중력을 가지고 있는 것이다. 뒤에서 다루겠지만 이를 '무게'라고 한다. 즉, 엄밀하게는 '지구의 중력'이라는 표현은 잘못이며 따라서 '지구의 중력'에 해당하는 값이라는 것도 없다.

참고로 힘의 단위는 [N], [kg · m/s²][6], 돌림힘은 [N · m], [kg · m²/s²]이다.

(2) 모멘트(Moment) : 힘을 돌림힘으로 1

근육의 수축이 발휘하는 선형의 힘은 공간 속의 독립적인 물체는 병진시키겠지만, 뼈는 관절에 구속되어 있어서 결과적으로 회전이 나타난다. 이렇게 하나의 선형의 힘이 회전을 유발할 때, 이를 모멘트라고 한다. 근육의 힘의 경로가 관절축을 비켜서 뼈에가 닿는 것처럼, 힘이 그 경로에서 비켜있는 점(관절축)에 대해서 돌림힘을 발생시키기 때문에 모멘트는 우리말로 "비킨힘"이라고 작명해도 무방하다.

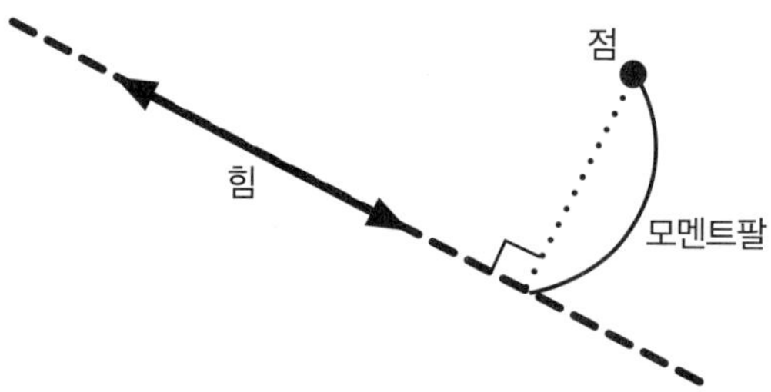

[그림 10-6] 모멘트 개념

힘의 경로로부터 비켜있는 임의의 점에서의 모멘트의 크기는, 그 점으로부터 힘의 작용선까지의 수직거리에 의해 결정된다(그림 10-6). 힘으로부터 멀리 비켜있을수록 모멘트가 크다(공식 1). 모멘트에서의 수직거리는 '모멘트팔'(moment arm)이라는 별도의 명칭으로 부른다.

$$M = d \times F \ [\mathrm{N \cdot m}] \quad \text{(1)}$$

(d : 모멘트팔 길이)

모멘트를 계산할 일이 생기는 3가지의 주요 비킨 지점이 있는데 ① 질량중심, ② 회전축, ③ 고정점이다.

6 단위를 표기할 때 단위 요소 간에 띄어쓰기를 하여 [kg m/s]와 같이 표기해도 됨. 다만 국제표준인 SI에서는 가운뎃점을 더 권고함

① 관성만이 작용하고 있는 상태로 공간 속에 독립적으로 있는 물체(free body)에 임의의 힘이 가해졌을 때, 그 힘이 질량중심을 지나면 물체는 병진만을 하지만, 질량중심으로부터 비켜서 작용하면 모멘트에 의해 회전도 나타난다.

② 출입문처럼 고정된 축이 있는 경우에는, 힘을 가하게 되는 손잡이 지점이 축으로부터 비켜있어서 모멘트에 의한 회전이 나타난다(그림 10-7). 근육이 관여하는 인체 지절의 운동 중 대부분은 관절이 축이고 근육의 부착부가 손잡이 지점이 되는 셈이다.

③ 다이빙 스프링보드(외팔보, cantilever beam)의 경우, 고정된 지점에 대해 사람의 무게(힘)가 비켜서 작용하므로 모멘트가 발생하여 휘어지는 것이다(그림 10-8).

이렇게 모멘트는 3가지의 경우가 있는데 질량중심과 축에 비켜서 작용하는 모멘트를 '회전모멘트'[7]라고 하고, 고정점에 작용하는 모멘트를 '굽힘모멘트'라고 구별하여 부르기도 한다. 물론 운동생체역학에서는 질량중심과 축에 대한 것, 즉 회전모멘트의 경우만 다룬다.

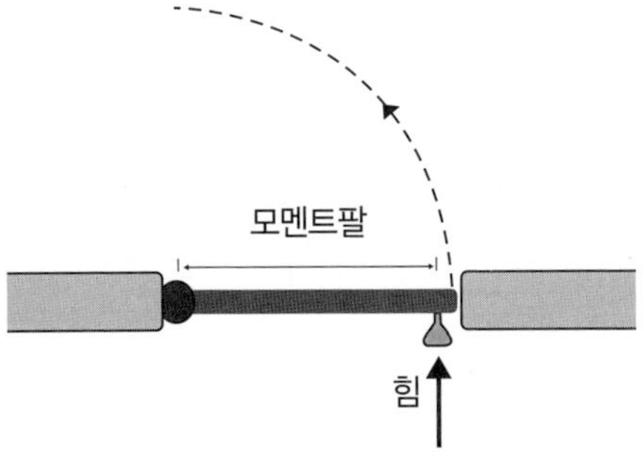

[그림 10-7] 문을 여는 회전모멘트

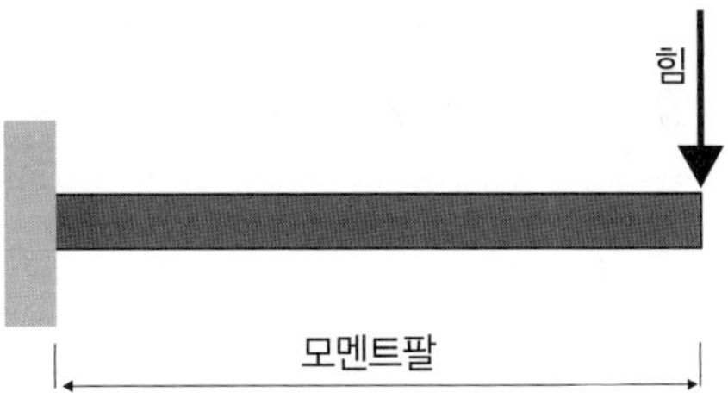

[그림 10-8] 외팔보에 작용하는 굽힘모멘트

(3) 짝힘(Force Couple): 힘을 돌림힘으로 2

짝힘이란, 복수의 힘들의 합력의 결과가 자전을 일으키는 돌림힘으로 온전히 전환되는 경우를 일컫는다. pure moment(순모멘트)라고도 한다. 이미 살펴본 바와 같이 모멘트도 돌림힘을 발생시키지만, 그 원인힘의 효과가 사라지지 않고 병진 효과를 동반하기 때문에 순수하게 돌림힘으로 전환되는 것이 아니다.

짝힘 중 단 두 힘에 의한 것을, 별도로 simple couple(단순짝힘)이라고 한다. 단순짝

7 종종 '돌림힘'과 '(회전)모멘트' 용어를 혼용하는데, 결과적으로는 돌리는 힘이라는 점에서 동일하므로 별로 문제가 되지는 않음. 영어권에서도 torque와 moment의 용례가 혼재함

힘은 평행하게 발생한 반대 방향의 두 힘이 크기가 같은 경우이다.

짝힘은 대상 물체에서 짝힘이 전개되는 평면상의 모든 점에 대해 동일한 돌림힘을 발생한다.[8] 이를 설명하는 것이 [그림 10-9]이다. (가)와 (나)는 동일한 짝힘으로부터 다르게 위치한 점 O에서의 돌림힘을 계산한 것으로, 결과가 동일함을 알 수 있다. 즉, 짝힘에 의한 돌림힘은 회전중심 위치를 신경 쓰지 않는 채로 정의된다. 그럼 결국 어디를 축으로 돌게 될까? 만일 물체가 허공에 정역학적 평형 상태 즉, 관성 상태로 있던 중이라면 자동으로 질량중심점을 지나는 축을 따라 돌게 된다.

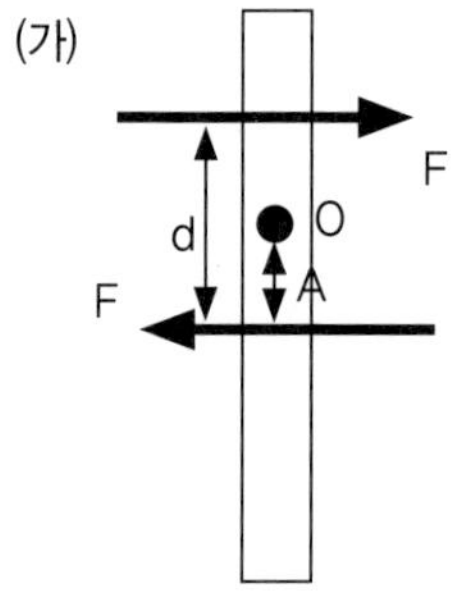

$$\tau = \{(d-A)\times F\} + \{-A\times(-F)\} \\ = dF - AF + AF \\ = dF$$

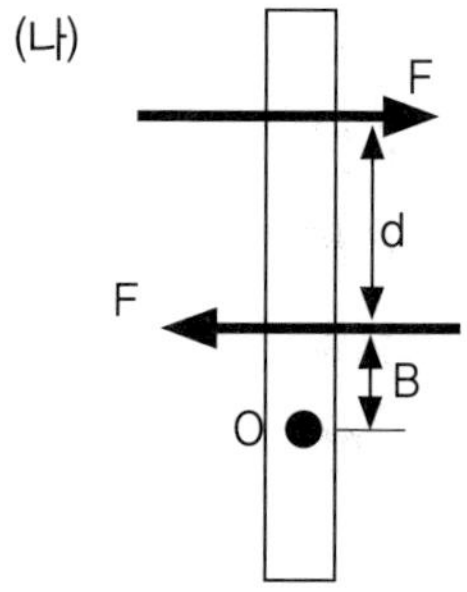

$$\tau = \{(d+B)\times F\} + \{B\times(-F)\} \\ = dF + BF - BF \\ = dF$$

[그림 10-9] 짝힘의 특성

[그림 10-9]의 계산식에서 알 수 있듯이 단순짝힘은, 평행하게 놓여 있으면서 크기가 같고 방향이 반대인 두 힘이, 공통의 지점에 대해 각각 비켜서 작용할 때 발생하는 두 회전모멘트의 합이라고도 할 수 있다. 일반 짝힘으로 확장하면 짝힘을 구성하는 힘들에 의한 회전모멘트들의 합이라고 할 수 있다.

(4) 등가계 : 힘과 돌림힘 간 전환

[그림 10-10]의 (가)에서처럼 힘 F가 있는 상황에서 F와 크기가 같은 F_1과 F_2를 (나)처럼 추가해도 서로 상쇄될 것이므로 결과는 같다. 이때 F와 F_2는 시계방향의 돌림힘을 만드는 짝힘이다. 이를 정리하면 (다)와 같이 $F_1(=F)$와 τ의 조합으로 나타낼 수 있다.[9] 이렇게 되면 서로 달라 보이는 (가)와 (다) 두 역학체계는 서로 등가 관계가 된다. 그리고 (가)의 F를, (다)의 F_1과 τ체계에 대한 '단일등가힘'[10]이라고 한다.

8 자유벡터(free vector)의 속성임. 즉, 작용 위치에 구속되지 않음

9 이미 학습한 바와 같이 돌림힘은 어디에 위치해도 상관없음

10 single equivalent force, SEF

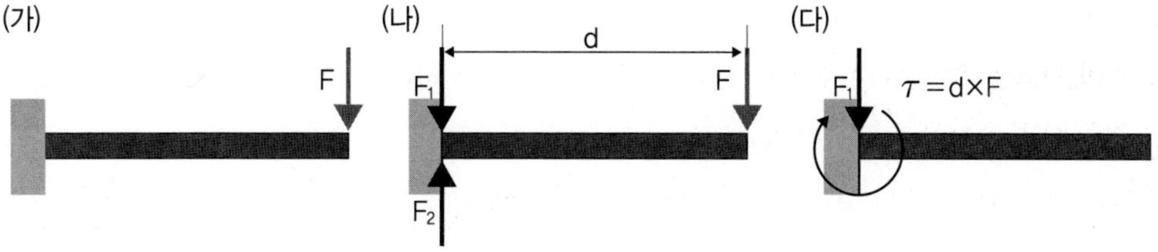

[그림 10-10] 힘의 등가계(Equivalent System of Force)

단일등가힘 개념이 생체역학에 적용되는 대표적인 예는 이완성 마비를 대상으로 한 '긴다리보조기'[11] 설계나 대퇴의지의 무릎 관절 설계이다. 근육이 제 역할을 못하여 (다)에서와 같은 돌림힘을 만들어내지 못하므로 이를 (가)로 대체하여 설계를 하는 것이다.

(5) 힘의 종류

역학적 힘이 발생하는 경우는 다양하다. 비접촉힘과 접촉힘으로 나눌 수 있는데 중력으로 대표되는 인력이나 전자기력에 의한 척력 등이 비접촉힘에 해당한다. 접촉힘에는 당기는 힘(인장력 또는 장력), 미는 힘(압축력 또는 압력)이 있다. 상황에 따라 힘이 더 응용되면, 두 힘이 한 평면을 사이에 두고 평행하면서 반대 방향으로 작용하는 전단력이 있고, 접촉면을 따라 작용하는 마찰력이 있다. 생체역학에서는 근육에 의한 장력이 가장 대표적으로 등장하는 힘이고, 다음으로 중력이 중요하게 다루어진다.

중력은 무게라는 개념으로 발현되는데 무게는 질량과 다르다는 것을 잘 이해할 필요가 있다. 무게와 질량은 완전한 상관관계에 있기는 하지만 다르게 사용해야 하는 역학량이다. 질량은 물체의 고유 성질인데 스칼라량으로서 특정 방향으로 영향력을 발휘하지는 않는다. 무게는 지구와의 사이에서 발생하는 인력, 즉 중력으로, 해당 물체의 질량에 비례해서 발생한다. 간단하게는 "무게는 힘"이다. 내 몸무게는 그 자체로 힘인 것이다. 질량의 단위는 [g], [kg] 등인 반면, 무게는 힘이므로 [N]을 쓴다. 또는 질량에 의해 유발된 힘이라는 의미로 [kgf][12], [kgF], [kgw][13], [kg중][14]으로도 쓴다.

(6) 복수의 힘/돌림힘 다루기

여러 힘/돌림힘이 등장하게 되는 상황을 잘 이해하는 것도 중요하다. 이 상황을 잘 정리하기 위해서는 힘/돌림힘을 벡터로 취급하여 다루는 것이 적절하다.

---

11 장하지보조기, KAFO, knee-ankle-foot orthosis
12 "kilogram-force"
13 "kilogram-weight"
14 "중량킬로그램", "킬로그램중", "킬로그램힘"

① 벡터와 스칼라

다차원 공간에서 벌어지는 역학 현상에서는 여러 방향으로 투영이 가능한 역학량들이 있다. 관찰하는 방향마다 다르게 나타나거나 대상 방향에 따라 다르게 작용하는 식이다. 예를 들어, 질량은 어느 방향으로 투영해도 동일하므로 방향과 상관이 없는 역학량인데 반해, 무게는 지구 중심으로 향하는 역학량이어서 바닥을 누를 때와 기울어진 경사면을 누를 때의 값이 달라지므로 방향과 상관이 있는 역학량이다. 이렇게 방향까지 따져야 충분한 설명이 되는 속성을 '벡터'(vector)라고 하고 이에 해당하는 역학량을 '벡터량'(vector quantity)이라고 한다. 그렇지 않은 속성은 '스칼라'(scalar)이고 이에 해당하는 역학량은 '스칼라량'(scalar quantity)이라고 한다. 벡터는 굵은 정자체 글꼴로 표기하는 것이 일반적이다. 또는 위에 화살표를 얹기도 한다.

아래의 표에 스칼라량과 벡터량의 예를 제시하면서 일부는 표기의 예도 나타내었다.

[표 10-2] 스칼라와 벡터 예시

스칼라량		벡터량	
		위치	좌표계 상의 원점으로부터 방향을 가진다. $\mathbf{r}$
거리, 각도	(방향 정보 없는) 위치 변화 경로나 각도 변화 경로의 양 s, s_n, Δs	(각)변위	방향 정보가 포함된 위치 변화 경로나 각도 변화 경로의 양. $\Delta\mathbf{r}$
면적	면의 크기	면	투영하는 방향에 따라 면의 크기가 다르게 나타남
부피	입체의 크기		
(각)속력	시간당 거리나 각도. v, ω	(각)속도	시간당 (각)변위. $\mathbf{v}$, $\boldsymbol{\omega}$
(각)가속력	시간당 (각)속력. a, α	(각)가속도	시간당 (각)속도. $\vec{a}$, $\boldsymbol{\alpha}$
질량	방향에 따라 달라지거나 하지 않는 물질 고유의 값	무게, 힘/돌림힘	투영하는 방향에 따라 무게, 힘/돌림힘이 다르게 나타남
압력	액체와 기체에서는 모든 방향으로 동일하게(방향과 무관하게) 작용함. Pascal의 원리	응력	압력과 달리 고체에서는 방향에 따라 다른 결과가 나타남 (완전하게는 텐서)
밀도	질량/부피	(각)운동량	3차원 공간에서 방향에 따라 투영된 값이 달라짐 $\mathbf{p}=m\mathbf{v}$, $\overrightarrow{I\omega}$
일	크기의 의미만 있음		
에너지	크기의 의미만 있음		
일률	크기의 의미만 있음	(각)충격량	3차원 공간에서 방향에 따라 투영된 값이 달라짐
온도	크기의 의미만 있음		
시간	경과한 정도의 크기만 있음		

② 힘/돌림힘의 벡터 표현

[힘의 벡터]

힘의 영향을 파악하고 분석하기 위한 기본요소로 한 방향만 표현된 벡터를 사용하지만, 힘의 정체가 양방향성임은 잊지 않도록 하자.

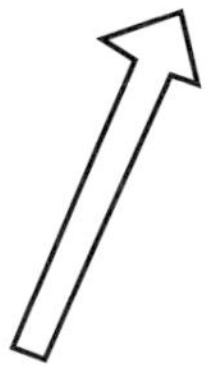

[그림 10-11] 힘의 벡터 개념

화살표가 놓인 연장선은 방향선(direction), 화살표촉은 방향(sense), 화살표의 길이는 크기(magnitude)를 뜻한다.

일반적으로 방향선과 방향을 합쳐서 '방향'으로 통칭하기도 한다.

화살표의 크기는 힘의 경우에 크기를 뜻하며, 속도의 경우에는 빠르기를 뜻하는 것이 된다.

[돌림힘의 벡터]

오른손의 엄지를 세우고 네 손가락을 쥔 채로 네 손가락이 향하는 방향을 회전 방향에 일치시키면 엄지가 축선 상에 놓이게 되는데, 이때 엄지가 향하는 방향으로의 화살표가 회전의 벡터 표현이 된다. 이를 회전벡터의 오른손 규칙이라고 한다.

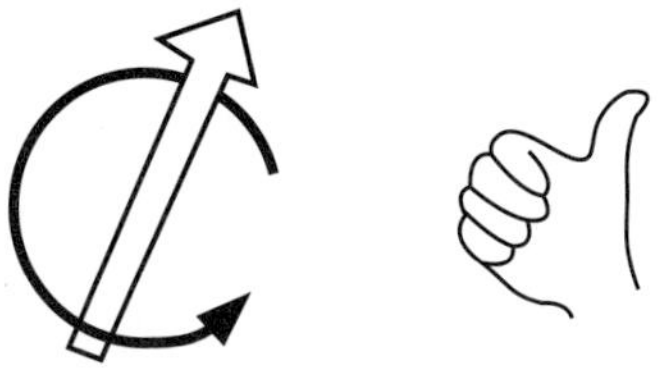

[그림 10-12] 돌림힘의 벡터 개념

화살표가 놓인 연장선은 회전축, 화살표촉은 오른손 규칙에 의한 회전 방향을 가리키는 것이 되고, 화살표의 길이는 크기를 뜻한다.

화살표의 크기는 돌림힘의 경우에 크기를 뜻하며, 각속도의 경우에는 빠르기를 뜻하는 것이 된다.

③ 벡터의 합과 차

둘 이상의 벡터량이 작용한 결과나 작용한 벡터 요소들을 알기 위해 벡터량들을 합하거나 뺄 수 있다. 이를 벡터의 합성과 분해라고 하며, 삼각형법이나 평행사변형법으로 대표되는 기하학적 방법을 통해 기본적으로 이해할 수 있다(그림 10-13).

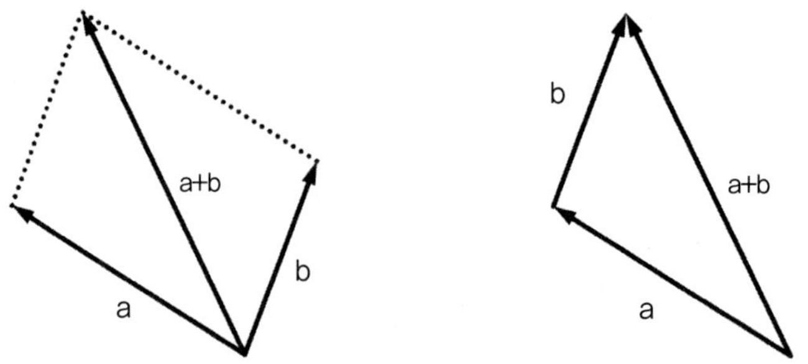

[그림 10-13] 평행사변형법과 삼각형법

힘/돌림힘 벡터의 경우에, 어느 강체에 둘 이상의 힘/돌림힘이 작용하는 결과는 그 힘/돌림힘 벡터들을 합성한 결과인 '합력' 또는 '알짜힘' 하나가 작용하는 것과 같다. 따라서 벡터 합성을 통해 복잡한 양상을 간결하게 정리할 수 있다.

반대로 벡터 하나를 복수의 벡터 요소로 분해하면 나눠진 각각을 '분력'이라고 한다. 이는 합성의 역으로 이해하면 된다. 실용적으로는 분해하는 요소 벡터를 서로 직각이 되도록 하는 것이 일반적이다. 삼각함수를 바로 사용하여 해석할 수 있기 때문이다.

④ 평형

둘 이상의 힘과 둘 이상의 돌림힘의 합(알짜힘)이 모두 0이 되는 경우를 뜻한다. 상쇄되는 것이다. 작용하는 힘/돌림힘들이 평형이면 물체는 기존의 운동 상태를 관성에 의해 유지한다. 평형을 전제하고 역학 관계를 살피는 것을 '정역학'(statics)이라고 한다. 정역학의 평형 조건은 아래와 같이 물체의 가속도와 각가속도가 모두 0인 것으로도 정리할 수 있다.

힘의 합 $\Sigma F = m \times a$에서 a가 0이면 ΣF 역시 0이 된다.[15]

돌림힘의 합 $\Sigma \tau = I \times \alpha$에서 α가 0이면 $\Sigma \tau$ 역시 0이 된다.

3차원에서 평형 상태가 되려면 다음과 같이 총 6가지 조건을 모두 만족해야 한다.

$$\Sigma F_x = 0,\ \Sigma F_y = 0,\ \Sigma F_z = 0$$

$$\Sigma \tau_x = 0,\ \Sigma \tau_y = 0,\ \Sigma \tau_z = 0$$

15 'Σ'는 '합'이라는 의미

2차원인 XY평면에서 평형 상태가 되려면 다음과 같이 총 3가지 조건을 모두 만족해야 한다.

$$\Sigma F_x = 0,\ \Sigma F_y = 0,\ \Sigma\tau = 0$$

⑤ **자유물체도, 자유물체분석**[16]

정역학 평형 상태를 분석하기 위해서는 자유물체도(free body diagram)를 활용하는 것이 기본이다. 분석하고자 하는 물체(body)만을 독립(free)적으로 그려놓고 그 물체에 작용하는 힘 및 돌림힘들을 그려 넣으면서 미지의 힘 및 돌림힘을 찾으며 평형 조건들을 따져보는 것이다. 자유물체도를 사용하여 분석하는 것을 자유물체분석(free body analysis)이라고 한다. [그림 10-9]가 자유물체도와 자유물체분석이라고 할 수 있다.

2) 근육과 힘

생체역학에서 근육은 힘을 다루는 운동역학의 대명사 격이다. 근육은 능동적으로 수축하는 능력을 통해 장력을 발휘하는 면에서 차별화된 조직이다. 기계적으로는 선형모터와 같다. 수축으로 근육의 길이가 짧아질 때를 '구심성 수축'[17](concentric contraction)이라고 한다. 수축 기전을 통해 장력을 발휘하더라도 외부의 장력이 더 커서 근육 길이가 길어지며 수축하는 경우도 있는데 이를 '원심성 수축'[18](eccentric contraction)이라고 한다. 수축 기전을 통해 장력을 발휘하지만 외부의 장력과 대등하여 길이의 변화가 없는 경우를 '등척성 수축'(isometric contraction)이라고 한다. 이 3가지 경우의 최대 장력들의 크기는 원심성 > 등척성 > 구심성 순이다. 최대 장력은 결국 부하의 크기에 의해 결정되는데 부하가 커질수록 구심성 수축에서 등척성 수축을 거쳐 원심성 수축으로 전환된다. 그리고 수축 속력도 관련이 있어서 부하가 없는 수준에서부터 커질수록 빠른 구심성 수축에서 느린 구심성 수축, 속력이 0인 등척성 수축, 느린 원심성 수축, 빠른 원심성 수축으로 진행하게 된다.

근육의 길이 변화 범위 중에는 '안정 시 길이'(resting length)가 있어서 다른 길이인 경우에 비해 최대 장력이 가장 크다.

근육이 생리학적 기전을 통해 능동적인 장력을 발휘하지만, 근육을 이루는 조직 물질

16 Free Body Diagram, Free Body Analysis
17 사전 등에서 '동심'으로 번역하지만 더 나은 의역의 논란이 있음
18 사전 등에서 '편심'으로 번역하지만 더 나은 의역의 논란이 있음

의 물성에 따른 피동적 장력도 중첩[19]해서 발휘된다. 피동적 장력을 발휘하는 대표적인 조직으로 인대, 피부 등이 있다.

근육은 피로 현상도 있어서 일상활동을 위해 특정 보조기기를 지속적으로 다루어야 하는 경우에 해당 근육의 피로 특성에 관심을 둘 필요가 있다.

3. 생체재료역학

운동과 관련한 역학에서는 기본적으로 물체가 '강체'라고 전제한다. 즉, 변형을 따질 필요가 없도록 전제한다. 이를 강체역학이라고도 한다. 반면에 변형을 논할 때에는 운동이 없다고 전제한다. 이를 재료역학 또는 변형체역학이라고 한다. 재료역학은 물체의 형태를 다루는 것이므로 특별한 경우가 아니면 고체를 대상으로 한다.

의아할 수도 있지만, 변형은 두 물체 사이에서 발생하는 힘/돌림힘이 직접적인 원인이 아니다. 그 힘/돌림힘에 의해 물체의 내부에서 발생하는 2차 힘이 직접적인 원인이다. 여기서 물체 외부에서 발생하는 힘/돌림힘을 '외력', 외력에 의해 내부에서 발생하는 2차 힘을 '내력'이라고 하여 구분한다[20]. 즉, 외력이 발생하고 그것에 의해 내부에 전개되는 내력이 변형의 직접적인 원인이 된다. 이 내력은 2차원 면에 대해 발생하는 것으로 이해하기 때문에 단위면적에 대해 정량화하면서 '응력'(stress)이라고 한다. 이렇게, 재료역학에서는 힘/돌림힘 대신 응력을 다룬다.

1) 응력과 변형률

(1) 응력

물체 내에서 단위면적당 작용하는 힘을 응력이라고 하는데, 기본적으로 인장응력, 압축응력, 전단응력의 세 종류가 있다. 그리고 이 기본 응력의 조합에 의해 굽힘응력, 비틀림응력의 두 가지가 더 추가된다. 응력은 벡터에 해당하는 조건을 충족하며, 이에 더해 여러 방향에 대해 동시에 작용하므로 완전하게는 '텐서'(tensor)이다.

19 복수의 구성이 서로 상호작용 없이 각기 독립적으로 조합되는 것

20 내력이 외력에 의해 발생하는 것은 맞지만, 외력이 없어도 내력이 발생할 수 있음. 예를 들어, 열의 변화에 의해서도 내력이 발생할 수도 있어서 이를 열응력이라고 함

• 응력 $$\sigma = \frac{F}{A}\ [\mathrm{N/m^2}],\ [\mathrm{Pa}] \qquad (2)$$

(σ : 응력 F : 힘 A: 단면적)

(2) 변형

변형은 응력에 의한 것이어서 응력의 종류에 따라 분류된다. 즉, 압축응력에 의한 압축변형, 인장응력에 의해 늘어나는 인장변형, 전단응력에 의해 어긋나는 전단변형, 압축변형과 인장변형이 조합된 굽힘변형, 축을 따라 도는 방향으로 전단이 적용된 비틀림변형이 있다.

또한 변형은 '탄성변형'[21], '소성변형'[22], '점성변형'[23]의 세 가지로 나눌 수 있다. 탄성변형은 응력에 의해 일시적으로 변형은 되나 응력이 제거되면 다시 원래대로 돌아오는 경우이다. 소성변형은 응력을 제거해도 원래대로 돌아오지 못하고 영구적인 변형이 남는 경우이다. 점성변형은 임의의 응력에 의한 변형이, 응력을 증가시키지 않음에도 시간의 경과에 따라 증가하는 경우이다. 점성변형은 탄성변형과 소성변형과 달리 시간 변인과 관계있는 특성이며 '크리프'(creep) 현상이라고도 한다.

하나의 물체가 이 세 가지 중 하나의 변형 특성만을 보이는 경우는 찾아보기 어렵고, 정도의 차이가 있을 뿐, 보통은 세 가지 특성을 모두 가지고 있다. 즉, 작은 응력에서는 탄성변형을 보이고, 큰 응력에서는 소성변형이 추가되며, 탄성변형에 해당하는 작은 응력이라도 오랜 시간 작용하면 영구변형(점성변형)이 남는 경우가 일반적이다.

(3) 변형률

변형은 같은 응력에 노출된다 하더라도 초기 치수에 따라 최종 변형량이 달라지므로 초기 치수에 대한 변화량인 '변형률'(strain)을 사용한다. 이는 비율이기 때문에 단위가 없다.

• 변형률 $$\epsilon = \frac{\Delta l}{l_0} \qquad (3)$$

(ϵ: 변형률 Δl: 길이 변화량 l_0: 원래 길이)

변형 중 가장 많이 다뤄지는 것은 인장인데 인장 변형률에 100을 곱한 백분율(%)을 특별히 '연신율'이라고 한다.

21 elastic deformation
22 plastic deformation
23 viscous deformation

(4) 응력-변형률 특성곡선

생체조직 중 연부 조직의 응력과 변형률의 관계는 [그림 10-14]처럼 나타낼 수 있다. 과장이기는 하지만 발 모양을 닮았다고 보고 시작 부분의 영역을 '발가락 영역'이라고 한다. 발가락 영역은 뼈와 같은 비연부 조직과 일반 재료에서는 나타나지 않는 특성이다. 비례 특성을 보이는 탄성 영역과 소성 영역의 경계점을 항복점이라고 하고 해당 응력을 항복응력이라고 한다. 해당 조직에서 나타날 수 있는 최대 응력을 그 조직의 최대 강도라고 한다.

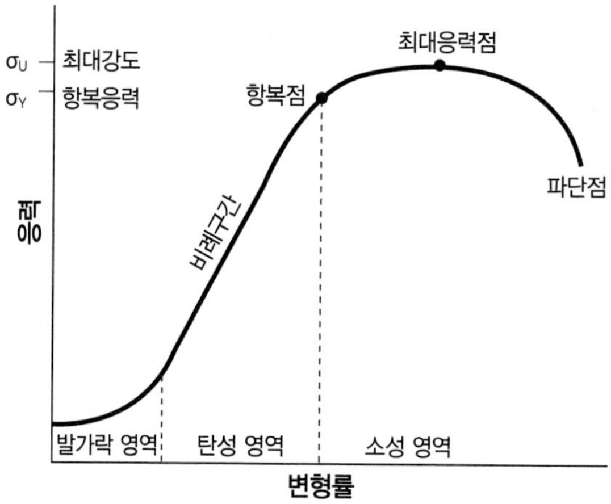

[그림 10-14] 생체조직의 응력-변형률 특성

비례구간의 특성은 다음과 같은 1차 함수로 나타낼 수 있는데, 비례상수 E를 '탄성계수' 또는 '영률', '영의 계수'(Young's modulus) 등으로 부른다.

$$\sigma = E\epsilon \qquad (4)$$

2) 생체재료 변형 관련 주요 성질

- 강도(strengh) : 변형체가 나타낼 수 있는 최대의 응력
- 연성(ductility) : 변형되는 성질. 예) "구리는 철강에 비해 연성이 크다."
- 인성(toughness) : 파괴 이전까지 하중 에너지를 감내하는 정도
- 경도(hardness) : 압입에 대한 저항 정도

- 피로강도 S_{N_f} (fatigue strength) : N_f 횟수만큼 반복적용했을 때 변형체가 파괴되는 힘
- 피로한도 S_f (fatigue limit): 무한에 가깝게 반복적용했을 때에야 변형체가 파괴되는 크기의 힘

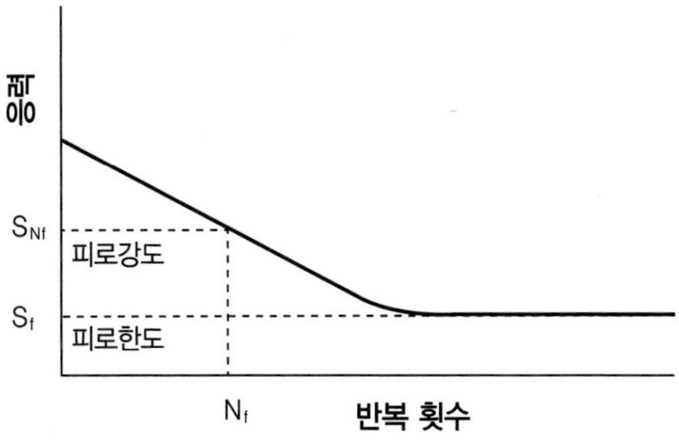

[그림 10-15] 피로 특성

11

재활공학

1. 기계공학
2. 전기 · 전자공학
3. 디지털공학
4. 통신공학
5. 보조테크놀로지 제어 인터페이스

제11장

재활공학

'재활공학'은 장애인 등 신체적 약자가 겪는 문제를 과기(technology)적으로 해결하는 데에 기여하기 위해 설계, 개발, 수정, 시험, 평가, 적용 등의 영역에서 공학을 체계적으로 활용하는 것이라고 정의할 수 있다. 여기서, '신체적 약자가 겪는 문제'는 이동, 의사소통, 청각, 시각, 인지, 직업활동, 자립생활, 교육, 그리고 사회적 차별 극복 등의 영역으로 구분되며, 이러한 영역 구분과 상관없이, 원하는 활동의 가능 여부로 문제를 파악할 수도 있다. 또한 '공학을 체계적으로 활용하는 것'은 공학을 장애나 관련 제도의 특성에 따라 조율하여 적용하는 것을 의미한다.

이 정의에서 알 수 있듯이 재활공학은 공학의 원론적인 성격으로 특정되는 것은 아니다. 종류 불문한 공학이, 재활이라는 특정 활용처에 응용되기만 하면 재활공학이라고 할 수 있는 것이다. 공학은 과학적인 원리 중심인 것과 활용처가 특정되는 것으로 분류할 수 있는데, 기계공학, 전기 · 전자공학, 디지털공학, 화학공학 등은 과학적 원리 중심(편의상 '1차 공학')이고, 재활공학, 자동차공학, 로봇공학, 의(료)공학 등은 활용처가 특정된 것('2차 공학')이다. '1차 공학'이 과학의 원리를 응용하여 확장된 유용성을 발견하거나 도구를 개발하는 단계라고 하면 '2차 공학'은 이를 넘어 특정 분야에 활용하는 단계라고 할 수 있다. 재활공학과 같은 '2차 공학'은 그 활용 목적을 위해 어떠한 종류의 '1차 공학'이 동원되어도 상관이 없다. 경우에 따라서는 다른 '2차 공학'과의 연계도 가능하다. 로봇공학이 재활공학에 적용되는 것이 한 예이다.

이와 같이 재활공학은 어떠한 '1차 공학'으로 구성된다고 미리 규정할 수 없다. 어떤 방법으로 어디에 활용된다는 것 역시 구체적으로 미리 규정할 수 없으므로 이미 활용된 사례들을 중심으로 계속 정리되어지는 것이 그 실체이다. 그리고 재활과 공학이 만나는 그 활용 과정에서 도출되는 재활공학만의 특성들이 정리되며 차별성을 구축해가는 것에서 그 정체성을 찾을 수 있다.

보조테크놀로지 전문가는 재활공학의 산물들을 적합한 수요자에게 적절히 중개해야 한다. 이를 위해서는 기기를 제대로 이해하고 평가할 수 있어야 하는데, 이와 관련하여 (재활)공학자와의 의사소통이나 공학적 내용의 이해가 가능한 한 원활해야 한다. 이것이 재활공학을 학습해야 하는 이유와 목적이 된다.

여기서는 재활공학에 활용되어온 주요 공학 분야들의 기초 내용들을 안내하고, 재활공학만의 특징이 나타나는 사례인 '보조테크놀로지 제어 인터페이스'를 간단히 다루었다. 현행 보조공학사 국가고시의 출제범위에 해당하는 경우에는 따로 별표를 하여 참고가 되도록 하였다. 재활공학의 방대한 내용을 다 다룰 수 없는 본 교재는 안내서로서의 역할이며, 각 분야의 본격적인 내용에 대해서는 별도의 학습이 필요하다. 더 나아가 보조테크놀로지 전문가를 자임하고자 한다면 그 기본 전공이 임상이라고 하더라도 재활공학을 구성하는 공학 중 하나 또는 하나의 특정 분야 정도는 심화된 전문성을 습득하기를 권한다.

1. 기계공학

기계공학은 '물체의 운동과 변형'을 다룬다는 점에서는 역학과 동일하며 이를 문명의 이기인 기계를 구현하는 데에 응용하는 학문이다. 가시적인 결과물이 '기계'인 것을 구실로 한자문화권에서 '기계공학'이라고 번역했지만 실은 '역학공학'이 맞다. 여담이지만 전통적으로 '기계'가 주는 인상이 "닦고 조이고 기름치는" 것이었기에, 명칭으로 인한 편견이 특히 여학생들의 진로 선택에 심하게 영향을 미쳐 온 바 있다. '역학공학'이었다면 우리나라는 조금이라도 다른 세상이 되었으리라.

mechanical engineering이기 때문에 당연히 mechanics가 핵심이고 기초이다. 직역하면, '역학공학'이기 때문에 당연히 '역학'이 핵심이고 기초이다. 따라서 역학의 이해부터 도모하고자 한다.

한자 문화권에서는 mechanics를 '역학'이라고 하여, '힘'을 뜻하는 한자 '力'을 사용하지만, 힘이란 것은 보이지도 않는 것이고 물질들의 상호작용이 없으면 발생하지도 않는 것임을 생각하면, mechanics의 주인공은 힘보다는 물질의 변동이라고 해야 할 것이다. 물질의 변동은 크게, 운동 변화와 변형으로 나눌 수 있으며 이에 따라 역학도 '강체역학'[1]과 '재료역학'[2]으로 나눈다. 이 책의 생체역학 내용도 이를 기준으로 전개한 것이다. 따라서 생체역학을 통해 다룬 역학의 기초 일부는 생략하면서 기술하였다.

1) 강체역학

강체역학은, 물체의 변형은 고려하지 않거나 혹은 변형되지 않는다고 전제하고, 이 물체의 운동과 그에 수반되어 나타나는 힘을 다룬다. 여기서 운동의 양상을 다루는 것을 '운동학'(kinematics)[3]이라고 하고, 힘과 연관된 것까지 다루는 것을 '운동역학(kinetics)'이라고 한다. 또한, 강체역학은 물체를 대상으로 할 때 병진과 회전, 점질량을 대상으로 할 때 직선운동과 회선운동(곡선운동)으로 구성된다. 강체역학의 기술은 병진과 회전의 개념을 기본으로 하되 필요에 따라 점질량의 운동 개념도 설명하였다.

■ 운동량/회전운동량에서 일률/회전일률까지

강체가 질량체/회전질량체로서 운동하는 상황의 역학적 핵심 내용들을, 일률/회전일률을 유도하는 줄거리의 형식으로 기술하였다. 이러한 전개는 잔존 근력을 활용하여 다루는 보조기기나 전동기를 활용한 보조기기들의 구동 성능을 이해하는 것이 재활공학 학습에서 중요하기 때문이다.

기본적으로 병진과 회전이 쌍둥이 수준으로 속성을 공유하므로 이해를 돕기 위해 병행하여 기술하였다. 회전 관련 용어에 있어서 실제로는 '회전'과 '각'이 혼재하지만 이해를 돕기 위해 일관성을 우선으로 하여 '회전'으로 통일하여 기술하였으며, 다만 이는 병행하여 기술하는 동안으로만 국한하였다.

[표 11-1] 일률/회전일률 학습 과정

1	운동량	회전운동량
2	관성	회전관성
3	운동량의 변화량	회전운동량의 변화량
4	운동량의 변화율 : 힘	회전운동량의 변화율 : 회전력
5	충격량	회전충격량
6	일률	회전일률
7	일	회전일

1 mechanics of rigid body. 변형에 대해서는 생각하지 않는 역학임
2 mechanics of deformable body. '변형체역학'이라고도 함. 운동에 대해서는 생각하지 않는 역학임
3 운동형상학이라고도 함

(1a) 운동량

강체역학 중 병진의 경우는 질량이 있고 그 질량이 위치운동을 한다는 전제로부터 출발한다. 위치 변화는 최소한의 시간이 필요하므로 그 경과한 시간에 따라 결정되는 빠르기(속도) 속성을 가지게 된다. 여기서 도출되는 가장 기본적인 역학량[4]이 '운동량'이다. 병진하는 질량은 자신의 속도만큼 운동량을 가진다.

• 운동량 $p = mv$ [kg · m/s][5] ……… (1)

(m: 질량 v: 속도)

속도는 변위(위치 변화)를 시간으로 미분한 $\frac{ds}{dt}$로 표현할 수 있는데 이는 순간의 값을 가진다는 뜻이다. 이에 따라 질량에 속도를 곱한 운동량도 순간의 값을 가진다고 할 수 있다.

(1b) 회전운동량(각운동량)

강체역학 중 회전의 경우는 질량이 임의의 축을 따라 돈다는 전제로부터 출발한다. 이때 질량은 축과의 거리 관계에 따라 회전질량[6]을 가진다. 돎에 의한 각도 변화는 최소한의 시간이 필요하므로 그 경과한 시간에 따라 결정되는 빠르기 즉, 회전속도(각속도) 속성을 가지게 된다. 여기서 도출되는 가장 기본적인 역학량이 '회전운동량'(각운동량)이다. 회전하는 회전질량은 자신의 회전속도만큼 회전운동량을 가진다.

• 회전운동량 $L = I\omega$ [kg · m^2/s][7] ……… (2)

(I : 회전질량 ω: 속도)

회전속도는 회전변위(각변위)를 시간으로 미분한 $\frac{d\theta}{dt}$로 표현할 수 있는데 이는 순간의 값을 가진다는 뜻이다. 이에 따라 회전질량에 회전속도를 곱한 회전운동량도 순간의 값을 가진다고 할 수 있다.

회전운동량은 점질량에도 그대로 적용되는데 이 때문에 물체 관점에서는 회전이 아닌 공전만 했을 때도 점질량들이 회전운동량을 가지게 되고 이것이 물체의 회전운동량이 되기도 한다.

---

4 '물리량'들 중 역학에 해당하는 것. 따라서 '물리량'이라고 해도 무방함

5 단위를 표기할 때 단위 요소 간에 띄어쓰기를 하여 [kgm/s]와 같이 표기해도 됨. 다만 국제표준인 SI에서는 가운뎃점을 더 권고함

6 mass moment of inertia, inertial mass moment, 관성질량모멘트, 관성모멘트, 질량관성모멘트 등으로 쓰기도 함

7 공식대로라면 [kg · m² · rad/s]이지만 radian은 단위가 없는 물리량이므로 회전 관련 단위에서는 일반적으로 표기되지 않음

(2a) 관성 : "운동량은 보존된다."

임의의 속도로 운동하고 있는 질량체의 운동량은 다른 역학량이 개입하지 않는 한, 변하지 않고 보존되는데 이것이 뉴턴이 제1 운동법칙으로 정리한 '관성'이다.

질량은 물체 고유의 값이므로 변하지 않으므로 만일 운동량이 유지된다면 공식 (1)에 따라 속도 즉, 빠르기와 방향도 유지된다. "물체가 현재의 운동 상태를 유지하려고 하는 성질"이라고 설명되는 관성은 결국, "운동량은 유지된다."는 것에 기인한다. 관성의 법칙은 결국 운동량 보존의 법칙의 다른 설명이다.

(2b) 회전관성 : "회전운동량은 보존된다."

임의의 회전속도로 운동하고 있는 회전질량의 회전운동량은 다른 역학량이 개입하지 않는 한, 변하지 않고 보존되는데 이것이 뉴턴이 제1 운동법칙으로 정리한 '회전관성'이다.

회전운동량이 유지된다면 공식 (2)에 따라 회전질량과 회전속도의 반비례 관계가 일정하게 유지될 것이다. 만일 축의 위치를 고정시켜 회전질량이 변하지 않게 하면 회전속도가 유지되는데 이를 통해 회전관성을 관찰할 수 있다. 회전관성은 결국, "회전운동량은 유지된다."는 것에 기인한다. 회전관성의 법칙은 결국 회전운동량 보존의 법칙의 다른 설명이다.

(3a) 운동량의 변화량 : 관성운동에서 이탈

하지만 세상의 모든 물체들은 좌충우돌하면서 수도 없이 관성운동의 상태를 벗어나므로 우리는 운동량이 변하는 상황을 다루어야 한다.

질량이 변하지 않는다면 공식 (1)에 의해 속도의 변화로 운동량의 변화를 설명할 수 있다. 임의의 시점 1과 2 사이에서 속도가 달라졌을 때 변화한 운동량의 정도/크기를 다음과 같이 표현할 수 있으며 이를 '운동량의 변화량'이라고 한다.

• 운동량의 변화량

$$p_2 - p_1 = m(v_2 - v_1)$$
$$\Delta p = m\Delta v \quad \cdots\cdots (3)$$

[kg · m/s]

(3b) 회전운동량의 변화량 : 회전관성운동에서 이탈

하지만 세상의 모든 물체들은 좌충우돌하면서 수도 없이 관성운동의 상태를 벗어나므로 우리는 회전운동량이 변하는 상황을 다루어야 한다.

축이 변하지 않아서 회전질량도 변하지 않는다면 공식 (2)에 의해 회전속도의 변화로 회전운동량의 변화를 설명할 수 있다. 임의의 시점 1과 2 사이에서 회전속도가 달라졌을 때 변화한 회전운동량의 정도/크기를 다음과 같이 표현할 수 있으며 이를 '회전운동량의 변화량'이라고 한다.

• 회전운동량의 변화량

$$L_2 - L_1 = I(\omega_2 - \omega_1)$$
$$\Delta L = I\Delta\omega \quad \cdots\cdots (4)$$

[kg · m/s]

물론 회전운동량에서는 회전속도 대신 회전질량이 변하는 경우도 가능하다.

(4a) 운동량의 변화율 : 힘의 등장

운동량의 변화량이 동일하더라도 3초 동안에 발생한 경우와 40초 동안에 발생한 경우는 같은 사안이라고 할 수 없다. 이러한 경우에는 단위시간 당 변화량을 따져야 한다.

이렇게 하면 공식 (5)에서 보이는 것처럼 가속도 개념이 등장하며 ma가 되는데, 이를 '운동량의 변화율'이라고 한다. 이것이 역학에서 정의하는 '힘'이고, 기호로 'F'로 표기한다. 뉴턴의 제2 운동법칙 ma는 이렇게 정의된 것이다. 뉴턴의 제2 운동법칙은 '힘의 법칙' 또는 '가속도의 법칙'이라고도 한다.

(4b) 회전운동량의 변화율 : 회전력의 등장

회전운동량의 변화량이 동일하더라도 3초 동안에 발생한 경우와 40초 동안에 발생한 경우는 같은 사안이라고 할 수 없다. 이러한 경우에는 단위시간 당 변화량을 따져야 한다.

이렇게 하면 공식 (6)에서 보이는 것처럼 회전가속도(각가속도) 개념이 등장하며 $I\alpha$가 되는데, 이를 '회전운동량의 변화율'이라고 한다. 이것이 역학에서 정의하는 '회전력'이고, 기호로 'τ'로 표기한다. 뉴턴의 제2 운동법칙 $\tau = I\alpha$는 이렇게 정의된 것이다. 회전력은 돌림힘, 우력, 염력이라고도 하고 영미권에서는 torque, moment라고 한다.

• 운동량의 변화율 $$\frac{p_2 - p_1}{t_2 - t_1} = m\frac{v_2 - v_1}{t_2 - t_1} = m\frac{\Delta v}{\Delta t} = ma = F \quad (5)$$

[kg · m/s²], [N]

• 회전운동량의 변화율 $$\frac{L_2 - L_1}{t_2 - t_1} = I\frac{\omega_2 - \omega_1}{t_2 - t_1} = I\frac{\Delta \omega}{\Delta t} = I\alpha = \tau \quad (6)$$

[kg · m²/s²], [N · m]

참고로, 식 (5)에서 구한 것은 사실, t 동안의 '평균 가속도'와 '평균 힘'이다. 실제로는 다음과 같이 미분을 통해 구하는 순간값이 '가속도'와 '힘'이다.

• 힘 $$\frac{m\,dv}{dt} = ma = F \quad (7)$$

참고로, 식 (6)에서 구한 것은 사실, t 동안의 '평균 회전가속도'와 '평균 회전력'이다. 실제로는 다음과 같이 미분을 통해 구하는 순간값이 '회전가속도'와 '회전력'이다.

• 회전력 $$\frac{I\,d\omega}{dt} = I\alpha = \tau \quad (8)$$

(5a) 충격량 : 시간으로 누적하여 다시 '운동량의 변화량'으로

위에서 운동량의 변화율로 힘이 정의되었다. 힘이 시간 t 동안 누적하여 발생하였을 때 이를 '역적'(力積)이라고 할 수 있는데 '충격량'이라고도 한다. 힘 또는 가속도가 일정한 경우에는 발생한 시간만큼을 곱하기만 하면 누적값인 충격량을 구할 수 있다.[8]

• 충격량 $J = \Delta p = Ft$ [N · s] ⋯⋯ (9)

그런데 이를 (11)과 같이 더 전개하면, 공식 (3)에서 이미 다룬 운동량의 변화량이 된다. 즉, 운동 상태 관점으로 정의한 것이 '운동량의 변화량'이고 힘의 관점에서 정의한 것이 '충격량'일 뿐, 동일한 역학량이다. 이를 '충격량-운동량 정리'라고 한다.

(5b) 회전충격량 : 시간으로 누적하여 다시 '회전운동량의 변화량'으로

위에서 회전운동량의 변화율로 회전력이 정의되었다. 회전력이 시간 t 동안 누적하여 발생하였을 때 이를 '회전력적'이라고 할 수 있는데 '회전충격량'(각충격량)이라고도 한다. 회전력 또는 회전가속도가 일정한 경우에는 발생한 시간만큼을 곱하기만 하면 누적값인 회전충격량을 구할 수 있다.[9]

• 회전충격량 $J = \Delta L = \tau t$ [N · m · s] ⋯⋯ (10)

그런데 이를 (12)와 같이 더 전개하면, 공식 (4)에서 이미 다룬 회전운동량의 변화량이 된다. 즉, 운동 상태 관점으로 정의한 것이 '회전운동량의 변화량'이고 회전력의 관점에서 정의한 것이 '회전충격량'일 뿐, 동일한 역학량이다. 이를 '충격량-운동량 정리'라고 한다.

• 충격량 → 운동량의 변화량

$$J = \Delta p = Ft = mat = m\frac{\Delta v}{t}t = m\Delta v \quad \text{[kg · m/s], [N · s]} \qquad (11)$$

• 회전충격량 → 회전운동량의 변화량

$$J = \Delta L = \tau t = I\alpha t = I\frac{\Delta \omega}{t}t = I\Delta\omega \quad \text{[kg · m}^2\text{/s], [N · m · s]} \qquad (12)$$

운동량의 변화율에서도 설명했듯이 힘과 관련한 것은 모두 운동량으로 설명이 가능하다.

회전운동량의 변화율에서도 설명했듯이 회전력과 관련한 것은 모두 회전운동량으로 설명이 가능하다.

8 힘이 일정하지 않은 때에는 시간을 따라 적분하면 된다. $\int F\,dt$

9 회전력이 일정하지 않은 때에는 시간을 따라 적분하면 된다. $\int \tau\,dt$

(6a) 일률(Power)

기계공학의 기본인 역학 중 지금까지 다룬 내용은 바로 '일률'의 이해를 위한 것이었다. 이를 다시 정리하면 다음과 같다.

어떤 물체 m은 매 순간 어떤 운동 상태 v를 가지며, 여기서 운동량 mv가 도출된다. 운동 상태인 v에 변화가 없어서 운동량 mv가 유지되고 있을 때, "관성운동을 하고 있다."고 한다.

반면에 관성 상태가 깨져서 v에 변화가 생기면 이로 인해 운동량이 변하는데 이 운동량 변화량은 $m\Delta v$라고 할 수 있다. 그리고 이를 단위시간 당으로 표현한 것을 운동량 변화율 $m\dfrac{\Delta v}{t}$라고 할 수 있다. 이는 다시 ma로 줄여서 표현할 수 있고 이를 다시 F로 정의하였다.

위에서 정의된 힘 즉, 운동량의 변화율 $m\dfrac{\Delta v}{t}=m\dfrac{(v_2-v_1)}{t}$는 운동 상태 변화의 급한 정도를 뜻한다. 그런데 그 운동 상태 변화의 결과인 변위는, 변화가 시작되던 당시의 운동 상태 즉, 당시의 속도에 따라서 달라진다. 이점을 유의해야 한다. 예를 들어, 운동량의 변화율(힘)이 같다고 해도, 멈춰 있던 경우와 움직이고 있던 경우의 결과변위는 달라진다. 이런 차이까지 반영한 것이 '일률'이다.

수학적으로는 운동량 변화율(힘)에 기준 속도인 v_1을 곱한 것이다(13). 운동량 변화율과 속도가 모두 순간의 값을 가지므로 일률도 역시 순간의 값을 가진다.

(6b) 회전일률(Rotational Power)

기계공학의 기본인 역학 중 지금까지 다룬 내용은 바로 '회전일률'의 이해를 위한 것이었다. 이를 다시 정리하면 다음과 같다.

어떤 물체 I는 매 순간 어떤 운동 상태 ω를 가지며, 여기서 회전운동량 $I\omega$가 도출된다. 회전운동량 $I\omega$가 유지되고 있을 때, "관성운동을 하고 있다."고 한다.

반면에 관성 상태가 깨져서 ω에 변화가 생기면 이로 인해 회전운동량이 변하는데 이 회전운동량 변화량은 $I\Delta\omega$라고 할 수 있다. 그리고 이를 단위시간 당으로 표현한 것을 회전운동량 변화율 $I\dfrac{\Delta\omega}{t}$라고 할 수 있다. 이는 다시 $I\alpha$로 줄여서 표현할 수 있고 이를 다시 τ로 정의하였다.

위에서 정의된 회전력 즉, 회전운동량의 변화율 $I\dfrac{\Delta\omega}{t}=I\dfrac{(\omega_2-\omega_1)}{t}$는 운동 상태 변화의 급한 정도를 뜻한다. 그런데 그 운동 상태 변화의 결과인 회전변위는, 변화가 시작되던 당시의 운동 상태 즉, 당시의 회전속도에 따라서 달라진다. 이점을 유의해야 한다. 예를 들어, 회전운동량의 변화율(회전력)이 같다고 해도, 멈춰 있던 경우와 움직이고 있던 경우의 결과회전변위는 달라진다. 이런 차이까지 반영한 것이 '회전일률'이다.

수학적으로는 회전운동량 변화율(회전력)에 기준 회전속도인 ω_1을 곱한 것이다(14). 회전운동량 변화율과 회전속도가 모두 순간의 값을 가지므로 회전일률도 역시 순간의 값을 가진다.

결국은 같은 의미지만, 일률은 식 (13)의 아래 식에서 보듯이 운동량이 어떠한 가속도를 가지는지의 의미로 설명할 수도 있다. 임의의 속도(v)를 가진 질량체(m)를 원하는 대로 운동 상태를 바꾸는(a) 역학적 과제나 능력으로도 볼 수 있는 것이다. 상황에 따라 이 둘 중 적절한 설명을 취하는 능력이 일률 이해의 수준이라고도 할 수 있다.

결국은 같은 의미지만, 회전일률은 식 (14)의 아래 식에서 보듯이 회전운동량이 어떠한 회전가속도를 가지는지의 의미로 설명할 수도 있다. 임의의 회전속도(ω)를 가진 회전질량(I)을 원하는 대로 운동 상태를 바꾸는(α) 역학적 과제나 능력으로도 볼 수 있는 것이다. 상황에 따라 이 둘 중 적절한 설명을 취하는 능력이 일률 이해의 수준이라고도 할 수 있다.

• 일률

$$P = ma \times v_1 = F \times v_1$$
$$P = mv_1 \times a \tag{13}$$
[W] 'Watt'

• 회전일률

$$P = I\alpha \times \omega_1 = \tau \times \omega_1$$
$$P = I\omega_1 \times \alpha \tag{14}$$
[W] 'Watt'

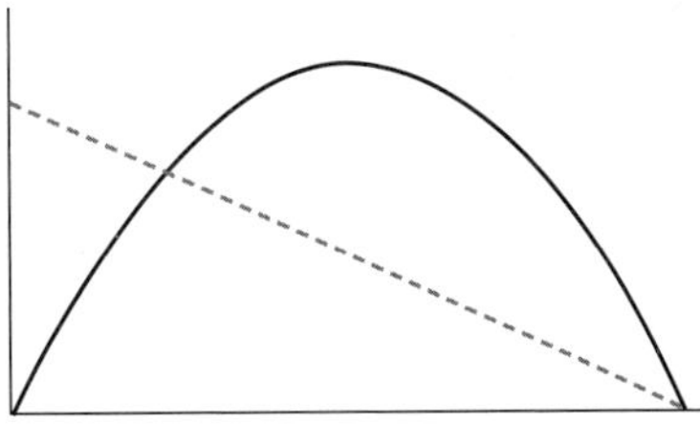

[그림 11-1] 일률/회전일률 특성곡선

일률/회전일률은 음의 값이 될 수도 있지만 크기로서의 의미일 뿐이므로 스칼라량이다.

일률(Fv)/회전일률($\tau\omega$)에는 기계가 발휘하는 힘/회전력과 속도/회전속도가 모두 담겨 있다. 자동차나 전동휠체어가 힘과 속도와는 별개로 '출력'[10](일률/회전일률의 별칭)으로 성능을 표시하는 이유이다. [그림 11-1]은 어느 모터에서 가로축의 회전속도에 따라 발휘 가능한 회전력(점선)과 회전일률(실선)을 나타낸 예이다. 이 도표를 통해 최고 효율의 회전일률을 낼 수 있는 회전속도와 그때의 회전력을 알 수 있다.

이렇게 역학적인 과제를 수행하는 데에 적절한 성능의 기계인지 여부를 판단하는 지표가 되기 때문에 일률/회전일률이 중요하다. 이를 'power'라고 한 것은 기계의 성능을

10 우리나라에서는 분야마다 일률을 다르게 부르는 문제가 있어서, 기계공학 계열에서는 '출력', '동력', 전기공학 계열에서는 '전력'이라고 함

가리키기 때문이라고 이해할 수 있겠다.

전동휠체어와 같은 이동용 보조기기의 경우에도 자체 질량, 탑승자 질량, 모터에서 지면까지의 구동저항 등을 고려할 때, 주행 성능, 등판 성능 등을 결정하는 것으로서 모터의 출력(회전일률)은 중요하다. 보조테크놀로지 전문가가 되기 위해서는 이를 잘 이해해야 한다.

예제 100 kg의 휠체어가 80 kg의 탑승자를 태우고 6 km/h를 유지해야 한다면 이때 모터의 회전일률은 몇 W가 되어야 하는가? 단, 휠체어의 진행을 방해하는 저항력이 270N이고 모터의 회전이 그대로 휠체어의 위치운동으로 전환된다고 전제한다.

$$P = mav = 270 \times 6 \times \left(\frac{1,000}{3,600}\right) = 450\,[\mathrm{W}]$$

풀이 속도를 유지한다는 것은 등속도 운동을 뜻하는데 이는 관성의 상태이므로 모든 힘이 상쇄되어야 한다. 저항력이 270N이므로 이를 상쇄하는 휠체어 구동력도 270N으로 동일해야 한다. 그리고 W 단위로 환산하기 위해 km/h를 m/s로 바꾸어야 한다. 마지막으로, 이 계산은 일률 계산이지만 위치운동과 모터의 각운동이 손실 없이 전환된다고 하였으므로 그대로 회전일률 값이 된다. 모터와 회전일률에 대한 이러한 이해는 그대로 기전공학(mechatronics)의 기초에 해당되기도 한다.

일률은 다음의 '일'의 설명을 통해 더 자세히 이해할 수 있다.

회전일률은 다음의 '회전일'의 설명을 통해 더 잘 이해할 수 있다.

(7a) 일 : 에너지의 다른 표현

일률을 시간에 따라 누적하면[11] '일'이 된다. 가속도 또는 힘이 일정한 등가속도 운동의 경우에는 식 (15)처럼 일률에 누적 시간을 곱하기만 하면 일을 구할 수 있다.

(7b) 회전일 : 회전에너지의 다른 표현

회전일률을 시간에 따라 누적하면[12] '회전일'(rotational work)이 된다. 회전가속도 또는 회전력이 일정한 등회전가속도(등각가속도) 운동의 경우에는 식 (16)처럼 누적 시간을 곱하기만 하면 회전일을 구할 수 있다.

• 일 → 위치에너지

$$W = Pt = Fvt = F\frac{s}{t}t = Fs \quad (15)$$

$$= mas \quad (15)\text{-}2$$

[J] 'Joule'

• 회전일 → 회전위치에너지

$$W = Pt = \tau\omega t = \tau\frac{\theta}{t}t = \tau\theta \quad (16)$$

$$= I\alpha\theta \quad (16)\text{-}2$$

[J] 'Joule'

11 $\int Fv\,dt$

12 $\int \tau\omega\,dt$

직관적이지는 않으나 결과적으로는 운동량의 변화율(힘)을 변위를 따라 누적한 것 즉, 변위 구간 동안 발생한 운동량의 변화율(힘)의 누적으로도 해석한다. 등가속도 운동 즉, 운동량의 변화율(힘)이 일정한 경우에는, 발생한 변위를 곱하기만 하면 되는 것이다.[13]

그런데 이를 더 전개하면, 식 (15)−2와 같은 위치에너지[14] 또는 식 (17)과 같은 운동에너지가 도출된다. 즉, 일은 에너지와 상호전환되는 역학량이다. 에너지만큼 일이 발생하고, 일이 발생한 만큼 에너지가

직관적이지는 않으나 결과적으로는 회전운동량의 변화율(회전력)을 회전변위를 따라 누적한 것 즉, 회전변위 구간 동안 발생한 회전운동량의 변화율(회전력)의 누적으로도 해석한다. 등회전가속도 운동 즉, 회전운동량의 변화율(회전력)이 일정한 경우에는, 발생한 회전변위를 곱하기만 하면 되는 것이다.[15]

그런데 이를 더 전개하면, 식 (16)−2와 같은 회전위치에너지[16] 또는 식 (18)과 같은 회전운동에너지가 도출된다. 즉, 회전일은 회전에너지와 상호전환되는 역학량이다. 회전에너지만큼 회전일이 발생하고,

• 일 → 운동에너지

$$\begin{aligned} W &= mas = m\frac{\Delta v}{t}s = m(v_2 - v_1)\frac{s}{t} = m(v_2 - v_1)\bar{v} \\ &= m(v_2 - v_1)\times\frac{1}{2}(v_1 + v_2) = \frac{1}{2}m(v_2 - v_1)(v_2 + v_1) \\ &= \frac{1}{2}m(v_2^2 - v_1^2) = \frac{1}{2}mv_2^2 - \frac{1}{2}mv_1^2 \end{aligned} \quad \cdots\cdots (17)$$

☞ v_1=0 일 때를 기준으로 한 v_2에서의 운동에너지는 결국 아래와 같음

$$W = mas = m\frac{v}{t}s = mv\frac{s}{t} = mv\bar{v} = mv\times\frac{1}{2}v = \frac{1}{2}mv^2$$

• 회전일 → 회전운동에너지

$$\begin{aligned} W &= I\alpha\theta = I\frac{\Delta\omega}{t}\theta = I(\omega_2 - \omega_1)\frac{\theta}{t} = I(\omega_2 - \omega_1)\bar{\omega} \\ &= I(\omega_2 - \omega_1)\times\frac{1}{2}(\omega_1 + \omega_2) = \frac{1}{2}I(\omega_2 - \omega_1)(\omega_2 + \omega_1) \\ &= \frac{1}{2}I(\omega_2^2 - \omega_1^2) = \frac{1}{2}I\omega_2^2 - \frac{1}{2}I\omega_1^2 \end{aligned} \quad \cdots\cdots (18)$$

☞ ω_1=0 일 때를 기준으로 한 ω_2에서의 회전운동에너지는 결국 아래와 같음

$$W = I\alpha\theta = I\frac{\omega}{t}\theta = I\omega\frac{\theta}{t} = I\omega\bar{\omega} = I\omega\times\frac{1}{2}\omega = \frac{1}{2}I\omega^2$$

13 힘이나 가속도가 일정하지 않은 때에는 '$ds = \frac{ds}{dt}\times dt = vdt$'를 이용하여 '$Fds$'를 '$Fv\,dt$'로 바꾼 후 시간을 따라 적분하면 된다. $\int Fv\,dt$

14 $U = mas \rightarrow mgh$(중력에 대해)

15 각힘이나 각가속도가 일정하지 않은 때에는 '$d\theta = \frac{d\theta}{dt}\times dt = \omega\,dt$'를 이용하여 '$\tau d\theta$'를 '$\tau\omega\,dt$'로 바꾼 후 시간을 따라 적분하면 된다. $\int \tau\omega\,dt$

16 $U = I\alpha\theta$

쓰인 것이라고 생각할 수 있다.

회전일이 발생한 만큼 회전에너지가 쓰인 것이라고 생각할 수 있다.

에너지/회전에너지만큼 일/회전일이 발생한다는 원리에는 시간이 고려되지 않고 있다. 여기에 시간을 고려하면 바로 일률/회전일률이 되는 것이다. 일률/회전일률은 에너지/회전에너지가 일/회전일로 전환되는 빠르기이기도 한 것이다. 같은 일/회전일을 해도 얼마의 시간 만에 해내느냐라고도 설명할 수 있다. 'power'라는 용어를 쓰는 데에는 이런 의미도 있는 것이다.

'부하의 변동'을 극복하면서, 요구되는 '운동 상태의 변화'대로 '요구 시간'에 '요구 변위/회전변위'를 해내도록 기계를 설계하거나 선택하려면 이러한 요소들이 모두 담겨 있는 일률/회전일률을 잘 이해하는 것이 중요하다. 변인이 많지만, 이를 적분한 일/회전일이 에너지/회전에너지와 등가이고 에너지/회전에너지 투입의 빠르기는 통제할 수 있다는 것을 알면 목적에 부합하는 기계를 구현하는 것이 가능한 것이다.

지금까지 운동량/회전운동량에서 일/회전일까지 일률/회전일률 중심으로 살펴봤다. 공식만을 가지고 이를 정리한 것이 다음의 공식 관계도이다. 운동량/회전운동량의 변화량과 충격량/회전충격량은 독립적인 역학량의 수준이 아니어서 생략하였다.

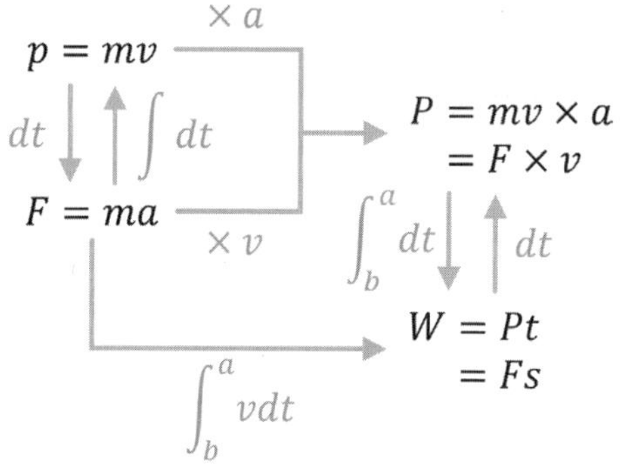

[그림 11-2] 운동량에서 일률, 일까지 공식 관계도

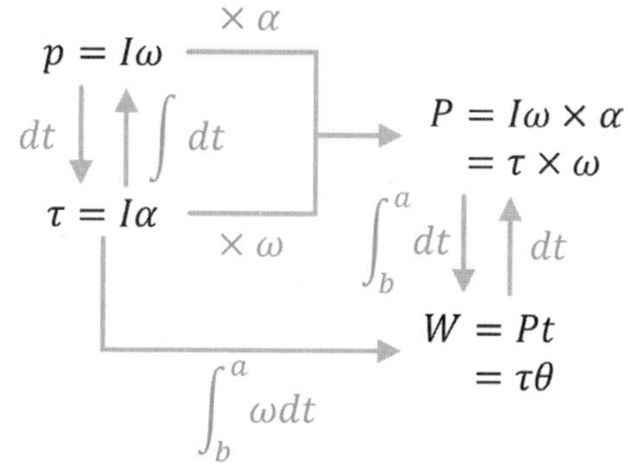

[그림 11-3] 회전운동량에서 회전일률, 회전일까지 공식 관계도

꽤 많은 공식을 다룬 것 같지만 잘 살펴보면, m, s, t, 또는 I, θ, t만을 이용하여 도출된 것들임을 알 수 있다. 이는 역학이, 다양한 공식들이 나열된 인위적인 암기학문이 아니라 기본적인 내용들의 흐름을 따라 잘 이해하고 정리하는 것이 중요한 구조 이해 중심의 학문임을 의미한다. 공식들에 대한 막연한 심리적 장벽이 있다면, 단서 몇 가지를 활용하는 추리소설이라고 생각하고 살펴보는 것이 도움이 될 것이다.

2) 재료학과 재료역학

기계공학은 소프트웨어와 같은 무형이 아닌 유형의 것을 대상으로 하기 때문에 재료에 대한 소양이 절대적으로 중요하다. 기계공학에서 재료에 대한 소양은 크게 재료별 특성의 이해와 재료역학의 이해로 구성된다고 할 수 있는데, 이를 다 다루는 것은 본 교재의 분량을 벗어나는 바여서 관련 개별 교재를 통해 학습하기를 권하며, 다만 재료역학에 대해서는 본 교재 10장에서 기본적으로 다루었으므로 참고가 될 수 있을 것이다.

3) 기구학

"기계란, 충분한 강도를 지닌 부품들의 조합으로서, 자연계의 힘으로 하여금 특정하게 계획된 운동을 통해 일을 수행할 수 있게끔 정렬된 조합이다."

– 1876, Franz Reuleaux(프란쯔 루울로오)

기계는 여러 부품들이 조합된 것이고 부품들 간 상대적인 운동을 통해 계획된 일을 수행한다. 이때 부품들 간 상대적인 운동을 분석하고 설계하는 것이 '기구학'이다. 운동의 모양새를 대상으로 하는 것이어서 강체역학의 운동학(kinematics)이 기본이 된다. 기계에서 동력을 제외한 나머지가 기구들이라고도 할 수 있다.

'기구'(mechanism)는 복수의 '링크'(link)들이 '관절'(joint)을 이루며 구성되는 '연쇄'[17]로서, 이 연쇄를 통해 설계자가 의도한, 하나로 한정된 궤적의 움직임을 얻어내게 된다. 하나의 원하는 움직임을 얻기 위해서는 연쇄가 닫힌 구조 즉, 폐곡선을 이뤄야 한다. 따라서 기구는 '닫힌 한정 연쇄 링크 장치'라고 설명할 수 있다.

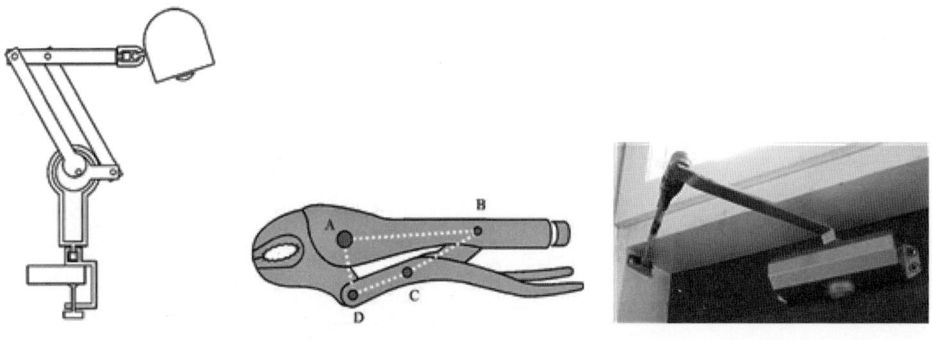

[그림 11-4] 4절 연쇄 기구의 응용 사례

17 chain, 사슬

4개의 링크들이 닫힌 구조를 이루어 유일한 하나의 운동을 할 때 이를 '4절 연쇄', 6개의 링크들이면 '6절 연쇄'로 부른다.

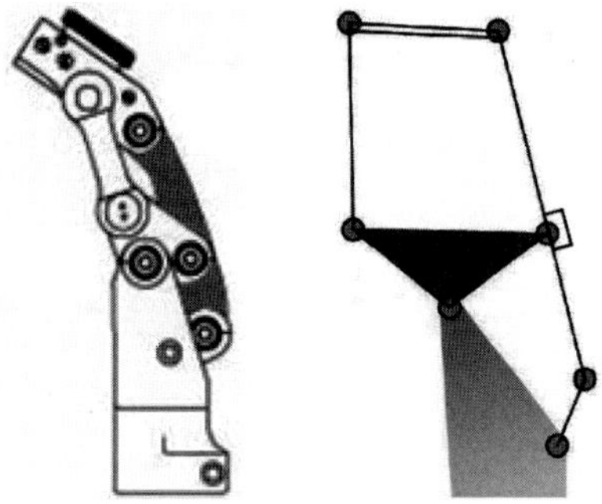

[그림 11-5] 6절 연쇄 의지무릎 제품과 기구선도

(1) 링크

링크와 관절로 이루어지는 기구에서 유형의 실체를 구성하는 것은 링크이므로 링크를 '기계요소'[18]라고도 한다.

[표 11-2] 링크의 형태별 종류와 골격선도

링크 종류	기본형	골격선도
2중	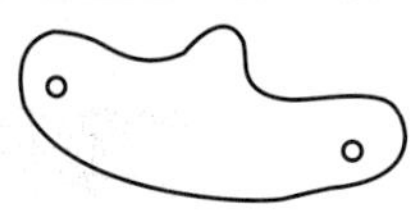	
3중	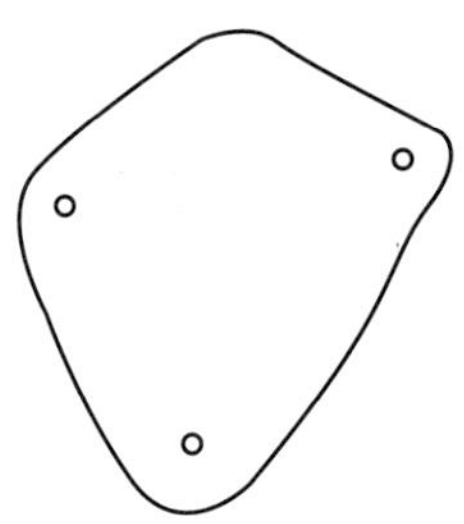	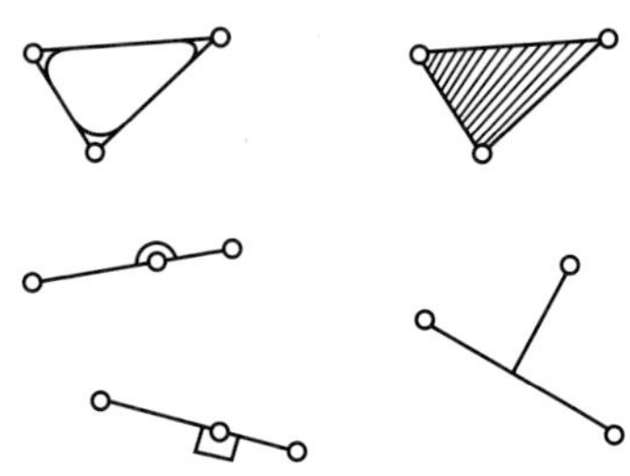
4중	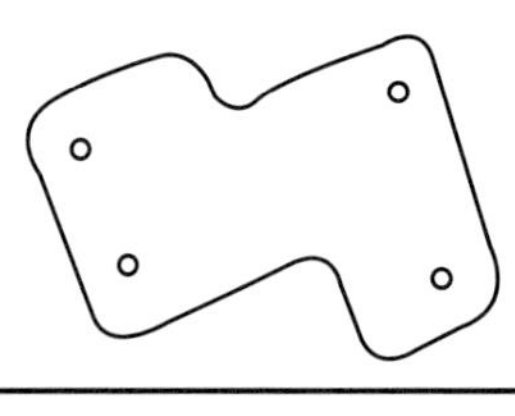	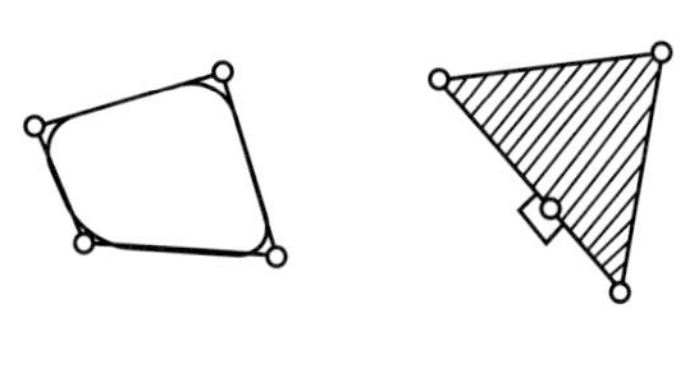

18 machine element, 줄여서 '기소'라고도 함. 기구학의 기소는 관절에 대해 링크를 뜻하는 의미이지만, 기구학을 벗어나면 기계의 부품 모두가 기계요소이기도 함

링크는 그 외형보다 어떤 관절이 어디에 구현되는지가 중요하여 이것이 간결하게 표현되는 '골격선도'로 표현한다. 그리고 이러한 골격선도들의 조합으로 기구를 표현한 것을 '기구선도'라고 한다.

하나의 링크에 몇 개의 관절이 있는지에 따라 링크를 구분할 수 있는데, 2개이면 2중 링크, 3개이면 3중 링크로 구분하는 식이다(표 11-2). 관절이 3개인 3중 링크부터 골격선도에 유의해야 한다. 2중 링크들의 조합으로 오해할 수 있기 때문인데 전체가 하나의 링크로 식별될 수 있도록 해야 한다.

(2) 관절

기구학은 관절의 다양성을 이용하여 링크의 궤적을 계획하는 것이라고도 할 수 있다. 관절을 중심으로 만나는 두 링크를 '대우' 또는 '짝'이라고 한다. "관절을 이룬다."는 "짝을 이룬다."와 같은 뜻이므로 '짝'은 결국 '관절'이다.

관절은 우선 면 접촉으로 짝을 이루는 '낮은 짝'과 점 접촉이나 선 접촉으로 만나는 '높은 짝'으로 나눌 수 있다. 안정성이 우수한 면 접촉 관절이 가장 흔한데, [표 11-3]처럼 6가지 종류가 있다. 각 관절 종류별 자유도도 함께 나타나 있는데, 생체역학에서와 마찬가지로 링크들의 움직임은 관절의 종류에 의해 결정되므로 서로 짝인 링크들 간 자유도는 관절의 자유도로 표현할 수 있다. 이 중 나사관절의 경우, 돌기도 하고 전후진을 하기도 하지만 각기 독립적이지 않고 두 움직임이 서로 종속되어 있으므로 결과적으로 1의 자유도를 갖는다.

[표 11-3] 낮은 짝 관절들과 자유도 (Kramer의 분류)

관절 구분	자유도		
	병진	회전	합
회전, revolute	–	1	1
병진, 직동, prismatic	1	–	1
나사, 나선, screw, helical	0.5	0.5	1
원기둥, 원통, cylindrical	1	1	2
구형, 구면, 구체, spherical	–	3	3
평면, planar	2	1	3

(3) 순간회전중심과 그 궤적

여러 링크들로 구성된 기구는 특정 운동 형태를 구현하는 것이 목적이고 그 과정에서 가장 중요한 것은 임의의 링크의 운동 형태를 설계하거나 파악하는 것이다. 임의의 링크의 운동 형태는 어떤 링크를 기준으로 관찰하느냐에 따라 달라진다. 하지만 어디서 관찰하더라도, 생체역학에서 이미 살펴본 바와 같이 매 순간의 운동 형태가 병진과 회전 중 하나인 것은 달라지지 않는다. 다만, 회전의 경우에 매 순간 회전중심이 달라지는 경우가 많다. 이때 각 순간에서의 회전중심을 '순간회전중심'(instantaneous center of rotation, ICR)이라고 하고 이 순간회전중심의 위치 변화 궤적을 '센트로우드'(centrode)라고 한다. 결국 임의의 순간에 특정 링크의 위치와 놓인 방향 및 순간회전중심을 파악하거나 설계하는 것이 기구학의 핵심이다.

4) 기계요소

기계의 작동과 관련하여 역할이 있는 모든 부품들은 기계요소이다. 수많은 기계요소들은 기본적으로 역할에 따라 [표 11-4]와 같이 분류할 수 있다.

[표 11-4] 기계요소의 종류

구분	종류
정적 결합용(체결용)	• 나사, 볼트/너트, 키, 핀, 코터, 리벳 등 • 관이음, 밸브, 콕 등
운동 전달용(전동용)	• 마찰차, 기어, 벨트, 체인, 차축, 전동축, 스핀들, 커플링, 클러치, 베어링, 전동용 나사 등
운동 제어용	• 스프링 : 코일, 태엽, 판, 볼류트, 자릿쇠(접시형), 비틀림 봉 등 • 완충 : 링 스프링, 고무, 댐퍼, 공기 스프링 완충기 등 • 제동기 : 블록, 밴드, 원추, 원판, 내확(확동), 자기 제동기 등

5) 설계와 가공

보조기기의 제작에 실제로 관여하지 않아도 설계와 가공 전반에 대한 기초적인 이해가 있으면 제작자와 수요자 사이에서의 중개에서 전문성을 더욱 잘 발휘할 수 있다.

(1) 설계

설계란 제품의 모양과 치수를 결정하는 과정이다. 수요의 착안에서부터 최종적으로 모양과 치수를 결정하고 확정하는 과정에 해당하는 작업도 방대하다. 보조기기의 경우에는 장애인이나 노인의 활동 요구의 이해부터 시작해서 사용자 특성, 사용환경, 시장성 등의 사회적 제반 사항을 고려하고, 기능적이고 심리적인 인간공학적 요소, 성능의 구현, 심미적 요소, 내구성 및 안전성 요소들을 하나씩 해결해나가는 과정이 설계에 해당한다.

① CAD

설계의 과정에서 조사(research) 이외에, 제품의 실체를 제도를 통해 고안하는 과정이 전산화된 것을 CAD라고 한다. CAD는 Computer Aided Drawing과 Computer Aided Design의 두 가지가 있는데, CADrawing은 제도의 전산화를 가리키는 것이고, CADesign은 CADrawing은 물론, 아래에 언급할 CAE까지 포함했을 때 사용하는 용어이다. 하지만 이를 명확히 구분하지 않는 경우가 많으므로 필요한 경우, 의사소통에 유의해야 한다.

CADrawing은 2차원 기반[19]과 3차원 기반[20]의 두 종류가 있다. 역사적으로는 종이 위에 작업하던 제도의 전산화로부터 출발하였으므로 2차원 기반 CADrawing이 먼저이고 전산그래픽의 발달로 3차원 기반 CADrawing도 구현되었다.

현재 상용화된 많은 CAD 소프트웨어들이 CAE 기능을 부분적으로라도 지원하는 CADesign 소프트웨어이다.

② 3차원 스캐닝(3D Scanning)

세상에 없는 새로운 것을 설계하는 것과 달리, 이미 있는 물체에 맞추어 무엇을 설계해야 한다면 그 물체의 정확한 치수가 반영되어야 한다. 특정 인체가 착용할 것을 설계해야 하는 경우가 대표적이다. 테크놀로지의 발달로 '정량적 입체 취형' 즉, 스캐닝이 가능해지면서 이를 쉽게 해결할 수 있게 되었다. 접촉식, 광학식, 레이저 조사식 등의 방법을 통해 물체의 경계를 3차원 좌표로 자동으로 입력하여 CAD 파일로 전환하는 것인데, 이를 원용하거나 수정하여 사용할 수 있다. 그동안은 석고 등을 이용하여 취형하였으나 앞으로는 3차원 스캐닝으로 대체될 수 있을 것으로 기대되고 있다.

③ CAE(Computer Aided Engineering)

변형체의 특성을 컴퓨터의 계산을 통해 다루는 분야이다. 과거에는 시제품 제작 후

19 AutoCAD로 대표된다.
20 SolidWorks, Inventor, NX, Catia 등이 있다.

파괴 실험을 통해 그 특성을 확인해야 했지만, 지금은 전산을 이용한 가상 세계에서 먼저 특성을 확인하는 것이 가능하므로 실물 소모나 시행착오를 최소화할 수 있게 되었다. 전산을 이용한 이 과정을 CAE라고 한다.

CAE에서는 물체를 최대한 잘게 쪼갠 '유한요소'로 나누고[21] 그 유한요소들이 응력에 어떻게 반응하는지를 분석하여[22] 변형이나 파괴와 관련한 내구성을 예측한다. 유한요소는 주로 삼각형의 면을 가진 삼각뿔 형태를 사용하며, 이를 빈틈없이 엮어 망(mesh)을 구성하여 물체를 재구성하고 계산한다. 재료역학에서 응력이 면에 대해 다루어진다고 했는데 면을 구성할 수 있는 최소한의 점 개수가 3개인 것을 생각하면 이해에 도움이 될 것이다. 3차원 스캐닝에서도 복잡한 표면을 재구성할 때 미세한 삼각형들의 망으로 구현한다.

CAE는 단일 물체의 분석뿐만 아니라 여러 물체가 조립된 상태에서의 구조해석도 포함한다. 이는 건축과 같은 분야에서 가장 많이 활용된다. 구조해석에서는 트러스(truss)라는 봉(bar) 요소를 이용하는데 이 트러스들의 배치도 삼각형을 기본으로 한다.

세상의 모든 물체는 변형체로 다룰 수 있으며 보조기기 역시 예외가 아니다. 특히 하중을 감당해야 하는 보조기기인 경우에는 변형체 역학의 관점에서 내구성을 살펴볼 수 있어야 한다. 그리고 보조테크놀로지 전문가가 직접 제조에 참여하는 경우에는 더더욱 이에 대한 이해가 있어야 내구연한을 충족하는 안전한 제품을 만들 수 있다.

(2) 가공/제조(Fabrication/Manufacturing)

가공은 손을 직접 사용하는 수기가공과 기계의 힘을 빌린 기계가공으로 나눌 수 있다. 또한, 재료를 다루는 방법에 따라 '주조(casting)', '절삭가공', '소성가공', '용접', '열처리' 등으로 나눌 수도 있다. 여기에 가공 과정에서 필요한 '측정법'이 필요하기도 하다.

최근에는 기계가공이 많이 전산화되었다. NC(Numerical Control), CNC(Computer Numerical Control) 등이 전통적인 예인데, 본격적으로 컴퓨터를 사용하는 가공을 따로 CAM(Computer Aided Manufacturing)이라고 부른다. 여기까지는 주로 덩어리 재료를 깎는 방식(Subtractive Manufacturing)으로 가공을 하는 것이었다면, 요즘에는 덧붙여나가면서 만드는(AM : Additive Manufacturing) '3차원 프린팅'이 한창 발전하고 있다.

---

21 FEM : Finite Element Method

22 FEA : Finite Element Analysis

CAM과 3차원 프린팅 모두, 3차원 CAD와 연계하여 작업이 가능하므로 개별 맞춤형 작업이 용이하여 맞춤형 보조기기 제조에 적합하다. 3D scanning을 통해 체형을 얻은 후 CAM 또는 3차원 프린팅을 공정에 활용하여 자세관리용 보조기기를 제작하는 경우가 대표적이다.

2. 전기·전자공학(Electrical·Electronic Engineering)

현장에서는 전기공학과 전자공학으로 나누어져 있지만 전자기 현상이라는 근본적인 기전에 같은 뿌리를 두고 있어서 묶어서 다루었다. 전기공학은 전자기 현상을 통해 전기에너지(전력)를 주로 다룬다고 하면, 전자공학은 전자기 현상을 이용하여 신호, 정보를 다룬다고 할 수 있다. 신호, 정보를 다룬다는 공통점 때문에 통신공학과 전자공학이 결합하기도 한다. 보조기기를 위시한 숱한 현대문명의 제품들이 전기 · 전자공학을 통해 구현되었음은 특별히 언급하지 않아도 주지의 사실이므로, 보조테크놀로지 전문가도 이에 대한 기본적인 이해를 갖추어야 한다.

1) 전자기학(Electomagnetism) ★ 전기기초이론

전기 현상과 자기 현상에 대한 이해가 통합된 것은 1800년대이다. 그 과정에서 등장하는 Ampere와 Maxwell 같은 과학자들의 이름은 지금도 유명하다. 결국 전기 현상과 자기 현상은 전자기 현상이라는 하나의 자연 속성이 보여주는 두 얼굴로서 동전의 양면과 같은 것이므로 독립적으로 나타날 수 없다.

이 전자기 현상이 공간 속으로 전파되는 것이 말 그대로 전파 즉, 전자기파이다. 전자기파는 파동의 형태이므로 1초에 몇 차례의 진동을 하는지([Hz])를 나타내는 주파수 개념이 적용되는데, 과학적으로는 1초에 한 자릿수 단위로 진동하는 수준에서부터 해[23] 단위로 진동하는 수준까지 다룬다. 낮은 주파수 대역부터 차례로, 라디오, 무선통신, 마이크로파[24], 적외선, 가시광선, 자외선, 엑스선(X−ray), 감마선(γ−ray)에 해당한다.

이런 전자기파의 일부는 인체가 이미 감지할 수 있는데 바로 가시광선이다. 가시광선

23 100000000000000000000 = 10^{20}

24 microwave. 전자레인지에서 사용하는 대역

은 망막의 시세포가 직접 감지하여 빛이라는 개념으로 인지한다. 이 가시광선 영역도 주파수 별로 달리 구별할 수 있는데 그것이 무지개(rainbow spectrum) 즉, 색이다. 이렇게 인체가 전자기파와 상호작용을 한다는 것이 명백하므로, 아직 알지 못하는 영향력이 또 있지 않을까 궁금해하는 것이 세간의 '전자파'(전자기파) 논란이다. 실제로 가시광선보다 더 큰 주파수에 해당하여 더 많은 에너지를 가지는 자외선, 엑스선, 감마선은 모두 인체에 유해한 영향을 끼친다는 것이 이미 밝혀졌다. 가시광선보다 에너지가 더 적은 적외선도 온열감을 통해 간접적으로 감지할 수 있으며 장기적으로 악영향도 보고되고 있으므로 이보다 낮은 전자기파들에 대해서도 의구심을 가지고 관찰하고 있는 것이다.

전자기파가 공간을 이동하는 빠르기는 주파수 대역과 상관없이 동일하며, 약 3억 m/s에 이르는데 이는 '빛의 속도'이다.

(1) 전기 현상 기초

물질의 기본 단위 중 하나인 양성자와 전자는 긴밀한 상호 관계를 가진다. 마치 자석의 N극과 S극처럼, 양성자와 양성자, 또는 전자와 전자 사이에는 서로 밀어내는 척력이, 양성자와 전자 사이에는 서로 끌어당기는 인력이 나타난다. 이를 '전기'라고 한다. 양성자는 양의 전기(+), 전자는 음의 전기(−)라고 한다. 전자 중에서도 '최외각전자'는 원자를 벗어나 이동하는 것이 상대적으로 쉬운 '자유전자'여서 단독으로 전기적 최소 단위 역할을 할 수 있다. 그 외의 전자는 제자리를 벗어나기 대단히 어렵고, 양성자는 핵의 구성물이어서 단독으로 운용되지 못하기 때문에 그 자체로 전기적 최소 단위 역할을 하기 어렵다. 양의 전기는 양성자 대신 양공(정공)이나 양이온의 형태로 발현된다. 양공이란, 전자가 자리를 떠난 빈 곳인데, 주변에 대해 상대적으로 양의 위치가 될 때 이를 따로 양의 전기를 띈 개체인 것처럼 취급하는 것이다. 이렇게 전자, 양공, 이온 등이 전기적 기본 단위인 '전하'가 될 수 있다.

전하로부터 전기가 공간을 따라 전개되는 것을 '전기장'이라고 한다. 전기장은 양의 전하에서 음의 전하로 가닿는 화살표들로 표현되는데 이 가상의 선을 '전속'이라고 한다. 전속은 전하를 둘러싼 모든 방향에서 전하에 수직으로 연결된다. 전기의 척력과 인력은 이 전속을 따라 작용한다.

전하 간 상호작용력인 전기력은 식 19와 같다. 공교롭게도 물체 간 상호작용력인 중력의 공식과 동일하다. 다만, 중력과 달리 전기력은 인력과 척력의 2가지라서 음의 표현도 나타날 수 있다.

• 쿨롱(Coulomb) 법칙

$$F = k_e \frac{q_1 q_2}{r^2} \quad \cdots\cdots (19)$$

(k_e : 쿨롱상수 q : 전하 r : 두 전하 간 거리)

중력장에서의 위치에너지와 마찬가지로 전하 간에도 전기위치에너지가 도출된다. 이때 하나의 전하가 단위전하일 때의 전기위치에너지를 '전위'라고 한다(식 20).

• 전위

$$V = k_e \frac{q}{r} \quad \cdots\cdots (20)$$

식 20에 의하면 전위는 전하 q 와 단위전하 사이의 거리나 q 의 전하량에 의해 결정된다. q 로부터 단위전하가 얼마나 떨어져 있느냐에 의해 전위가 차이가 날 수 있는데 이를 '전위차'라고 한다. 또는 거리가 동일하다면 q 의 전하량에 따라 '전위차'가 결정될 수도 있다. 회로에서는 전위를 '전압', 전위차를 '전압차'라고 한다.

변화가 없는 전기장에 의한 영향을 정전기라고 하고, 동적인 또는 가속되는 전기장에 의한 영향을 동전기라고 한다. 동적 또는 가속된다는 것은 전하가 외부와의 상호작용에 의해 힘을 받아 전하 외 물질들에 대해 상대적으로 다른 속도를 가진다는 의미이다. 전기장이 움직이면 임의의 고정된 위치에서는 전기장이 변화하는, 즉 전위가 변화하는 것이 된다. 파도를 따라 이동하는 파도타기 선수는 위아래로 출렁이지 않고 같은 높이를 유지하며 미끄러져 가지만 제자리에 있는 사람에게는 파고가 계속 변하는 것과 같다. 잔잔한 수면에 발생한 파장이 주변으로 전파되듯이 전기장의 변화 즉, 전위의 변화는 주변으로 전달되는데 이것이 위에서 먼저 언급한 전자기파이다. 전자기파는 진공에서 아주 잘 전달되고 도체를 만나면 전류로 변하며 감쇄되어 사라진다. 이러한 특성은 전자기파 차폐나 안테나에 활용된다.

(2) 자기 현상 기초

원리는 알지 못하였지만 자성을 띈 물체인 자석은 오래 전부터 활용되어 왔다. 전기 현상에 동반되는 자기장을 발견하게 되면서 오랫동안 사용되어온 영구자석보다 오히려 전자석에 대한 연구가 앞서게 되었고, 영구자석의 원리 탐구는 양자역학이 등장한 이후에야 진전을 보게 되었다. 전기 현상이 양의 전하와 음의 전하라는 독립적인 존재 간의 상호작용에서 비롯되는 것과 달리, 자기 현상은 N극과 S극에 해당하는 각각의 독립적인 존재가 있는지 여부를 아직 모르고 있다. 이 때문에 현재까지는 전기장과는 달리 자기장을 폐곡선으로 표현한다.

2) 전기공학(Electrical Engineering) ★ 전기기초이론, 회로해석이론, 회로소자

전기 현상을 다양하게 응용해온 기본적인 역사가 전기공학이다. 전류를 인위적으로 발생시키는 '발전'에서부터, 전기를 회로를 통해 통제하며 활용하는 원리, 그리고 전류를 통해 자기장을 발생시켜 응용하는 데에 이르기까지가 주요 영역이다. '벽전원'(wall outlet)이나 건전지를 이용하거나 충전 방식을 사용하는 모든 기기에 대해서 전기적 이해가 필요하며, 특히 모터를 사용하는 경우에는 자기장과의 상호작용까지 기본적으로 이해할 필요가 있다.

(1) 전류

전기에 대해 '흐르다'는 표현이 일상화되었을 만큼, '전류'는 전기에서 핵심적인 개념이다. 전기장에 의해 전하들이 서로 밀거나 당기게 되고 이를 통해 전하가 이동하는 흐름이 생기면 이것을 전류라고 하는 것인데, 이것이 중요한 것은 전하의 이동이 바로 전기가 일을 하는 실체이기 때문이다.

전하의 흐름이 있을 때, 특정 단면을 통과한 전하의 양을 단위시간 당 따지면 이것이 해당 단면을 경유한 전류량이 된다. 여기서 단면은 전속에 수직인 것으로 전제한다. 도체(conductor)로 인위적인 경로를 만들어 회로를 꾸몄을 때는 단위시간 당 도체의 수직단면을 지나간 자유전자의 수량(음의 전하량)이 전류량이 된다. 전자 대신 양공의 수량(양의 전하량)으로 논해도 결과는 같다. 이때는 자유롭게 떠다니는 전하들 사이의 사건이 아니고 고체 원자에 속한 전자가 이동하는 사건이어서 조금 다른데, 도체의 크기와 원자들이 차지하고 있는 공간만큼 자유전자의 절대수량이 제한되고, 자유전자가 원자 사이를 건너뛰며 이동하는 것도 쉽지 않고, 이동하면서 인접한 다른 입자들에 의해 방해를 받아 말 그대로 좌충우돌도 한다. 게다가 전자를 빼앗긴 원자는 상대적으로 양의 전기가 되어(양공이 되어), 이동한 전자를 다시 당기는 저항력이 된다. 따라서 반대쪽에서 전자를 계속 공급해야 지속적으로 전류가 유지된다. 이것이 회로의 양쪽이 모두 전원에 연결되어야 하는 이유이다.

전류의 방향은 양공의 흐름 방향 또는 전자 흐름의 반대 방향으로 규정한다. 전류의 전달은 빛의 속력과 다름없이 빠르다. 하지만 전자가 실제로 빛의 속력으로 이동하는 것은 아니다. 도체 안에서 전자는 온갖 저항에 시달리느라 기껏해야 초당 수 ㎜ 정도로 이동한다. 빛의 속도로 전해지는 것은 전하들을 통해 도미노와 같이 전달되는 전기장이다.

전류량은 'I'(intensity)로 표기하며 [A](ampere)를 단위로 한다.

(2) 전압

위에서 설명한 대로라면 전압과 전압차는 다른 의미이지만 실제로는 구분했을 때의 유익이 별로 없어서 전압으로 통칭하는 경우가 많다. 어차피 단위도 [V](volt)로 동일하다. 높은 곳에서의 위치에너지는 이를 해소하기 위해 물체를 아래로 이동시키려고 하는 것처럼, 전압은 전기위치에너지의 차이인 전위차를 해소하는 방향으로 전하를 이동시키려고 하므로 전류를 발생시키는 원동력이다. 과학의 역사에서 전류가 양의 전기로부터 음의 전기로 흐르는 것이라고 먼저 정해졌으므로 전위 또는 전압은 양의 전하량이 비교우위에 있는 쪽이 높은 것이 되었다. 물론 실제 흐르는 전자가 일찍 발견되었다면 반대가 되었을 수도 있다.

전압은 'V'(voltage)로 표기하며 [V](volt)를 단위로 한다.

(3) 저항 : 전류와 전압 사이 〈오옴의 법칙(Ohm's law)〉

전류와 전압 사이에는 일정한 상관관계가 있다는 사실이 1827년 독일의 G. Ohm에 의해 밝혀졌다. 그는 그 관계를 나타내는 계수가 '저항성'(resistivity)을 나타내는 값이라고 하였으며 그 이후 이 계수가 '저항'(resistance)의 값으로 사용되게 되었다. 저항은 'R'(resistance)로 표기하며 [Ω](ohm)을 단위로 한다.

• 오옴의 법칙 $$R = \frac{V}{I} \qquad (21)$$

저항의 반대 개념으로 '전도성(conductivity)'과 '전도도'(conductance)가 있으며 전도도는 저항의 역수이다. 표기는 ohm[Ω]을 뒤집은 mho[℧]로 한다.

전류가 지나가는 물체의 길이가 길수록 전도도가 작아진다(저항이 커진다). 반면에 전류의 방향에 수직인 단면적이 클수록 전도도가 커진다(저항이 작아진다).

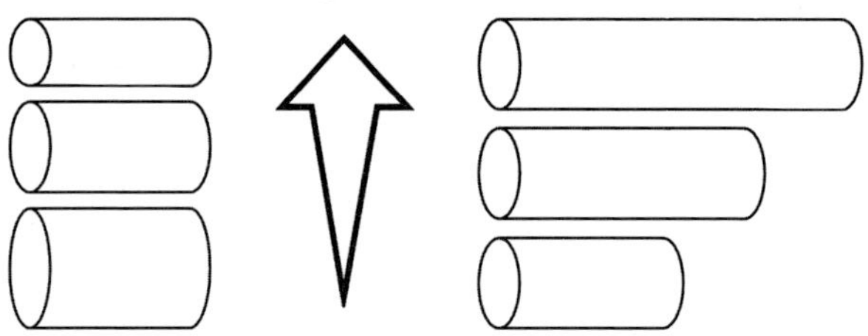

[그림 11-6] 단면적 및 길이와 저항의 관계 : 도체의 저항은 길이에 비례하고 단면적에 반비례한다.

같은 물체라도 치수에 따라 전도도가 다를 수 있고 다른 물체라도 치수에 따라 전도도가 같을 수 있어서, 물체 고유의 전도도 또는 저항을 표기하기 위해 단위면적에 대한 '비전도도'와 '비저항'을 나타내기도 한다. 각각 [℧/㎠], [Ω/㎠]으로 표기한다. 이렇게 비전도도 또는 비저항으로 관찰했을 때 전류가 잘 흐르지 않는 물체는 '부도체'(insulator)라고 한다. 도체와 부도체의 경계를 수치로 규정하지는 않으며 상대적인 개념일 뿐이다. 어차피 우수한 도체나 우수한 부도체가 기본적인 활용의 대상이므로 이도 저도 아닌 경계에는 특별하게 관심을 두지 않았다. 하지만 그 경계 범위에 반도체라고 부르게 된 물질이 발견되어 각광을 받게 되었는데 이에 대해서는 전자공학에서 다루기로 한다.

(4) 전류와 전압의 기본적인 성질 : 키르히호프의 법칙(Kirchhoff's law)

① 제1법칙(전류의 법칙) : 한 접속점(node)에 유입되는 전류의 합은 0

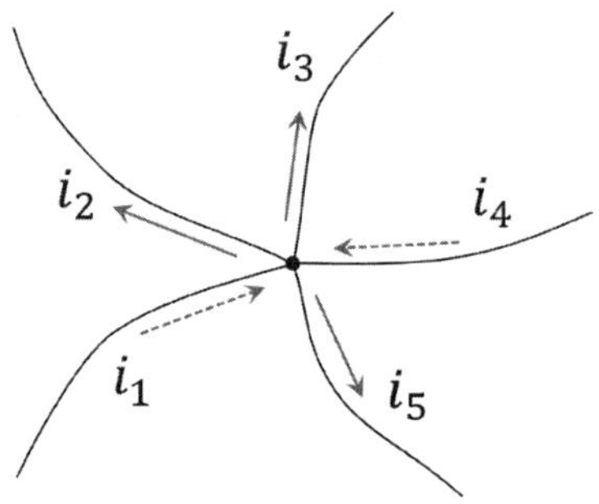

[그림 11-7] $i_1 - i_2 - i_3 + i_4 - i_5 = 0$

$i_1 + i_4 = i_2 + i_3 + i_5$

② 제2법칙(전압의 법칙) : 한 폐회로 상 모든 구간의 전압의 합은 0

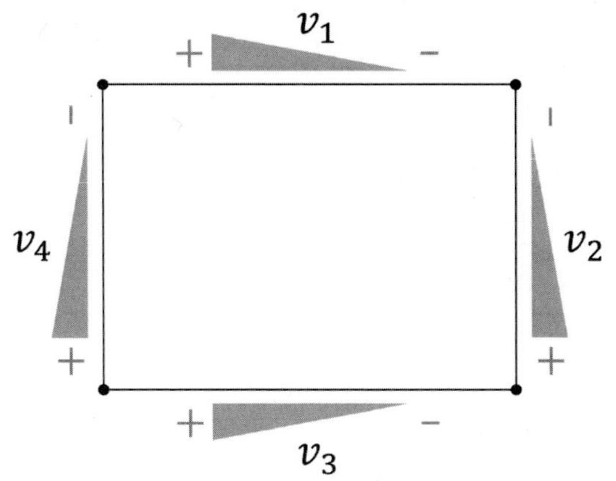

[그림 11-8] $-v_1 + v_2 + v_3 - v_4 = 0$
$v_2 + v_3 = v_1 + v_4$

(5) 직렬과 병렬 연결

회로를 구성하는 소자들을 배열할 때, 직렬과 병렬의 방식이 있다. 기본적으로 전원과 저항이 직렬 및 병렬로 연결되면 어떠한 특성을 보이는지 이해할 필요가 있다.

① 전원의 직 · 병렬

전원은 이론상 전압원과 전류원으로 나눌 수 있다. 물론 실제로 구현되는 것은 아니다.

전압원은 키르히호프의 전압법칙에 의해 직렬로만 연결할 수 있다. 총 전압은 전원들의 전압을 합한 것이 된다. 실제 상황에서 다른 전압의 전원들을 억지로 병렬로 연결하면 전원의 종류에 따라 다양한 부작용이 발생한다.

전류원은 키르히호프의 전류법칙에 의해 병렬로만 연결할 수 있다. 총 전류는 전원들의 전류를 합한 것이 된다. 실제 상황에서 각기 다른 전류량으로 고정된 전원들을 직렬로 연결하면 전원의 종류에 따라 다양한 부작용만 발생할 뿐, 안정적으로 사용할 수 없다.

② 저항의 직 · 병렬

저항을 직렬로 연결하면 각 저항을 합한 것이 되고, 병렬로 연결하면 그 중 가장 작은 저항보다 더 작아지게 된다.

(6) 전력과 전력량 : 전기는 일을 한다.

전하의 이동은 여러 가지 물리적 변화를 일으킨다. 열이나 빛을 발생시키고, 자장의 변화를 동반하여 물체의 역학적 변화를 일으키기도 한다. 많은 전하가 이동하면 즉, 전류량이 크면 그만큼 많은 변화가 나타날 것이다.

이렇게 일을 할 수 있는 전기를 회로를 통해 통제하며 원하는 일을 구현할 수 있다. 모터를 돌리거나 전구를 밝히거나 스피커로 소리를 내거나 하는 것이 일이다. 전기는 자신이 지니고 있는 에너지만큼 일을 할 것이다. 즉, 일한 '만큼'(일, [J])을 이용하여 원래 가지고 있던 '만큼'(에너지, [J])을 설명할 수 있다. 일하는 데에 시간이 얼마가 걸리든지 간에 그동안 한 일의 양, 즉 그동안 사용한 에너지양을 '전력량'([J])이라고 한다. 경우에 따라서는 앞으로 할 수 있는 일의 양 또는 발휘할 수 있는 에너지의 양을 의미할 수도 있다. 실제 제품에 표기되는 '소비전력'이란, 해당 제품이 용도 범위에서 사용될 때 시간당 소비하는 전력량을 [kWh](kilo-watt-hour)로 표시한 것이다.

이 일 또는 에너지를 단위시간 기준으로 논한 것을 '전력'([W], [J/s])이라고 한다. 역학에서의 일률이다. 역시 단위시간 동안 할 일 또는 발휘할 에너지로 볼 수도 있다.

전력과 전력량은 식 21, 22와 같이 전류와 전압의 곱으로부터 계산한다.

- **전력** : 단위시간 당 전기에너지 또는 일

$$P = VI \ [W], [J/s] \qquad (22)$$

- **전력량** : 임의의 시간 동안의 전기에너지 또는 일

$$W = Pt = VIt \ [J] \qquad (23)$$

(7) 직류와 교류

회로를 흐르는 전류는 양쪽 두 지향(방향)으로의 흐름만이 가능하다. 철로 위에 놓인 열차처럼 길이 정해진 자유도 1의 1차원 상태이기 때문이다. 그러므로 전류의 흐름은 크게 두 가지로 생각해 볼 수 있다. 강물처럼 전류가 한 쪽으로만 흐르는 경우와 밀물 · 썰물처럼 양쪽으로 흐르는 경우이다.

- 직류(DC : Direct Current) : 시간에 따라 지향이 변하지 않는 전류
- 교류(AC : Alternating Current) : 시간에 따라 지향이 변하는 전류(좁은 의미로는 정현파[25]를 지칭)

① 교류의 속성

㉠ 주파수와 주기

어떤 파형이 규칙적으로 반복되고 있다면, 매초 마다 몇 번을 반복하는지, 또는 매반복 마다 걸리는 시간이 얼마인지에 대한 특징이 언급될 수 있다. 전자를 주파수, 후자를 주기라고 한다.

주파수와 주기는 서로, 곱셈에 대한 역수 관계에 있다.

- 주파수 (frequency, [Hz]) : 매초 마다 반복되는 횟수
- 주기 (period, T [s]) : 매반복 마다 걸리는 시간

• 주파수 $$f = \frac{1}{T} \quad (24)$$

• 주기 $$T = \frac{1}{f} \quad (25)$$

㉡ 위상(phase)

임의의 파형이 시간 축 위에 전개된 양상을 의미하는 용어이다. 동일한 파형이 전개되는 시간상의 차이를 위상차라고 한다. 단, 절대시간이 아닌 각도(radian)로 주로 표시되는데, 교류 파형이 사인함수를 이용해 표현되기 때문이다.

아래에 있는 두 그림 중 위의 그림은 사인함수를 그린 것이고 아래 그림은 코사인함수를 그린 것이다. 코사인함수는 사인함수에 대해 $\frac{1}{2}\pi$ 앞서거나 $\frac{3}{2}\pi$ 뒤지는 위상을 갖는다고 이야기할 수 있고 위상차는 $\frac{1}{2}\pi$ 또는 $\frac{3}{2}\pi$ 이다.

25 사인, 코사인과 같은 sinusoid 파형

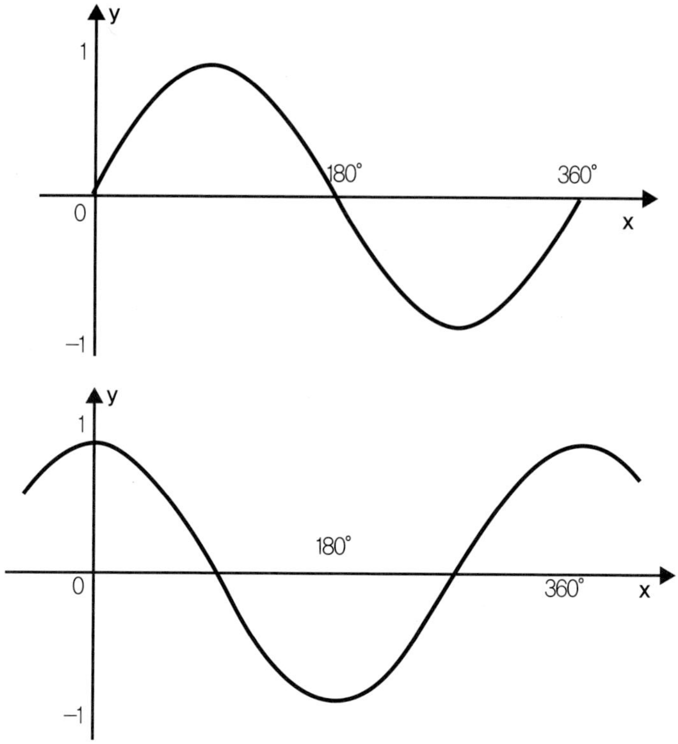

[그림 11-9] 사인함수와 코사인함수의 위상 관계

② 직류 및 교류 전류에 영향을 미치는 요소와 소자

전류에 영향을 미치는 요소로는 기본적으로 전압과 저항이 있음을 오옴의 법칙을 통해서 확인한 바 있다. 이들은 전류가 직류인지 교류인지에 상관없는 요소들이다. 그 외에 유도용량과 정전용량이라는 요소가 있는데 이들은 전류가 직류인지 교류인지에 따라 다른 영향을 끼치게 된다.

㉠ 저항(resistance : R)

임의의 저항값을 구현하는 것으로, 직류와 교류 여부와 무관하게 전류를 억제하는 성질 또는 그 정도를 일컫는다. 또는 임의의 저항값을 구현하는 소자를 일컫는다. 저항의 일반적인 성질은 이미 위에서 기술하였다. 엄밀하게는 회로를 구성하는 도선도 저항이 없지는 않으므로 이를 저항 소자처럼 고려해야 하는 경우도 있다.

㉡ 유도용량(inductance : L)

용수철(coil) 형태의 '유도기'(inductor) 소자에 의해 나타나는 성질로, 결과적으로 도선에 흐르는 교류 전류를 억제하는 성질 또는 그 정도를 일컫는다. 유도기는 '코일'이나 '초크'(choke)로도 불린다. 직류가 흐를 때는 아무 역할도 하지 않지만, 교류일 때는 자기장이 발생하고 그로 인한 기전력이 하필이면 역방향으로 발생하여 전압이 일부 상쇄되면서 전류가 약해지게 되는 것이다. 교류 주파수가 높을수록 유도용량이 커져서 전류도 더 억제된다. 교류에서 유도기는 전류의 위상이 전압보다 $\frac{1}{2}\pi$ 만큼 뒤지게 만드는 효과도 일으킨다. 유도용량의 단위는 [H]로 'henry'이다.

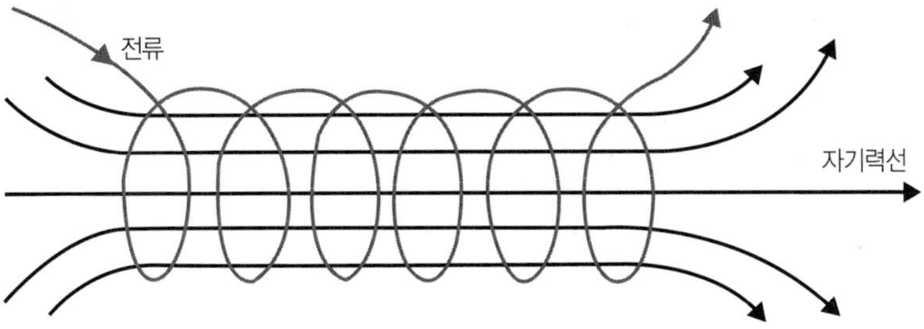

[그림 11-10] 전류와 자기력선 관계

㉢ **정전용량**(capacitance : C)

'용량기'(capacitor) 또는 '콘덴서'(condenser)라고 하는 소자로, 전하를 일정량 머금을 수 있는 성질을 가졌다. 결과적으로 도선에 흐르는 교류 전류를 잘 통과시키는 성질 또는 그 정도를 일컫는다. '전기용량'이라고도 한다. 형태상으로는 회로가 끊긴 '단락' 상태여서 직류에서는 회로에 전류가 흐르지 않는다. 정확하게는 용량기의 양쪽 단자에 할당된 두 주머니 각각에 수용 가능한 정도의 전하가 차거나 소진될 때까지만 전류가 흐른다. 그것이 일반적인 용량기에서는 잠깐에 그친다. 교류에서는 전류가 흐를 수 있게 되는데 단락된 용량기를 전자가 실제로 건너다니는 것은 아니다. 전류의 방향이 전환되기까지의 잠깐 동안 용량기의 양쪽 두 주머니가 전하 수용과 공급을 감당하는 것이다. 어차피 교류는 전하가 달려가 버리는 것이 아니라 왕복달리기를 하는 것이므로 그것이 가능하도록 하면 전류가 흐르는 것이 된다. 이러한 기전은 교류 주파수가 높을수록, 즉 전환이 빠를수록 원활해진다. 교류에서 용량기는 전류의 위상이 전압보다 $\frac{1}{2}\pi$ 만큼 앞서게 하는 효과도 일으킨다. 정전용량의 단위는 [F]로 'farad'이다.

용량기의 주머니를 매우 크게 하고 직류를 연결하면 채워지는 전하가 많아지게 되는데 이것이 충전의 기본 원리이기도 하다.

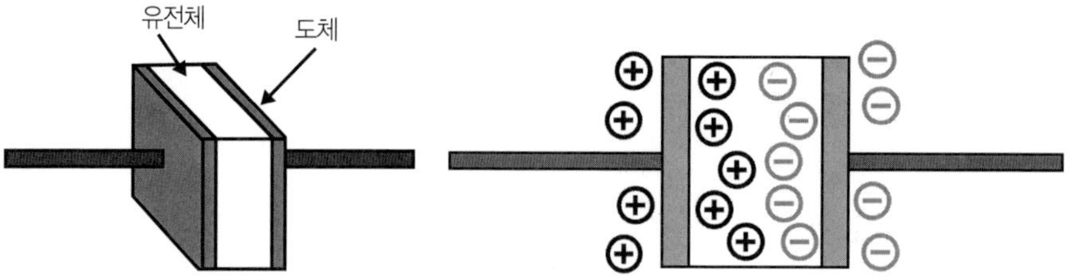

[그림 11-11] 용량기 구조

유도용량과 정전용량은 교류 주파수의 차이에 따라 달리 반응하는 특성을 가지고 있으므로 이를 이용하면 낮은 주파수와 높은 주파수를 구분하여 다룰 수 있는 필터를 제작할 수 있다. 고주파 통과 필터(high-pass filter)는 고주파 외에는 억제하는 기능을 하며, 저주파 통과 필터(low-pass filter)는 반대로 저주파를 허용하는 기능을 한다. 특정 주파수 대역 통과 필터(band-pass filter)는 정해진 주파수 대역 외에는 억제하는 기능을 한다. 이외에도 특정 주파수만 걸러내는 노치 필터(notch filter) 등이 있다. 이들을 활용하면 난청인의 청각 특성에 맞춘 청각 보조기기나 가시광선에서 색상을 구분하는 기능 등을 구현할 수 있다.

㉣ 임피던스(impedance : Z)

직류와 달리 교류는 위에서 다룬 것과 같이 유도기와 용량기도 저항의 성질을 가지므로 이것까지 고려한 저항을 따로 규정할 필요가 있는데 이것이 '임피던스' 또는 '복소임피던스'이다. '리액턴스'(reactance)라고도 하며, 유도기에 의한 리액턴스를 '유도성 리액턴스'(X_L), 용량기에 의한 리액턴스를 '용량성 리액턴스'(X_C)라고 한다. 따라서 교류회로의 임피던스는 저항 R, 유도성 리액턴스 X_L, 용량성 리액턴스 X_C의 조합으로 결정된다. 임피던스의 단위는 저항과 동일한 [Ω]이다. [그림 11-1]의 일률 곡선에서 최고 효율을 논했던 것과 마찬가지로 일률과 같은 개념인 전력에서도 최고 효율을 끌어내는 것이 중요한데, 이를 위해서는 '임피던스 매칭'(impedance matching)을 해야 한다. 전원과 신호를 공급하는 회로쪽(출력)과 작동하는 부하 회로쪽(입력)의 리액턴스들이 서로 상쇄되도록 하고 저항 R을 맞춰주는 것이 임피던스 매칭이다. 최대의 전력을 전달하는 것뿐만 아니라 신호의 반사에 의한 왜곡이 일어나지 않도록 하는 것도 임피던스 매칭의 기능이다.

(8) 전기 사용의 실제

전기를 사용하는 용도는 크게 두 가지이다. 에너지원으로서 사용하는 경우와 신호 전달용으로 사용하는 경우인데, 전자(前者)가 전기공학의 주된 용처이다. 전원, 전력과 관련한 것으로 이해할 수 있으며 이에 관한 이해를 도울 수 있는 기본적인 내용을 아래에 다루었다. 하지만 전기로서의 속성을 전원과 신호로 간단하게 분리할 수 있는 것은 아니다. 교류 전원을 직류 전원으로 바꾸어주는 '정류기'(rectifier)의 핵심인 '다이오드'(diode) 반도체, 직류근거리통신망(LAN)용 이더넷(Ethernet)을 통해 전원도 함께 공급하는 'PoE'(Power over Ethernet), 그리고 차량용 전력반도체 등의 예를 생각하면 전기공학과 전자공학을 나눠 논하는 개념은 사실 더 이상 중요하지 않다.

① 발전 전원은 대부분 교류

현대의 발전기는 주로 정현파 교류 전원을 송출하는 방식인데 직류 발전의 장점을 부각시킬 수 있는 테크놀로지의 진보로 인해 직류 발전이 다시 부각되고 있으며 일부에서는 실제로 운용되고 있기도 하다. 사실 많은 제품들이 실제로 사용하는 전기는 직류이기 때문에 교류를 직류로 바꿔주는 '정류'(rectification) 기능을 일일이 포함하고 있는 실정이다. 노트북의 어댑터나 휴대전화기의 충전기도 정류 기능을 담고 있다.

② 상용 전원 전압

발전소에서 발생한 765 kV에 이르는 높은 전압의 전류는 수요처 근처에서 변전소를 거쳐 사용자 전압인 220 V로 최종 공급된다. 발전소에서부터 사용자 전압으로 전송하지 않고 훨씬 높은 전압으로 전송하는 이유는, 전송 과정에서 발생하는 손실을 줄이기 위해서다. 높은 전압일수록 전송 효율이 좋아지기 때문이다.

최종 사용자 전압은 국가마다 다르다. 우리나라, 중국, 북한은 220V이고 미국은 120V, 일본은 100V, 영국 등 유럽은 230V를 사용한다. 해외여행 시에 골치를 아프게 하는 요소이기도 하고 해외 보조기기를 탐색할 때에도 가끔은 신경쓸 일이 생기는 사항이다.

③ 상용 전원 주파수

교류 전원의 주파수도 국가마다 다르다. 세계적으로 보편적인 주파수는 50Hz와 60Hz이다. 우리나라와 미국은 60Hz이며, 유럽, 중국, 북한의 경우가 50Hz이다. 정밀 전자제품의 경우에는 주파수로 인해 성능이 영향을 받거나 오류가 생기는 경우도 있으므로 유의해야 한다.

④ 상용 전원 위상

가정으로 공급되는 전기는 단상, 즉 단일한 교류 전기를 사용하지만, 산업 현장에서는 3가지 다른 위상의 전류를 전원으로 사용하기도 하는데, 이를 3상 전원이라고 한다. 3상 전원은 같은 전압의 세 단자가 각각 120° 즉, $\frac{2}{3}\pi$의 위상차를 가지는 경우이다. 이 3가지 위상의 전원은 발전소에서부터 발생하여 3개의 선로로 공급되며 가정용 전원은 그 중 하나만 사용하는 것이다. 220V 3상 전원을 사용하면 선간 전압이 380V로 승압되는 효과가 있다. 3상 전원을 사용하는 모터는 제어가 용이한 장점도 있다.

⑤ 허용 전류(전력 용량)

방송이나 언론을 통해 전기 안전에 관한 홍보를 많이 접하여 보았을 것이다. 그 가운데 가장 빈번하게 등장하는 것이 전기기기들의 문어발식 연결에 관한 경고이다. 한 단자에 많은 전기기기를 연결할수록 그 단자를 통해 많은 전류가 흘러야 한다. 현존하는 모든 전선(도체)은 전류가 많이 흐를수록 열이 발생하는 것은 어쩔 수 없다. 전선의 저항성이 전기에너지의 일부를 열로 바꾸는 것이다. 이 열이, 전선을 보호하고 다른 전선과 분리시키는 역할을 하던 피복 등을 손상시키면 누전으로 인한 화재가 발생할 수 있다. 심지어는 전선 자체를 파괴할 수도 있다. 이 때문에 문어발식 사용을 경고하는 것이다. 모든 전기 단자에는 허용 전류량이 [A] 단위로 표시되어 있다. 이 허용량을 지키는 것이 안전하다.

전류가 흐르는 도체에 열이 발생하는 원리를, 안전을 위하여 극단적으로 이용한 것이 '퓨즈'(fuse)이다. 열에 의해 쉽게 파괴되는 도체를 중간에 연결해 놓으면 일정한 크기 이상의 전류가 흐를 때 이 도체가 열로 인해 녹아 끊어지면서 전류가 차단되기 때문이다. 퓨즈를 이용한 전원 개폐 스위치를 과거에는 '두꺼비집'이라고 불렀었다. 요즘에는 '차단기'라는 기기를 사용하여 전류량을 통제하는 것이 가능해지면서 상용 전원 시설에서는 퓨즈가 거의 사라졌으나 일부 제품이나 자동차 전력계통 등에서는 아직도 퓨즈를 많이 사용하고 있다.

3) 전자공학(Electronic Engineering) ★ 회로소자

전자공학은 전기공학을 모체로 하되 에너지로서의 전류를 활용하는 것을 넘어서 전류를 신호로서 활용하는 공학이다. 이것은 진공관을 발명한 것으로부터 시작되었다고 할 수 있는데 전류의 흐름을 제어할 수 있게 되었다는 데에 의의가 있다. 전압, 파형, 주파수 등을 자유자재로 다룰 수 있게 되면서 신호, 정보로서의 활용성이 폭발적으로 확대되었고, 현재는 반도체를 통해 이를 꽃피우고 있어서 반도체에 대한 이해가 필요하다.

(1) 반도체(Semiconductor)

반도체란, 원자들이 전자를 공유하는 결합(공유결합)을 하고 있는 물질로서, 평상시에는 전자의 이동이 어렵지만 온도의 상승에 따라 결합이 느슨해지면서 전자의 이동이 쉬워지기도 하는 물질을 일컫는다. 도체와 부도체 어느 한쪽으로 포함시키기 곤란한 특성 때문에 반도체로 불린다. Si[26]과 Ge[27]이 대표적인 예이다.

이러한 원소들로만 순수하게 구성된 물질이 '진성반도체'(그림 11-12)인데 이는 오히려 반도체 이야기의 주인공이 아니다. 이 진성반도체에 다른 원소를 인위적으로 일정량 섞은 '불순물반도체'가 있는데, 1930년에 전자 이동을 다양하게 제어할 수 있는 불순물 효과를 발견한 이래로 불순물반도체를 이용한 전자공학은 비약적인 발전을 하게 되었다고 할 수 있다.

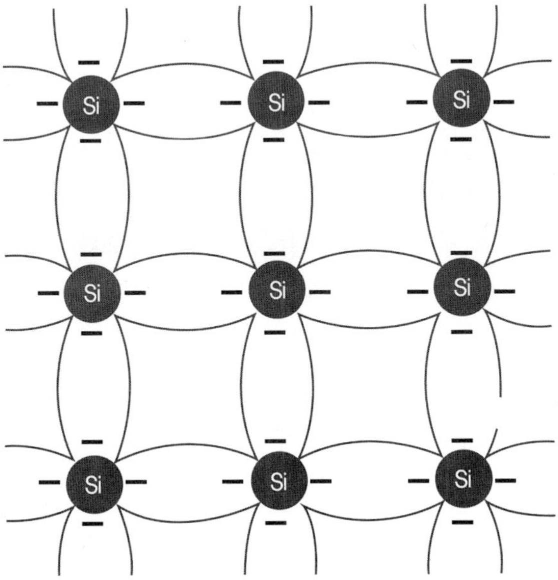

[그림 11-12] 전자공유결합을 보여주고 있는 Si 진성반도체
최외각 전자가 4개인데 8개를 채우기 위해 이웃한 원자 4개와 전자를 공유

최외각 전자 수가 하나 더 많거나 적은 불순물 원소를 사용하는 경우가 일반적인데 전자 수가 하나 더 많은 원소로는 인(P), 비소(As), 안티몬(Sb), 전자 수가 하나 더 적

26 silicon, 규소. 원소번호 14번
27 germanium, 게르마늄. 원소번호 32번

은 또는 양공이 하나 더 많은 원소로는 붕소(B), 갈륨(Ga) 등을 들 수 있다. 전자 수가 많은 원소를 혼합한 불순물반도체를 'N-형 반도체', 전자 수가 적은 또는 양공이 있는 경우를 'P-형 반도체'라고 부른다(그림 11-13).

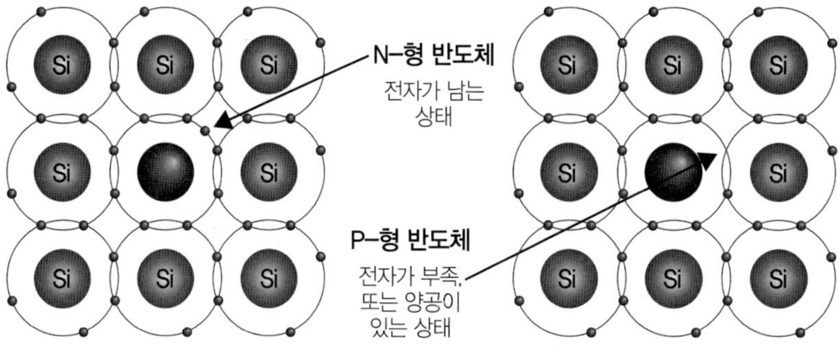

[그림 11-13] N형과 P형의 불순물반도체

(2) 전자소자(Electronic Elements) : 반도체 활용

① 다이오드(Diode)

N-형 불순물반도체와 P-형 불순물반도체를 접합하면 그 경계면에 'p-n junction'이 생기고 여기서는 전류가 비대칭으로 흐르는 특성을 보인다. 한쪽으로만 전류가 가능한 특성인데, P-형에 양극 전원을, N-형에 음극 전원을 연결한 '순방향 바이어스'일 때는 전류가 흐르지만 그 반대인 '역방향 바이어스'일 때는 흐르지 않는다.

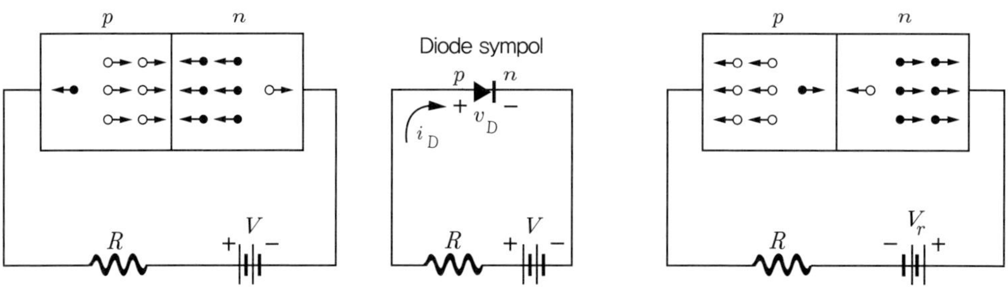

[그림 11-14] 다이오드 작동 개념도

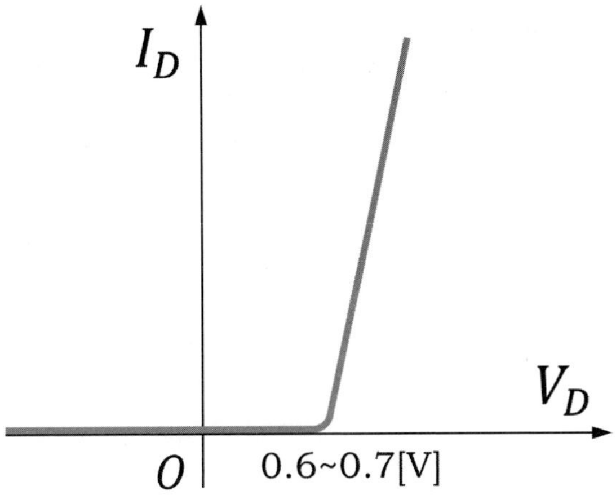

[그림 11-15] 다이오드 특성곡선

다이오드의 특성을 활용한 대표적인 경우가 '정류'이다. 다이오드에 교류가 흐르면 전류 방향이 바뀔 때마다 흐르거나 흐르지 않기를 반복하게 되므로 마치 회로를 켰다 껐다 하는 스위치 작동 효과가 나타난다. 결국 교류 중 한쪽 전류만 출력되므로 직류화하는 정류 효과가 발생하게 된다. 이렇게 한쪽 전류만 출력하는 정류는 '반파정류'라고 한다. 다이오드를 추가하면 반대 방향 전류를 살리는 것이 가능한데 이 경우를 '전파정류'라고 한다(그림 11-16). 여기에 다른 소자를 추가하여 평활하게 하면 쓸만한 직류가 된다(그림 11-17).

많이 사용되고 있는 LED(light emitting diode)도 다이오드의 일종이다. 순방향 전류가 흐르면 발광하게 되는데 '발광다이오드'로도 불린다.

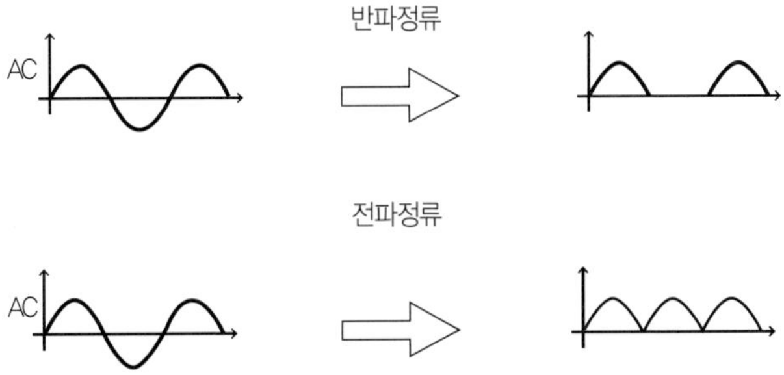

[그림 11-16] 반파정류와 전파정류

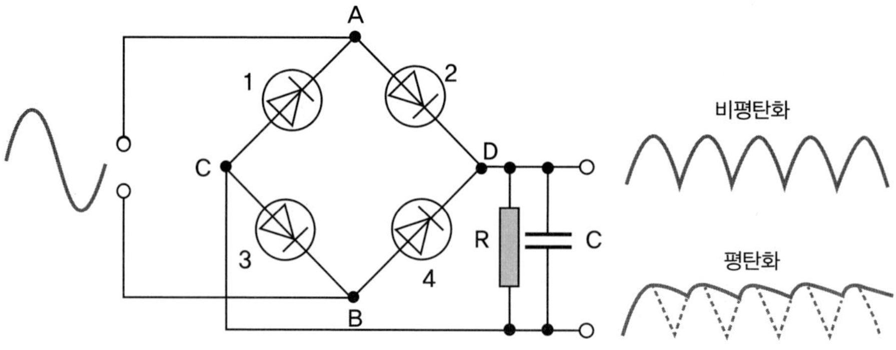

[그림 11-17] 전파정류 회로

② 트랜지스터(Transistor)

다이오드 다음으로 개발된 반도체 소자로서 N-형과 P-형 3개를 조합한 전자소자이다. 이 소자는 전압이나 전류의 증폭이 주된 역할이다. N-형과 P-형의 조합 순서에 따라 PNP 트랜지스터와 NPN 트랜지스터로 나뉜다.

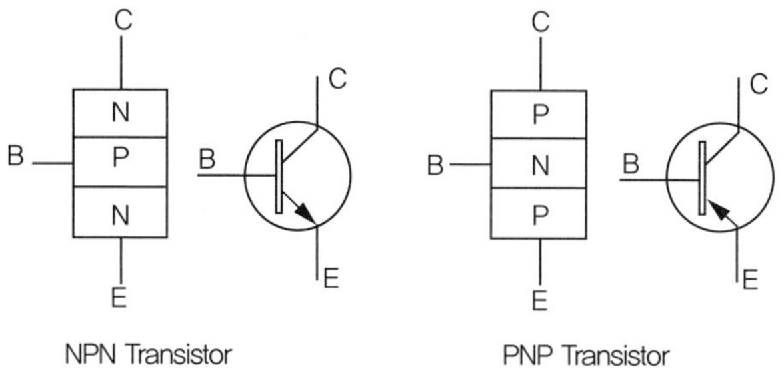

[그림 11-18] PNP 트랜지스터와 NPN 트랜지스터

△ C : Collector △ B : Base △ E : Emitter

베이스(base), 이미터(emitter) 그리고 컬렉터(collector)로 불리는, 트랜지스터의 3개의 전극을 이용하면 전류 또는 전압이 증폭되는 회로를 꾸밀 수 있다. 증폭이라고 하지만 전압이나 전류가 실제로 더 나타나는 마술이 벌어지는 것은 아니고, 트랜지스터 회로 구성 중 한 곳에서 조절하는 전류 또는 전압의 변화가 다른 쪽에서 일정 배수로 비례하여 크게 모방되어 나타나는 것을 표현한 것이다.

진공관으로 구현하던 증폭 회로를 훨씬 작은 크기로 구현할 수 있게 되면서 트랜지스터는 전자회로에서 대세가 되었다. 고집적화가 진행되면서 현재 개인용 컴퓨터의 중앙처리장치(central processing unit, CPU)에는 트랜지스터가 최고 160억 개가 들어가 있고, 스마트폰용 SoC(system-on-a-chip)에도 150억 개 이상 들어가고 있으며, 서버용 CPU에는 400억 개 가까이 들어가고 있다. 이런 고집적화된 처리기가 아니더라도 전자제품이라고 하면 일단 트랜지스터가 들어있다고 봐도 무방하다.

임피던스 등의 특성이 개선된 FET(Field Effect Transistor)도 개발되었는데 구별을 위해 기존 트랜지스터는 BJT(Bipolar Junction Transistor)로 부른다. FET에서는 3개의 전극을 베이스, 이미터, 컬렉터 대신, 게이트(gate), 소스(source), 드레인(drain)이라고 한다. 현재는 FET 중에서도 MOSFET[28]이 널리 사용되고 있다(그림 11-19, 11-20).

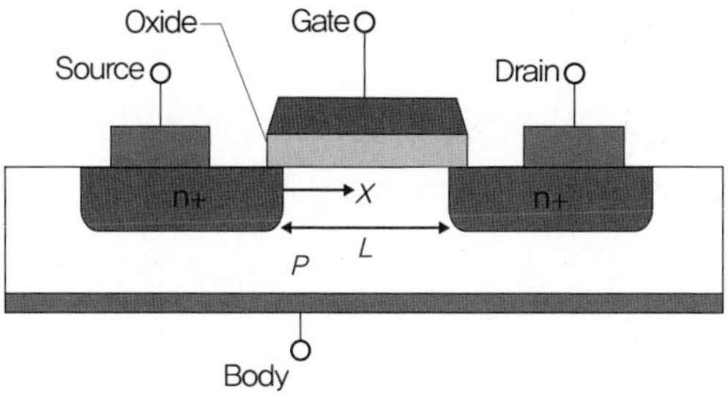

[그림 11-19] MOSFET 단면

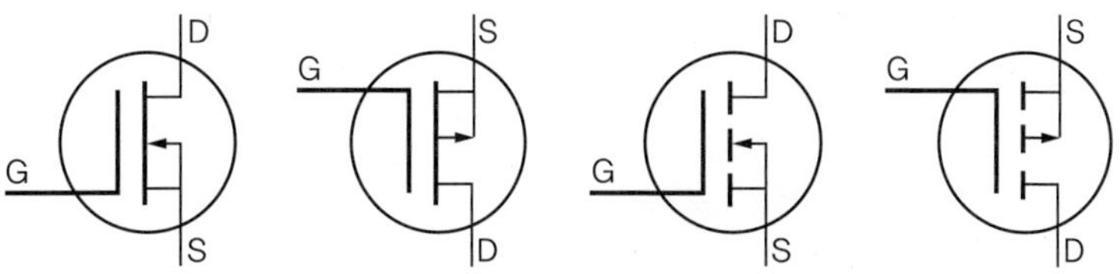

[그림 11-20] MOSFET 기호 :
왼쪽부터 N-채널 공핍형, P-채널 공핍형, N-채널 증가형, P-채널 증가형

여러 트랜지스터를 조합하여 꾸민 실용적인 증폭기로 '연산증폭기'(op-amp)가 있는데, 대부분의 전자제품에서 쓰인다고 할 수 있을 정도로 증폭기의 대명사 격이니 기억해두는 것이 좋겠다.

증폭기의 성능이 우수해지면서 환경 속 미세한 신호들의 활용도가 더욱 증진되고 있다. 팔의지에서 근전도를 이용하고자 할 때 원 신호가 너무 작으므로 증폭을 해야 하고, 소리를 출력하는 보조기기에서 음량을 조절할 때도 증폭기를 사용하는 등 대부분의 전자테크놀로지 보조기기들 안에서도 증폭기가 사용되고 있다.

28 Metal Oxide Semiconductor Field Effect Transistor : Insulated Gate FET의 일반용어

3. 디지털공학(Digital Engineering)

1) 아날로그(Analog/Analogue) ★ 디지털과 아날로그

다양한 분야에서 '유사한'이라는 의미로 사용되지만, 디지털에 대비해서는 '연속적'이라는 의미를 나타낸다. 주로 시간축과 크기축에서 연속성을 논한다. 기본적으로 모든 물질의 성질과 자연의 모든 현상들은 끊임이 없이 나타나며 무한하게 쪼갤 수 있는 연속성을 가지므로 아날로그이다.

과거에서 물성과 자연현상, 신호 등을 취급할 때 인위적인 기본 단위로 쪼개서 다루지 않고 무한한 값 중에 어떠한 값이라도 대상으로 하여 취급한다면 이는 아날로그이다. 예를 들어 시계바늘이 끊김 없이 돌아가는 시계의 경우,[29] 무한한 값 중 어떠한 순간도 표현이 가능하므로[30] 아날로그이다. 물론 무한한 값 중 하나를 표현하기는 하지만 정확성은 별개이다. 반면에 바늘을 사용하지 않고 숫자를 직접 보여주는 시계의 경우는 초와 초 또는 분과 분 사이의 값은 취급하지 않으므로 불연속적 또는 비연속적이므로 아날로그식 시계가 아니라고 할 수 있다.

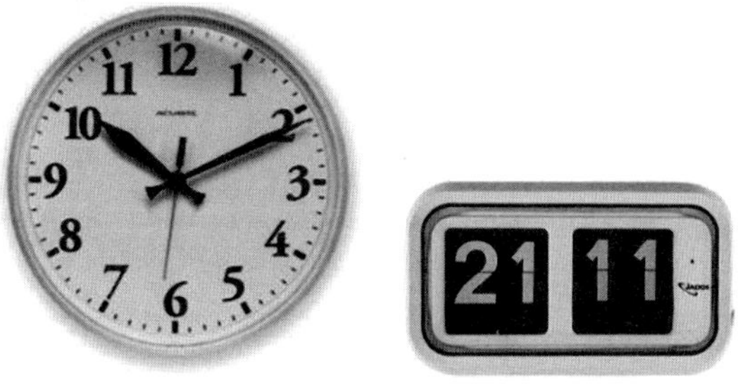

[그림 11-21] 아날로그(연속)식 표현과 이산(離散, 불연속)식 표현의 시계

아날로그는 연속적인 값, 무한의 값을 취급하는 반면, 얼마나 정확하게 취급하는지에 따라 그 가치가 크게 달라진다. 시계 바늘이, 무한한 경우의 시간 중 임의의 시간을 쉼 없이 표현하고 있기는 하지만 그 시간이 정확하지 않다면 설령 소수점 아래 수십 자리로 표현되는 정밀한 시간 값을 가리킨다 하더라도 그렇게 표현할 가치가 없어진다. 또

29 매초 마다 끊기는 동작을 보여주는 경우는 제외

30 무한한 값 중 하나를 표현하지만 정확성은 별개이다. 즉 바늘이 그 무한한 경우의 위치 중 어떤 위치인지를 알아내는 것은 별개의 문제이다.

한 정확하게 가리킨다 하더라도 그 값을 제대로 읽을 수 있느냐 하는 또 다른 문제가 남는다. 그리고 어떤 아날로그 신호를 전송하는 경우에도 그 과정에서 값이 변형되는 열화(劣化) 또는 손실을 피하기가 어렵다.

2) 디지털(Digital) ★ 디지털과 아날로그, 수 체계

아날로그와 달리, 시간축과 크기축의 양을 불연속적으로 다루는 것이다. '시간' 차원에서는 규칙적으로, '크기' 차원에서는 미리 정해진 단계별로 값을 규정한다. 그 사이의 값은 없다. 따라서 아날로그와 달리 디지털은 임의의 범위 안에서 규정할 수 있는, 또는 취급할 수 있는 값이 유한개이다. 아날로그에서 다룰 수 있는 수보다 항상 적은 수를 다루므로 정확하지 않을 가능성이 더 크지만, 어차피 현실에서는 아날로그를 이상적으로 다룰 수 없으므로, 충분하게 조밀한 디지털 체계가 오히려 결과적으로 더 나을 수 있다. 이 때문에 많은 체계가 디지털로 대체되고 있는 것이다.

(1) Sampling Rate [Hz or sample/s] : 초당 몇 차례나 표본을 취하는가

Nyquist theory(sampling theory) : 신호가 구현해야 하는 가장 높은 주파수의 2배보다 높은 빈도로 표본을 취하여야 aliasing 현상을 피할 수 있다(그림 11-22).

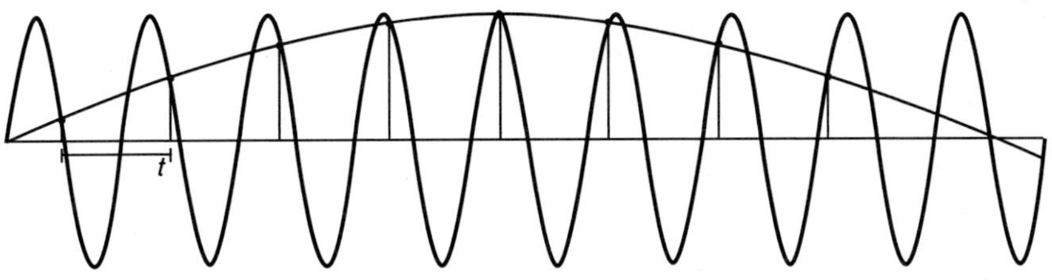

[그림 11-22] 특정 등간격 t로 표본을 추출(sampling)할 때, 두 가지 다른 신호를 구분할 수 없는 aliasing 현상이 발생하는 사례

예) 가청주파수의 가장 높은 주파수는 20000Hz라고 알려져 있다. 이러한 음향 신호를 디지털로 다루는 CD의 표본 추출 빈도(sampling rate)는 44100Hz로 20000 Hz×2보다 높다.

(2) Sampling Resolution [bit] : 신호의 크기 범위(dynamic range)를 얼마의 단계로 나누는가

sampling rate와 sampling resolution[31] 모두 높으면 높을수록 체득된 신호가 원래의 것에 가깝겠지만 동시에 자료의 크기가 커지는 단점이 있다. 8bit에 비해 16bit가 dynamic range가 크지만 두 배의 메모리양이 필요해진다. 이 때문에 디지털의 발전은 메모리 단가의 하락이라는 경제적인 지원이 있었기에 가능했던 것이다.

예) 16bit = 2^{16}단계 = 6만 5536 단계

(3) 2진법

디지털은 0과 1로만 구성되는 2진법 체계이다. 진법 또는 진수란, 한 자릿수에 경우의 수가 몇 가지인가를 일컫는 것이다. 우리가 일반적으로 쓰는 수는 10진수이다. 인류가 하필이면 10진수를 선택한 이유는 손가락이 모두 10개인 것이 결정적인 이유일 것이다. 10진법에서는 매자릿수마다 0부터 9까지 10가지의 경우를 나타낼 수 있다. 만일 닭이 수 체계를 세운다면 아마 8진수가 될 것이다. 닭발을 먹으면서 헤아려볼 일이다.

아래의 예는 대표적인 3가지의 진법 체계이다.

2진법 : 0, 1

10진법 : 0, 1, 2, 3, 4, 5, 6, 7, 8, 9

16진법 : 0, 1, 2, 3, 4, 5, 6, 7, 8, 9, A, B, C, D, E, F

진법 간의 혼동을 방지할 필요가 있을 때는 아래지수를 활용하여 표현한다.

1001_2(2진수) = $1\times2^3 + 0 \times 2^2 + 0 \times 2^1 +1 \times 2^0 = 9_{10}$

1001_{10}(10진수)

1001_{16}(16진수) = $1\times16^3 + 0 \times 16^2 + 0 \times 16^1 +1 \times 16^0 = 4097_{10}$

위에서 보듯이 높은 차원의 진법일수록 자릿수 대비 효율이 좋아진다. 2진수는 더 높은 진수에 비해 같은 수를 표현하는 데에 더 많은 자릿수를 필요로 한다. 하지만 매 자릿수의 경우의 수가 2가지밖에 안 되어 기술적으로 구현하기 편하다는 나름대로의 장점도 있다. 매 자릿수를 단순하게 켜고 끄기만 가능한 스위치로도 구현할 수 있는 것이다. 이 때문에 수학을 기술적으로 구현하면서 2진법을 사용하게 되었고 이것이 곧 디지털이 된 것이다.

---

31 resolution : 해상도

2진법을 이해했다면 다음의 수수께끼 문장도 이해할 수 있을 것이다.

"세상에는 '10'가지의 사람이 있다. 이진수를 이해하는 사람과 이해 못 하는 사람."

(4) 디지털(2진법)의 단위

2진법으로 디지털을 구현하면서 따로 만든 단위가 있다. bit(비트)가 그것이다. 2진수의 매 자리가 bit이다. 즉, 하나의 bit에는 0이나 1을 담을 수 있다. 또한 bit 수는 2진수의 자릿수를 뜻하게 된다. 즉, 1001_2는 4bit이다.

또 다른 기술적인 필요로 인해 중간 단계의 단위가 필요하게 되었는데 그것이 byte(바이트)이다. 8개의 bit를 1byte로 약속하였다. 즉, 1byte=8bit이다. 결국, 1byte로 표현할 수 있는 경우의 수는 모두 $2^8=256$가지이다. 숫자로 보면 최고의 수가 $11111111_2=255$가 될 것이다. 256이 아니라 255인 이유는, 가짓수의 경우에는 1부터 시작하지만, 숫자인 경우는 0부터 시작하기 때문이다.

(5) ADC / DAC

실제 세상은 아날로그이다. 디지털은 신호화된 자료를 다루는 방법일 뿐이다. 그래서 아날로그인 원래 신호를 디지털로 바꾸어 처리하거나 전송한 뒤에는 꼭 아날로그로 바꾸어야 인간이 실제로 누릴 수 있다. 언어는 소리라는 아날로그 신호로 이루어져 있는데 이를 디지털화하여 음색을 바꾸거나, 압축하여 멀리 전송하는 등의 처리 후에는 반드시 아날로그인 소리로 다시 바꿔줘야 인간의 귀가 들을 수 있다. 즉, 아무리 디지털 과기가 발달을 해도, 아날로그를 다루어 디지털화하는 것과 디지털 신호를 아날로그화하여 다루는 과정은 필연적이기 때문에 최소한의 아날로그 과기는 사라질 수가 없다. 예를 들면, 아날로그 매체인 LP나 cassette tape는 디지털 매체인 CD나 MP3, 클라우드 등으로 대체될지라도 마이크와 스피커는 사라질 수가 없는 것이다.

아날로그를 디지털로 바꾸어주는 것을 ADC(Analog to Digital Converter), 디지털을 아날로그로 바꾸어주는 것을 DAC(Digital to Analog Converter)라고 한다.

real world (analog) → ADC → signal process → DAC → real world (analog)

음성을 CD-DA[32]에 담기 위해서는 44.1 kHz의 빈도로 추출하되 매번 16 bit, 즉 6만 5536단계 중 하나의 크기 값으로 추출하면 된다.

---

32 compact disc – digital audio

3) 디지털 논리(Digital Logic) ★ 논리게이트, 논리회로 및 단순화

참과 거짓 명제를 1과 0에 대응시켜 논리적으로 연산할 수 있다고 한 George Boole에 의해 부울대수가 수립되었고 이를 기반으로 한 부울함수가 활용되고 있다. 0과 1을 사용하지만 2진법 수 체계를 뜻하는 것은 아니다.

(1) 부울대수의 연산 법칙과 논리게이트

정의역(domain)이 0과 1뿐인 부울대수의 연산과 이를 회로에 기호화하는 논리게이트는 [표 11-5]와 같이 규정된다.

[표 11-5] 부울대수 연산법칙

연산 규칙(법칙)	연산자	명 칭	논리게이트	
$\overline{A}$	$\overline{A}$	NOT 부정	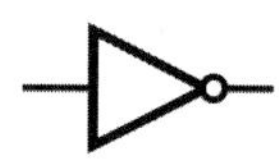	
$A+1=1$				
$A+0=A$				
$A \cdot 1=A$	$+$	OR 논리합	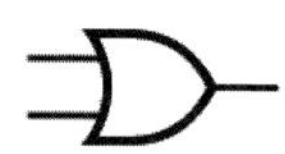	
$A \cdot 0=0$				
$A \oplus 1=\overline{A}$				
$A \oplus 0=A$				
$A+A=A$	$\cdot$	AND 논리곱	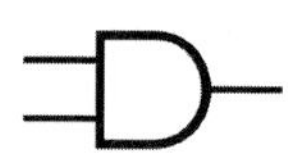	
$A \cdot A=A$				
$A \oplus A=0$				
$\overline{\overline{A}}=A$	$\oplus$	XOR 배타적논리합	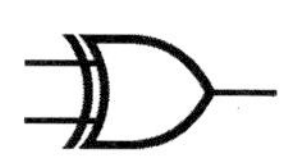	
$A+\overline{A}=1$				
$A \cdot \overline{A}=0$				
$A \oplus \overline{A}=1$				
$\overline{(A+B)}=\overline{A} \cdot \overline{B}$		NOR 부정논리합	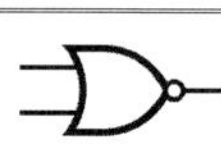	드 모르간의 법칙 (De Morgan's laws)
$\overline{(A \cdot B)}=\overline{A}+\overline{B}$		NAND 부정논리곱	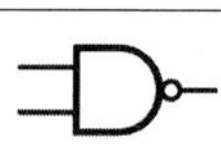	

+와 •에 대해서는 일반 대수학 연산에서의 +, ×와 같이 교환법칙, 결합법칙, 분배법칙이 모두 성립한다.

○ 진리표

0과 1의 입력에 대한 부울연산 결과를 표로 나타낸 것

[표 11-6] 입력쌍에 대한 진리표

<table>
<tr><th rowspan="2">입 력</th><th colspan="6">출 력 (F)</th></tr>
<tr><th>NOT</th><th>AND</th><th>OR</th><th>NAND</th><th>NOR</th><th>XOR</th></tr>
<tr><td>0 0</td><td rowspan="2">1</td><td>0</td><td>0</td><td>1</td><td>1</td><td>0</td></tr>
<tr><td>0 1</td><td>0</td><td>1</td><td>1</td><td>0</td><td>1</td></tr>
<tr><td>1 0</td><td rowspan="2">0</td><td>0</td><td>1</td><td>1</td><td>0</td><td>1</td></tr>
<tr><td>1 1</td><td>1</td><td>1</td><td>0</td><td>0</td><td>0</td></tr>
</table>

(2) 카르노맵(Kaurnauh Map) : 논리함수 단순화

입력쌍들에 의한 진리표를 전개한 후 벤다이어그램(Venn diagram)처럼 묶어가며 전체 논리함수를 간소화할 수 있다. 이는 진리표가 주어졌을 때 부합하는 최적의 논리함수를 도출하는 방법이라고 할 수 있다. 사용 과정은 아래와 같다.

논리함수에서 진리표를 도출한다.

▼

카르노맵을 만든다.

▼

인접한 참값 1끼리 최대한의 2의 자승 개(2, 4, 8, …)로 묶는다.

▼

입력의 경우들 중 묶음과 관계되는 것을 이용하여 함수를 작성한다.

입력이 2개인 어느 논리함수의 진리표와 카르노맵 예를 [그림 11-23]에 나타내었다. 카르노맵의 묶인 부분이, A 입력이 0일 때에 해당하고, B 입력의 각 경우와는 관계가 없다. 따라서 논리함수 F는 $\overline{A}$만 남는 형태로 간소화가 된다. 진리표를 보면 결과가 $\overline{A}$와 동일하다는 것을 알 수 있다.

A	B	F
0	0	1
0	1	1
1	0	0
1	1	0

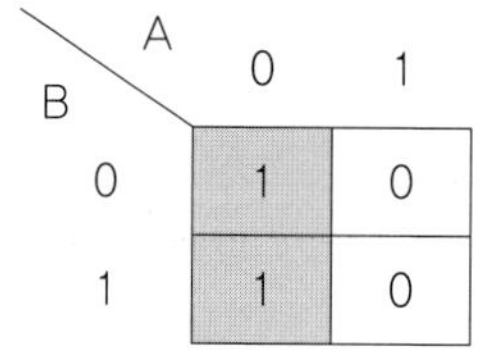

[그림 11-23] 2개 입력의 카르노맵

입력이 3개일 때의 카르노맵 예도 [그림 11-24]에 나타내었다. 카르노맵의 묶인 부분은 2개이다. 2×2 묶음은 *C*가 1일 때에 해당하고, 1×2 묶음은 *A*와 *B*가 각각 1일 때에 해당한다. 따라서 *AB*+*C*로 간소화된다. 묶음 안에서는 논리합, 묶음 간에는 논리곱으로 함수를 작성한다. 카르노맵에서 *B*와 *C*의 전개가 00, 01, 10, 11이 아니라, 00, 01, 11, 10으로 해서 두 입력의 값이 한꺼번에 바뀌지 않도록 하는 것에 유의해야 한다.

A	B	C	F
0	0	0	0
0	0	1	1
0	1	0	0
0	1	1	1
1	0	0	0
1	0	1	1
1	1	0	1
1	1	1	1

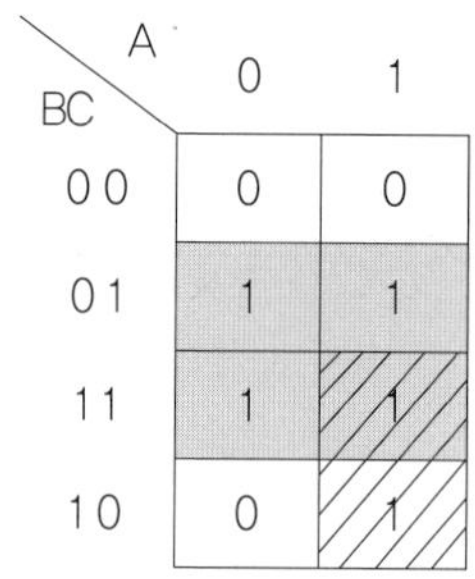

[그림 11-24] 3개 입력의 카르노맵

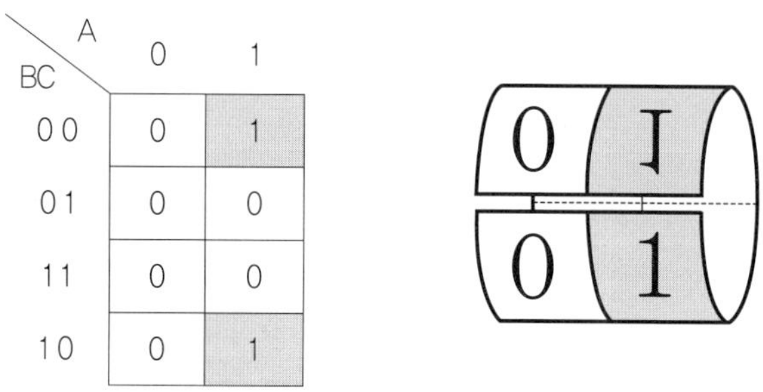

[그림 11-25] 카르노맵은 경계에서도 끊기지 않고 연속되는 것으로 보고 묶어야 한다. 그림과 같은 위아래 경계뿐 아니라 좌우 경계도 마찬가지여서 위아래-좌우 경계에서 동시에 연속되는 경우도 가능하다.

카르노맵에서 묶음을 조합할 수 있는 경우가 단 한 개로 한정되지 않을 수 있기 때문에, 도출되는 함수도 항상 단 한 개로만 나타나는 것은 아니다. 도출할 수 있는 모든 함수 중에서 적절한 것을 선택하기만 하면 된다.

4) 디지털 컴퓨터(Digital Computer) ★ 마이크로컨트롤러

계산을 자동으로 해주는 기계를 개발하려는 노력의 역사는 오래되었다. 물론 디지털 테크놀로지가 등장하기 전에는 아날로그식으로 컴퓨터를 구현해왔다. 지금은 특별한 경우가 아닌 이상, '컴퓨터'라고 하면 당연히 '디지털 컴퓨터'여서 그 구성품들도 모두 디지털 테크놀로지들이다.

(1) 마이크로컨트롤러(Microcontroller)

트랜지스터 집적화를 통해 '마이크로프로세서'(microprocessor) 개발이 가능해지면서 컴퓨터의 'CPU'(central processing unit)가 충분히 작아지게 되었고, 컴퓨터 전체 규모가 축소되면서 '마이크로컴퓨터'(microcomputer) 개념이 등장하게 되었다. 이때부터 개인용 컴퓨터도 가능해지게 되었고 컴퓨터가 특정 기기 안에 내장되어 역할을 수행하는 것도 가능해지게 된 것이다.

컴퓨터는 '특정 용도 컴퓨터'와 '범용 컴퓨터'로 나눌 수 있다. 마이크로컴퓨터도 마찬가지이다. 마이크로컴퓨터 중 개인용 컴퓨터는 목적상 범용 컴퓨터에 해당하고, 냉장고, 자동차 등 내장되어서 기기 제어에 사용되는 것은 특정 용도 컴퓨터에 해당한다. 특정 용도 마이크로컴퓨터는 개인용 마이크로컴퓨터처럼 키보드, 마우스, 모니터, 인쇄기(printer) 등을 필요로 하지 않고, 주어진 제어 역할만 하면 되므로 '마이크로컨트롤러'(microcontroller)라고도 한다. 마이크로컨트롤러는 마이크로프로세서를 중심으로 역할에 필요한 최소한의 부품으로 구성된 것이다.

임의의 보조기기가 전산(computing)을 통해 기능을 수행한다면 마이크로컨트롤러를 내장한 것이다. 똑똑한 보조기기에 대해 잘 이해하기 위해서는 마이크로컨트롤러가 무엇인지 이해할 필요가 있다. 여기서는 마이크로컨트롤러와 관련한 주요 개념과 용어만 소개하도록 한다.

① 기판과 칩

'기판'(board)은 고형의 판 위에 전기 · 전자 부품들로 회로를 꾸민 것을 뜻한다. '칩'(chip)은 전기 · 전자 부품들을 집적하여 작은 덩어리(package)로 만든 것이다.

하나의 마이크로컨트롤러를 하나의 기판으로 구현한 경우를 '단일 기판 마이크로컨트롤러'(one board microcontroller)라고 하고, 하나의 칩으로 구현한 경우를 '단일 칩 마이크로컨트롤러'(one chip microcontroller)라고 한다.

② CISC와 RISC

마이크로프로세서는 단순한 명령어들로 구성된 'RISC'(reduced instruction set computer)와 고등한 명령어들을 포함하여 구성된 'CISC'(complex instruction set computer)로 크게 나눈다. RISC는 구조가 단순하지만 복잡한 명령들을 직접 코딩해 줘야 하는 단점이 있고, CISC는 구조가 복잡한 대신 프로그램 코딩이 단순해지는 장점이 있다. PC에서 주로 사용하는 마이크로프로세서는 대개 CISC이고 스마트폰에는 RISC 마이크로프로세서가 많이 사용되고 있다.

4. 통신공학(Communication Engineering) ★ 통신기초, 데이터통신

통신 분야는 신호 또는 정보를 주고받는 것과 관련한 전자공학적인 처리가 그 내용이다. '정보'에 방점을 둔 '정보통신'(information and communication), '정보테크놀로지'(information technology)라는 개념도 함께 사용하고 있다. 주고받는 주체, 매개 테크놀로지, 환경 등에 따른 다양한 내용들로 구성된다. 아무래도 그중 스마트폰 무선통신, 와이파이(Wi-Fi), 인터넷 등의 내용이 대중적으로 널리 알려져 있다. 현대 이후로 통신공학은 항상 첨단 분야이고 이는 보조기기 분야에서도 예외가 아닐 것이므로 이에 대한 기본적인 이해가 필요하다.

1) 실체/내용의 정보화(Contents to Information)

그것이 빛이거나 소리이거나 냄새이거나 그 무엇이라도 저장과 통신이 가능한 정보로 변환하는 것이 우선이다. 아날로그로도 가능하기는 하나 디지털공학이 발전하면서, '정보'가 생명을 얻은 수준으로 그 가치가 극대화되었으므로, 정보화와 통신이라고 하면 아무래도 디지털을 전제로 하여 논한다. 하지만 모두 디지털로 대체될 것 같지는 않다. 아날로그의 장점이 명백히 보전되어야 한다고 인식되는 라디오 방송과 같은 분야들이 있기 때문이다.

아날로그 신호들이 디지털로 정보화되는 과정은 위에서 다룬 ADC를 통해 이루어진다. 이 정보들은 각종 저장기기에 머물다가 또는 실시간으로 전송된다.

2) 전송 : 네트워크

정보의 전송은 물리적으로 전기, 빛, 전파 등의 매질을 통한다. 일반적으로 전기이면 유선, 전파이면 무선일 것이며 빛은 유무선이 다 가능하다.

이러한 매질을 조작하여 정보를 담아 보내게 되는데, 마치 마트료시카(matroska) 인형처럼 여러 겹의 봉투에 정보를 담게 된다. 각 봉투에는 전송되는 과정에서 거쳐야 할 여러 관문을 통과하기 위한 부가정보들이 기록된다. 주소, 인종, 언어, 성별, 용도 등의 조건들이 겹겹의 봉투에 순서대로 기록되었다가 하나씩 검증하고 전달에 성공하는 이상한 나라의 우체국을 상상하면 이해에 도움이 될까? 총 7겹으로 이루어져 있는데 이를 OSI[33] 7계층이라고 한다. 1층은 물리적인 연결 규격이어서 신호의 전압이나 전송 회로의 임피던스 특징 등을 규정한다. 허브나 리피터로 불리는 장비가 이에 해당한다. 유선 랜과 Wi-Fi로 불리는 무선 랜 프로토콜[34]은 2층이며 스위치로 불리는 장비도 이에 해당한다. 인터넷 프로토콜인 IP와 라우터라는 장비는 3층에 해당하며, 역시 인터넷 연결의 핵심인 TCP 프로토콜과 게이트웨이 장비는 4층에 해당한다. 6층에서는 정보가 그림인지 영상인지 분간할 수 있다. 마지막 7층은 사용자와 직접 접촉하는 단계인데, 예를 들어 사용자가 인터넷 브라우저를 열어 입력하는 "http://~"와 같은 URL이 7층에 해당한다.

물론 이것은 공공 통신에서 필요한 내용이며, 공개되지 않는 폐쇄형 사적 통신에는 적용될 필요가 없다. 하지만 통신과 관련한 대개의 하드웨어와 소프트웨어가 OSI 7계층 기준으로 개발되고 공급되고 있고 안정화된 규격이므로 굳이 이를 벗어나려고 할 이유도 없다. Blutooth® 통신도 독자적으로 작동하고 개인화 성격이 강하지만 OSI 7계층을 준용하고 있다.

3) 인터넷

미국의 군사적 목적의 ARPAnet이 전신인 공용 네트워크로서 TCP/IP로 명명된 프로토콜에 의해 운영된다. 인터넷 주소인 IP는 현재 IPv4와 IPv6가 있는데 IPv4 주소가 2^{32}개로 소진될 위기에 있어서 2^{128}개 주소인 IPv6로 전환될 계획이다.

다음은 이 네트워크 위에서 사용 가능한 대표적인 서비스들이다.

33 Open Systems Interconnection(Reference Model)

34 protocol. 규칙 체계, 규약

(1) WWW : World Wide Web의 약자로서 HTTP(hyper text transfer protocol)에 의해 멀티미디어 형태의 정보를 열람할 수 있는 서비스이다. 내용은 HTML(hyper text markup language)로 저작한다. Internet Explorer, Chrome, Firefox, Safari 등, 열람을 위한 다양한 Web browser가 있다.

(2) e-mail : POP3, IMAP 등의 프로토콜을 통해 편지 형식의 정보를 주고받을 수 있는 서비스이다.

(3) FTP : file transfer protocol의 약자로 파일을 전송하는 것에 특화된 서비스이다.

(4) TELNET : 정보를 열람하거나 다른 컴퓨터에 접속하는 서비스로 문자 기반으로 작동한다. 명령어를 입력하여 사용하는 방식이다.

■ 신호 처리와 계측

전기 및 전자기파를 활용하는 것은 아날로그와 디지털로 나눌 수 있는데 전원을 제외하고는 최근에 거의 디지털로 전환되었다. 다만, 임의의 신호가 디지털로 전환되기 전까지와 디지털 단계 말단에서 출력단까지, 그리고 AM/FM 라디오 송출과 수신 과정 정도는 항구적으로 기존의 아날로그 신호처리가 남게 될 것이다.

(1) 변환기(Transducer)

물리적 현상을 전기 속성으로 또는 그 반대로 변화시키는 것을 뜻한다. 전자는 신호를 생성하는 것이고 후자는 신호를 원하는 용도로 활용하는 것이다. 마이크는 음압의 변화를 전기장의 변화로 바꾸는 변환기이고, 전자저울은 힘의 변화를 전기장의 변화로 바꾸는 변환기이다. 스피커나 모터는 반대로 전기장의 변화를 물리적인 움직임으로 바꾸는 변환기이다. 여기서는 아날로그 테크놀로지가 중요하다.

(2) 증폭기(Amplifier)

변환기를 거쳐 얻어낸 전기 신호들은 대개 미세하므로 전송 과정에서 잡신호가 더 섞이기 전에 최대한 빨리 충분히 증폭하여 '신호대잡음비'(signal to noise ratio, SNR)를 키워놓는 것이 중요하다. 이는 아날로그 증폭이다. 그 이후에도 여러 목적으로 또 다른 증폭 과정을 거치게 된다. 증폭하는 과정에서 전압이 편이된(DC offset) 부분을 바로잡기도 한다.

(3) 필터링(Filtering) 등의 신호 처리

필요한 수준으로 증폭한 신호는 원하는 대역이나 세기 외에는 제거하고 원하는 의미만 검출하기 위해 다양한 신호처리 기법을 적용한다. 원 신호인 시간함수를 주파수함수로 바꿔주는 '푸리에 변환'(Fourier transform) 회로는 신호처리의 대표적인 예이다. 이를 통해 각종 주파수별 필터링을 할 수 있다. 이러한 작업은 디지털 연산으로도 가능하지만 아날로그 신호 처리의 일부 장점 때문에 아직 완전히 대체하지는 못하고 있다.

(4) 계측 ★ 계측기

회로를 통해 전류와 신호가 전개되고 있는 상황을 파악하기 위해 계측을 할 수 있다면 전기 및 전자제품의 오동작 상황에 대한 기본적인 판단을 할 수 있다.

① 테스터기, 멀티미터

회로에서 전압, 전류, 저항을 기본으로 한 여러 전기량들을 측정할 수 있는 계측기이다. 최소의 기능으로 구성된 제품을 '테스터기'라고 불리며, 더 정밀하고 응용된 측정이 가능한 제품을 '멀티미터'라고 한다.

② 오실로스코프

시간에 따라 변화하는 전기의 특성을 시각적으로 파악할 수 있게 제작된 계측기이다. 전압의 변화를 기본으로 하여 주파수, 주기, 위상차 등의 다양한 값을 계측할 수 있다.

③ 전원공급기

다양한 전압원과 전류원을 흉내내어 구현해주는 것으로, 회로나 소자의 정상 동작 여부를 파악하기 위한 용도 등에 활용한다.

5. 보조테크놀로지 제어 인터페이스(Control Interface)

재활공학을 통해 구현된 차별화된 사례로, 장애인을 위해 개발되고 만들어지는 조종부(control interface)의 사례를 소개한다.

1) 사람/테크놀로지 인터페이스(Human/Technology Interface)

사람이 테크놀로지를 활용한다는 것은 사람과 테크놀로지 간 상호작용의 결과라고 달리 표현할 수 있다. 활용할 수 있는 기기나 체계를 만들어 그것으로부터 결과를 얻어내기까지, 사람은 기기나 체계를 작동하는 과정에서 지속적으로 작동상태를 되돌려받기 때문이다. 사람과 테크놀로지 사이에서 이 상호작용이 일어나는 부분에 대해 '인터페이스'(interface)라는 별도의 개념을 상정할 수 있다. 마치 뼈와 뼈 사이에 다른 물체가 없어도 관절이라는 개념을 상정하는 것과 같다.

Bailey(1989)는 인터페이스를 "한 체계에서 상호작용하는 구성부 간 공유된 경계"라고 정의한 바 있다. 상호작용의 핵심은 소통이다. 즉, 이 경계를 통해 정보를 주고받는 것이다. 정보의 입력과 되먹임(feedback)이라고도 할 수 있다. 이 정보의 형태는 역학적 작용일 수도 있고 전기적 신호일 수도 있으며 다양하게 구성될 수도 있다. 컴퓨터에서는 키보드, 마우스, 화상기(모니터) 등이 인터페이스가 될 수 있고 자동차에서는 스티어링휠, 브레이크, 계기판 등이 인터페이스가 될 수 있다. 모두 기기를 조종하는 것들이다. 인터페이스 중에서 이렇게 조종과 관련된 인터페이스를 '제어 인터페이스'(control interface)라고 할 수 있다. 결국 보조기기에서 제어 인터페이스는 '조종부', '조종기'라고 할 수 있다.

2) 사람/테크놀로지 인터페이스의 3요소 ★ 재활제어 인터페이스 정의

(1) 조종부(제어 인터페이스)

입력, 조작을 위한 하드웨어로서 누름단추, 스위치, 조이스틱, 터치스크린, 마이크 등의 예를 들 수 있다. '입력기'라고도 할 수 있다.

조종부는 '입력 범주'(input domain)라고 정의된, 한정된 가짓수의 독립된 입력이나 신호들을 생성한다. 입력 범주는 분절된(discrete) 것과 연속적인 것으로 구분할 수 있는데, 컴퓨터 키보드, 전화기 누름단추, 각종 스위치 등을 통해 전달하는 정보가 분절된 입력 범주의 대표적인 예이다. 연속적인 것은 마우스 위치, 비례식 조이스틱, 자동차 스티어링휠, 음량 조절 놉(knob) 등을 조작하며 전달하는 정보들이다.

조종부는 다음의 3가지 특성을 생각해볼 수 있다.

① 공간적 특성

조종부의 공간적 특성은 사용자의 신체 기능이 공간 속에서 어떻게 발휘되는지와 관계가 있다. 팔을 사용하는 경우에는 손의 도달 거리와 범위, mouth stick을 사용하는 경우에는 고개를 움직일 수 있는 범위 등이 해당될 것이다. 다음의 요소들이 공간적 특성을 구성한다.

㉠ 조종부가 차지하는 공간의 크기, 조종부의 모양, 무게

㉡ 조작단위 수

㉢ 조작단위 크기

㉣ 조작단위 간 거리

② 작동과 중지 관련 특성

㉠ 작동 방식 : 사용자가 조종부를 조작하는 방식이 존재한다.

ⓐ 신체 일부를 역학적으로 사용하거나, 신체의 전기신호를 이용하거나, 비접촉식으로 신체의 움직임을 감지하도록 하거나, 체열 등을 이용하여 근접 여부를 감지하도록 하는 방식

ⓑ 호흡을 이용하는 방식

ⓒ 음성을 이용하는 방식

㉡ 수고(effort) : 작동 방식과 상관없이 신체적 수고가 필연적으로 수반된다.

㉢ 변위(displacement) : 역학적 작동 방식에서는 조작을 위해 신체의 움직임이 요구된다.

㉣ 작동중지 : 작동을 중지하고자 하는 것도 나름의 방식이 있고 수고가 따르며 변위가 요구될 수 있다.

㉤ 수용성(flexibility) : 사용자의 작동 방식 수행 정확도와 수고 및 변위의 정도 등에 대해 얼마나 민감하게 반응하는지가 문제가 된다.

㉥ 내구성, 유지관리 : 기기에서 가장 많이 다루어지는 부분이 조종부인 경우가 많다. 컴퓨터의 경우 본체를 만지는 경우는 드물고 주로 입력부를 조작하게 된다. 따라서 다른 부분보다 조종부가 내구성과 유지관리 문제에 노출될 가능성이 크다.

③ 되먹임(감각) 관련 특성

조종부는 감각 되먹임을 제공하는 것이 필요하다. 되먹임은 조작의 적절한 수고나 변위를 알려주는 역할을 하므로 되먹임이 제대로 제공되지 않으면 사용자는 얼마의 힘을 가해야 하고 얼마나 움직여야 하는지 가늠할 수 없어 곤란을 겪게 된다. 무인으로 응대하고 안내하는 터치스크린 방식의 키오스크가 유행하지만 시각장애인에게 적절한 되먹임이 제공되기 어려워 곤란한 것이 대표적인 사례이다.

감각 되먹임의 종류는 시각, 청각, 촉각이 대표적이며 촉각은 다시 tactile, proprioception, kinesthetic 감각으로 나누기도 한다.

(2) 선택지 세트(selection set)

선택 행위의 대상으로서 사용될 수 있는 항목들을 뜻한다. 예를 들어, 일반 전화기의 경우에는 0~9까지와 * 및 #의 집합이 선택지 세트가 된다.

(3) 선택 방식(selection methods)

① 직접/바로 선택(direct selection)

대상 선택지들을 동등한 수준의 즉시성으로 이용하는 방식이다. 이를 위한 조종부로는 키보드, 터치 스크린, 터치 태블릿, 혀터치 키패드, 마우스, 트랙볼, 연속입력 조이스틱, 머리조종 마우스 등 지시용 조종기, 음성인식, 눈조종 체계 등이 있다.

② 간접/다단계 선택(indirect selection)

선택에 이르기까지 중간에 단계가 추가된 방식이다. 스캐닝이 대표적이다. 스캐닝은 시각 추적 능력이 괜찮아야 하고 집중력도 있어야 하며 과정을 잘 이행할 수 있어야 한다. 대신 매우 작은 움직임만으로 가능하다.

'주도적 스캐닝'(directed scanning)도 있어서 스캐닝 경로를 직접 조종하면서 선택지에 도달하는 방식이다.

'모르스'(Morse) 부호와 같은 '부호화 대입'(coded access) 방식도 다단계 선택의 예이다.

3) 처리기(Processor)

'처리기'(processor)는 사람/테크놀로지 인터페이스를 '활동 실행'(activity output)으로 연결하는 역할을 한다. 사용자 입력과 환경 정보들을 판단한 후, 사용자에게 되먹임을 제공하고 기기로 하여금 활동을 실행하게 한다. 과거에 조종부는 단순히 입력을 중계하는 수준이었지만 사용자 의도를 파악하여 입력을 돕거나 주변 환경까지 판단하는 등 갈수록 똑똑한 기능들이 발달하면서 처리기의 중요도가 높아지고 있다.

조종부에서 처리기를 거쳐 사용자가 선택한 활동이 기기로 전달되고 기기는 해당 기능을 실행하게 되는데, 기기가 가진 기능들은 '지시 범주'(command domain)에 대응한다. 예를 들어, 조이스틱으로 조종하는 전동 휠체어는 조이스틱의 4가지 방향 지시 범주에 따른 전/후진, 방향전환의 4가지 기능을 가진다. 지시 범주가 같은 기기 간에는 조종부를 공유할 수 있다. 휠체어 조이스틱은 같은 범주(음량 조절과 선국)로 조종이 가능한 텔레비전 등에 적용될 수 있다.

또한 지시 범주는 선택지 세트와 밀접한 관계가 있다. 직접/바로 선택 방식에서는 지시 범주 규모(개수)와 입력 범주 규모가 동일하다. 반면에, 간접/다단계 선택 방식에서는 지시 범주 규모(개수)보다 입력 범주 규모가 작게 된다.

조종부의 입력 범주들을 담은 신호를 기기가 접수할 수 있는 신호로 바꾸어주는 작업이 필요할 경우가 있는데 이는 encoding/decoding을 통해 가능하다. 표준형이 아닌 조종부의 신호를 보편적인 컴퓨터 입력 신호로 변환해주는 GIDEI(General Input Device Emulating Interface)와 같은 예가 있다.

4) 조종부 선택 시 기타 고려사항

개별 기능의 조종부 여러 대를 사용하거나 통합된 하나의 조종부를 사용하는 경우를 비교할 수 있다. 통합 조종부 기준으로 장단점을 살펴보면, 조작부가 산만해지는 걸 방지하는 효과가 있고 조종을 위한 신체의 동작이 단순해지는 것도 장점일 수 있다. 하지만 응급 상황 대처 능력이 떨어지고 작동 시간이 지연되는 문제는 단점이다. 그리고 더 복잡한 통합 조종부 작동 체계를 이해하는 수준의 인지력이 요구되고 지속적인 인지 수고도 요구되는 점을 감안하여 결정해야 한다.

조종부 사용성을 증진하고 최적화하기 위해서는 장애 특성에 맞게 적절하게 고정되도록 설치하는 것도 중요하다.

12

재활소프트웨어

제12장

재활소프트웨어

1. 재활소프트웨어

1) 소프트웨어 정의

소프트웨어(software)는 하드웨어(hardware)에 명령을 주어 하드웨어를 원하는 대로 동작시키거나 다른 소프트웨어에 입력을 제공함으로써, 다른 소프트웨어가 정해진 기능을 수행하도록 하는 저장장치에 저장된 특정한 목적의 하나 또는 다수의 프로그램을 의미한다.

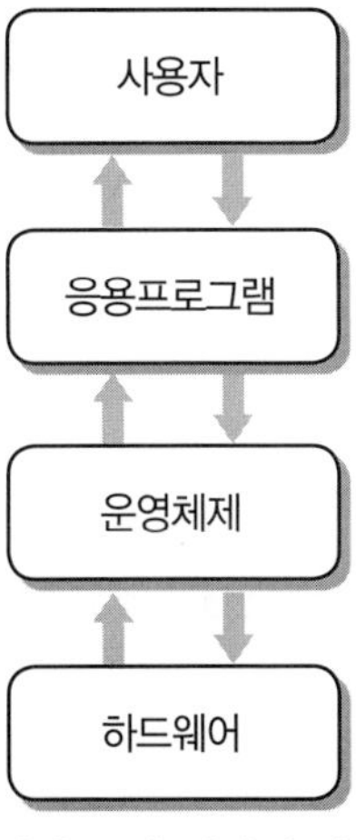

[그림 12-1] 컴퓨터 응용 소프트웨어와 주변 장치의 관계(참조: https://ko.wikipedia.org)

'소프트웨어'라는 단어는 1957년 존 터키(John W. Tukey)가 처음 사용한 이후 운영 소프트웨어, 응용 소프트웨어, 컴퓨터 소프트웨어, 임베디드 소프트웨어 등 적용환경에 따라 다양한 용어로 불리고 있다.

(1) 재활소프트웨어의 정의 및 목적

① 재활소프트웨어 정의

재활소프트웨어는 장애인과 노인 등 다양한 사회적 약자가 일상생활, 사회생활, 재활 및 의료행위 등에서 사용하는 장치, 도구, 의료기기, 보조기구 등에 적용되어 사회적 약자의 편의성과 재활을 증진할 수 있도록 하는 소프트웨어로 정의할 수 있다.

② 재활소프트웨어의 목적

재활소프트웨어는 인지재활 소프트웨어처럼 특정 장치에서 동작하는 단독 소프트웨어 형태도로도 사용되고 있고, 재활훈련 기기에 사용되는 소프트웨어처럼 하드웨어와 일체화되어 사용되는 임베디드 형태의 재활소프트웨어도 존재한다. 재활소프트웨어는 장애인과 노인의 인지기능 측정 및 훈련, 의사소통 도구, 재활 훈련기기의 기능 측정 및 훈련 프로그램, 정보통신 보조기기의 사용자 인터페이스 등 다양한 장치에서 사용자와 기기간 인터페이스와 기기의 기능 구현을 위해 사용되고 있다.

(2) 장애유형별 UI 설계

2011년도 장애인 정보격차 실태조사 결과를 살펴보면 국민의 정보화 수준은 82.2%로 높은 반면 장애인의 모바일 정보화 수준은 27.8%로 매우 낮은 편이다. 이렇게 큰 정보화 수준 차이를 보이는 것은 모바일 장치 및 앱 프로그램들이 장애인과 노인의 스마트 디바이스의 쉬운 접근성(Accessibility)과 장애인과 노인의 특성을 고려한 사용성(Usability)에 대한 고려와 고민 없이 사용자 인터페이스(UI: User Interface)를 구현하였기 때문이다. 사용자를 고려하지 못한 UI를 채택한 모바일 기기는 장애인과 노인에게 새로운 장벽으로 작용하게 된다. 특히 작은 메뉴 선택 버튼의 클릭 또는 더블 클릭은 지체장애인과 시각장애인들에게 접근성을 방해하는 UI로 작용한다.

① 지체장애인 UI 설계

지체장애인은 골격, 근육, 신경 계통 중 어느 부분에 질병이나 외상으로 인해 신체

기능 장애를 영구적으로 갖고 있는 사람을 의미하며, 척수 손상과 근육병이 대다수를 차지한다. 장애인복지법에서는 지체장애와 뇌병변(뇌성마비)을 구분하고 있으나, 스마트폰 사용을 기준으로 봤을 때 일반적으로 지체장애에 포함시킬 수 있다.

이들은 몸 움직임이 어렵거나 팔과 손 움직임이 부자연스러운 것이 주요 특성으로 스마트폰 사용에 있어 누르기 힘든 하드 키(Hard-key)가 가장 큰 어려움으로 파악됐다. 애플사의 아이폰의 경우, '어시스티브 터치(Assistive touch)'라는 기능을 제공해 하드키로 제어가 되는 대부분의 기능을 터치 인터페이스에서 쉽게 조작이 가능하도록 해주고 있다. 이 기능을 사용하여 사용자는 몇 번의 터치만으로 화면을 회전하거나, 한 손가락으로 확대/축소가 가능하게 되는데 지체장애인에겐 혁신적 사용자경험(UX)일 것이다.

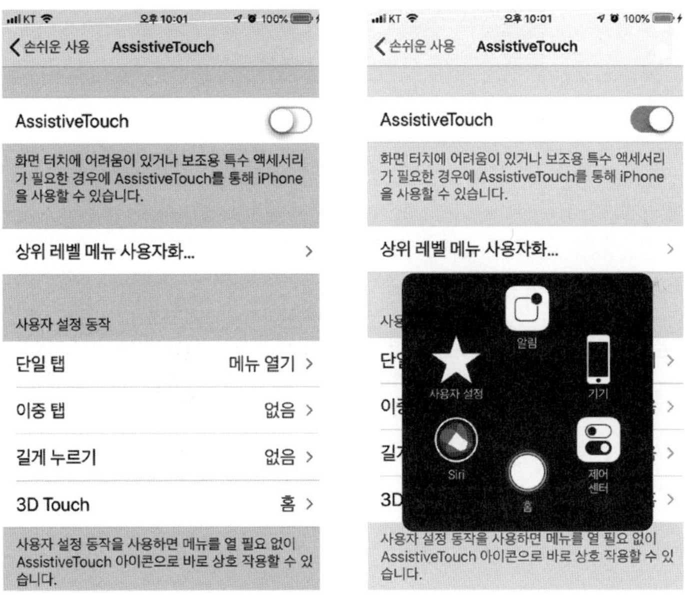

[그림 12-2] 아이폰에서 제공하는 Assistive touch 화면

또한, 지체장애인은 신체 움직임에 어려움과 제약을 갖고 있기 때문에 조작 동선의 최소화와 같은 장애특성에 적합한 사용환경을 제공하는 것이 중요하다. 특히, 지체장애는 다른 장애와 달리 다양한 장애 유형과 특성을 갖고 있기 때문에 각 유형마다 스마트폰 접근에 적합한 고려사항이 다를 수 있다. 예를 들어 목 위쪽만 움직일 수 있는 척수손상 장애 사용자와 근육이 전체적으로 약해지는 근육병 사용자의 스마트폰 사용을 위한 고려사항은 다를 수 있다는 의미이다. 이러한 경우 제조사 및 서비스 제공자는 모든 장애 유형을 포괄할 수 있으며 유용하다 판단되는 많은 기능들을 제공하기

쉬운데, 알고 보면 장애 유형과 특성별 요구 사항은 다르게 나타나며 일반 사용자와 같이 본인에게 적합한 기능 설정이 가능하기를 바라고 있다.

따라서 지체 장애인을 위한 사용자 경험 설계에 있어 사용자 리서치를 통한 사용자 관찰과 이해가 필수적이며, 이를 통해 장애 유형에 적합한 고려사항을 도출하고 우선 순위를 파악해 사용자 스스로 세밀한 설정이 가능하도록 하는 것이 중요하다.

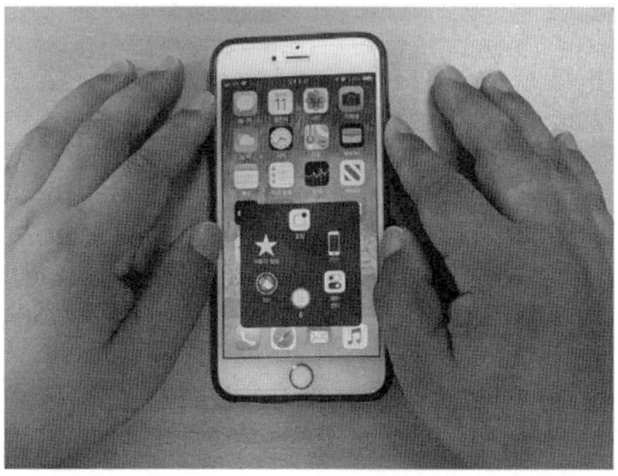

[그림 12-3] '어시스티브 터치(Assistive touch)' 사용 장면

② 시각장애인 UI 설계

시각장애인은 장애 정도에 따라 크게 전맹과 저시력으로 구분되며, 각 장애 별로 스마트폰 사용 행태와 자세의 차이를 보인다. 전맹 사용자는 음성안내를 듣기 위해 고개를 옆으로 돌린 채 손가락으로 화면을 터치하며 조작하고, 저시력 사용자는 시력이 조금 남아있기 때문에 얼굴을 스크린 가까이 가져가 글씨를 보거나 전맹 사용자와 같이 음성안내를 듣는 자세로 사용한다.

전반적으로 시각장애인들은 음성안내와 손으로 느껴지는 진동만으로 스마트폰을 사용하는 행태를 보이고 있으며, 시각장애인에게 현재 사용자 손의 위치에 대한 빠른 인지와 전반적인 화면 구성 이해를 통한 쉬운 기능 접근은 좋은 사용자경험으로 이끄는 큰 축이다.

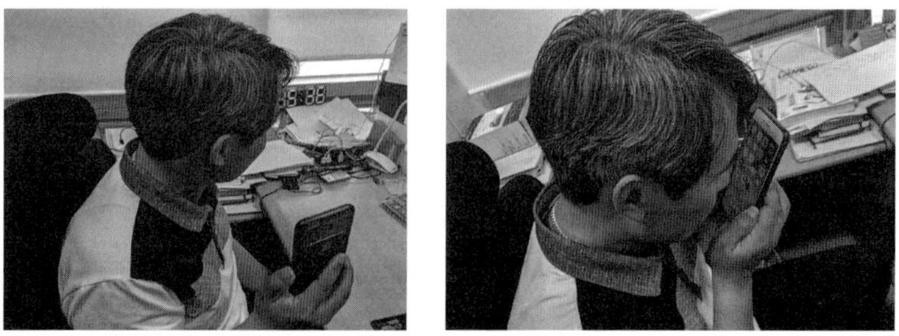

[그림 12-4] 전맹 사용자(좌)와 저시력 사용자(우)의 스마트폰 사용 자세

(3) 재활소프트웨어의 적용 및 사례

① 식사보조 시스템

재활소프트웨어는 식사보조 시스템의 모터 구동, 사용자 입력, 현재 상태 표시 등에 적용되어 사용자의 명령을 입력으로 받아 사용자가 원하는 음식을 떠서 사용자의 입으로 옮기는 일을 모터의 구동을 통해 구현하고 있다. 식사보조 시스템에 구현된 소프트웨어는 전용 하드웨어에 최적화된 임베디드 형태의 재활소프트웨어로 구현되었다.

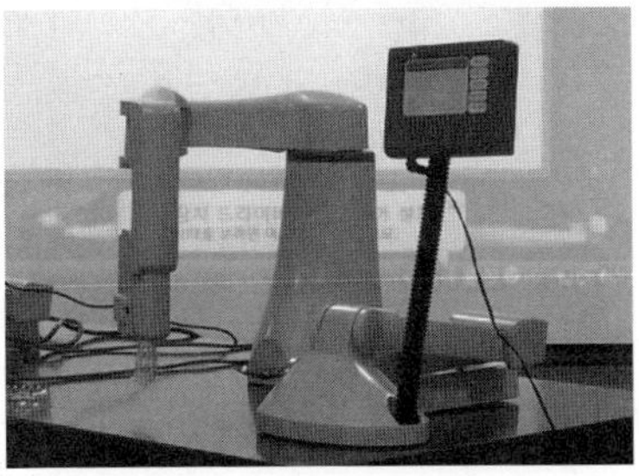

[그림 12-5] 재활소프트웨어가 적용된 식사보조 시스템

② 보행재활로봇

장애인의 보행 훈련을 위해 개발된 보행재활로봇에도 재활소프트웨어가 적용되고 있다. 보행재활로봇에 탑승하는 환자의 상태를 측정할 수 있는 측정 모드와 훈련할 수 있는 훈련 모드 등을 재활소프트웨어를 사용하여 프로그래밍하고 있다. 환자의 측정된 데이터는 PC의 메모리에 저장되어 추후 의사와 치료사가 환자를 분석할 수 있도록 지원하고 있다.

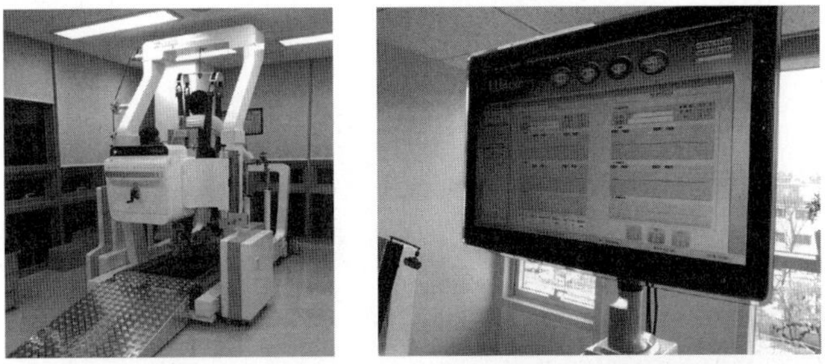

[그림 12-6] 재활소프트웨어가 적용된 보행재활로봇

③ 압력 측정 장치

장애인과 재활 환자의 욕창 예방을 위해 압력을 측정하는 압력 측정 장치에도 재활소프트웨어가 사용되고 있다. 재활소프트웨어를 통해 압력을 측정하고 측정된 데이터를 유·무선으로 PC나 제어장치에 전달하여 디스플레이에 이미지 형태로 표현해 준다. 데이터 통신 및 디스플레이에 데이터의 표출도 재활소프트웨어를 통해 구현해 줘야 우리가 눈으로 결과를 볼 수 있게 된다.

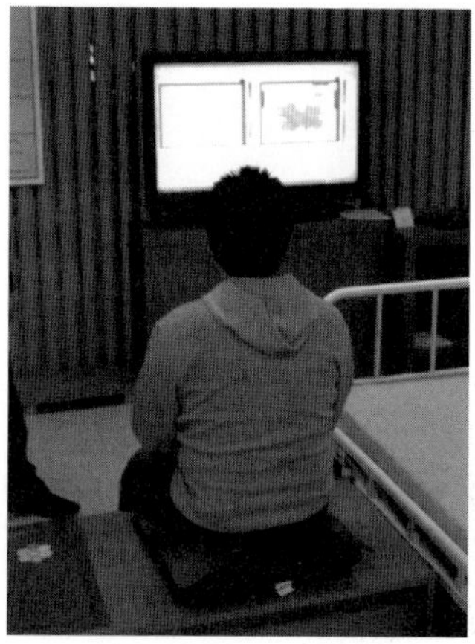

[그림 12-7] 재활소프트웨어가 적용된 압력 측정 장치

④ 의사소통 보조기구

스마트폰의 경우 iOS 및 안드로이드 운영체계에서 재활소프트웨어를 사용하여 특별한 하드웨어 없이 핸드폰 하드웨어만을 사용하여 의사소통 보조기구를 재활소프트

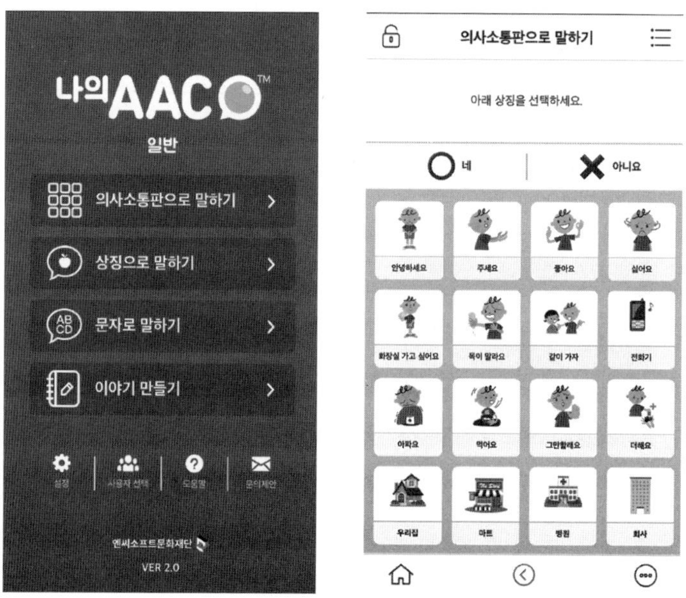

[그림 12-8] 재활소프트웨어가 적용된 의사소통 보조기구

웨어를 사용하여 개발할 수 있다. 기존에 전용 하드웨어에서만 동작하던 의사소통 보조기구를 많은 장애인이 사용하고 있는 스마트폰에 프로그래밍만으로 간편하게 구현할 수 있다.

2) 컴퓨터의 기초 및 구조

컴퓨터(computer)는 하드웨어, 운영체제, 응용 프로그램 등으로 구성되어 주어진 입력을 빠르게 계산하여 사용자에게 결과를 알려주는 장치이다. 컴퓨터는 방대한 정보를 0과 1의 형태로 저장하고 정확하게 계산함으로써 사용자의 다양한 요구에 부흥하고 있다. 컴퓨터 하드웨어는 본체(메인보드, 칩셋, 바이오스 플래시칩, CPU(중앙처리장치), RAM, 그래픽카드, 사운드카드, 파워서플라이, 쿨러, 하드디스크, ODD 등)와 외부기기(모니터, 마우스, 키보드, 프린터, 스캐너, 공유기, LAN 등)로 구성되어 있다. 운영체제는 윈도우 호환기종, 매킨토시, 유닉스, 리눅스 등의 운영체제가 상품화되고 있으며 운영체제의 선택에 따라 사용자가 사용할 수 있는 응용 프로그램의 종류가 크게 달라지므로 사용자의 사용 목적을 사전에 명확히 할 필요가 있다. 컴퓨터 응용 프로그램은 한글, 워드 등과 같이 사용자가 컴퓨터를 쉽게 사용하여 다양한 업무나 일을 처리할 수 있는 프로그램을 말한다.

(1) 하드웨어 개념

① 메인보드

메인보드는 마더보드라고도 불리며 인쇄회로기판(PCB)에 CPU, RAM 등의 주요 부품과 입출력 장치를 연결하여 인터페이스 할 수 있는 기능을 제공하는 부품이다. PC용 메인보드에는 사운드카드, 네트워크 카드가 내장되어 있거나 확장 슬롯을 통해 사용자가 추가하여 사용할 수 있도록 슬롯을 제공하고 있다.

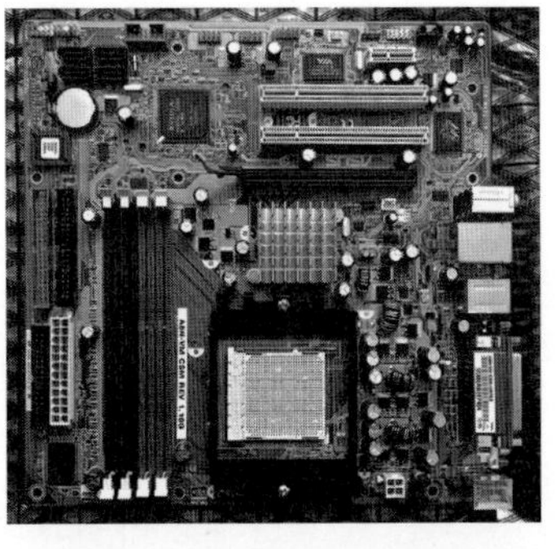

[그림 12-9] 에이수스 메인보드
(참조: https://ko.wikipedia.org)

② CPU

CPU는 중앙처리장치라고 불리며 사람의 두뇌에 해당한다. CPU는 외부에서 정보를 입력 받고, 저장하며, 컴퓨터 프로그램의 명령어를 해석하여 실제 연산을 하고 그 결과를 출력하는 역할을 한다. 그러므로 CPU는 컴퓨터의 성능을 좌우하는데 가장 중요한 부품으로 작용한다.

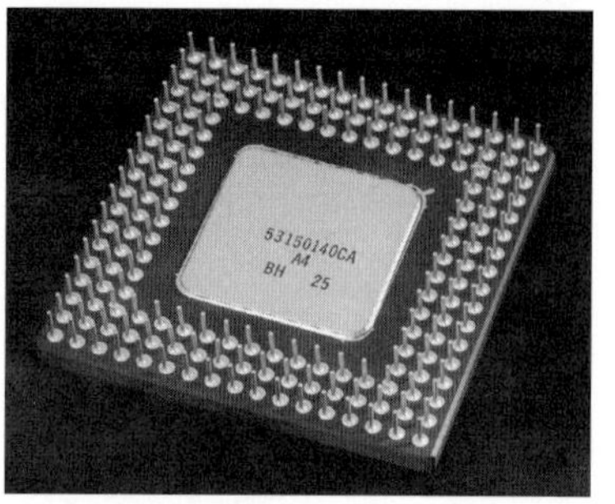

[그림 12-10] 인텔 80486DX2 마이크로프로세서(참조: https://ko.wikipedia.org)

③ RAM

램(RAM)은 랜덤 엑세스 메모리(Random Access Memory)의 줄임말로 읽고 쓰기가 자유로운 저장 공간으로 설명될 수 있다. 컴퓨터는 많은 계산을 수행하고 그 결과를 빠른 저장 공간에 저장할 필요가 있은데 이러한 경우 램에 데이터를 저장하게 된다. 저장된 데이터는 추후 필요한 경우 데이터를 읽어 재사용이 가능하다. 하지만 전원 공급이 중단되는 경우, 모든 데이터는 손실된다.

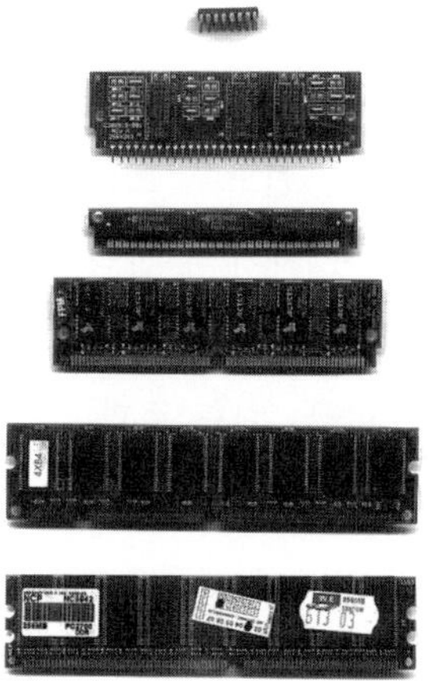

[그림 12-11] RAM의 종류. 위에서부터 DIP, SIPP, SIMM 30핀, SIMM 72핀, DIMM(SDRAM), DIMM(DDR-SDRAM)(참조: https://ko.wikipedia.org)

(2) 소프트웨어 개념

① 운영체제 소프트웨어

운영체제는 오퍼레이팅 시스템(OS)이라고 불리며 컴퓨터 하드웨어의 관리 및 응용 소프트웨어를 실행할 수 있는 기능을 제공하는 시스템 소프트웨어이다. 현재 많이 사용되는 운영체제는 마이크로소프트사의 윈도우, 애플의 맥 OS, 오픈소스 OS인 리눅스 등이다. 오늘날 스마트폰의 보급이 확대되면서 안드로이드 OS, iOS 등의 모바일용 OS 시장이 폭발적으로 확대되고 있다.

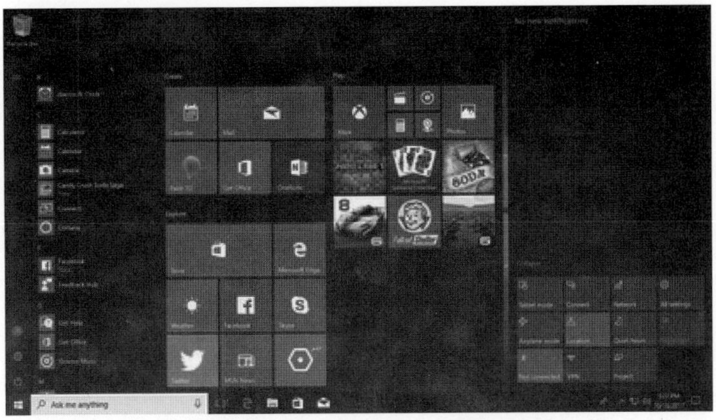

[그림 12-12] 윈도우10의 시작 메뉴와 알림 센터(참조: https://ko.wikipedia.org)

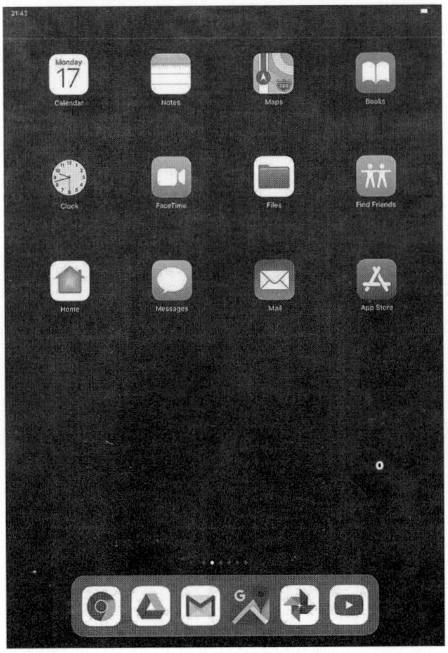

[그림 12-13] 아이패드의 스크린샷(iOS 11)(참조: https://ko.wikipedia.org)

② 응용 소프트웨어

응용 소프트웨어는 일반적으로 운영체제에서 실행되는 모든 소프트웨어를 의미한다. 우리가 일반적으로 사용하는 아래아 한글, MS Word, MS Excel들 뿐만 아니라 개발자가 독자적으로 개발한 프로그램도 포함된다. 컴퓨터의 응용 소프트웨어를 애플리케이션이라 일반적으로 사용하고 있고 모바일 기기에서의 응용 소프트웨어를 앱으로 축약하여 일반적으로 부르고 있다.

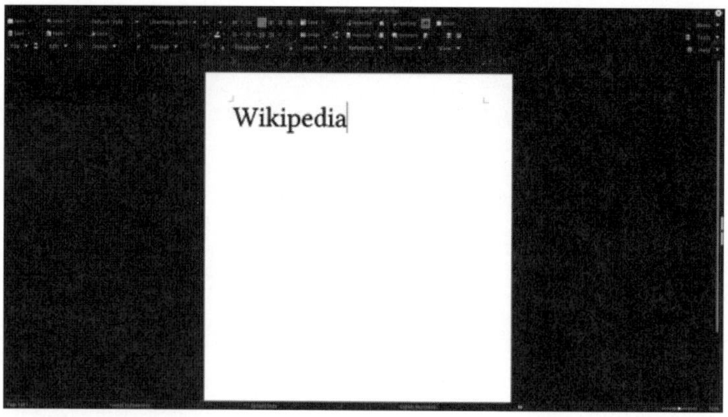

[그림 12-14] Libre Office Writer(참조: https://ko.wikipedia.org)

(3) 컴퓨터의 자료 표현

① 0, 1

컴퓨터는 인간의 뇌와 다르게 0, 1만을 인식하고 연산하도록 설계되어 있다. 예전의 컴퓨터는 0과 1을 사용한 기계어로 프로그램을 작성하고 컴퓨터에 입력하였다. 이러한 방식은 고급 언어에 익숙한 인간에게는 매우 힘든 작업이었다. 현재는 C, C++ 등 다양한 고급 개발 언어를 개발하여 인간이 쉽게 이해하고 프로그램을 할 수 있도록 툴을 제공하고 있다. 고급 언어는 컴파일러를 통해 컴퓨터 CPU에 0과 1의 값으로 데이터를 주고 결과를 받게 된다. 이러한 수 체계를 이진법이라고 명명하고 있다. 인간이 일반적으로 사용하는 10진법과 차이가 있으나 진법 간에서 서로 변환이 가능하다.

② 컴퓨터 자료 표현

컴퓨터는 이진법으로 모든 수를 표현한다. 컴퓨터에서 사용하는 숫자의 각각의 자리를 비트(bit)라고 부르며, 몇 개의 비트가 모여 바이트(byte)가 된다. 1byte가 8bit로 구성된 컴퓨터의 경우 십진수 3은 00000011로 표현할 수 있다. 일반적으로 이진법의 수를 십진수 또는 다른 진수와 구별하기 위해 다음과 같은 방법으로 표현한다.

100101b　　[b를 덧붙임(b는 binary의 약자)]
100101(2)　　[(2)를 덧붙임, 주로 수학에서 쓰임]
0b100101　　(앞에 0b를 덧붙임, 주로 프로그래밍 언어에서 쓰임)

십진법은 0부터 9까지의 수를 이용하여 자릿수가 한 자리씩 증가할 때마다 자리수의 값이 10의 제곱수만큼 증가한다. 이를 수학적으로 표현해 보면 아래와 같다.

십진법의 수 336은

3	3	6
3×10^2	3×10^2	6×10^0
3×100	3×10	6×1

= 300+30+6

= 336

위와 같은 방법으로 이진법은 0과 1의 두 수를 이용하여 자릿수가 한 자리씩 증가할 때마다 각 자리수의 값이 2의 제곱수만큼 증가한다. 이를 수학적으로 표현해 보면 아래와 같다. 이진수 $1101_{(2)}$은 십진수 13과 같다.

이진법의 수 $1101_{(2)}$은

1	1	0	1
1×2^3	1×2^2	0×2^1	1×2^0
1×8	1×4	0×2	1×1

= 8+4+1

= 13

3) 운영체제의 종류, 특징 및 기능

현재의 컴퓨터에서 많이 사용되는 운영체제는 마이크로소프트 윈도우, 맥 OS X, 리눅스가 있다. 또한 모바일기기의 보급에 따라 안드로이드, iOS, 윈도우 CE 등 다양한 운영체제의 개발 및 보급이 이루어지고 있다.

(1) 운영체제의 종류 및 특징

① 싱글태스킹 운영체제/멀티태스킹 운영체제

한 번에 오직 하나의 프로그램만 실행할 수 있는 운영체제를 싱글태스킹 운영체제라고 한다. 이에 반해 멀티태스킹 운영체제는 하나 이상의 프로그램을 동시에 실행할 수 있다. 멀티태스킹은 반복적인 인터럽트에 프로세스의 시간을 시분할을 통해 구현되고 있다.

② 분산 운영 체제

여러 대의 떨어져 있는 컴퓨터간에 통신을 통해 하나의 컴퓨터처럼 동작할 수 있는 기능을 가진 운영체제를 분산 운영 체제라고 한다.

③ 임베디드 운영체제

마이크로소프트사의 윈도우 CE 혹은 임베디드용 리눅스처럼 제한된 수의 자원을 가지는 작은 하드웨어 장치에 임베디드 시켜 사용하는 운영체제를 의미한다. 자원의 한계로 인해 작은 사이즈의 OS가 최적화되어 포팅되게 된다.

④ 마이크로소프트 윈도우 운영체제

마이크로소프트 윈도우 운영체제는 마이크로소프트가 개발한 컴퓨터 운영체제이다. 애플의 맥 OS에 대항하기 위해 PC에서 널리 쓰이던 MS-DOS에서 멀티태스킹과 GUI 환경을 추가하여 개발한 운영체제이다. 현재 전 세계 90%의 개인용 컴퓨터의 운영체제로 사용되고 있다. 윈도우 운영체제의 가장 큰 특징은 PC 운영체제 시장에서 높은 점유율을 차지하고 있어 일반 사용자들에게 매우 익숙할 뿐 아니라 호환되는 유명한 응용 프로그램이 많다는 것이다.

⑤ 리눅스 운영체제

리눅스(Linux)는 1991년 리누스 토르발스가 처음 출시한 운영체제 커널인 리눅스 커널에 기반을 둔 오픈 소스 운영체제이다. 현재 가장 많이 사용되는 리눅스 배포판에는 데비안, 페도라, 우분투가 있다. 리눅스의 가장 큰 특징은 누구든지 자유로이 재배포가 가능하므로 어떠한 목적으로든 배포판을 만들 수 있다는 것이다. 또한 소스코드는 누구든지 GNU GPL 등 개별 라이선스에 따라 상업적으로나 비상업적으로 이용, 수정, 배포가 가능한 특징을 가진다.

(2) 운영체제의 역할

① 운영체제의 역할은 아래와 같이 설명될 수 있다.

㉠ 사용자에게 컴퓨터의 프로그램을 쉽고 효율적으로 실행할 수 있는 환경을 제공

한다.

㉡ 컴퓨터 시스템 하드웨어 및 소프트웨어 자원을 여러 사용자 간에 효율적 할당, 관리, 보호하는 기능을 수행한다.

㉢ 운영체제는 제어 프로그램으로서 사용자 프로그램의 오류나 잘못된 자원 사용을 감시하는 것과 입출력 장치 등의 자원에 대한 연산과 제어를 관리한다.

(3) 운영체제의 자원 관리

① 커널

펌웨어와 장치 드라이버의 도움을 받아 커널은 모든 컴퓨터 하드웨어 장치에 대한 가장 기초 수준의 제어권을 제공한다.

(4) 모바일기기용 운영체제 종류 및 특징

① 안드로이드, iOS

모바일기기용 운영체제는 모바일 기기의 사용 확대에 따라 폭발적으로 사용이 확대되고 있다. 구글의 안드로이드, 애플의 iOS가 가장 대표적인 운영체제로 제공되고 있다.

[표 12-1] 2013년 운영체제별 전 세계 기기 선적량

운영 체제	2012년 (단위: 100만 기기)	2013년 (단위: 100만 기기)
안드로이드	504	878
윈도우	346	328
iOS/맥 OS	214	267
블랙베리	35	24
기타	1,117	803
전체	2,216	2,300

출처 : 가트너

4) 프로그래밍 언어의 이해 및 C언어 프로그램 작성

프로그래밍 언어는 컴퓨터를 동작시키기 위해 소프트웨어를 작성하는 형식언어로 고급 언어일수록 인간의 언어에 가깝게 된다. 프로그램 언어 중 어셈블러가 가장 기계에 가깝다면 C언어 등은 인간의 언어 체계와 유사한 고급 언어로 분류될 수 있다.

(1) 프로그램언어 개요

① A언어

- A언어 : 예전에는 ALGOL 프로그래밍 언어를 의미, 현재는 구조화된 프로그래밍 언어를 통칭하는 용어로 사용된다.

② B언어

- B언어 : 켄 톰슨이 만든 언어로 유닉스 운영체제에서 사용하기 위해 만든 고급 언어를 이야기 한다. B언어에는 자료형이 지원되지 않아 추후 C언어의 개발이 필요하게 되었다.

③ C언어

- C언어 : 데니스 리치가 1972년 B언어에 데이터 유형 개념을 추가하여 만든 언어이다. 현재 다양한 분야에서 확장되어 사용되고 있다.

(2) 절차지향과 객체지향언어 개념

① 절차지향 프로그래밍

절차지향 프로그래밍은 절차적 프로그래밍, 구조적 프로그래밍 방식으로 불리고 있다. 이는 프로그램이 실행될 때 위에서 아래로, 순서에 맞춰 실행되는 등의 특징에서 명칭이 유래되었다. 절차지향 프로그래밍은 goto문을 사용한 프로그램의 문제를 해결하기 위해 개발한 방법이다. 그러나 이와 같은 방식도 프로그램이 큰 한 덩어리로 되어 있어 어느 한 부분이 오류가 있는 경우 프로그램 전체에 영향을 미치는 단점이 존재한다. 이러한 단점을 해결하기 위해 객체지향 프로그래밍이 개발되었다. 알골, 포트란, PL/I, 모듈라-2, 에이다, 베이직, C 등이 절차적 프로그래밍 언어의 예이다.

② 객체지향 프로그래밍

절차지향 프로그래밍이 가지는 문제점을 해결하기 위해 개발된 객체지향 프로그래밍은 객체라는 작은 단위로서 모든 처리를 기술하는 프로그래밍 방법이다. 모든 처리는 객체에 대한 요구의 형태로 표현되며, 요구를 받은 객체는 자기 자신 내에 기술되어 있는 처리를 실행한다. 이 방법으로 프로그램을 작성할 경우 프로그램이 단순화되고, 생산성과 신뢰성이 높은 시스템을 구축할 수 있다.

(3) C언어의 기초

C는 1972년 유닉스 운영체제에서 프로그램을 개발하기 위해 개발한 프로그래밍 언어이다. 오늘날 많이 사용하고는 있는 C++은 C 언어를 발전시켜 객체지향 언어로 개발한 것이다.

① 기본 제어 프로그래밍

```
#include <stdio.h> ································ ① 전처리기
void main(void)  ·································· ② 메인 함수
{·················································· ③ 메인 함수 시작
  int num1, num2, sum; ···························· ④ 지역 변수 선언

  num1=3;
  num2=5;  ········································ ⑤ 메인 프로그램 내용
  sum=num1+num2;
}·················································· ⑥ 메인 함수 끝
```

㉠ **전처리기** : #include는 선행 처리 제어문으로서 stdio.h라는 파일의 내용을 불러와 프로그램에 포함시킨다. 전처리기는 메인 함수의 시작에 앞서 수행된다. stdio.h에는 표준 입출력 함수에 대한 정의가 내려져 있어 화면 출력, 프리터 출력 등의 함수를 사용할 수 있게 해준다.

㉡ **메인 함수** : C언어의 경우 메인 프로그램의 시작은 main( ) 함수에서 시작하고 main( ) 함수에서 종료하게 된다. 그러므로 메인 프로그램은 반듯이 main( ) 함수 안에 작성을 해야 한다. 메인함수의 본체는 중괄호({ }, Braces)로 구분된다. main( ) 함수 앞에 정의된 void는 main( )함수의 데이터형으로 값이 없음을 의미한다.

㉢ **메인 함수 시작** : 메인함수 시작은 중괄호 '{'로 시작한다.

㉣ **지역 변수 선언** : 함수 내에서 사용할 변수는 형과 함께 본문의 맨 앞에 선언한다.

지역변수는 main( )에서 { }안에서만 사용된다.

ⓜ **메인 프로그램 내용** : 지역 변수의 선언 후 실제 프로그램을 통해 수행할 일을 메인 프로그램 내용 영역에 작성한다.

ⓑ **메인 프로그램 끝** : 메인 함수는 중괄호 '}'로 끝난다.

② 데이터 형

C언어는 5가지의 기본 데이터 형을 가진다.

㉠ char : 문자

㉡ int: 부호 있는 정수

㉢ float : 실수

㉣ double : 배정도 실수

㉤ void : 값이 없음

(4) 객체지향프로그래밍

① 기본 구성 요소

㉠ 클래스(Class) : 클래스(Class)는 같은 종류의 집단에 위치하는 속성(Attribute)과, 행위(Behaviour)를 의미한다. 객체지향 프로그램의 기본적 사용자 정의 데이터형(user defined data type)이라 할 수 있다. 클래스는 프로그래머 외에, 해결할 문제가 있는 사람들이 사용할 수 있으며, 다른 클래스 혹은 외부 요소와는 독립성이 있어야 한다.

㉡ 객체(Object) : 클래스가 실제로 메모리상에 할당되면 이는 인스턴스이다. 객체는 자신 고유의 속성을 가지며 클래스에서 정의한 행위를 수행할 수 있다. 객체의 행위는 정의가 공유되어 있어, 코드를 중복적으로 작성할 필요가 없으며, 메모리를 경제적으로 사용할 수 있다.

㉢ 메서드(Method), 메시지(Message) : 클래스로부터 생성된 객체를 사용하는 방법이며, 객체에 명령을 내리는 신호라 할 수 있다. 메서드는 한 객체의 서브루틴 형태로 객체의 속성을 조작할 수 있다. 객체 간의 통신은 메시지를 통해 이루어진다.

② 객체 지향 언어

- 시뮬라 67(영어: Simula 67) : 최초의 객체 지향 언어로 알려져 있음

- 스몰토크
- 비주얼 베이직 닷넷
- 오브젝티브-C
- C++
- C#
- 자바
- 객체지향 파스칼
- 델파이
- 파이썬
- 펄
- 루비
- .NET ASP
- 스위프트

③ 파이썬

파이썬(Python)은 1991년 프로그래머인 귀도 반 로섬이 발표한 고급 프로그래밍 언어로써 플랫폼에 독립적이며 인터프리터식, 객체지향적, 동적 타이핑(dynamically typed) 대화형 언어이다. 파이썬은 현재 비영리의 파이썬 소프트웨어 재단이 관리하고 있으며 개방형, 공동체 기반 개발 모델을 지향하고 있다. 파이썬은 프로그램 작성 스킬을 습득하기 쉬워 프로그램 초보자부터 전문가까지 다양한 사용자를 확보해 나가고 있다.

5) 인터넷, 클라우드, IoT의 개념 및 이해

현대의 재활소프트웨어는 소프트웨어 단독으로 동작하는 경우보다 인터넷, 클라우드, IoT와 연결되어 보다 강력한 소프트웨어 기능을 구현하고 있다. 재활소프트웨어에 의해 동작하는 재활 의료기기는 인터넷을 통해 장애인의 신체 측정 데이터와 운동 이력을 먼 곳에 있는 의료진에게 전달할 수 있게 되었다. 의료진은 인터넷을 통해 전달된 데이터를 분석하여 사용자에게 맞춤형 재활 훈련 프로그램을 제공할 수 있다.

(1) 인터넷 및 IoT

① 인터넷(Internet)

인터넷은 랜(LAN/WAN) 등의 통신 수단을 사용하여 전 세계의 컴퓨터를 연결하여 전자우편(e-mail), 원격 컴퓨터 연결(telnet/SSH), 파일 전송(FTP), 인터넷 정보 검색(Google과 같은 검색엔진), 하이퍼텍스트 정보 열람(WWW: World Wide Web), 온라인 게임 등 다양한 음성 데이터나 영상 데이터를 실시간으로 송수신할 수 있는 기능을 제공하는 거대한 통신만의 집합체이다.

② 사물인터넷(IoT, Internet of Things)

사물인터넷은 각종 사물에 센서와 통신 기능을 내장하여 인터넷에 연결하는 기술이다. 일반적으로 사물(Things)은 가전제품, 모바일 장비, 웨어러블 디바이스 등 다양한 임베디드 시스템을 대상으로 하고 있다. 사물인터넷을 통해 자동차는 커넥티트 카로 인터넷에 연결되어 다양한 정보로 안전하고 편리한 운전이 가능해지며, 웨어러블 디바이스는 다양한 센서로 획득한 개인 의료정보로 개인 건강증진이 가능해진다. 또한 스마트 홈은 인터넷과 센서가 결합된 통합 제어 주거환경을 제공하게 된다.

(2) 클라우드

① 클라우드 컴퓨팅(cloud computing)

클라우드 컴퓨팅에서 중앙 컴퓨터는 고속의 하드웨어와 대용량의 메모리 공간을 제공하고 있어 동영상, 사진, 문서 등 대용량의 파일 등을 쉽고 빠르게 저장하고 분석할 수 있으며 인터넷이 연결된 어느 곳에서든 데이터 사용이 가능하다. 재활소프트웨어에서의 클라우드 컴퓨팅은 재활소프트웨어에 의해 생성된 데이터를 재활소프트웨어가 설치된 하드웨어 장치에 저장하지 않고 인터넷 등 통신 기술을 이용하여 중앙 컴퓨터에 저장하여 활용하는 기술을 의미한다. 컴퓨터에 저장된 데이터는 여러 장소, 여러 장치에서 동일하게 접근이 가능하여 사용자가 원하는 장소와 기기로 접근하여 사용할 수 있다. 또한 데이터 접근 권한이 주어진 여러 사용자가 동시에 접근이 가능하며 성능이 뛰어난 중앙 컴퓨터를 활용하여 데이터 분석을 보다 빠르게 할 수 있는 점도 장점으로 꼽힌다.

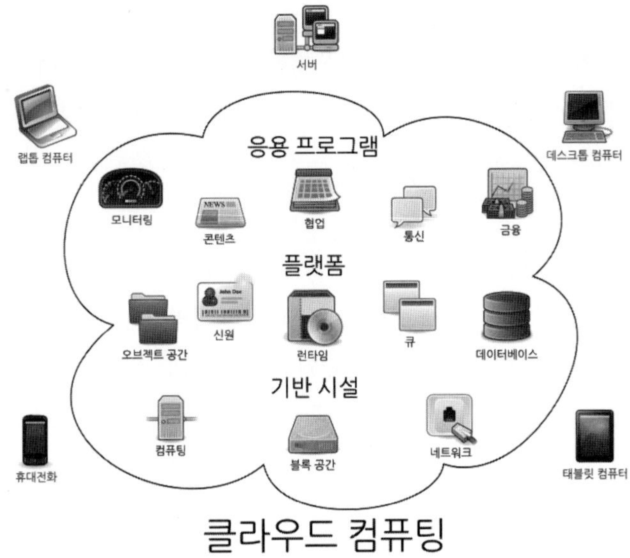

[그림 12-15] 클라우드 컴퓨터 구조(참조: https://ko.wikipedia.org)

6) 멀티미디어의 이해 및 처리 기술

재활소프트웨어에 의해 만들어진 결과가 기존에는 문자로만 출력되었으나 정보기술(IT)과 디스플레이 기술 등이 발전하면서 텍스트, 오디오, 그래픽, 애니메이션, 영상, 상호작용 등 다양한 표현 방식이 필요하게 되었으며, 정보가 융복합화 되어 표현되는 매체의 필요성이 대두되었다. 멀티미디어(multimedia)는 'multi'(다중)와 'media'(매체)의 합성어로 여러 형식의 정보 콘텐츠와 정보 처리를 활용하여 사용자에게 보다 효과적인 정보를 제공해 주는 미디어를 의미한다. 멀티미디어에서는 주로 오디오와 영상을 많이 사용하기 때문에 데이터의 크기가 크고 처리에 많은 노력이 요구된다. 멀티미디어를 처리하기 위해 고속의 하드웨어와 압축 기술 및 복원 기술 등이 요구되고 있다. 대표적인 압축 기술로 JPEG, MPEG 등이 많이 알려져 있다.

(1) 멀티미디어의 데이터 처리

① 정지화상

㉠ 이미지 파일 하나의 크기가 예를 들어 512x512 픽셀의 크기를 가지며 각 픽셀을 붉은색, 초록색, 파란색 (RGB) 24비트로 표현하면 약 768KB의 저장 공간을 필요로 한다. 여기에서 인접 픽셀 간 차이만을 기록하거나 수학적 변환을 이용해

압축하면 용량을 상당하게 줄일 수 있으며 원본과의 차이도 크게 나지 않는다. 정지화상 표준은 이미지의 압축과 저장 관련 표준을 포함하고 있다. 대표적으로 흑백, 컬러 정지화상 국제 표준안으로 이미지의 압축 및 복원 방식인 JPEG과 비손실 압축 표준인 GIF가 있다.

㉡ GIF : GIF(Graphics Interchange Format)는 그림 파일 형식의 하나로 압축률을 우선시한 포맷으로 네트워크 상에서 그래픽을 압축하여 빠르게 전송하려는 목적으로 개발되었다. GIF는 1987년에 미국의 컴퓨서브(CompuServe)사에서 자사의 PC통신에서 사용하기 위해 처음 개발되었다. GIF 포맷은 JPG 포맷이 개발되기 전까지 대부분의 그림 파일이 이 형식을 사용하였다. GIF의 가장 큰 특징은 JPEG과 비교하여 최대 256색까지 저장할 수 있는 비손실 압축 형식이라는 것이다.

㉢ JPEG : JPEG(Joint Photographic Experts Group, 합동사진전문가단체)는 정지 화상을 위해서 만들어진 손실 압축 방법 표준이다. 이 표준은 ISO와 ITU-T에서 제정하였다. JPEG를 사용하는 파일 형식들도 보통 JPEG 이미지라 불리며, .jpg, .jpeg, .jpe 등의 확장자를 사용한다. JPEG의 특징은 손실 압축 형식을 따르고 있어 파일 크기가 작기 때문에 웹에서 널리 쓰인다는 것이다. JPEG 이미지의 압축률을 높이면 파일 크기는 작아지지만 이미지 품질은 더욱 떨어진다는 특징을 가진다.

② 동영상

㉠ 동영상의 프레임 하나하나를 정지화상으로 간주해 저장할 수도 있으나, 프레임 간 대응 픽셀에 상당한 유사점이 있다는 점을 이용해 모든 프레임을 일일이 저장하는 방법보다 훨씬 적은 용량으로 압축시킬 수 있다. 이를 위한 표준으로 MPEG가 있다.

㉡ MPEG : MPEG(Moving Picture Experts Group)는 국제표준화단체로서 ISO 및 IEC 산하에서 비디오와 오디오 등 멀티미디어의 표준 개발을 담당하는 소규모 그룹을 이야기한다. MPEG는 동영상의 제작 및 배포 시 큰 용량에 따른 불편을 해결하기 위해 압축 기술을 개발하기 위해 전문가들의 모임에서 시작되었다.

MPEG 영상 코덱은 변환 코덱을 이용하는 손실 압축 방식을 사용하고 있다. 현재 다양한 압축 포맷과 부가 표준을 제공하고 있으며 가장 대표적인 압축 기술은 MPEG1, MPEG2, MPEG4, MPEG21 등이 있다. MPEG1은 최초의 비디오와 오디오 표준 압축 기술로서 우리가 일반적으로 알고 있는 CD와 같은 매체에 동영상을 저장하기 위해 사용되었다. MP3 음악도 MPEG1의 일부로서 오디오 부분만을 활용한 것이다. MPEG2는 디지털 방송이나 DVD와 같은 동영상 압축에 사용된 손실 압축 기술이다. MPEG3는 음악과 같은 음성 데이터를 압축하는 기술을 말한다. MPEG4는 현재 일상생활에서 우리가 가장 많이 사용하는 포맷 중 하나이다. 컴퓨터에서 사용되는 대부분의 동영상이 이 포맷을 활용하고 있으며 고화질 영상의 뛰어난 압축 효율성을 제공한다.

③ 오디오

㉠ 오디오 사운드에 관한 압축 및 복원 표준은 동영상과 같은 MPEG나 WAV, FLAC, OGG 등이 있다.

㉡ WAV : WAV(웨이브 오디오 포맷, Waveform audio format)는 개인용 컴퓨터에서 오디오를 재생하는 마이크로소프트와 IBM 오디오 파일 포맷 표준을 의미한다. 압축되지 않은 오디오를 윈도 시스템에서 재생하고 저장하기 위해 일반적으로 사용되는 포맷이다. 가장 큰 특징은 비압축 오디오 포맷이라는 것이다.

(2) 가상화면과 멀티미디어

① 가상 데스크탑

마이크로소프트(MS)의 윈도우 10 운영체제부터는 하나의 모니터로 여러 모니터와 같은 업무 효율을 낼 수 있는 기능이 구현되었다. 기존에 사용된 윈도우 운영체제는 바탕 화면을 여러 개 생성하려면 모니터(출력 장치)를 여러 대 사용해야 했다. 그러나 윈도우 10부터는 가상 데스크탑 기능을 사용하여 바탕 화면(데스크탑)을 여러 개 생성할 수 있게 되었다. 윈도우10 운영체제에 추가된 가상 데스크탑을 활용하면 사용자의 PC나 노트북의 화면이 하나여도, 화면이 여러 개인 것과 같은 업무 효율을 얻을 수 있다.

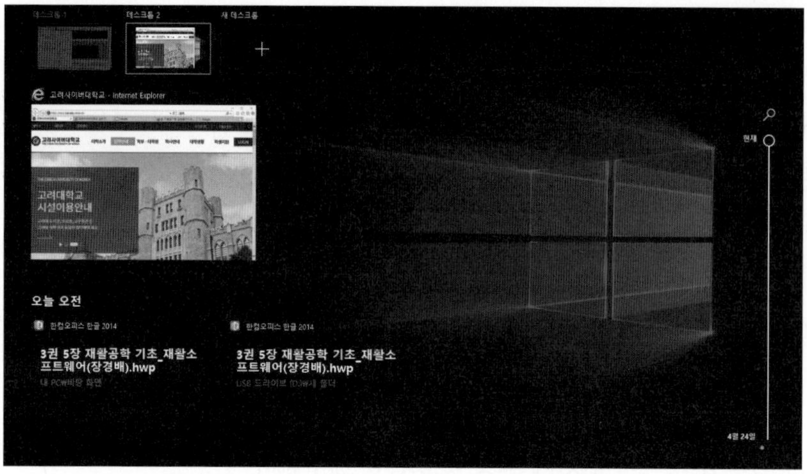

[그림 12-16] 마이크로 소프트 윈도우 가상 데스크탑을 사용한 가상 화면 구현

부록

장애인 · 노인 등을 위한 보조기기 지원 및 활용 촉진에 관한 법률

장애인 · 노인 등을 위한 보조기기 지원 및 활용촉진에 관한 법률 시행령

장애인 · 노인 등을 위한 보조기기 지원 및 활용촉진에 관한 법률 시행규칙

장애인·노인 등을 위한 보조기기 지원 및 활용 촉진에 관한 법률

[시행 2018. 12. 30.] [법률 제14891호, 2017. 9. 19., 일부개정]

제1장 총칙

제1조(목적) 이 법은 장애인·노인 등을 위한 보조기기의 지원과 활용촉진에 관한 사항을 규정함으로써 보조기기 서비스를 효율적으로 제공하여 장애인·노인 등의 활동의 제약을 최소화하고, 삶의 질 향상에 이바지하는 것을 목적으로 한다.

제2조(기본이념) 이 법은 장애인·노인 등의 필요와 요구에 따라 보조기기를 편리하고 자유롭게 활용할 수 있도록 보장함으로써 이들이 자아를 실현하고, 완전한 사회참여와 삶의 질 향상을 통하여 사회통합을 이루는 것을 기본이념으로 한다.

제3조(정의) 이 법에서 사용하는 용어의 뜻은 다음과 같다.

1. "장애인등"이란 「장애인복지법」 제2조에 따른 장애인, 「노인장기요양보험법」 제2조제1호에 따른 노인등, 「국가유공자 등 예우 및 지원에 관한 법률」 제4조에 따른 국가유공자 등을 말한다.
2. "보조기기"란 장애인등의 신체적·정신적 기능을 향상·보완하고 일상 활동의 편의를 돕기 위하여 사용하는 각종 기계·기구·장비로서 보건복지부령으로 정하는 것을 말한다.
3. "보조기기 서비스"란 장애인등이 보조기기를 확보하고 효율적으로 활용할 수 있도록 제공되는 일련의 지원을 말한다.

제4조(국가와 지방자치단체의 책무) ① 국가와 지방자치단체는 장애인등이 보조기기를 활용하는 데 어려움이 없도록 활용촉진, 서비스 제공 및 효율적 관리를 위하여 노력하여야 한다.

② 국가와 지방자치단체는 장애인등에 대한 보조기기 지원과 활용촉진을 위하여 필요한 재원조달 등 관련 조치를 강구하여야 한다.

③ 국가와 지방자치단체는 장애인등에게 적합한 보조기기 서비스를 제공하는 데 필요한 전문인력의 양성을 위하여 노력하여야 한다.

제5조(기본계획 수립 등) ① 보건복지부장관은 관계 중앙행정기관의 장과 협의하여 5년마다 보조기기 지원과 활용촉진을 위한 기본계획(이하 "기본계획"이라 한다)을 수립하여야 한다. 이 경우 기본계획은 「장애인복지법」 제10조의2에 따른 장애인정책종합계획에 포함하여 수립할 수 있다.

② 기본계획의 수립과 중요한 정책의 조정에 관한 사항은 「장애인복지법」 제11조에 따른 장애인정책조정위원회의 심의를 거쳐야 한다.

③ 보건복지부장관은 기본계획의 수립을 위하여 필요한 경우 관계 기관의 장에게 자료의 제출을 요청할 수 있다. 이 경우 요청을 받은 기관의 장은 정당한 사유가 없으면 이에 따라야 한다.

④ 보건복지부장관은 보조기기 정책수립에 필요한 기초자료로 활용하기 위하여 3년마다 보조기기 실태조사를 실시하여야 한다. 이 경우 실태조사는 「장애인복지법」 제31조에 따른 장애실태조사와 함께 실시할 수 있다.

제6조(다른 법률과의 관계) 보조기기의 지원과 활용촉진 및 연구개발에 관하여 다른 법률에 특별한 규정이 있는 경우를 제외하고는 이 법에서 정하는 바에 따른다.

제2장 보조기기의 지원 등

제7조(보조기기 지원 및 활용촉진 사업) 국가와 지방자치단체는 예산의 범위에서 다음 각 호의 사업을 실시할 수 있다.

1. 보조기기의 교부·대여 및 사후관리 등 사례관리 사업
2. 보조기기 관련 정보의 제공
3. 보조기기 품질관리 및 연구개발 지원
4. 그 밖에 보조기기의 지원 및 활용촉진을 위하여 보건복지부장관이 필요하다고 정하는 사업

제8조(보조기기 교부 등) ① 국가와 지방자치단체는 장애인등이 보조기기를 신청하는 경우 예산의 범위에서 다음 각 호의 어느 하나에 따른 지원을 할 수 있다.

1. 보조기기 교부·대여 또는 사후관리
2. 제1호에 필요한 비용 지급

② 제1항제2호에 따른 비용의 지급은 보조기기의 교부·대여 또는 사후관리가 곤란하다고 인정되는 경우에만 한정한다.

③ 보건복지부장관은 장애인등이 자신에게 적합한 보조기기를 적용하고 활용능력을 향상시킬 수 있도록 보조기기 서비스에 대한 사례관리를 실시할 수 있다.

④ 제1항에 따른 신청을 할 수 있는 자의 범위, 보조기기의 교부·대여·사후관리 및 비용 지급의 기준과 방법 등에 필요한 사항은 보건복지부령으로 정한다.

제9조(보조기기 정보제공) ① 국가는 장애인등이 보조기기를 안전하고 편리하게 활용할 수 있도록 필요한 정보를 제공할 수 있다.

② 제1항에 따라 제공하는 정보의 내용과 방법 등에 필요한 사항은 보건복지부령으로 정한다.

제10조(보조기기의 품질관리 등) ① 국가는 장애인등의 안전과 편의가 보장될 수 있도록 보조기기의 품질유지와 향상을 위하여 보조기기의 품질관리를 할 수 있다.

② 국가는 제1항에 따른 품질관리 대상 품목과 품질관리 방법 등을 정하여 고시할 수 있다.

③ 국가는 제1항에 따른 품질관리 등의 실시를 위하여 대통령령으로 정하는 소속 기관장 또는 「공공기관의 운영에 관한 법률」 제4조에 따른 공공기관에 위임 또는 위탁할 수 있다.

제11조(보조기기 및 이용자 정보관리) ① 국가와 지방자치단체는 장애인등에게 보조기기를 제공하는 경우 보조기기와 이용자 등에 관한 정보를 전산시스템 등의 방법으로 수집·관리할 수 있다.

② 제1항에 따라 수집·관리할 수 있는 대상 정보의 범위 등에 필요한 사항은 대통령령으로 정한다.

제12조(보조기기업체의 의무) ① 보조기기를 생산·판매·유통·대여·수입·수리하는 보조기기업체는 보조기기를 취급함에 있어 장애인등의 안전과 편의를 우선적으로 고려하여야 한다.

② 보조기기업체는 보조기기를 판매·유통·대여·수리하는 경우 장애인등에게 사용에 필요한 정보 등을 제공하여야 한다.

③ 보조기기업체는 장애인등의 편의를 위하여 판매·유통되어 장애인등이 사용 중인 보조기기에 대한 고장수리 등 사후관리서비스를 제공하여야 한다.

제3장 보조기기센터

제13조(중앙보조기기센터) ① 보건복지부장관은 보조기기의 지원과 활용촉진 등에 필요한 다음 각 호의 사업을 수행하기 위하여 중앙보조기기센터(이하 "중앙센터"라 한다)를 설치·운영하여야 한다.

1. 보조기기 관련 정책의 연구 및 개발 사업
2. 보조기기 전문인력에 대한 교육·연수 및 보조기기 정책 홍보
3. 보조기기 관련 정보의 수집·관리 및 데이터베이스 구축·제공
4. 지역보조기기센터의 운영 및 관리 지원
5. 보조기기 이용자 및 이용실태 관련 모니터링
6. 보조기기 관련 국제협력
7. 그 밖에 보조기기 지원 및 활용촉진을 위하여 필요한 사업으로서 보건복지부장관이 정하는 사업

② 보건복지부장관은 「공공기관의 운영에 관한 법률」 제4조에 따른 공공기관에 중앙센터의 운영을 위탁할 수 있다.

③ 제2항에 따라 중앙센터의 운영을 위탁하는 경우 국가는 예산의 범위에서 중앙센터의 설치 및 운영에 필요한 경비의 전부 또는 일부를 지원할 수 있다.

④ 중앙센터는 제15조에 따른 보조공학사 등 보조기기 관련 전문인력을 두어야 한다. 이 경우 「장애인복지법」 제32조에 따라 등록한 장애인을 우선적으로 고용하도록 노력하여야 한다.

⑤ 그 밖에 중앙센터의 설치·운영, 인력 배치 등에 필요한 사항은 보건복지부령으로 정한다.

제14조(지역보조기기센터) ① 특별시장·광역시장·특별자치시장·도지사·특별자치도지사(이하 "시·도지사"라 한다)는 다음 각 호의 업무를 수행하기 위하여 지역보조기기센터(이하 "지역센터"라 한다)를 설치·운영할 수 있다.

1. 보조기기 관련 상담·평가·적용·자원연계 및 사후관리 등 사례관리 사업
2. 보조기기 전시·체험장 운영
3. 보조기기 정보제공 및 교육·홍보
4. 보조기기 서비스 관련 지역 연계 프로그램 운영
5. 보조기기 장기 및 단기 대여, 수리, 맞춤 개조와 제작, 보완 및 재사용 사업
6. 다른 법률에 따른 보조기기 교부 등에 관한 협조
7. 중앙센터가 수행하는 사업에 대한 협력
8. 그 밖에 보건복지부장관이 정하는 사업

② 시·도지사는 관할 구역의 장애인 수 등을 고려하여 보건복지부장관이 정하는 적정 규모에 따라 지역센터를 설치·운영할 수 있으며, 이 경우 소요되는 예산의 일부를 시장·군수·구청장에게 공동으로 부담하게 할 수 있다.

③ 시·도지사는 보건복지부령으로 정하는 바에 따라 「공공기관의 운영에 관한 법률」 제4조에 따른 공공기관 또는 비영리법인에 지역센터의 운영을 위탁할 수 있다.

④ 제3항에 따라 지역센터의 운영을 위탁하는 경우 보건복지부장관, 시·도지사와 시장·군수·구청장은 예산의 범위에서 필요한 경비의 전부 또는 일부를 지원할 수 있다.

⑤ 지역센터는 제15조에 따른 보조공학사 등 보조기기 관련 전문인력을 두어야 한다. 이 경우 「장애인복지법」 제32조에 따라 등록한 장애인을 우선적으로 고용하도록 노력하여야 한다.

⑥ 그 밖에 지역센터의 설치·운영, 인력 배치 등에 필요한 사항은 보건복지부령으로 정한다.

제4장 보조기기 관련 전문인력

제15조(보조공학사 자격증 교부 등) ① 보건복지부장관은 장애인등에게 보조기기의 상담·사용법 교육·정보제공 또는 생산·수리 등의 서비스를 제공하기 위하여 제2항에 따른 자격요건을 갖춘 사람(이하 "보조공학사"라 한다)에게 보조공학사 자격증을 내주어야 한다.

② 제1항에 따른 보조공학사의 자격요건·종류·취득방법 등에 필요한 사항은 대통령령으로 정한다. 다만, 「장애인복지법」 제32조에 따라 등록한 장애인에 대하여는 별도의 요건을 정할 수 있다.

③ 보조공학사 자격증을 분실하거나 훼손한 사람에게는 신청에 따라 자격증을 재교부한다.

④ 보조공학사 자격증은 다른 사람에게 대여하지 못한다.

⑤ 제1항과 제3항에 따른 자격증의 교부·재교부 절차와 관리 등에 필요한 사항은 보건복지부령으로 정한다.

제16조(결격사유) 다음 각 호의 어느 하나에 해당하는 자는 보조공학사가 될 수 없다. 〈개정 2017. 9. 19., 2018. 12. 11.〉

1. 「정신건강증진 및 정신질환자 복지서비스 지원에 관한 법률」 제3조제1호에 따른 정신질환자. 다만, 전문의가 보조공학사로서 적합하다고 인정하는 사람은 그러하지 아니하다.
2. 마약·대마 또는 향정신성의약품 중독자
3. 피성년후견인, 피한정후견인, 피특정후견인
4. 이 법이나 「형법」 제234조·제317조제1항, 「의료법」, 「국민건강보험법」, 「의료급여법」, 「보건범죄단속에 관한 특별조치법」, 「마약류 관리에 관한 법률」 또는 「후천성면역결핍증 예방법」을 위반하여 금고 이상의 형을 선고받고 그 형의 집행이 끝나지 아니하였거나 집행을 받지 아니하기로 확정되지 아니한 사람

제17조(보수교육) ① 보건복지부장관은 보조공학사에 대하여 자질 향상을 위하여 필요한 보수(補修)교육을 받도록 명할 수 있다.

② 제1항에 따른 보수교육 업무는 보건복지부령으로 정하는 바에 따라 「공공기관의 운영에 관한 법률」 제4조에 따른 공공기관 또는 비영리법인에 위탁할 수 있다.

③ 제1항에 따른 보수교육의 실시 시기와 방법 등에 필요한 사항은 보건복지부령으로 정한다.

제18조(자격취소) 보건복지부장관은 보조공학사가 다음 각 호의 어느 하나에 해당하는 때에는 그 자격을 취소하여야 한다.

1. 제15조제4항을 위반하여 타인에게 보조공학사 자격증을 대여한 때
2. 제16조 각 호의 어느 하나에 해당하게 된 때
3. 제19조에 따른 자격정지 처분 기간에 그 업무를 하거나 자격정지 처분을 3회 받은 때

제19조(자격정지) 보건복지부장관은 보조공학사가 다음 각 호의 어느 하나에 해당하면 6개월의 범위에서 보건복지부령으로 정하는 바에 따라 자격을 정지할 수 있다.

1. 보조공학사의 업무를 하면서 고의 또는 중대한 과실로 보조기기 이용자의 신체에 손상을 입힌 사실이 있는 때
2. 제17조에 따른 보수교육을 연속하여 2회 이상 받지 아니한 때

제20조(수수료) 보조공학사의 자격증을 교부 또는 재교부 받으려 하는 자는 보건복지부령으로 정하는 바에 따라 수수료를 내야 한다.

제5장 보조기기 연구개발 및 활성화

제21조(보조기기업체의 육성·연구지원 등) ① 국가와 지방자치단체는 보조기기의 활용촉진을 위

하여 보조기기를 생산하는 업체에 대한 생산장려금 지급, 기술지원, 우수업체의 지정, 연구개발의 장려 등 필요한 조치를 강구하여야 한다.

② 제1항에 따른 생산장려금 지급, 기술지원, 우수업체 지정 및 취소 등에 필요한 사항은 보건복지부령으로 정한다.

제22조(보조기기 연구개발의 지원 등) 국가와 지방자치단체는 보조기기에 관한 연구개발활동 및 보조기기 서비스를 제공하는 비영리법인 또는 단체에 대하여 예산의 범위에서 보조금 등을 지원할 수 있다.

제6장 보칙

제23조(압류 등 금지) 이 법에 따라 장애인등에게 보급 또는 지원된 보조기기는 압류하거나 담보로 제공할 수 없다.

제24조(권한위임 등) ① 이 법에 따른 보건복지부장관 및 시·도지사의 권한은 대통령령으로 정하는 바에 따라 시·도지사, 시장·군수·구청장 또는 보건복지부 소속 기관의 장에게 그 일부를 위임할 수 있다.

② 이 법에 따른 보건복지부장관 및 시·도지사의 업무는 대통령령으로 정하는 바에 따라 「공공기관의 운영에 관한 법률」 제4조에 따른 공공기관 또는 관련 법인이나 단체에 위탁할 수 있다.

부 칙 〈법률 제15903호, 2018. 12. 11.〉

이 법은 공포한 날부터 시행한다.

장애인·노인 등을 위한 보조기기 지원 및 활용촉진에 관한 법률 시행령

[시행 2018. 12. 30.] [대통령령 제29384호, 2018. 12. 18., 일부개정]

제1조(목적) 이 영은 「장애인·노인 등을 위한 보조기기 지원 및 활용촉진에 관한 법률」에서 위임된 사항과 그 시행에 필요한 사항을 규정함을 목적으로 한다.

제2조(보조기기 실태조사) 「장애인·노인 등을 위한 보조기기 지원 및 활용촉진에 관한 법률」(이하 "법"이라 한다) 제5조제4항에 따른 보조기기 실태조사에는 다음 각 호의 사항이 포함되어야 한다.

1. 보조기기의 이용 실태
2. 보조기기의 품목·지원방법 등에 대한 수요
3. 보조기기의 생산·판매·유통·대여·수입·수리 등의 산업동향
4. 그 밖에 보건복지부장관이 보조기기 정책 수립의 기초자료로 활용하기 위하여 필요하다고 인정하는 사항

제3조(보조기기와 이용자 등에 관한 정보의 범위) 법 제11조제1항에 따라 국가와 지방자치단체가 수집·관리할 수 있는 보조기기와 이용자 등에 관한 정보의 범위는 다음 각 호와 같다.

1. 장애인등에게 제공하는 보조기기의 종류와 품목
2. 보조기기를 제공받는 장애인등의 인적사항 및 장애의 유형·정도
3. 보조기기를 제공받는 장애인등이 다른 법령에 따라 받는 공적 급여
4. 그 밖에 보건복지부장관이 보조기기 품질의 유지와 향상, 보조기기 이용자 등의 안전과 편의 보장을 위하여 필요하다고 인정하여 정하는 사항

제4조(보조공학사의 자격요건) ① 법 제15조제1항에 따른 보조공학사 자격증을 받으려는 사람은 보건복지부장관이 실시하는 보조공학사 국가시험(이하 "국가시험"이라 한다)에 합격해야 한다.

② 국가시험에 응시하려는 사람은 다음 각 호의 어느 하나에 해당하는 요건을 갖춰야 한다.

1. 다음 각 목의 어느 하나에 해당하는 기관에서 별표 1에 따른 보조공학사 관련 과목을 총 10개 이상 이수했을 것. 이 경우 이수한 과목에는 기초 분야의 과목과 응용·실기 분야의 과목이 각각 3개 이상 포함되어야 한다.

가. 「고등교육법」 제2조제1호부터 제6호까지의 규정에 따른 학교

나. 「학점인정 등에 관한 법률」 제3조제1항에 따라 학습과정의 평가인정을 받은 교육훈련기관

2. 「장애인복지법」 제32조에 따라 등록한 장애인으로서 보건복지부장관이 인정하는 교육기관·단체에서 별표 1에 따른 보조공학사 관련 과목을 총 10개 이상 이수했을 것. 이 경우 이수한 과목에는 기초 분야의 과목과 응용·실기 분야의 과목이 각각 3개 이상 포함되어야 한다.

[본조신설 2018. 12. 18.]

[종전 제4조는 제6조로 이동 〈2018. 12. 18.〉]

제5조(보조공학사 국가시험의 시행 및 공고) ① 보건복지부장관은 국가시험을 매년 1회 이상 시행해야 한다.

② 보건복지부장관은 다음 각 호의 사항을 포함한 국가시험의 시행계획을 시험 시행일 90일 전까지 인터넷 홈페이지에 공고해야 한다. 다만, 시험의 장소는 응시인원이 확정된 후 시험 시행일 30일 전까지 공고할 수 있다.

1. 응시자격
2. 시험 일시 및 장소
3. 시험 과목 및 합격자 결정 기준
4. 합격자 발표 일시 및 방법
5. 응시 절차 및 수수료
6. 그 밖에 시험 시행에 필요한 사항

③ 국가시험은 필기시험으로 실시하며, 시험 과목은 별표 2와 같다.

④ 국가시험의 합격 결정 기준은 100점을 만점으로 하여 각 과목 40점 이상, 전 과목 평균 60점 이상으로 한다.

⑤ 보건복지부장관은 최종 합격자가 결정되면 모든 응시자가 알 수 있는 방법으로 알려야 한다.

[본조신설 2018. 12. 18.]

[종전 제5조는 제7조로 이동 〈2018. 12. 18.〉]

제6조(권한 등의 위임·위탁) ① 보건복지부장관은 법 제10조제3항에 따라 같은 조 제1항에 따른 보조기기의 품질관리에 관한 권한을 국립재활원장에게 위임한다.

② 보건복지부장관과 특별시장·광역시장·특별자치시장·도지사·특별자치도지사(이하 "시·도지사"라 한다)는 법 제24조제2항에 따라 다음 각 호의 업무를 「공공기관의 운영에 관한 법률」 제4조에 따른 공공기관 또는 관련 법인이나 단체에 위탁할 수 있다. 〈개정 2018. 12. 18.〉

1. 법 제7조에 따른 보조기기 지원 및 활용촉진 사업
2. 법 제8조제1항에 따른 보조기기 교부 등에 대한 지원
3. 법 제11조제1항에 따른 보조기기와 이용자 등 정보의 수집·관리
4. 법 제15조제1항 및 제3항에 따른 보조공학사 자격증의 교부 및 재교부
5. 제5조제1항에 따른 국가시험의 시행 및 관리

③ 보건복지부장관과 시·도지사는 제2항에 따라 업무를 위탁하는 경우에는 위탁받는 기관 또

는 법인이나 단체 및 위탁업무의 내용 등을 고시하여야 한다.
[제4조에서 이동 〈2018. 12. 18.〉]

제7조(민감정보 및 고유식별정보의 처리) 보건복지부장관과 지방자치단체의 장(해당 권한 또는 업무가 위임되거나 위탁된 경우에는 그 권한 또는 업무를 위임받거나 위탁받은 자를 포함한다)은 다음 각 호의 사무를 수행하기 위하여 불가피한 경우 「개인정보 보호법」 제23조에 따른 건강에 관한 정보나 같은 법 시행령 제19조제1호, 제3호 또는 제4호에 따른 주민등록번호, 운전면허의 면허번호 또는 외국인등록번호가 포함된 자료를 처리할 수 있다. 〈개정 2018. 12. 18.〉

1. 법 제7조에 따른 보조기기 지원 및 활용촉진 사업에 관한 사무
2. 법 제8조제1항에 따른 보조기기 교부 등의 지원에 관한 사무
3. 법 제11조제1항에 따른 보조기기와 이용자 등 정보의 수집·관리에 관한 사무
4. 법 제13조제1항에 따른 중앙보조기기센터의 사업에 관한 사무
5. 법 제14조제1항에 따른 지역보조기기센터의 업무에 관한 사무
6. 법 제15조제1항에 따른 보조공학사 자격증의 교부에 관한 사무
7. 법 제17조에 따른 보수교육에 관한 사무
8. 제5조제1항에 따른 국가시험의 시행 및 관리에 관한 사무

[제5조에서 이동 〈2018. 12. 18.〉]

부 칙 〈대통령령 제29384호, 2018. 12. 18.〉

이 영은 2018년 12월 30일부터 시행한다.

장애인·노인 등을 위한 보조기기 지원 및 활용촉진에 관한 법률 시행규칙

[시행 2019. 8. 12.] [보건복지부령 제664호, 2019. 8. 12., 일부개정]

제1조(목적) 이 규칙은 「장애인·노인 등을 위한 보조기기 지원 및 활용촉진에 관한 법률」 및 같은 법 시행령에서 위임된 사항과 그 시행에 필요한 사항을 규정함을 목적으로 한다.

제2조(보조기기의 종류) ① 「장애인·노인 등을 위한 보조기기 지원 및 활용촉진에 관한 법률」(이하 "법"이라 한다) 제3조제2호에서 "보건복지부령으로 정하는 것"이란 다음 각 호의 어느 하나에 해당하는 것을 말한다.

1. 개인 치료용 보조기기
2. 기술 훈련용 보조기기
3. 보조기 및 의지(義肢)
4. 개인 관리 및 보호용 보조기기
5. 개인 이동용 보조기기
6. 가사용 보조기기
7. 가정·주택용 가구 및 개조용품
8. 의사소통 및 정보전달용 보조기기
9. 물건 및 기구 조작용 보조기기
10. 환경 개선 및 측정용 보조기기
11. 고용 및 직업훈련용 보조기기
12. 레크리에이션용 보조기기
13. 그 밖에 다른 법령에 따른 장애인등을 위한 기계·기구·장비로서 보건복지부장관이 정하는 보조기기

② 보건복지부장관은 제1항 각 호에 해당하는 보조기기의 품목을 고시하여야 한다.

제3조(보조기기의 교부등의 신청) ① 법 제8조제1항에 따라 보조기기의 교부·대여 또는 사후관리(이하 "보조기기의 교부등"이라 한다)를 신청할 수 있는 사람은 다음 각 호의 어느 하나에 해당하는 사람으로 한다.

1. 보조기기의 교부: 「장애인복지법」 제2조에 따른 장애인 중 「국민기초생활 보장법」 제2조제2호에 따른 수급자 또는 같은 조 제10호에 따른 차상위계층에 속하는 사람
2. 보조기기의 대여 또는 사후관리: 「장애인복지법」 제2조에 따른 장애인

② 법 제8조제1항에 따라 보조기기를 신청하려는 사람(이하 "보조기기 신청인"이라 한다)은 「장애인복지법 시행규칙」 별지 제1호의2서식에 따른 신청서(전자문서로 된 신청서를 포함한다)를 특별자치시장·특별자치도지사·시장·군수·구청장에게 제출하여야 한다.

제4조(보조기기의 교부등의 결정) ① 특별자치시장·특별자치도지사·시장·군수·구청장은 제3조제2항에 따른 신청을 받은 경우 보건복지부장관이 장애인등의 장애 유형·정도 및 경제 상태 등을 고려하여 고시하는 기준에 따라 보조기기의 교부등을 결정하여야 한다.

② 특별자치시장·특별자치도지사·시장·군수·구청장은 제1항에 따른 결정을 하기 위하여 필요한 경우에는 법 제14조에 따른 지역보조기기센터(이하 "지역센터"라 한다)에 해당 보조기기의 신청에 대한 상담 및 평가를 의뢰할 수 있다. 다만, 해당 보조기기의 신청이 다음 각 호의 어느 하나에 해당하는 경우에는 「장애인복지법 시행규칙」별지 제2호서식에 따라 「의료법」 제3조에 따른 의료기관 또는 「지역보건법」 제10조 및 제13조에 따른 보건소와 보건지소 중 보건복지부장관이 정하는 장애유형별 해당 전문의가 있는 의료기관에 그 진단을 의뢰할 수 있다.

1. 해당 보조기기가 의료적 목적으로 사용되는 경우
2. 제3조제2항에 따른 신청서에 기재된 보조기기 신청인의 장애 상태가 현저하게 변화되어 별도의 장애 진단이 필요하다고 판단되는 경우

③ 제2항 단서에 따라 진단을 의뢰받은 의료기관은 그 진단을 의뢰한 특별자치시장·특별자치도지사·시장·군수·구청장에게 다음 각 호의 사항을 적은 진단서를 제출하여야 한다.

1. 원래의 장애 상태
2. 현재의 장애 상태
3. 재활의료 등에 보조기기가 필요한 경우 해당 보조기기의 종류 및 처방

④ 특별자치시장·특별자치도지사·시장·군수·구청장은 제1항에 따라 보조기기를 교부하거나 대여하기로 결정한 경우에는 법 제10조제2항에 따른 품질관리 대상 품목(이하 "품질관리 대상 품목"이라 한다)에 속하는 보조기기 중에서 해당 보조기기를 교부하거나 대여하여야 한다.

⑤ 제4항에도 불구하고 다음 각 호의 어느 하나에 해당하는 경우에는 품질관리 대상 품목이 아닌 보조기기를 교부하거나 대여할 수 있다.

1. 제2항 단서에 따른 의료기관의 진단 결과 품질관리 대상 품목이 아닌 보조기기의 교부 또는 대여가 필요한 경우
2. 교부하거나 대여하여야 할 보조기기가 식사 등에 필요한 필수 생활용품으로서 장애인등이 사용하기에 안전하고 편리하다고 특별자치시장·특별자치도지사·시장·군수·구청장이 인정하는 경우
3. 그 밖에 장애의 특성 및 정도를 고려하여 품질관리 대상 품목이 아닌 보조기기를 교부하거나 대여하는 것이 필요하다고 특별자치시장·특별자치도지사·시장·군수·구청장이 인정하

는 경우

제5조(보조기기의 교부등의 절차) ① 특별자치시장·특별자치도지사·시장·군수·구청장은 제4조제1항에 따라 보조기기의 교부등을 결정한 경우에는 해당 보조기기 신청인에게 별지 제1호서식에 따른 의뢰서(제4조제3항에 따른 진단서가 있는 경우에는 그 진단서를 포함한다. 이하 이 조에서 같다)를 발급하여야 한다. 다만, 보조기기를 직접 구입하여 교부하는 경우에는 그러하지 아니하다.

② 제1항 본문에 따른 의뢰서를 발급받은 보조기기 신청인은 그 의뢰서를 지역센터의 장 또는 법 제12조에 따른 보조기기업체(이하 "보조기기업체"라 한다)에 제출하여야 한다.

③ 제2항에 따라 의뢰서를 제출받은 지역센터의 장 또는 보조기기업체는 해당 의뢰서에 따라 보조기기 신청인에게 보조기기의 교부등을 하고, 그 사실을 지체 없이 특별자치시장·특별자치도지사·시장·군수·구청장에게 통보하여야 한다.

제6조(보조기기의 교부등의 비용 지급기준 등) ① 제5조제3항에 따라 보조기기의 교부등을 한 자는 별지 제2호서식에 따른 비용청구서를 특별자치시장·특별자치도지사·시장·군수·구청장에게 제출하여야 한다. 이 경우 제4조제3항에 따른 진단서가 있는 때에는 그 진단서에 따라 보조기기의 교부등이 이루어졌는지에 대한 의료기관의 확인서를 첨부하여야 한다.

② 보조기기의 교부등에 관한 비용 지급 기준은 다음 각 호와 같다.

1. 보조기기 교부: 국가 및 지방자치단체가 전액 부담
2. 보조기기 대여·사후관리
   가. 「장애인복지법」 제2조에 따른 장애인 중 「국민기초생활 보장법」 제2조제2호에 따른 수급자 또는 같은 조 제10호에 따른 차상위계층에 속하는 사람의 경우: 국가 및 지방자치단체가 전액 부담
   나. 가목에 해당하지 아니하는 사람의 경우: 보건복지부장관이 정하여 고시하는 바에 따라 비용의 일부를 보조기기 신청인이 부담

제7조(보조기기 정보 제공의 내용과 방법) ① 보건복지부장관은 법 제9조제1항에 따라 보조기기에 대한 정보를 제공하는 경우 다음 각 호의 내용을 포함하여야 한다.

1. 제2조에 따른 보조기기의 종류와 품목
2. 제3조부터 제6조의 규정에 따른 보조기기의 교부등의 신청 등에 관한 사항
3. 보조기기 사용 지침 등 보조기기를 안전하고 편리하게 사용하기 위하여 보건복지부장관이 필요하다고 인정하여 정하는 사항

② 제1항에 따른 정보 제공은 보건복지부의 인터넷 홈페이지, 전자우편, 서면, 전화 또는 팩스 등을 통한 방법으로 할 수 있다.

제8조(중앙보조기기센터의 설치·운영 등) ① 법 제13조에 따른 중앙보조기기센터(이하 "중앙센터"라 한다)에는 중앙센터의 장을 둔다.

② 법 제13조제4항에 따라 중앙센터에 두는 전문인력은 다음 각 호의 어느 하나에 해당하는 사람으로 한다.

1. 「장애인복지법」 제72조제1항에 따른 의지·보조기 기사, 같은 법 제72조의2에 따른 언어재활사 또는 같은 법 제72조의3에 따른 장애인재활상담사
2. 「의료기사 등에 관한 법률」 제2조제1항에 따른 물리치료사 또는 작업치료사
3. 「사회복지사업법」 제11조제1항에 따른 사회복지사
4. 민간단체가 발급한 보조공학사 관련 자격증 소지자

③ 중앙센터는 업무에 필요한 사무실, 회의실, 교육실 및 보조기기 전시장 등을 갖추어야 한다.

④ 중앙센터의 장은 사업계획서와 전년도의 사업결과보고서를 매년 2월 말일까지 보건복지부장관에게 제출하여야 한다.

제9조(지역센터의 설치·운영 등) ① 지역센터에는 지역센터의 장을 둔다.

② 법 제14조제5항에 따라 지역센터에 두는 전문인력은 다음 각 호의 어느 하나에 해당하는 사람으로 한다.

1. 「장애인복지법」 제72조제1항에 따른 의지·보조기 기사, 같은 법 제72조의2에 따른 언어재활사 또는 같은 법 제72조의3에 따른 장애인재활상담사
2. 「의료기사 등에 관한 법률」 제2조제1항에 따른 물리치료사 또는 작업치료사
3. 「사회복지사업법」 제11조제1항에 따른 사회복지사
4. 민간단체가 발급한 보조공학사 관련 자격증 소지자

③ 지역센터는 업무에 필요한 사무실, 회의실, 교육실 및 보조기기 전시장 등을 갖추어야 한다.

제10조(보조공학사 자격증 발급 신청 등) ① 법 제15조제1항에 따른 보조공학사 자격증(이하 "자격증"이라 한다)을 발급받으려는 사람은 별지 제3호서식의 보조공학사 자격증 발급 신청서에 다음 각 호의 서류를 첨부하여 보건복지부장관에게 제출해야 한다.

1. 다음 각 목의 구분에 따른 서류
   가. 「장애인·노인 등을 위한 보조기기 지원 및 활용촉진에 관한 법률 시행령」(이하 "영"이라 한다) 제4조제2항제1호에 해당하는 사람: 별지 제4호서식의 보조공학사 관련 과목 이수증명서 1부
   나. 영 제4조제2항제2호에 해당하는 사람: 별지 제4호서식의 보조공학사 관련 과목 이수증명서 및 장애인등록증 사본 각 1부
2. 법 제16조제1호 및 제2호에 해당하지 않음을 증명하는 의사의 진단서 1부
3. 사진(제출일 기준 6개월 이내에 모자 등을 쓰지 않고 촬영한 정면 상반신 컬러사진으로 가로 3.5센티미터, 세로 4.5센티미터의 사진을 말한다. 이하 같다) 2장

② 보건복지부장관은 제1항에 따른 신청을 받은 날부터 14일 이내에 신청인에게 별지 제5호서식의 보조공학사 자격증을 발급해야 한다.

[본조신설 2019. 1. 9.]

[종전 제10조는 제18조로 이동 〈2019. 1. 9.〉]

제11조(보조공학사 자격등록 대장) 보건복지부장관은 제10조제2항에 따라 자격증을 발급한 경우에는 별지 제5호의2서식의 보조공학사 자격등록 대장에 그 사실을 등록해야 한다. 〈개정

2019. 8. 12.〉

[본조신설 2019. 1. 9.]

[종전 제11조는 제19조로 이동 〈2019. 1. 9.〉]

제12조(보조공학사 자격증 재발급 신청 등) ① 보조공학사는 자격증을 잃어버린 경우, 자격증이 헐어 못 쓰게 된 경우 또는 자격증 기재사항이 변경되어 재발급 받으려는 경우에는 별지 제6호서식의 보조공학사 자격증 재발급 신청서에 다음 각 호의 서류를 첨부하여 보건복지부장관에게 제출해야 한다. 〈개정 2019. 8. 12.〉

1. 자격증(자격증을 잃어버린 경우에는 그 사유서) 1부
2. 사진 2장
3. 자격증 기재사항의 변경 사실을 증명할 수 있는 서류(자격증 기재사항이 변경되어 재발급을 신청하는 경우에만 해당한다) 1부

② 보건복지부장관은 제1항에 따른 재발급 신청을 받으면 별지 제5호의2서식의 보조공학사 자격등록대장에 그 사유를 적고 자격증을 재발급해야 한다. 〈개정 2019. 8. 12.〉

[본조신설 2019. 1. 9.]

제13조(보수교육의 실시) ① 보건복지부장관은 보조공학사에 대하여 법 제17조제1항에 따른 보수교육(이하 "보수교육"이라 한다)을 다음 각 호의 구분에 따라 받도록 명할 수 있다.

1. 보조공학사 업무에 종사하고 있는 보조공학사: 보조공학사 업무에 종사하거나 복귀한 날부터 2년마다 8시간 이상의 보수교육을 받을 것
2. 법 제19조에 따른 자격정지 처분을 받은 보조공학사: 자격정지 처분 기간 동안 보건복지부장관이 정하는 교육시간 이상의 보수교육을 받을 것

② 보건복지부장관은 법 제17조제1항에 따른 보수교육 업무를 「공공기관의 운영에 관한 법률」 제4조에 따른 공공기관 또는 보조공학사를 회원으로 하여 보조기기 관련 학문·기술의 장려, 연구개발 및 교육을 목적으로 「민법」에 따라 설립된 비영리법인에 위탁한다.

③ 제1항 및 제2항에서 규정한 사항 외에 보수교육의 실시 시기와 방법 등에 필요한 사항은 제2항에 따라 보수교육 업무를 위탁받은 기관 또는 법인(이하 "보수교육 실시기관"이라 한다)이 정한다.

[본조신설 2019. 1. 9.]

제14조(보수교육의 계획 및 실적 보고 등) ① 보수교육 실시기관의 장은 별지 제7호서식에 따라 보조공학사 보수교육 계획서를 해당 연도 1월 31일까지 보건복지부장관에게 제출해야 한다.

② 보수교육 실시기관의 장은 별지 제8호서식에 따른 보조공학사 보수교육 실적 보고서를 다음 연도 3월 31일까지 보건복지부장관에게 제출해야 한다.

③ 보건복지부장관은 보수교육 실시기관의 보수교육 내용 및 운영 등을 평가할 수 있다.

④ 보수교육 실시기관의 장은 보수교육을 이수한 사람에게 별지 제9호서식의 보조공학사 보수교육 이수증을 발급해야 한다.

[본조신설 2019. 1. 9.]

제15조(보수교육 관계서류의 보존) 보수교육 실시기관의 장은 다음 각 호의 서류를 작성하여 3년 동안 보존해야 한다.

1. 보수교육 대상자의 교육 이수 여부가 명시된 명단
2. 그 밖에 보수교육 대상자의 교육 이수 여부를 확인할 수 있는 서류

[본조신설 2019. 1. 9.]

제16조(행정처분의 기준) 법 제19조에 따른 행정처분의 기준은 별표와 같다.

제17조(보조공학사 국가시험의 수수료) ① 보조공학사 국가시험에 응시하려는 사람은 영 제6조제2항제5호에 따라 국가시험의 시행 및 관리를 위탁받은 법인이나 단체(이하 "국가시험 관리법인등"이라 한다)의 장이 보건복지부장관의 승인을 받아 결정한 응시 수수료를 현금이나 정보통신망을 이용한 전자화폐·전자결제 등의 방법으로 내야 한다. 이 경우 수수료의 금액 및 납부방법 등은 국가시험 관리법인등이 정하여 공고한다.

② 자격증을 발급 또는 재발급 받으려는 사람은 법 제20조에 따라 수입인지나 정보통신망을 이용한 전자화폐·전자결제 등의 방법으로 수수료 2천원을 내야 한다.

[본조신설 2019. 1. 9.]

제18조(보조기기업체의 육성·연구지원 등) ① 법 제21조제1항에 따른 생산장려금의 지급 및 기술지원 대상은 제19조에 따라 우수업체로 지정받은 보조기기업체로 한다. 〈개정 2019. 1. 9.〉

② 제1항에 따른 생산장려금의 지급 대상 품목·지급액·지급절차 및 기술지원의 방법 등에 관하여 필요한 사항은 매년 예산의 범위에서 보건복지부장관이 정하여 고시한다.

[제10조에서 이동 〈2019. 1. 9.〉]

제19조(우수업체의 지정 및 취소) ① 법 제21조제1항에 따른 우수업체(이하 "우수업체"라 한다)의 지정기준은 보조기기의 제조에 필요한 시설 및 전문인력의 확보 정도 등을 고려하여 보건복지부장관이 정하여 고시한다.

② 우수업체로 지정받으려는 자는 별지 제10호서식에 따른 우수업체 지정신청서(전자문서로 된 신청서를 포함한다)에 다음 각 호의 서류(전자문서를 포함한다)를 첨부하여 주된 사무소의 소재지를 관할하는 특별시장·광역시장·특별자치시장·도지사 또는 특별자치도지사(이하 "시·도지사"라 한다)에게 제출해야 한다. 이 경우 시·도지사는 「전자정부법」 제36조제1항에 따른 행정정보의 공동이용을 통하여 토지등기부 등본 및 건물등기부 등본을 확인해야 한다. 〈개정 2019. 8. 12.〉

1. 보조기기의 개발 및 보급 실적
2. 보조기기의 개발 및 보급 계획서
3. 우수업체로 지정받은 후 실시할 향후 1년간의 사업계획서
4. 재산목록

③ 시·도지사는 제2항에 따른 신청이 제1항에 따른 지정기준에 적합한 경우에는 별지 제11호서식에 따른 우수업체 지정서를 교부하고, 지정 사실을 고시해야 한다. 〈개정 2019. 8. 12.〉

④ 시·도지사는 제3항에 따라 지정을 받은 우수업체가 제1항에 따른 지정기준에 적합하지 아

니하게 된 경우에는 그 지정을 취소하고, 취소 사실을 고시하여야 한다.
[제11조에서 이동 〈2019. 1. 9.〉]

부 칙 〈보건복지부령 제664호, 2019. 8. 12.〉

이 규칙은 공포일부터 시행한다.

참고문헌

강명신, 손명세. (2009). 의료윤리학의 학문적 위상과 학제적 연구의 범위에 대한 일고. 한국의료윤리교육학회지, VOL.12 (NO.3), 219-234.

강신익. (2002). 생명의료윤리의 역사와 철학. 醫史學, VOL.11 (NO.2), 117-136.

고령친화산업지원센터. https://www.khidi.or.kr/esenior

고주연, 김희수, 송주영, 김효정, 임현균, 최영은. (2019). 장애아동의 이해. 서울, 한국: 학지사메디컬.

국가기술표준원. http://kats.go.kr/

국가법령정보센터 홈페이지 www.law.go.kr. 장애인 노인 등을 위한 보조기기 지원 및 활용촉진에 관한 법률, 국민건강보험법, 의료급여법, 장애인복지법, 노인장기요양보험법, 산업재해보상보험법, 장애인고용촉진 및 직업재활법, 지능정보화 기본법, 장애인 등에 대한 특수교육법, 국가유공자 등 예우 및 지원에 관한 법률. 법제처

국가법령정보센터. (2020). 장애인 등에 대한 특수교육법. http://www.law.go.kr

국가법령정보센터. (2020). 장애인·노인 등을 위한 보조기기 지원 및 활용촉진에 관한 법률, 시행령, 시행규칙. http://www.law.go.kr

국가법령정보센터. (2020). 장애인고용촉진 및 직업재활법, 시행령, 시행규칙. http://www.law.go.kr

국가법령정보센터. (2020). 장애인복지법, 시행령, 시행규칙. http://www.law.go.kr

권복규. (2006). 우리나라 의료윤리교육에 대한 비판적 고찰. 한국의료윤리교육학회지, VOL.9 (NO.1), 60-72.

권복규. (2012). 기획종설 : 전문직 윤리로서의 의료윤리-의사다움이란. 대한소화기학회지, VOL.60 (NO.3), 135-139.

권혁철, 정동훈, & 공진용. (2004). 임상 적용을 위한 재활보조공학, 서울: 영문출판사.

근로복지공단 홈페이지 www.kcomwel.or.kr. 근로복지공단.

기도형, 박재희, 이경태, 최경임, 송영웅. (2020). 산업안전보건관리자를 위한 인간공학. 한경사.

김경훈, 문무성, 류제청, 강성재, 장대진, 오혜정, ... & 최광희. (2009). 보조공학종합정보망 구축 방안. 위탁과제보고서, 1-139.
김동춘, 신용호 (2014). 일반기계공학. 명진.
김수경, 염희영, 황금선, 이희령, 백영수, 정민예. (2007). 뇌졸중 환자를 대상으로 실시한 알렌 인지 수준 판별검사(Allen Cognitive Level Screen; ACLS)와 한국판 간이 정신상태 판별 검사(Mini Mental State Examination-Korean Version; MMSE-K), 로웬스타인 작업 치료 인지 평가(Loewenstein Occupational Therapy Cognitive Assessment; LOTCA)의 상관관계. 대한작업치료학회지, 15(1), 35-46.
김용득. 장애인복지. (2016). EM커뮤니티.
김용석 (2017). 마이크로프로세서의 이해. 홍릉과학출판사.
김인순, 오도영, 공진용, 권성진, 남세현, & 박지연. (2011). 장애인보조기구 품질관리를 위한 인증제도 도입방안에 관한 연구. 재활복지, 15, 121-147.
김종배 외. (2010). 행복한 기술, 재활공학. 서울: 도서출판 그린.
김진우. (2005). Human Computer Interaction 개론. 서울: 안그라픽스.
김현철. (2010). 생명윤리의 이해. 대한내과학회지, VOL.79 (NO.2), 501-508.
김혜원, 김동아, 김장환, 서원산, 손병창, 추유진, & 이진복. (2018). 보조기기 분류체계 개선방안 연구. 재활복지공학회논문지, 12(4), 223-231.
김혜원, 김동아, 서원산, 김장환, 고명한, 손병창, & 이진복. (2018). 보조기기 안전·품질관리 방안 연구. 한국산학기술학회논문지, 19(12).
남궁윤재. (2011). 유니버설 디자인 연구 분석을 통한 개념 재정립. 한국디자인포럼, (31), 371-380.
남세현. (2016). 한국의 보조기기법 제정 의의와 후속과제에 대한 연구. 디지털융복합연구, 14(10), 535-542. https://doi.org/10.14400/JDC.2016.14.10.535
남정환, 이효재, 김영득, 하영민, 원영휘 (2009). 쉽게 풀이한 재료역학. 미전사이언스.
노상래, 유원일 (2006). 최신 기계공작법. 복두출판사.
대한내과학회. (2015). 내과전공의 의료윤리 사례집. 서울, 한국: 도서출판 진기획.
대한물리치료사협회. (2020). 물리치료사. http://www.kpta.co.kr/center
대한의사협회. (2017). 의사윤리강령 및 의사윤리지침. 서울, 한국: 대한의사협회.
대한작업치료사협회. (2012) 한국작업치료사 윤리강령. https://www.kaot.org/start.asp
대한작업치료사협회. (2020). 작업치료의 정의. https://www.kaot.org/main/index.jsp
민성길. (2015). 최신정신의학 6판. 서울, 한국: 일조각.
박경란, 신은영. (2018). 일반학급에 통합된 청각장애학생의 사회·정서적 특성. 한국청각·언어장애교육연구, 9, 99-116.
박미은. (2015) 사회복자사를 위한 사례관리. 서울, 한국:양서원.
박성빈, 송상훈, 이경중 (2008). 의료용 마이크로 프로세서. 신광출판사.
박승희, 우충완, 박지연, 김원영. (2016). 장애란 무엇인가? 장애학 입문. 학지사.

보건복지부. 2020 나에게 힘이되는 복지서비스, 장애인지원. www.bokjiro.go.kr>nwel
서화자, 이은진, 조병균. (2018). 장애아동의 이해, 장애론을 중심으로. 서울, 한국:휴먼북스.
성태경. (2014). 시장구조가 산업표준화 활동에 미치는 영향: 한국산업규격(KS)을 중심으로. 산업경제연구, 27(5), 1951-1967.
세계작업치료사연맨 윤리강령. https://www.wfot.org/resources/code-of-ethics
시립서울장애인종합복지관 (2006). 장애의 진단과 판정-이론과 현장실무를 중심으로, 서울장애인종합복지관 진단 판정위원.
신민섭, 김융희. (1998). 한국형 아동기 자폐증 평정척도의 표준화연구: 신뢰도, 타당도 및 진단 분할점 산출. Korean Journal of Clinical Psychology, 17(1), 1-15.
신윤기 (2012). 전기전자공학의 길라잡이 (제3개정판). 교보문고.
안나연, 공진용(2009). 한국어 번역판 보조공학 평가도구 QUEST 2.0의 검증연구. 장애와 고용, 2009, 19(2), 99-116.
염희영 (2013). 장애근로자의 보조공학기기 사용 실태에 관한 연구. 직업재활연구, 23(3). 27-40.
오길승, 허세윤, 고영진, 박진혁. (역) (2014) 보조테크놀로지의 원리와 실제 3판. 서울. 한국: 학지사.
유동철. (2017). 인권 관점에서 보는 장애인복지. 학지사.
유주식 (2018). 쉽게 배우는 기계공학 개론 (2판). 교육과학사.
윤중오, 김민정. (2013). 청각장애인을 위한 직업훈련 교수-학습 모형이 인지부하에 미치는 영향. 교육공학연구, 29(2), 383-406.
윤호종. (2014). 전문직 윤리의 규명과 교육에서 덕윤리의 역할: 의료 전문직 윤리를 중심으로. 한국의료윤리교육학회지, VOL.17 (NO.1), 72-84.
이완석, 예기훈. (2016). 전국 시각장애인의 실태에 대한 연구. 대한시과학회지, 18(3), 369-378.
이재식, 김정룡. (2008). 인간공학. 시그마프레스.
이태서. (2011). 재활 보조기구의 품질관리 방안에 관한 연구. (석사학위논문). 한국산업기술대학교 산업기술경영대학원.
이현아, 황순택, 조성우, 홍상황, 김지혜. (2014). 개정판 사회성숙도검사의 한국 표준화 예비연구: 대상자 변인을 중심으로. Korean Journal of Clinical Psychology, 33(4), 815-835.
이혜경(2011), 한국어판 보조공학기기 사용 적합성 평가도구(Assistive Technology Device Predisposition Assessment: ATD PA) 개발 = Development of a Korean Version of the Assistive Technology Device Predisposition Assessment(ATD PA), 대구대학교 대학원, 박사학위 논문
이혜정, 권혁철, 공진용, 조성재, 채수용 (2019). 작업치료사의 보조공학서비스를 위한 이론의 틀 고찰: 인간-공학 대응모델을 중심으로. 대한작업치료학회지, 20(1), 95-107.
임홍재, 김성수, 박태원, 유홍희, 이춘열, 탁태오 (2002). 기구학. 사이텍미디어.
장금성 외. (2017). 간호윤리학과 전문직. 서울, 한국: 현문사.
재활공학연구소. (2008). 의지·보조기 안전관리 방안 연구. 재활공학연구소.

전영환, 이혜경, 이진현 (2014). 보조공학기기 사용 적합성 평가도구 개발. 기본과제보고서, 1-152.

정병기, & 김찬우. (2013). 산업표준 보유 및 표준화 활동 추이로 본 한국 산업표준 정책의 특징과 변화. 한국과국제정치, 29(3), 155-188.

정보통신보조기기 보급사업 홈페이지 www.at4u.or.kr. 한국지능정보사회진흥원

정유석, 박석건. (2000). 새롭게 시작하는 의료윤리 교육. Korean Journal of Medical Education, VOL.12 (NO.1), 97-105.

정인철, 김정호, 윤형로 (2008). 전자의료기기 설계 제작. 신광출판사.

제7차 개정 한국표준직업분류, 대한민국: 통계청, 2017.

조문선, 양성환, 손병창, 장인수, 이진복, 오유성 (2013). 의지보조기재료학. 동화기술.

조성철, 김종윤, 윤용균, 전용한, 차천석, 허문회 (2010). 기계공학개론. 동화기술.

중앙장애인권익옹호기관. (2020). 장애인학대. http://www.naapd.or.kr/bbs/board.php? bo_table=B01

차홍식, 양인권 (2016). 일반 기계 공학 (2판). 일진사.

채수영 (2008). 보조공학기기 심리사회적 영향척도(PIADS)의 번안절차 및 활용방안. 보조공학저널, 2(2), 51-63.

채수진, 신윤미, 함기현, 임기영. (2012). 아주대학교 의과대학 환자/의사/사회 과정을 통한 의학전문 직업성 교육 경험. 의학교육논단, VOL.14 (NO.1), 19-24.

최성규. (1997). 청각장애아의 심리. 서울, 한국:도서출판 특수교육.

최윤영, 이경준. (2013). 장애인복지론. 학지사.

최혜숙, 공명자, 구영화, 권혜련, 김경미, 김 희, ... 채수경. (역)(2018). 아동작업치료학. 서울, 한국: 한미의학

최혜숙, 김수일, 김정자, 김환희, 노종수, 박수현, ... 홍재란.(역)(2018). Pedretti's 작업치료학: 신체기능장애를 위한 실행기술. 서울, 한국:한미의학

학습보조기 및 보조공학기기 지원·운영 가이드. (2019). 서울특별시교육청.

한국고용직업분류, 대한민국: 고용노동부, 2010.

한국보조공학사협회. (2013). 보조공학총론. 서울, 한국: 학지사.

한국장애인개발원. (2016). 장애인 보조기기 지원 및 활성화 방안 연구. 한국장애인개발원.

한국장애인고용공단. (2019). 장애유형의 이해. 한국장애인고용공단.

한국장애인단체총연맹. (2020). 「유엔장애인권리협약」이 장애인의 삶에 미치는 영향, 장애인정책리포트 월간 한국장총 Vol.400.

한국직업사전 통합본 제5판, 대한민국: 고용노동부, 한국고용정보원, 2020.

한국표준정보망. https://kssn.net/

황순택, 김지혜, 박광배, 최진영, 홍상황. (2012). 한국판 웩슬러 성인용지능검사 4판. 대구, 한국: 한국심리주식회사.

황은영, 양은배. (2010). 의학 직업전문성의 특성과 실천 원리. 의학교육논단, VOL.12 (NO.1), 9-22.

2021년 보조공학기기 지원안내서. (2021). 한국장애인고용공단. 법제처.

American Occupational Therapy Association. (2015). Occupational therapy code of ethics. American Journal of Occupational Therapy, 69(3).

American Psychiatric Association. (2013). 정신질환의 진단 및 통계편람 제 5 판 [Diagnostic and Statistical Manual of Mental Disorder, 5th edition].(권준수 외 공역). 서울: 학지사.

Andrich, R., Mathiassen, N., Hoogerwerf, E., & Gelderblom, G. J. (2013). Service delivery systems for assistive technology in Europe: An AAATE/EASTIN position paper. Technology and Disability, 25(3), 127-146.

Bain, R. (1937). Technology and state government. American Sociological Review, 2(6), 860-874.

Bashar, J. & Adler, C. (2017). Spinal Cord Injury. In H. M. Pendleton & W. Schultz-Krohn(Eds), Pedretti's occupational therapy: practice skills for physical dysfunction 8th ed.(pp. 917-925). Philadelphia, PA: Elsevier.

Bernd, T., Pijl, Van der., & De Witte, L. P. (2009). Existing models and instruments for the selection of assistive technology in rehabilitation practice. Scandinavian Journal of Occupational Therapy, 16, 146-158.

Bevan, N., Carter, J., & Harker, S. (2015, August). ISO 9241-11 revised: What have we learnt about usability since 1998?. In International Conference on Human-Computer Interaction (pp. 143-151). Springer, Cham.

Bond, M. R. (1983). Effects on the family system. In M. Rosenthal , E. R. Griffith, & M. R. bond (Eds.), Rehabilitation of the head injured adult (pp. 209-217). Philadelphia: F. A. Davis.

Boyt Schell, B. A. & Gillen, G. (2018). Willard & Spackman's Occupational Therapy. (13th ed.). Baltimore: Lippincott Williams & Wilkins.

Boyt Schell, B. A., Gillen, G. & Scaffa, M. E. (2014). Willard & Spackman's Occupational Therapy. (12th ed.). Baltimore: Lippincott Williams & Wilkins.

Brown, T., & Peres, L. (2018). A critical review of the Motor-Free Visual Perception Test-fourth edition (MVPT-4). Journal of Occupational Therapy, Schools, & Early Intervention, 11(2), 229-244.

Choi, H. J. (2002). Oral reading rate and features of pauses of profoundly hearing-impaired and normally hearing children at school age (Master's thesis). Ewha Womans University, Seoul.

Church, G., & Glennen, S. (1992). The handbook of assistive technology. Singular.

Cook, A. M. & Polgar, J. M. (2008). Cook and Hussey's Assistive Technologies: principles and practice, 3rd ed. Philadelphia, PA: Elsevier.

Dictionary, M. W. (2002). Merriam-webster. On-line at http://www. mw. com/home. htm.

Ding, D., Cooper, R. A., & Pearlman, J. (2007, July). Incorporating participatory action design into research and education. In International Conference on Electrical Engineering.

Endicott, J., Spitzer, R. L., Fleiss, J. L., & Cohen, J. (1976). The Global Assessment Scale: A procedure for measuring overall severity of psychiatric disturbance. Archives of general psychiatry, 33(6), 766–771.

e나라표준인증 https://www.standard.go.kr

Friederich, A., Bernd, T., & De Witte, L. P. (2010). Method for the selection of assistive technology in neurological rehabilitation practice. Scandinavian Journal of Occupational Therapy, 17, 308–318.

Ganter, B. K., Erickson, R. P., Butters, M. A., Takata, J. H., Noll, S. F. (2005). Clinical evaluation. In J. A. DeLisa(Ed), Physical medicine and rehabilitation: Principles and practice, 4th ed(pp. 1–60). Philadelphia, PA: Lippincott Williams & Wilkins.

Gillon R. (1994). Medical ethics: four principles plus attention to scope. British Medical Journal, 309(6948), 184.

Gilmore, C. M. (1995). Microprocessors : Principles and Applications (2nd ed). McGraw-Hill.

Hall, S. J. (2004). Basic Biomechanics (4th ed.). McGraw-Hill.

Harris, D. M., Harris, S. L. (2013). Digital Design and Computer Architecture. Elsevier.

International Electrotechnical Commission. (2010). IEC 60601-1-6: 2010: Medical electrical equipment-Part 1-6: General requirements for basic safety and essential performance-Collateral standard: Usability.

ISO/TC-173 https://committee.iso.org/home/tc173

ISO/TC-173/SC https://www.iso.org/committee/53782.html

Jandačka, D. (2019). Biomechanical Basis of Physical Exercises. Masarykova univerzita.

Jutai, J., & Day, H. (2002). Psychosocial impact of assistive devices scale (PIADS). Technology and Disability, 14(3), 107–111.

Kaskutas, V. (2017). Evaluation of Muscle Strength. In H. M. Pendleton & W.

Schultz-Krohn(Eds), Pedretti's occupational therapy: practice skills for physical dysfunction 8th ed.(pp. 917–925). Philadelphia, PA: Elsevier.

Kerr, A. (2010). Introductory Biomechanics. Churchill Livingstone.

Knudson, D. V. (2007). Fundamentals of Biomechanics. Springer.

Kornblau B. L. & Burkhardt A. (2012). ETHICS in Rehabilitation – A Clinical Perspecticve. (2nd ed.). Thorofare, NJ: SLACK Incorporated.

Kumar, S. (2007). Biomechanics in Ergonomics (2nd ed.). CRC Press.

Leger, D. L., Özkaya, N., & Nordin, M. (1999). Fundamentals of Biomechanics: Equilibrium, Motion, and Deformation (2nd ed.). Springer.

MacGregor, J. (1990). Collaborative Learning: Shared Inquiry as a Process of Reform. New directions for teaching and learning, 42(1), 19–30.

Maynard, F. M., Bracken, M. B., Creasey, G., Ditunno Jr, J. F., Donovan, W. H., Ducker, T. B., ... & Young, W. (1997). International standards for neurological and functional classification of spinal cord injury. Spinal cord, 35(5), 266–274.

Metz, D. E., Samar, V. J., Schiavetti, N., & Sitler, R. W. (1990). Acoustic dimensions of hearing-impaired speakers' intelligibility: Segmental and suprasegmental characteristics. Journal of Speech, Language, and Hearing Research, 33(3), 476–487.

Neumann, D. A. (2009). Kinesiology of the Musculoskeletal System: Foundations for Rehabilitation (2nd ed.). Mosby.

Nordin, M., & Frankel, V. H. (2001). Basic Biomechanics of the Musculoskeletal System (3rd ed.). Lippincott Williams & Wilkins.

Panjabi, M. M., & White III, A. A. (2001). Biomechanics in the Musculoskeletal System. Churchill Livingstone.

Rosenthal, M. (1983). Rehabilitation of the head-injured adult. FA Davis Company.

Shin, S. O. (2012). A study on tactile interface factors for improving the cognitive abilities of visually impaired (Master's thesis). Seoul National University of Science & Technology, Seoul.

Stoker, R. G., & Lape, W. N. (1980). Analysis of Some Non-Articulatory Aspects of the Speech of Hearing-Impaired Children. Volta Review, 82(3), 137–48.

Vanderheiden, G., Yoder, D., & Blackstone, S. W. (1986). Augmentative communication: An introduction. Asha: S. Blackstone.

Vinogradov, O. (2000). Fundamentals of Kinematics and Dynamic of Machines and Mechanisms. CRC Press LLC.

Whiting, W. C., & Zernicke, R. F. (2008). Biomechanics of Musculoskeletal Injury (2nd ed.). Human Kinetics.

Winter, D. A. (2009). Biomechanics and Motor Control of Human Movement (4th ed.). Wiley.

World Health Organizarion. (1992). ICD–10 Classification of Mental and Behavioural Disorder, Clinical Descriptions and Diagnostic Guidlines. World Health Organizarion.

World Health Organization. (1980). International classification of impairments, disabilities, and handicaps: a manual of classification relating to the consequences of disease, published in accordance with resolution WHA29. 35 of the Twenty–ninth World Health Assembly, May 1976. World Health Organization.

World Health Organization. (2001). International Classification of Functioning, Disability and Health (ICF).

보조공학사를 위한

보조기기서비스 개론

값 25,000원

2021년 6월 10일 제1판 1쇄 발행
2026년 1월 20일 제1판 5쇄 발행

저 자 : 대한보조공학기술학회
발행인 : 주 영 일
발행처 : **계 축 문 화 사**

서울특별시 종로구 통일로12길 16-17
우편번호 : 03029
TEL : 735-2257 · 738-9746
FAX : 723-9025
E-mail : gyechuk@hanmail.net
홈페이지 : http://gyechuk.co.kr
1973. 10. 31 등록번호 제300-1973-8호
ISBN 978-89-5629-639-5 93510